Engehausen/Scholz
Innovationsfonds – Transfer in die Regelversorgung
Zwischenbilanz, Best Practice-Beispiele und Handlungsempfehlungen

Innovationsfonds – Transfer in die Regelversorgung

Zwischenbilanz, Best Practice-Beispiele und Handlungsempfehlungen

Herausgegeben von

Roland Engehausen
Prof. Dr. Stefanie Scholz

mit Beiträgen von

Prof. Dr. Volker Amelung
Prof. Dr. Franz Benstetter
Florian Brandt
Dr. Michael Brinkmeier
Michael Burkhart
Uwe Deh
Natalie Marita Eichinger
Roland Engehausen
Lars Erdmann
Lena-Sophie Fink
Dr. Georg Galle
Dr. Michael Gurr
Dr. Lutz Hager
Nikolai Henn
Jürgen Hohnl
Dr. Linda Kerkemeyer
Dr. Stefan Kottmair

Sonja Laag
Ralph Lägel, MBA
Dr. Benedikt Langner
Daniel Negele
Dr. Gisela Nellessen-Martens
Laura Nölke
Prof. Dr. Holger Pfaff
Dr. Uwe K. Preusker
Prof. Dr. Timo Schinköthe
Prof. Dr. Stefanie Scholz
André Seidel
Stefanie Stoff-Ahnis
Katrin Tomaschko
Dr. Gerald Willms
Dr. Christian Winkler
Prof. Dr. Jürgen Zerth

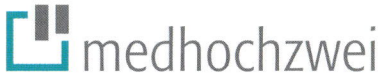

Bibliografische Informationen der Deutschen Nationalbibliothek

Die Deutsche Nationalbibliothek verzeichnet diese Publikation in der Deutschen Nationalbibliografie; detaillierte bibliografische Daten sind im Internet über http://dnb.d-nb.de abrufbar.

Bei der Herstellung des Werkes haben wir uns zukunftsbewusst für umweltverträgliche und wiederverwertbare Materialien entschieden.
Der Inhalt ist auf elementar chlorfreiem Papier gedruckt.

ISBN 978-3-86216-737-1

© 2021 medhochzwei Verlag GmbH, Heidelberg
www.medhochzwei-verlag.de

Dieses Werk, einschließlich aller seiner Teile, ist urheberrechtlich geschützt. Jede Verwertung außerhalb der engen Grenzen des Urheberrechtsgesetzes ist ohne Zustimmung des Verlages unzulässig und strafbar. Dies gilt insbesondere für Vervielfältigungen, Übersetzungen, Mikroverfilmungen und die Einspeicherung und Verarbeitung in elektronischen Systemen.
Satz: Reemers Publishing Services GmbH, Krefeld
Druck: mediaprint solutions GmbH, Paderborn
Umschlaggestaltung: Wachter Kommunikationsdesign, St. Martin
Illustration: Jens Jacobsen
Titelbild: © Shutterstock/Peshkova

Danksagung

Mitte 2019 entstand unsere Idee, einen Herausgeber-Band zum Transfer geförderter Projekte aus dem Innovationsfonds in die Regelversorgung des deutschen Gesundheitswesens zu schreiben.

Wir, die beiden Herausgebenden, kennen uns schon seit einigen Jahren. Zunächst aus gemeinsamen Vorlesungen in Bamberg und Fürth und seitdem als gegenseitig geschätzte und befreundete Menschen, die im und für das Gesundheitswesen tätig sind. Eine Hochschulprofessorin aus Fürth und ein Krankenkassen-Vorstandschef aus Mainz. Aus unseren regelmäßigen Gesprächen wussten wir sowohl aus der Sicht der Wissenschaft als auch aus der Praktiker-Sicht – damals noch mit der Krankenkassen-Perspektive – wie schwierig es ist, Innovationen in die Regelversorgung zu etablieren: wie kann die Finanzierung erfolgen, wer ist für eine Zulassung zuständig und wie kann dies für Akteure gelingen, die keinen großen Verwaltungsapparat im Rücken haben? Es ging also sozusagen um die Frage „Wie kommt das Runde in das Eckige?", wobei das Eckige auch noch aus mehreren kleinen eckigen Löchern besteht, den sogenannten Sektoren.

Was wir allerdings nicht wussten: wie schwierig und herausfordernd das Jahr 2020 werden würde. Nach ersten Vorplanungen wollten wir das Buchprojekt im Frühjahr 2020 starten und haben dazu in medhochzwei einen tollen, hoch kompetenten und flexiblen Verlag gefunden. Doch plötzlich stand alles unter neuen Vorzeichen. Für uns als Herausgebende, die sich plötzlich in ihren jeweiligen Funktionen mit Themen wie Homeoffice für 1500 Mitarbeitende, Online-Vorlesungen für Studierende, Vereinbarkeit von Familie und Beruf sowie ständig neuen Regelungen zum schärferen Lockdown und möglichen Lockerungen beschäftigen mussten. Auch alle Mit-Autorinnen und Autoren, die wir zwischenzeitlich gewinnen konnten, hatten sicherlich andere Dinge im Kopf, als bei einem Buch über Innovation mit einem Beitrag mitzuwirken. Ab Frühjahr 2020 war Corona-Zeit.

Stand das Projekt auf der Kippe? Nein! Dies hatte zwei Gründe: erstens unser tolles Autoren-Team, das nahezu komplett dabeiblieb und allenfalls um etwas zeitlichen Aufschub bat. Und die Tatsache, dass Corona auch gezeigt hat, wie wichtig doch Innovationen im Gesundheitswesen sind, sowohl digital als auch bezüglich mancher Versorgungsstrukturen und -prozesse. Corona hat gezeigt, wie flexibel Gesetzgeber und gemeinsame Selbstverwaltung doch sein können, wenn es darauf ankommt. Es gab also gar keinen besseren Zeitpunkt für dieses Buch-Projekt. Und einige Autoren-Beiträge wurden um die Perspektive „Was lernen wir aus Corona?" erweitert.

Während der Corona-Verschnaufpause im Sommer wurden alle Texte fertig. Und wir Herausgebende hatten auch die Luft, uns an das Fazit zu machen. Dafür haben wir alle Beiträge mit zunehmender Begeisterung gelesen. Und an dieser Stelle möchten wir ganz ausdrücklich all unseren tollen Autoren aus Praxis, Selbst-

Danksagung

verwaltungs-Partnern, Instituten, Politik und Wissenschaft ganz herzlich danken. Es ist uns eine Ehre, mit Ihnen und Euch dieses Projekt realisiert zu haben. Die Einblicke in das jeweilige fachliche Know-How, der Umgang mit der Antrags-Bürokratie ebenso wie gute Lösungen und pfiffige Tipps bilden den großen Wert dieses Buches.

Auch Frau Prof. Claudia Schmidtke, der Patientenbeauftragten der Bundesregierung sowie Eugen Münch mit Prof. Boris Augurzky (Stiftung Münch) danken wir für die beiden Geleitwörter aus ihrer jeweils sehr unterschiedlichen Sicht. Einerseits die Perspektive des Patientennutzens und andererseits die Sichtweise der Innovationsförderung durch eine privat gegründete Stiftung führen gut in dieses Buch ein.

Beim Fazit für dieses sehr umfassende Standardwerk über Innovationen im Gesundheitswesen wurde uns schnell klar, dass wir jeden Autorenbeitrag nochmals kurz aufgreifen wollten. Doch so ein mächtiges Werk mit weit über 300 Seiten geballter Fachkompetenz ist hochwertige, aber auch sehr fordernde Kost. In einem Gespräch von Roland in seiner Zweitheimat Strande an der Kieler Förde mit dem befreundeten Künstler Jens Jacobsen (www.meeresmaler.de) kam die Idee auf, das Buch und das Fazit auch in eine Illustration und einige Erklär-Bilder umzusetzen. Diese finden sich in diesem Buch und wir sagen: Danke Jens!

Dank der Flexibilität von medhochzwei konnten diese Illustrationen noch eingebaut werden. Außerdem erstellte Stefanie für das Fazit einen visuellen Beitrag über eine KI-gestützte Auswertung mittels Topic-Model, das die thematischen Verbindungs-Schwerpunkte aller Autorenbeiträgen sichtbar macht. Auch dabei hat der Verlag weder Kosten noch Mühen gescheut, die bunten Grafiken mit einzubauen. Daher sagen wir auch ein ganz großes Dankeschön an Julia, die Verlagschefin und Gründerin von medhochzwei und ihr gesamtes Team, insbesondere James, Katharina und Sven, der uns im Herausgeber-Interview ins rechte Video-Licht gerückt hat. Ihr seid ein tolles Team!

Und wir danken natürlich unseren Familien für einigen Verzicht, aber auch viele aufmunternde Worte und gute Tipps. Ebenso danken wir vielen Menschen in unseren privaten und beruflichen Umgebungen für gute Anregungen. In der WLH Fürth und dem Wissenschafts-Netzwerk von Stefanie. In der IKK Südwest und seit Oktober 2020 den neuen Kolleginnen und Kollegen von Roland in der Bayerischen Krankenhausgesellschaft – ganz besonders Siegfried Hasenbein, seinem Vorgänger als Geschäftsführer der BKG, mit dem er noch zwei Monate gemeinsam zusammenarbeiten und Gedanken zum Perspektivenwechsel austauschen konnte.

Wir, Stefanie und Roland, sagen Danke. Und dies wird vermutlich nicht das letzte Projekt sein, das wir gemeinsam angepackt haben. Wir hoffen sehr, dass dieses Buchprojekt allen Mitwirkenden ebenso viel Spaß gemacht und zu neuen Erkenntnissen geführt hat wie bei uns. Wir wünschen uns, dass unser Heraus-

Danksagung

geberband den Leserinnen und Lesern einen Mehrwert bietet – ob nun aus der gesundheitsökonomischen, der medizinischen, der gesundheitspolitischen Brille oder mit einer eigenen Innovationsidee ganz praktisch etwas bewegen zu wollen. Wenn uns mit diesem Buch ein kleiner Beitrag für die Verbesserung der Gesundheits- und Patientenversorgung durch Innovationen gelingt, dann sind wir sehr zufrieden.

Fürth und München, im Dezember 2020

Stefanie Scholz,
Roland Engehausen

Erstes Geleitwort

Das Gesundheitswesen ist seit jeher von Innovationen geprägt. Pioniere und Pionierinnen – wobei letztere häufig vergessen werden – haben Neues versucht, um kranke Menschen zu heilen oder ihre Leiden zu lindern.

Innovationen und medizinischer Fortschritt sind die treibenden Kräfte, um das Gesundheitswesen voranzubringen. Daher war es nur folgerichtig, dass der Gesetzgeber im Jahr 2016 den Innovationsfonds eingerichtet hat, um neuen Versorgungsformen und der Versorgungsforschung Auftrieb zu geben. Mit dem GKV-Versorgungsstärkungsgesetz wurden in den §§ 92a und b des Fünften Buches Sozialgesetzbuch (SGB V) die gesetzlichen Regelungen zur Einführung geschaffen. Seitdem können innovative Versorgungsformen und anwendungsorientierte Versorgungsforschung mit bis zu 300 Mio. EUR jährlich gefördert werden. Der beim Gemeinsamen Bundesausschuss (G-BA) eingerichtete Innovationsausschuss legt unter Einbeziehung externer Expertise in Förderbekanntmachungen die Schwerpunkte und Kriterien zur Vergabe der Mittel aus dem Innovationsfonds fest, führt Interessenbekundungsverfahren durch und entscheidet über die eingegangenen Anträge auf Förderung. Dass in diesem Verfahren auch Patientenvertreter eingebunden sind, zeigt den Stellenwert, den der Gesetzgeber der Berücksichtigung der Interessen der Patientinnen und Patienten beimisst.

Das Digitale-Versorgung-Gesetz aus dem Jahr 2019 enthält neben Regelungen zur Fortführung des Innovationsfonds bis zum Jahr 2024 mit einer jährlichen Fördersumme von 200 Mio. EUR auch ein Verfahren zur Überführung der geförderten Projekte in die Regelversorgung. Vorausgegangen war der Zwischenbericht über die wissenschaftliche Auswertung der Förderungen des Innovationsfonds, in dem empfohlen wurde, ein Verfahren zu definieren, das die systematische Auswertung der Projektergebnisse sicherstellt und die Überführung wirksamer neuer Versorgungsformen und -ansätze in die Regelversorgung organisiert.

Dazu befasst sich der Innovationsausschuss mit den Evaluations- und Ergebnisberichten der geförderten Vorhaben. Bei neuen Versorgungsformen muss er innerhalb von drei Monaten eine Empfehlung dazu abgeben, ob sie sich, ggf. auch nur in Teilen, für eine Überführung in die Regelversorgung eignen, bei Vorhaben zur Versorgungsforschung kann er eine entsprechende Empfehlung aussprechen. Damit besteht für Innovationsfondsvorhaben nun grundsätzlich die Möglichkeit, innerhalb einer vergleichsweise kurzen Frist in die Versorgung transferiert zu werden. Erfolgreich erprobte Versorgungsansätze und Erkenntnisse kommen auf diesem Wege zügig allen Versicherten der gesetzlichen Krankenversicherung zugute.

Neue Untersuchungs- und Behandlungsmethoden, über die der G-BA außerhalb des Innovationsfonds regelmäßig zu entscheiden hat, werden erfahrungsgemäß erst nach einem weitaus längeren Zeitablauf zur Versorgung zugelassen und gegebenenfalls auch abgelehnt, sollte z. B. der Patientennutzen nicht nachweisbar

Erstes Geleitwort

sein. Deshalb begrüße ich ausdrücklich die Regelung, dass die Beschlüsse des Innovationsfonds einen konkreten Vorschlag enthalten müssen, auf welche Weise die Überführung in die Regelversorgung erfolgen soll. Wenn dazu Richtlinien des G-BA erforderlich sind, muss dieser innerhalb von zwölf Monaten die Aufnahme in die Versorgung beschließen. Damit können gute Vorhaben aus dem Innovationsfonds sehr viel schneller in der Regelversorgung ankommen als im regulären Verfahren.

Der Blick in andere Länder macht deutlich, wie viel wir aus den internationalen Erfahrungen lernen können. Dabei sollten wir nicht aus dem Auge verlieren, dass eine Übertragung in das deutsche Gesundheitswesen nur selten ohne „Tailoring", d. h. Anpassung an das System und das Setting, erfolgreich ist. Umso wichtiger ist es, die Muster herauszuarbeiten, unter welchen strukturellen Rahmenbedingungen bestimmte Innovationsfondsprojekte erfolgreich sind, und diese auf das deutsche Gesundheitswesen zu übertragen.

Ein Thema aus dem Feld der neuen Versorgungsformen liegt mir dabei ganz besonders am Herzen: das Versorgungsmanagement und die dafür entwickelten Lotsenkonzepte.

Unser Gesundheitswesen gilt als eines der besten der Welt. Aufgrund der strukturellen Komplexität und der zum Teil unübersichtlichen Fülle an Informationen und Angeboten fällt es Patientinnen und Patienten dennoch zunehmend schwerer, sich allein zu orientieren und einen bedarfsgerechten Zugang zur medizinischen Versorgung zu erhalten. Das gilt insbesondere für ältere Patienten und schwer oder chronisch Kranke. Sie sind oft kaum in der Lage, den eigenen Behandlungsprozess selbstbestimmt mitzugestalten, etwa, weil sie die verschiedenen Angebote nicht kennen oder nicht wissen, wie sie Zugang dazu erhalten können. Vor diesem Hintergrund können Patientenlotsen einen wichtigen Beitrag dazu leisten, die Gesundheitskompetenz zu stärken sowie die Behandlungsergebnisse und damit letztlich die Gesundheit und die Lebensqualität der Menschen zu verbessern. Davon konnte ich mich bei einem Besuch des Innovationsfonds-Projektes RubiN überzeugen, einem Versorgungsprojekt für geriatrische Patienten in fünf Regionen in Niedersachsen, Nordrhein-Westfalen, Schleswig-Holstein und Sachsen, in dem professionelle Care- und Case Manager mehrfacherkrankte Senioren bei einer möglichst selbstständigen Lebensweise im heimischen Umfeld unterstützen.

Fest steht: Die Lotsenprojekte belegen eindrucksvoll, dass die Förderung durch den Innovationsfonds der richtige Weg ist, um die heutigen Pionierinnen und Pioniere unseres Gesundheitswesens dabei zu unterstützen, ausgetretene Pfade zu verlassen und innovative Ideen für eine bessere medizinische und pflegerische Versorgung der Patientinnen und Patienten in die Tat umzusetzen. In diesem Sinne erhoffe ich mir von den zahlreichen vielspechenden Innovationsfondsprojekten einen starken Impuls hinein in die Regelversorgung. Umso wichtiger erscheint dabei zum jetzigen Zeitpunkt eine umfassende und vielschichtige Aufarbeitung des Innovationsfonds aus der multiprofessionellen Perspektive – wie in diesem Herausgeberband: Nur wenn wir bestehende Prozesse von unterschiedlichen Disziplinen unseres Gesundheitssystems aufarbeiten und bewerten lassen, wird uns die intersektorale Versorgung perspektivisch auch in der Umsetzung gelingen können.

Berlin, im Dezember 2020

Prof. Dr. Claudia Schmidtke

Zweites Geleitwort

Innovationen sind die Grundlage für die Weiterentwicklung von Gesellschaften. Eine Gesellschaft ohne Innovationen steht still. Sie verharrt im Status quo und begnügt sich mit den herrschenden Unzulänglichkeiten, eine Verbesserung der Lebensbedingungen der Menschen findet nicht statt, Besitzstände werden gewahrt und sind der Anker des Stillstands. Innovationen dagegen sind der Motor des Fortschritts im Sinne der Verbesserung des menschlichen Daseins. Während in früheren Zeiten der Menschheitsgeschichte die Innovationsdichte über die Zeit gering und für den einzelnen Menschen kaum merklich war, ist sie in den vergangenen Jahrhunderten und noch mehr Jahrzehnten rasant gestiegen. Gleichzeitig wird die Veränderung über das Internet an jeder Stelle verfügbar und erhöht den Veränderungsdruck gewaltig. Unternehmen und Erfinder investieren heutzutage viel Zeit und materielle Ressourcen in Forschung und Entwicklung – auch und gerade in der traditionell angebotsinduzierten Medizin nach dem Motto: neues Produkt ist gleich neue Ehre (Wissenschaft) und neues Geschäft (Wirtschaft). So werden im Bereich der Pharmaindustrie und Medizintechnik erhebliche Aufwendungen zur Erforschung und Entwicklung neuer Produkte getätigt. Dagegen passiert im Bereich der Versorgungsstrukturen und -prozesse ernüchternd wenig, weil der Nutzen eher im Allgemeinen und beim versorgten Bürger liegt, oft erst spät messbar und nur auf lange Sicht vorteilhaft ist. Schon allein der geringe Grad an Digitalisierung der Gesundheitsversorgung, die zwar Transparenz schafft, aber für den erzeugenden Teilnehmer im System eigentlich zuerst Nachteile bringt, zeigt dies mit aller Deutlichkeit.

Ein Grund für die geringe Innovationstätigkeit in der Gesundheitsversorgung ist die immens hohe Regulierungsdichte. Viele Prozessinnovationen zur Verbesserung der Patientenversorgung – und zwar durchaus naheliegende, die kein Hexenwerk sind – stoßen schnell an Grenzen, seien es Sektorengrenzen oder andere regulative Vorgaben. Die Grenzen dienen jedoch selten dem Patientenschutz, sondern vielmehr dem Bestandsschutz für die Anbieter. Denn Innovation heißt immer auch Veränderung, bei der es naturgemäß Gewinner und Verlierer gibt. Die bequemste Strategie potenzieller Verlierer gegen den Verlust ist der Aufbau und die Bewahrung von Hürden, die den Markteintritt innovativer und möglicherweise bedrohlicher Innovatoren verhindern oder zumindest erschweren. Potenzielle Verlierer lieben die Zementierung des Status quo.

Ein weiterer Grund für die schwach ausgeprägte Innovationsfreudigkeit in der Gesundheitsversorgung ist die Tatsache, dass die Früchte einer Prozess- oder Strukturinnovation nicht unbedingt nur beim Innovator anfallen – anders als bei Produktinnovationen in der Pharmaindustrie und Medizintechnik. Die Früchte verteilen sich im System und können nicht so einfach geschützt werden. Dies führt dazu, dass der Innovator die Kosten von stark risikobehafteten Investitionen vielleicht nicht mehr reinholen kann. Dies hemmt die Innovationsbereitschaft.

Zweites Geleitwort

Zur Überwindung des ersten Grunds gäbe es eine kostengünstige Lösung: Abbau und Hinterfragen von Besitzständen und der durch sie entstandenen Regulierung. Das bedeutet jedoch, dass es eine tragende Leitidee gibt, hinter der ausreichend politisches Potenzial mit dem Willen und Können, dies durchzusetzen, steht. Da dies im heutigen politischen System einem Harakiri gleichkäme, kann dies nicht erwartet werden. Wenn gleichzeitig in einem goldenen Zeitalter sprudelnde Steuer- und Beitragseinnahmen wie im vergangenen Jahrzehnt verfügbar sind, wird unter Einsatz der gegebenen Möglichkeiten zur Symptom- statt zur Ursachenbehandlung gegriffen. Für die Besitzstandwahrer hat das den Vorteil, dass die nötigen Veränderungen erstens langsamer gehen und zweitens die eigentlichen Ursachen, die Besitzstandwahrung und die zugehörigen Regulierungen, nicht groß geändert, sondern allenfalls leicht modifiziert werden, bis es durch eine sich kumulierende mangelnde Anpassung über die Zeit zu harten Brüchen kommt, die dann als Schicksalsschlag empfunden werden.

An dieser Stelle kommt der Innovationsfonds ins Spiel. Er greift ebenfalls auf die sprudelnden finanziellen Ressourcen zu und soll, ohne wirklich weh zu tun, die Innovationsbereitschaft in einem satten System fördern. Damit übernimmt er zwar eine wichtige Funktion in der Detailveränderung. Aber ein großer Teil der durchaus entstehenden Innovationen wird versanden, weil ihnen der übergeordnete Geleitschutz einer Systemveränderung fehlt. Denn Veränderung ist normal und nicht die im Glashaus sitzende Novität. Die angeregten Satten im System betrachten deshalb die über den Fonds gesetzten Incentives unter dem Aspekt von Mitnahmeeffekten, was die Kreativen weiter benachteiligt, weil gegen die Mitnahmeeffekte wiederum Bürokratie aufgebaut wird, die ihrerseits für einen motivierten Grenzensprenger hinderlicher ist als für einen erfahrenen Subventionsjäger.

Das goldene Jahrzehnt ist jedoch inzwischen an ein jähes Ende gekommen. Die nächsten Jahre werden durch Ressourcenknappheit geprägt sein – sobald die Rechnung der Corona-Hilfsaktionen beglichen werden muss. Diese Jahre werden die Beweglichkeit hinsichtlich regulativer Vorgaben erhöhen – wie übrigens die im Hauruckverfahren umgesetzten Maßnahmen im März und April 2020 im Zuge der Corona-Krise eindrücklich bewiesen haben: Wenn der Wille da ist, kann sich über Nacht alles ändern.

Bedeutet dies, dass der Innovationsfonds demnächst überflüssig wird? Zunächst sei darauf hingewiesen, dass die Quellen einer Oase in der Wüste relativ gesehen enorm viele Ideen und Motivationen befördert haben. Die Effizienz im Einzelnen und der Erfindungsreichtum ist hoch. Erst die Mischung aus fehlender Generalstrategie und Beimischung von Mitläufern senkt die finalen Erfolgsraten. Doch die Stunde der guten, bereits laufenden und abgeschlossenen Projekte könnte in einer solchen Systemkrise geschlagen haben, weil in der Krise die bei der Umsetzung und Konzipierung gewonnenen Fähigkeiten zum Asset werden, während der Mitnehmer eher durch die bequeme Art, Subventionen abzugreifen, noch langsamer und reaktionsschwächer geworden ist. Damit erhöhte sich die Chance, in die Regelversorgung übernommen zu werden – vorausgesetzt, sie konnten nachweisen, einen Beitrag zur Verbesserung der Versorgung zu leisten. Man kann also in den kommenden Jahren froh sein, dass man in den guten Jahren solche Projekte finanziert hat. Es spricht viel dafür, dass sie demnächst gebraucht werden. Auch wenn in einer Krise vieles leichter geht, wäre es trotzdem höchst nötig, einen Masterplan für das gesamte System zu haben. Er sollte mehr als ein Stückwerk einzelner Elemente sein; er sollte vielmehr die gewonnen Erkenntnisse aus den Projekten zu einem großen Ganzen zusammensetzen. Mit einem solchen Masterplan, dem eher faktisch als politisch-strategisch gefolgt werden könnte, wäre dann die Implementierung als wiederhol- und duplizierbares Segment die Nagelprobe, bei der der Fonds beweisen könnte, dass er mehr ist als die Summe von Pflästerchen und Wundverbänden für das Althergebrachte.

Es bleibt noch der zweite Grund, nämlich dass sich Innovationen in der Versorgung für den Innovator selbst nicht unbedingt lohnen, wenn die Erfolge im System stark diffundieren. Zwar zeigt die Erfahrung, dass die Behäbigkeit des Systems dem durchaus entgegenwirkt, wovon der Innovator dann profitiert. Oft braucht man aus einer möglichen Innovation gar kein Geheimnis zu machen, weil im bestehenden System ohnehin kaum ein anderer Anbieter die Kraft oder das motivierende Interesse findet, sich ebenfalls auf den Weg zu machen. Wenn die Protagonisten des Innovationsfonds die Kraft und den Willen finden, dem Instrument eine Generallinie zu geben und daraus der *spiritus rector* für eine tiefgreifende Veränderung der Versorgung von der heutigen angebotsinduzierten Versorgungswirtschaft zu einer ausschließlich vom Patienten und Bürgernutzen induzierten Nachfrageleistung entsteht, hätten die Menschen für die Zukunft einen echten Mehrwert gewonnen.

Bad Neustadt, im Dezember 2020

Eugen Münch,
Prof. Dr. Boris Augurzky

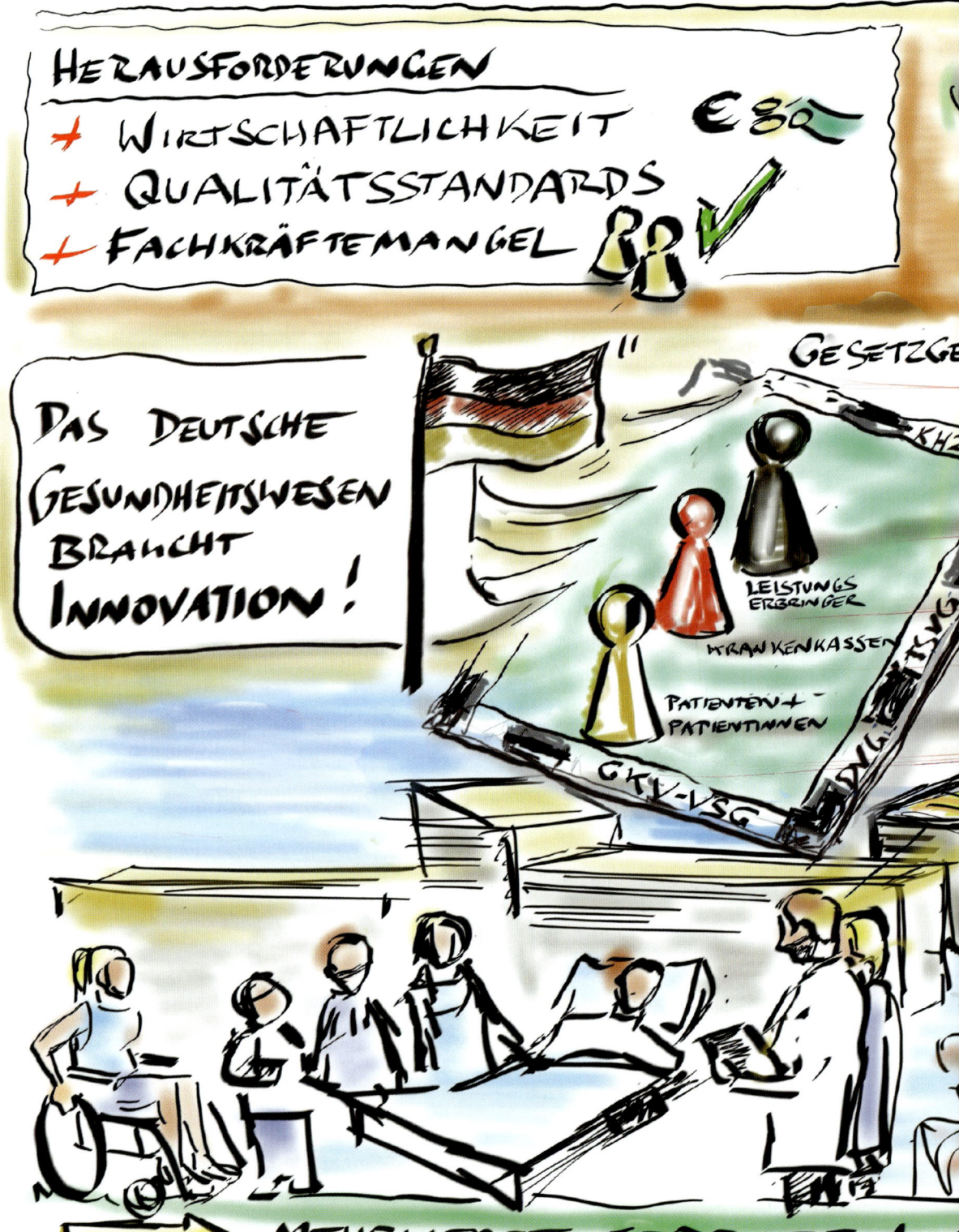

ZWISCHENBILANZ 2024

KI DIGITALISIERUNG
TELEMEDIZIN

INNOVATIONS AUSSCHREIBUNGEN

G-BA

WETTBEWERBLICHE INNOVATIONEN / START-UPS

INNERE INNOVATIONSKRAFT

TRANSFER IN DIE REGELVERSORGUNG

LOTSE

SAMMELBAND: INNOVATIONSPERSPEKTIVEN DER AKTEURE

SEKTORENÜBERGREIFENDE VERSORGUNG

FÜR ALLE ZUGÄNGLICH MACHEN!

Inhaltsverzeichnis

Danksagung		V
Erstes Geleitwort		IX
Zweites Geleitwort		XIII

1 Innovationsbedarf des deutschen Gesundheitswesens 1
  1.1 Innovationsanforderungen im deutschen Gesundheitswesen vor und nach Corona (*Engehausen*) 1
    1.1.1 Das beste Gesundheitswesen der Welt? 1
      1.1.1.1 Gut und teuer 1
      1.1.1.2 Belastbar und leidensfähig 6
    1.1.2 Innovationsbedarf aus Über-, Unter- und Fehlversorgung 8
    1.1.3 Innovationsbedarf nach der Corona-Lage 11
    1.1.4 Neue Innovationstreiber 14
      1.1.4.1 Junge Generation 14
      1.1.4.2 Digitale Vernetzung und neue Akteure 15
    1.1.5 Bewährungsphase für den Innovationsfonds 18
    1.1.6 Mut statt Misstrauen als Gestaltungsprinzip 20
    1.1.7 Fazit 21
  1.2 Akzeptanz von Innovationen im Gesundheitswesen bei den Akteuren (*Langner*) 24
    1.2.1 Einführung: Erfolgsformel für bessere Versorgung bei knappen Budgets gesucht 25
    1.2.2 Akteure im Gesundheitswesen sind grundsätzlich offen für Innovationen 26
      1.2.2.1 Befragung: Deutsche Versicherte setzen auf digitale Services 27
      1.2.2.2 Corona-Pandemie verhilft Telemedizin zum Durchbruch 27
      1.2.2.3 Interesse der Leistungserbringer an Innovationen nimmt zu 28

		1.2.2.4	Digitale Technologien reduzieren Kosten der Krankenversicherungen	28
	1.2.3	\multicolumn{2}{l	}{Welche Innovationen das Gesundheitswesen verändern und verbessern werden}	29
		1.2.3.1	Sieben Technologiefelder mit hohem Innovationspotenzial	29
		1.2.3.2	Schlaglicht: Warum sich Ökosysteme durchsetzen	31
	1.2.4	\multicolumn{2}{l	}{Wie sich die Akzeptanz von Innovationen systematisch steigern lässt}	34
		1.2.4.1	Den Wandel mit Change Management begleiten	35
		1.2.4.2	Die entscheidende Rolle der Versicherten	35
		1.2.4.3	Kernerfolgsfaktoren beachten	36
	1.2.5	Fazit		36

1.3 Digitale Innovationen wie die Telemedizin können verknappende ärztliche Ressourcen schonen
 (*Gurr*) 37
  1.3.1 Der Mangel an ärztlichen Ressourcen 37
    1.3.1.1 Ursachen 37
    1.3.1.2 Therapie 38
  1.3.2 Telemedizin als Ergänzung der „sprechenden Medizin" 39
  1.3.3 Das zeitversetzte Online-Sprechzimmer in der Praxis .. 42
  1.3.4 Fazit 45

2 Der Innovationsfonds – Ziele, Initiatoren und bisherige Entwicklungen 47
  2.1 Beweggründe und Zielstellungen für den Innovationsfonds und Rückblick vorheriger GKV-seitiger Innovationsförderung
   (*Hohnel/Seidel*) 47
    2.1.1 Rückblick (GKV-seitiger) Innovationsförderung 47
      2.1.1.1 Wettbewerb innerhalb einer solidarischen Wettbewerbsordnung 47
      2.1.1.2 Von der sektoralen Trennung zur integrierten Versorgung 48
    2.1.2 Beweggründe für den Innovationsfonds 50
      2.1.2.1 Bisherige Möglichkeiten reichen nicht aus ... 50
      2.1.2.2 Mögliche Ursachen für die langsame Diffusion von Prozess-Innovationen 51

		2.1.3	Zielstellungen für den Innovationsfonds............	52
			2.1.3.1 Koalitionsvertrag zwischen CDU, CSU und SPD für die 18. Legislaturperiode..........	52
			2.1.3.2 GKV-seitige Zielstellungen für den Innovationsfonds...............................	54
	2.2	Überblick über bisherige Innovationsfondsprojekte (*Scholz/Winkler*)...		58
		2.2.1	Überblick über geförderte Projekte und relevante Akteure.................................	59
			2.2.1.1 Förderbekanntmachungen und geförderte Projekte seit 2016......................	60
			2.2.1.2 Überblick über Themenfelder innerhalb der Förderbekanntmachungen................	64
			2.2.1.3 Involvierte Akteure: Analyse der Projektleitung und Konsortialpartnerschaften........	68
			2.2.1.4 Regionale Analyse geförderter Projekte unter Berücksichtigung der Fördermittel.........	78
			2.2.1.5 Datenakquise und Analysemethode........	84
		2.2.2	Fazit..	86
3	**Der Innovationsfonds - Zuständigkeiten für den Transfer in die Regelversorgung**...			89
	3.1	Innovationen und solidarische Wettbewerbsordnung – ordnungspolitische Implikationen für die Integration in die Regelversorgung (*Zerth*)...		89
		3.1.1	Wettbewerb und Gesundheit – eine (immerwährende) Herausforderung..................................	89
		3.1.2	Leistungswettbewerb und Versorgungsinnovationen: Bedingungen und Limitationen....................	93
			3.1.2.1 Regulierter Wettbewerb und *„Level-Playing-Fields"*.................................	93
			3.1.2.2 Fokus Versorgungsinnovationen – vom Ideal zur Umsetzung?.........................	95
		3.1.3	Translation und Implementierung: Implikationen für einen regulierten Gesundheitswettbewerb............	97
			3.1.3.1 Einschub: die Bedeutung von Innovation und Imitation...............................	97
			3.1.3.2 Imitation und Translation im Versorgungswettbewerb – Hinweise aus der Anwendungsumsetzung.........................	98
		3.1.4	Gesundheitspolitische Implikationen...............	102

XXI

3.2		Wie kommt das Neue praktisch in die (Versorgungs-)Welt? (*Deh*)	105
	3.2.1	Was ist eigentlich Regelversorgung?	105
	3.2.2	Wer sollte Empfänger des Transfers in die Regelversorgung sein?	105
	3.2.3	Die gemeinsame Selbstverwaltung	106
	3.2.4	Was steht am Ende der Förderphase?	107
		3.2.4.1 Kategorien von Transferempfehlungen für die Regelversorgung	108
		3.2.4.2 Abschätzung der Verteilung	109
	3.2.5	Mögliche Transferprobleme	110
		3.2.5.1 Problemfeld: Innovationsfonds intern	110
		3.2.5.2 Problemfeld: Konkurrierende Innovationszugänge	110
		3.2.5.3 Problemfeld: Konkurrenz aus der Regelversorgung	111
		3.2.5.4 Problemfeld: Strategisches Handeln der Akteure	112
	3.2.6	Fazit und Ausblick	113

4   Der Innovationsfonds – Learnings aus beispielhaften Best Practice-Projekten 115

4.1		DEMAND – Innenansichten der Implementierung eines Großprojektes im Innovationsfonds (*Herrmann/Willms*)	115
	4.1.1	Einleitung	115
	4.1.2	Das DEMAND-Projekt	117
		4.1.2.1 Vorgeschichte: Motivation und das „Window of Opportunity"	117
		4.1.2.2 Der Weg ist das Ziel: Von der Idee zum Antrag	120
		4.1.2.3 Projektdurchführung	122
		4.1.2.4 Evaluation	128
		4.1.2.5 Aktueller Stand	130
	4.1.3	Lessons learned?	131
4.2		Herausforderungen bei der Umsetzung und Translation von Innovationsfondsprojekten (*Tomaschko*)	135
	4.2.1	Ist der Innovationsfonds ein geeignetes Instrument für eine nachhaltige Versorgungsverbesserung?	135
		4.2.1.1 Innovationskraft Krankenkassen	136
		4.2.1.2 Evaluation unter Laborbedingungen	136

		4.2.1.3	Falsche Anreize	137
		4.2.1.4	Fehlende Agilität	138
	4.2.2	\multicolumn{2}{l}{Versorgungskontinuität sichern: Patientenorientiertes Einweisungs- und Entlassmanagement in Hausarztpraxen und Krankenhäusern – VESPEERA}	138

- 4.2.1.3 Falsche Anreize ... 137
- 4.2.1.4 Fehlende Agilität ... 138
- 4.2.2 Versorgungskontinuität sichern: Patientenorientiertes Einweisungs- und Entlassmanagement in Hausarztpraxen und Krankenhäusern – VESPEERA ... 138
  - 4.2.2.1 Projektinhalte und -ziele ... 138
  - 4.2.2.2 Herausforderungen bei der Umsetzung ... 140
  - 4.2.2.3 Lessons learned ... 142
  - 4.2.2.4 Herausforderungen bei der Translation ... 142
- 4.2.3 Implementierung teledermatologischer Konsile in die hausärztliche Versorgung – eine kontrollierte Studie mit qualitativ-quantitativer Prozessevaluation (TeleDerm) ... 143
  - 4.2.3.1 Projektinhalte und -ziele ... 143
  - 4.2.3.2 Herausforderungen bei der Umsetzung ... 144
  - 4.2.3.3 Lessons learned ... 145
  - 4.2.3.4 Herausforderungen bei der Translation ... 146
- 4.2.4 Fazit ... 147

4.3 **Mut zu echter Innovation: Die Einführung von Gesundheitslotsen in Deutschland** (*Galle/Brinkmeier*) ... 148
- 4.3.1 Einleitung ... 148
- 4.3.2 Bedeutung und Hintergrund des Schlaganfall-Lotsen-Projekts ... 150
  - 4.3.2.1 Sozioökonomische Relevanz des Schlaganfalls ... 150
  - 4.3.2.2 Sektorale Trennung kennzeichnet Status quo der Versorgung ... 151
- 4.3.3 STROKE OWL legt Basis für die strukturelle Verbesserung der Schlaganfall-Nachsorge ... 152
  - 4.3.3.1 Zielsetzung und methodisches Vorgehen ... 153
  - 4.3.3.2 Prozess des Case- und Care-Managements ... 154
  - 4.3.3.3 Projektlaufzeit und Sicherstellung einer ausreichenden Finanzierung ... 155
  - 4.3.3.4 Konsortialprojekt STROKE OWL und die zentrale Rolle der Krankenkassen im Innovationsfonds ... 156
- 4.3.4 Herausforderungen und Implementierungsbarrieren ... 157
  - 4.3.4.1 Instrument Selektivvertrag ... 157
  - 4.3.4.2 Zuständigkeit der Aufsichtsbehörden ... 158
  - 4.3.4.3 Zugang zu GKV-Routinedaten ... 158
  - 4.3.4.4 Vorlage des Evaluationsberichts ... 159

Inhaltsverzeichnis

		4.3.5	Auf dem Weg in die Regelversorgung	160
			4.3.5.1 Ein Selektivvertrag als finales Ziel?	160
			4.3.5.2 Die Lösung ist sozialgesetzbuchübergreifend	161
	4.4	Managing Healthcare Transformation (*Brandt/Laag*)		165
		4.4.1	Der Transfer in die Regelversorgung als Bestimmungsfaktor für den Projekterfolg	165
		4.4.2	Wie der Transfer in die Regelversorgung gelingen kann	167
			4.4.2.1 Transferorientiert projektieren: Handlungsfelder für das Projektkonsortium	167
			4.4.2.2 Transferorientiert fördern: Handlungsfelder für Gesetzgebung und Politik	168
		4.4.3	Beispiele des Projekttransfers: Zwei Lotsenprojekte stellen sich vor	170
			4.4.3.1 Zum Nutzen von Lotsenkonzepten	170
			4.4.3.2 Das onkologische Lotsenprojekt PIKKO	171
			4.4.3.3 Das geriatrische Lotsenprojekt RubiN	172
			4.4.3.4 Der aktuelle Stand der Transferplanung und -umsetzung	173
		4.4.4	Fazit	174
	4.5	Der steinige Weg vom Einzelprojekt zur systematischen Vergütung (*Kerkemeyer/Lägel/Amelung*)		176
		4.5.1	Innovationen und Regelversorgung – wie passt das zusammen?	176
		4.5.2	Generische Themenfelder für die Übertragung in die Regelversorgung	179
			4.5.2.1 Stratifizierung von Patientenkollektiven	180
			4.5.2.2 Lotsenmodelle	181
			4.5.2.3 E-Health und M-Health-Lösungen	182
			4.5.2.4 Lösungen für spezifische Patientengruppen	183
		4.5.3	Denken in Versorgungssystematiken, Gebührenordnungsziffern und Komplexpauschalen	184
		4.5.4	Fazit	185
5	**Innovationsförderung und Transfer in anderen Ländern**			189
	5.1	Innovationsförderung in nordeuropäischen Ländern durch Health Technology Assessment (HTA) (*Preusker*)		189
		5.1.1	Ausgangssituation in den nordischen Ländern	189
		5.1.2	Health Technology Assessment als Teil des Innovationsprozesses	191

		5.1.3	Systematische staatliche Förderung von Innovationen und öffentlich-private Zusammenarbeit	194
		5.1.4	Kritik am Nordischen Innovationsmodell im Gesundheitsbereich	195
	5.2	\multicolumn{2}{l}{Vorbild Katastrophenschutz? (*Burkhart/Eichinger*) . . . .}	198

		5.2.1	Prävention beim Katastrophenschutz am Beispiel der Feuerwehr	198
		5.2.2	Die derzeitige Finanzierung von Krankenhäusern in Deutschland	201
		5.2.3	Fallzahl- und OP-Entwicklung in deutschen Krankenhäusern	202
		5.2.4	Pro-Einwohner-Pauschalen als Grundlage einer neuen Krankenhausfinanzierung	204
		5.2.5	Schlussfolgerung	211
	5.3	Entstehung und Transfer von innovativen Managed Care-Modellen: Internationale Erfahrungen und Fallbeispiele (*Benstetter/Erdmann/Kottmair/Negele*)	214
		5.3.1	Einführung	214
		5.3.2	Internationale Erfahrungen: Vorgehen	216
		5.3.3	Internationale Fallbeispiele	218
			5.3.3.1 Utilization Management	219
			5.3.3.2 Disease Management	222
			5.3.3.3 Pay for Performance	227
			5.3.3.4 Capitation/Regionale Gesundheitsbudgets . . .	231
		5.3.4	Fazit und Schlussfolgerungen	235
6	\multicolumn{3}{l}{**Ungenutzte Potenziale digitaler Health-Innovationen und Perspektiven** . . . . }	**239**
	6.1	\multicolumn{2}{l}{Innovationsförderung Digitaler Gesundheitsanwendungen aus Unternehmersicht (*Schinköthe/Fink*) . . . . }	239
		6.1.1	Überblick	239
		6.1.2	Das Gantt-Problem	240
		6.1.3	Intrinsische oder opportunistische Innovationskultur . .	241
		6.1.4	Unternehmerische Innovation	242
		6.1.5	Das Problem der Förderung digitaler Versorgungsformen	243
		6.1.6	Die Pilot-Projekt Falle	245
		6.1.7	Geht es auch anders?	246
	6.2	\multicolumn{2}{l}{Der Healthy Hub und das DVG (*Waldschmitt*) . . . . }	248

		6.2.1	Was tun mit dem Digitalen? Digital Health in der Zeit vor dem Digitale-Versorgung-Gesetz...............	248
		6.2.2	Der Healthy Hub – Idee, Ziel, Konzept..............	251
		6.2.3	Zur Weiterentwicklung des Healthy Hub – kein Widerspruch zwischen Regel- und Selektivversorgung	257

7 Erfolgsfaktoren für eine erfolgreiche Übertragung von Innovationen in die Regelversorgung aus Sicht der Akteure........... 263

7.1 Transfer positiv evaluierter Innovationsfondsprojekte in die Regelversorgung
(*Pfaff/Nellessen-Martens*)................................ 263
    7.1.1 Einleitung und zentrale Begriffe................... 263
    7.1.2 Erfolgsfaktoren des Innovationstransfers 264
        7.1.2.1 Allgemeine Einflussfaktoren des Innovationstransfers 264
        7.1.2.2 Transfer-Erfolgsfaktor 1: Kontextabhängigkeit der Wirkung einer Innovation beachten...... 266
        7.1.2.3 Transfer-Erfolgsfaktor 2: Sozialen Innovationscharakter von Versorgungsinnovationen ernst nehmen 269
        7.1.2.4 Transfer-Erfolgsfaktor 3: Autopoietische Abstoßungsreaktionen verhindern 271
        7.1.2.5 Transfer-Erfolgsfaktor 4: „Innovation-Kontext-Prozess-Fit" herstellen................ 273
    7.1.3 Schlussfolgerungen für den Innovationsfonds 276
7.2 Rahmenbedingungen für eine erfolgreiche Überführung aus der GKV-Perspektive
(*Stoff-Ahnis/Nölke*).................................... 279
    7.2.1 Ergebnisse thematisch verwandter Projekte gemeinsam bewerten 281
    7.2.2 Breite regionale Umsetzung unterstützen 282
    7.2.3 Aus nicht erfolgreichen Projekten lernen 283
    7.2.4 Ergebnisse aus der Versorgungsforschung nutzen 283
    7.2.5 Zwischenfazit und Ausblick 285
7.3 Ambulante Versorgung braucht Innovation – Erfolgsfaktoren und Hindernisse
(*Hager/Henn*) 287
    7.3.1 Dienstleistungsinnovationen im Gesundheitswesen... 287
    7.3.2 Erfolgsfaktoren für Innovationen im ambulanten Sektor................................ 289
        7.3.2.1 Strategische Faktoren und Unternehmensziele................................... 289
        7.3.2.2 Kulturelle Faktoren 290

		7.3.2.3	Organisatorische Faktoren	290
		7.3.2.4	Umweltfaktoren	291
	7.3.3		Der Innovationsfonds – Chance oder Hindernis?	292
	7.3.4		Die Logik größerer Einheiten in der ambulanten Versorgung	294

8 Fazit
(Scholz/Engehausen) 297
    8.1 Hoher Innovationsbedarf 297
    8.2 Strukturen bestimmen den Innovationskontext – internationale Vergleiche 299
    8.3 Innovations-Engagement aller Akteure 300
        8.3.1 Innere Innovationskraft in der Regelversorgung 300
        8.3.2 Wettbewerbliche Innovationen durch Selektivverträge 301
        8.3.3 Rolle des Gesetzgebers bei der Innovationsförderung 303
    8.4 Innovationsfonds 4.0 304
        8.4.1 Veränderungsbedarf in der Antrags- und Förderphase 304
        8.4.2 Verbindlicherer Transfer in die Regelversorgung 306

Stichwortverzeichnis 313

Herausgeber- und Autorenverzeichnis 317

1 Innovationsbedarf des deutschen Gesundheitswesens

1.1 Innovationsanforderungen im deutschen Gesundheitswesen vor und nach Corona

Roland Engehausen

Abstract: Das deutsche Gesundheitswesen ist stabil, auch unter dem Brennglas der Corona-Lage. Allerdings ist es auch teuer und Strukturprobleme werden nicht systematisch angepackt, sondern durch menschliche Höchstleistung wettgemacht. Dies schafft Probleme wie Fachkräftemangel und steigende Kosten. Innovationen werden gefördert, aber der Transfer in die Regelversorgung ist schwerfällig. Die Bundesregierung setzt eine hohe Dynamik entgegen. Für die gemeinsame Selbstverwaltung wird es eine Bewährungsprobe, ob aus eigener Kraft der Transfer guter Ideen in die Regelversorgung gelingt. Auch der Innovationsfonds dürfte dabei im Fokus der Betrachtung stehen.

1.1.1 Das beste Gesundheitswesen der Welt?

1.1.1.1 Gut und teuer

Ist das deutsche Gesundheitswesen weltweit Spitzenklasse? Braucht es überhaupt dringende Innovationen? Der Blick auf diese Fragen ist nicht eindeutig und auch von Widersprüchlichkeiten geprägt. Nicht nur Politiker betonen gerne, wie gut das deutsche Gesundheitswesen im internationalen Vergleich dasteht. Auch der Präsident des Weltärzteverbandes, Prof. Dr. Frank Ulrich Montgomery, führt damit in manche öffentliche Rede ein, ohne jedoch auf die Nennung konkreter Reformbedarfe aus seiner Sicht zu verzichten. In der aktuellen Corona-Lage war Lob nahezu an der Tagesordnung und aufgrund der stabilen Verhältnisse auch gerechtfertigt, worauf in diesem Beitrag in Kapitel 1.1.3 noch genauer eingegangen wird.

Deutschland liegt beispielsweise in Bezug auf die Dichte an Ärzten und Krankenhäusern im europäischen Vergleich weit vorne, und eine gute Erreichbarkeit der medizinischen Dienstleistungen ist sichergestellt. Deutschland verzeichnet im europäischen Vergleich ein äußerst niedriges Niveau ungedeckten medizinischen Bedarfs.[1] Ein dichtes Netz von Ärzten, Krankenpflegekräften und Krankenhäusern sorgt bundesweit für eine insgesamt hohe Verfügbarkeit der Versorgung, die in ländlichen Gebieten jedoch geringer ausfällt und in der Zukunft zu einer großen Herausforderung werden könnte, wie bereits Entwicklungen in einigen Regionen

---

1 OECD/European Observatory on Health Systems and Policies, Deutschland: Länderprofil Gesundheit 2019. 2019, S. 15.

andeuten.[2] Die Gestaltung der finanziellen Anreizsysteme hat dabei einen Einfluss auf die Ressourcen, wie beispielsweise die Entwicklung steigender Arztzahlen bei gleichzeitigem Rückgang der Pflegekräfte in Krankenhäusern seit Einführung des DRG-Systems mit der Vergütung diagnosebezogener Fallpauschalen ab 2004 zeigt.[3]

3   Auch wenn das deutsche Gesundheitswesen ohne Zweifel auf sehr solidem Fundament steht, ist ein erheblicher Innovationsbedarf bei der Struktur-, Prozess- und Ergebnisqualität sichtbar. Die Unterfinanzierung der Investitionskosten im Krankenhaussektor durch nahezu alle Bundesländer[4], die sich nach gemeinsamer Einschätzung von Deutscher Krankenhausgesellschaft und den Spitzenverbänden der Privaten und Gesetzlichen Krankenversicherung alleine 2020 auf über 3 Mrd. EUR beläuft, wiederholt sich jährlich.[5] Ein Fachkräftemangel in der Medizin – und noch spürbarer in der Pflege – ist nicht mehr von der Hand zu weisen.[6] Überfüllte Notaufnahmen sind ein lang bekanntes Problem.[7] Und längere Wartezeiten auf Termine bei Fachärzten sind ein Dauerbrenner der ganz praktischen Kritik am deutschen Gesundheitswesen aus Patientensicht. Um die Vorgaben des Sicherstellungsauftrags nach § 75 SGB V mit zeitnaher Bereitstellung der vertragsärztlichen Versorgung gewährleisten zu können, ist 2019 mit dem Terminservice- und Versorgungsgesetz (TSVG) ein neues Gesetz in Kraft getreten, durch das schnellere Termine und eine bessere Versorgung ermöglicht werden sollen. Allerdings ist dieses Gesetz auch exemplarisch für gesetzgeberische Maßnahmen mit handwerklichen Webfehlern, die das Gesundheitswesen eher teurer als besser gemacht haben dürften. Und für die umsetzenden ambulanten Arztpraxen und Kassenärztlichen Vereinigungen als Betreiber der Terminservicestellen sind die neuen Regelungen trotz guter Vergütung von Zusatzaufwendungen mit erheblichen Problemen verbunden.[8]

4   Bei der Ergebnisqualität ist ein differenziertes Bild erforderlich. So wird etwa durch die steigende Lebenserwartung bei Geburt deutlich, dass der allgemeine Gesundheitszustand steigt[9], wobei dazu viele Entwicklungen außerhalb des konkreten Gesundheitswesens und die Verbesserung sozioökonomischer Faktoren wie Armut und Arbeitslosigkeit beitragen. Gleichwohl ist die Entwicklung beein-

---

2   OECD/European Observatory on Health Systems and Policies, Deutschland: Länderprofil Gesundheit 2019. 2019, S. 17.
3   OECD/European Observatory on Health Systems and Policies, Deutschland: Länderprofil Gesundheit 2019. 2019, S. 11.
4   Verband der Ersatzkassen e. V., vdek-Basisdaten 2020, S. 36.
5   Spitzenverband Bund der Krankenkassen, Verband der Privaten Krankenversicherung, Deutsche Krankenhausgesellschaft: Gemeinsame Pressemitteilung vom 20.03.2020: Fehlende Investitionsmittel bleiben extremes Problem. Berlin 2020.
6   Statistik der Bundesagentur für Arbeit: Blickpunkt Arbeitsmarkt – Der Arbeitsmarkt in Deutschland 2018. 10/2019, S. 16.
7   Trauner, S.: Notfall Notaufnahme. In: Der Spiegel (online) vom 27.6.2018.
8   Kassenärztliche Bundesvereinigung: KBV-Pressemitteilung vom 2.5.2019: Gassen plädiert für Sanktionen bei nicht abgesagten TSS-Terminen. Berlin 2019.
9   Verband der Ersatzkassen e. V.: vdek-Basisdaten 2020, S. 7.

druckend: *„Deutsche, die im Jahr 2017 geboren wurden, werden voraussichtlich fast drei Jahre länger leben als diejenigen, die im Jahr 2000 geboren wurden"*, wird im Länderprofil Gesundheit 2019 für Deutschland von der OECD festgestellt.[10] Allerdings ist die Lebenserwartung in Deutschland nur leicht über dem EU-Durchschnitt und steigt langsamer an. Herz-Kreislauf-Erkrankungen und Schlaganfälle verursachen noch immer die meisten Todesfälle und die Sterblichkeitsrate für Lungenkrebs bei Frauen steigt sogar. Die Raten vermeidbarer und behandelbarer Todesursachen in Deutschland liegen zwar leicht unter dem EU-Durchschnitt, sind aber höher als in anderen westeuropäischen Ländern.

Bezogen auf die Finanzlage ist das deutsche Gesundheitswesen gigantisch. Alleine die Gesetzliche Krankenversicherung (GKV) finanziert jährlich 240 Mrd. EUR mit steigender Entwicklung, wie die nachstehende Abbildung 1 zeigt.

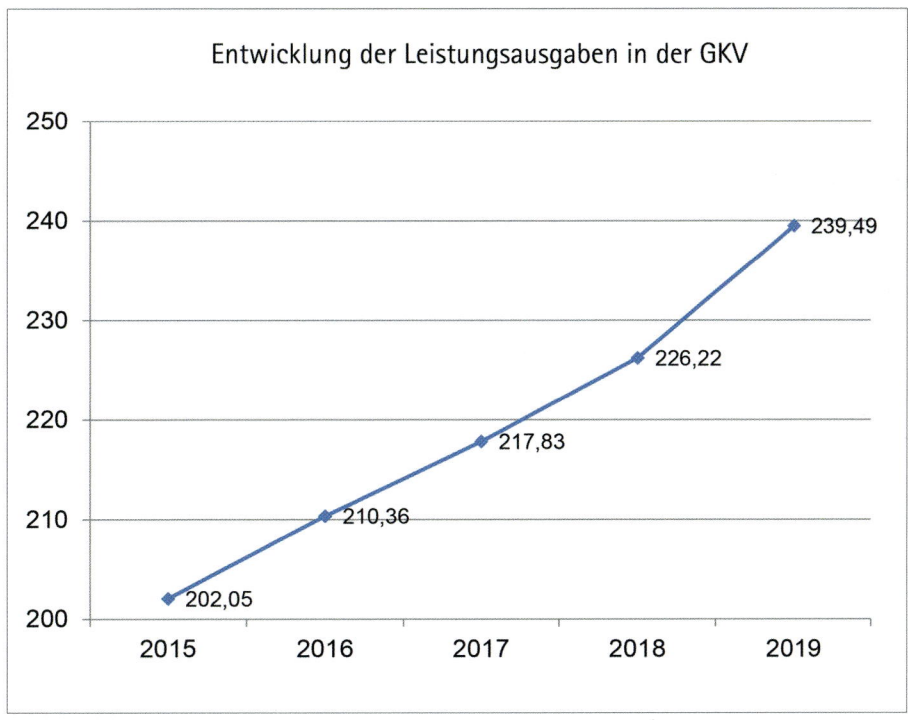

Abb. 1: Leistungsausgaben in der Gesetzlichen Krankenversicherung in Mrd. EUR
Quelle: Eigene Darstellung in Anlehnung an die amtliche KJ1-Statistik.

---

10 OECD/European Observatory on Health Systems and Policies, Deutschland: Länderprofil Gesundheit 2019. 2019, S. 3.

6   Dazu kommen u. a. erhebliche Mittel der Privaten Krankenversicherung, der Beihilfe, der Unfallkassen und direkt von den Arbeitgebern. Aufgrund des im internationalen Vergleich nahezu universellen Krankenversicherungsschutzes sind die Zuzahlungen und Selbstzahlungen der Patientinnen und Patienten dagegen niedrig.[11] Das Gesamtvolumen an Gesundheits- und Pflegekosten liegt im Jahr 2018 bei 390,6 Mrd. EUR, was derzeit 11,7 % des Bruttoinlandsproduktes entspricht.[12] Die Gesamtgesundheitsausgaben gehören damit nach Norwegen zu den höchsten in der EU und werden voraussichtlich weiter steigen.[13]

7   2020 und 2021 dürften trotz konjunkturbedingt sinkender Beitragseinnahmen und Steuerausfälle die Ausgaben im deutschen Gesundheitswesen aus heutiger Sicht weiter steigen und vor der Bundestagswahl im Herbst 2021 wird nicht mit Kostendämpfungsgesetzen zu rechnen sein. Mit welchem Mix diese steigenden Kosten durch den Abbau der Rücklagen in den Krankenkassen, steigende Zusatzbeiträge bzw. höhere Steuerzuschüsse – wie von der Bundesregierung bereits im Mai 2020 in Aussicht gestellt – finanziert werden, dürfte sich im Oktober/November 2020 abzeichnen. Dann werden die Eckpunkte für Krankenkassen-Haushalte 2021 im GKV-Schätzerkreis festgelegt. Stabile Gesundheitsausgaben waren auch bereits in der Finanzkrise 2009 zu beobachten[14], wobei in den Folgejahren 2010 und 2011 die letzten größeren Sparmaßnahmen im deutschen Gesundheitswesen unter Bundesgesundheitsminister Philipp Rösler (FDP) erfolgten und ebenso der Steuerzuschuss für die Krankenkassen sprunghaft von 7,2 Mrd. EUR auf 15,7 Mrd. EUR im Jahr 2010 angehoben wurde. Die Herausforderungen durch die aktuelle Pandemie erscheinen noch größer, weil nach Schätzungen der Bundesregierung die Auswirkungen auf die wirtschaftliche Entwicklung höher als 2009 sein werden, wie die nachstehende Abbildung zeigt. Dabei wird auch deutlich, dass bei für 2021 und 2022 unterstellten durchschnittlichen Steigerungsraten von 3,9 % als Mittelwert der letzten 15 Jahre der Anteil der Gesundheitsausgaben am BIP mit 11,7 % im Jahr 2019 bis 2022 spürbar steigen würde.

---

11 OECD/European Observatory on Health Systems and Policies, Deutschland: Länderprofil Gesundheit 2019, S. 17.
12 Verband der Ersatzkassen e. V.: vdek-Basisdaten 2020, S. 18.
13 OECD/European Observatory on Health Systems and Policies, Deutschland: Länderprofil Gesundheit 2019, S. 9.
14 OECD/European Observatory on Health Systems and Policies, Deutschland: Länderprofil Gesundheit 2019, S. 18.

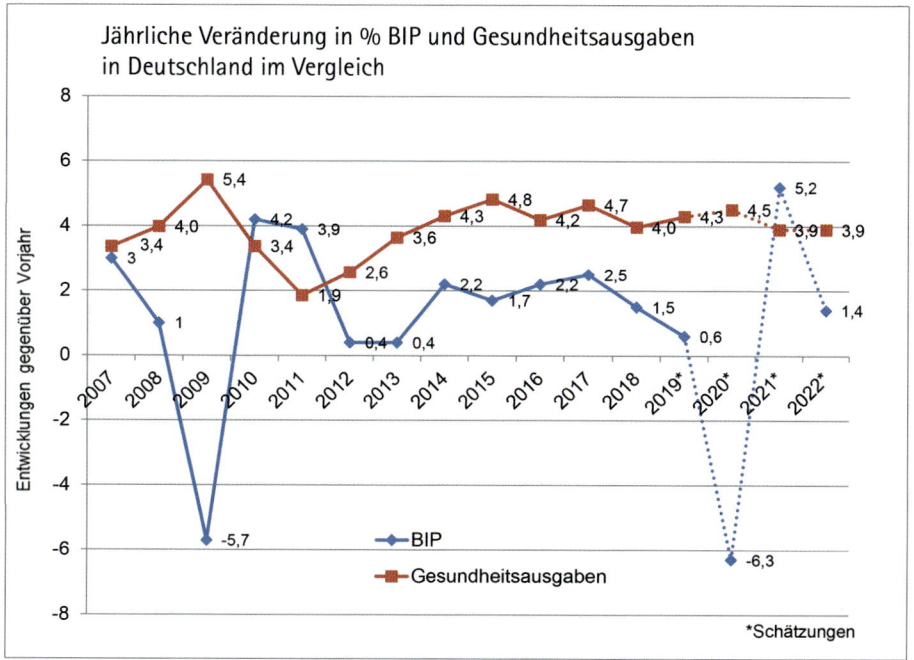

Abb. 2: Stabil steigende Gesundheitsausgaben bei schwankender BIP-Entwicklung
Quelle: Statista 2020, Gesundheitsberichterstattung des Bundes 2020, GKV-Schätzerkreis 2019 und eigene Annahmen.

Auch wenn die Finanzierung der Gesundheitsleistungen auf Grundlage dieser Daten zu einer noch größeren Herausforderung werden wird, kann einer neuen Bundesregierung ab Herbst 2021 nicht empfohlen werden, auf kurzfristige Sparmaßnahmen zu setzen. Die Entwicklung von Gesundheitsausgaben und BIP ab 2012 bis heute zeigt, dass kurzfristige Kostendämpfungen schnell verpuffen und politischer Druck zunimmt, wie etwa die Abschaffung der Praxisgebühr Ende 2012 zeigt. Die Entwicklung der Gesundheitsausgaben sollte nicht an jeweils schwankende BIP-Entwicklungen und eine damit verbundene Finanzlage angepasst werden. Vielmehr wäre es wichtig und ratsam, das Gesundheitswesen durch Innovationen längerfristig wirtschaftlicher zu machen.

Das deutsche Gesundheitswesen könnte im internationalen Vergleich als das vielleicht stabilste System der Welt bei gleichzeitig hohen Kosten, einer ausbaubaren Ergebnisqualität und einem spürbaren Innovationsbedarf – sowohl aus Qualitäts- als aus Kostensicht – bezeichnet werden. Der Veränderungsdruck wird in den nächsten Jahren zunehmen.

1.1.1.2 Belastbar und leidensfähig

10 Bei Einführung der Corona-Warn-App hat Bundesgesundheitsminister Jens Spahn deutlich daran erinnert, dass das deutsche Gesundheitswesen auch bei Innovationen – gerade digital – vorne mit dabei sein kann. Sowohl bei der Zulassung digitaler Gesundheitsangebote (DiGA) als auch bei der Technologie der Warn-App. Er hat dies damit verbunden, dass nicht immer über mangelnde Innovationsstärke gemeckert werden sollte, sondern auch die Erfolge betont werden müssten.[15] Aber auch bei verständlicher Betonung solcher Erfolge dürften die meisten Experten dem deutschen Gesundheitswesen in der Innovationsdynamik bisher kein besonders gutes Zeugnis ausstellen. So hat Deutschland laut OECD im Bereich der eHealth-Anwendungen noch erheblichen Nachholbedarf und einen vergleichsweise geringen Digitalisierungsgrad.[16] Dies könnte mehr mit den Rahmenbedingungen und den im Gesundheitswesen handelnden Institutionen zu tun haben, als mit mangelnder innovativer Fähigkeit der einzelnen Akteure.

11 Wie kommt es also, dass ein strukturell stabil aufgestelltes, finanziell gut ausgestattetes Gesundheitssystem mit hoch qualifizierten Fachkräften, kreativen Pilotprojekten und struktureller Innovationsförderung bisher in der Summe so wenig dynamisch erscheint? Dazu können fünf Thesen aufgestellt werden.

1. Beschäftigte im Gesundheitswesen und insbesondere Ärzte sind gut darin, die Inanspruchnahme der Behandlungsmöglichkeiten auch über den eigentlichen Bedarf hinaus innerhalb budgetierter Mittel so zu steuern, dass dies etwa über eine Verkürzung der durchschnittlichen Beratungszeit je Behandlungsfall noch funktioniert. Dies ist einerseits eine sehr systemstützende Fähigkeit, weil so eine flexible Bedarfssteuerung ohne zentrale Vorgaben recht gut funktioniert. Andererseits können damit auch Über-, Unter- und Fehlversorgung verbunden sein und es ist verständlich, wenn sich dadurch Ärzte und weitere Gesundheitsberufe im Arbeitsalltag wie in einem Hamsterrad fühlen und der Fachkräftemangel weiter zunimmt.
2. In Deutschland gibt es allgemein eine sehr hohe Akzeptanz für Bürokratie – auch als Folge einer gründlichen, typisch deutschen Verwaltung mit allen Vor- und Nachteilen. Dies wird bisher auch von einer vergleichsweise kritischen Sicht auf Datenschutz bei digitalen Anwendungen und einem niedrigen Digitalisierungsgrad verstärkt. Die dem Bundesgesundheitsminister Jens Spahn zugeschriebene Aussage *„Datenschutz ist was für Gesunde"* hat entsprechend für manche Kritik gesorgt. Aber immerhin gibt es Lichtblicke: Im Bürokratieindex der Kassenärztlichen Bundesvereinigung (nach einem Messsystem zur Bürokratiebelastung durch das Statistische Bundesamt) zeigt sich

---

15 Knobbe/Schmerga: Interview vom 3.7.2020: Minister Spahn über Corona-Krisenmanagement. In: Der Spiegel (online), Hamburg 2020.
16 OECD/European Observatory on Health Systems and Policies, Deutschland: Länderprofil Gesundheit 2019, S. 15.

auf hohem Niveau immerhin eine leicht sinkende Belastung von 2013 zu 2019 mit derzeit durchschnittlich 60 Arbeitstagen für die Erfüllung von Informationspflichten.[17] Gleichwohl dürfte dies im internationalen Vergleich ein Spitzenwert sein.

3. Im Gesundheitswesen wird vergleichsweise ordentlich verdient. Ärzte gehören zu den Spitzenverdienern in Deutschland. Und auch Krankenschwestern und viele Therapeuten verdienen zwischenzeitlich in Branchenvergleichen zumindest nicht mehr unterdurchschnittlich. Die Altenpflege stellt dabei teilweise noch eine ärgerliche Ausnahme dar und es gibt weiterhin Verbesserungsbedarf, etwa bei der Finanzierung von Ausbildungskosten in einigen Gesundheitsberufen. Eine strukturelle Anforderung, durch Produktivitätssteigerungen international wettbewerbsfähig zu bleiben und so sichere Arbeitsplätze und gute Einkommen zu sichern, ist im Vergleich zu anderen Branchen kaum vorhanden. Und dies wäre für eine soziale Dienstleistung vermutlich auch kein Königsweg. Daher sind im Gesundheitswesen andere Innovationstreiber erforderlich als in der Industrie.

4. Bei aller staatlichen Regulierung sorgen Wettbewerbsstrukturen sowohl bei den Gesundheitsanbietern als auch bei den Krankenversicherungen für einen kurzfristigen Fokus bei der Erhöhung von Effektivität und Effizienz. Versicherte und Patienten haben in der Regel eine Wahlmöglichkeit und sind daher keine reinen Antragsteller wie etwa in staatlichen Gesundheitssystemen. Dies erhöht beispielsweise bei den Krankenkassen die Aktivitäten für mehr Wirtschaftlichkeit, um nicht im Wettbewerb um Zusatzbeiträge ins Hintertreffen zu gelangen. Dabei steht jedoch oftmals die kurzfristig bessere Beherrschung des Hamsterrades mehr im Fokus als längerfristige Investitionen in Innovationen.

5. Im deutschen Gesundheitswesen hat sich die kodierte Diagnose zu einem Maßstab des Handelns entwickelt. Die Anbieter von Gesundheitsleistungen erhalten ihre Vergütung in der Regel auf der Grundlage morbiditätsbasierter Kodierung. Auch die Krankenkassen bekommen die Gelder aus dem Gesundheitsfonds nach den Prinzipien des morbiditätsorientierten Risikostrukturausgleichs. Daher ist es nachvollziehbar, dass der ökonomische Fokus der Akteure auf diese Anreizsysteme gerichtet ist und weniger auf die bessere Versorgungsqualität, die aus Sicht der Patientinnen und Patienten vorteilhaft wäre.[18] In einer Kolumne zu Chancen sozialer Gesundheitswirtschaft fordert Heinz Lohmann plakativ für die Finanzierung der Betriebskosten in Krankenhäusern: *„Machen wir aus den DRGs die PRGs – die Patient Related Groups."*[19] Und auch aus Sicht der Krankenkassen läuft jeder Wunsch nach mehr

---

17 Kassenärztliche Bundesvereinigung: KVB Gesundheitsdaten. Der Bürokratieindex – Belastung transparent machen, Bürokratie abbauen, Vergleich 2013 – 2019. Berlin 2020.
18 Goebel/Henrich/Tutt: Die fünf Krankheiten des Gesundheitssystems. In: Wirtschaftswoche vom 10.3.2017. Düsseldorf 2017.
19 Lohmann: Zukunft braucht Mut: Kolumnen zu Chancen Sozialer Gesundheitswirtschaft. Heidelberg 2020, S. 60.

Qualitätsinnovationen ins Leere, solange für Krankenkassen nach der Logik der Zuweisungen über den Risikostrukturausgleich ökonomisch der günstigste Versorgungspreis je kodierter Diagnose zählt. Mit der bereits beschlossenen Reform des Risikostrukturausgleichs ab 2021 gibt es dazu durch Instrumente wie Hochrisikopool und Manipulationsbremse immerhin erfreuliche Entwicklungen, die Chancen für mehr Qualitätswettbewerb bieten. Als weiterer notwendiger Schritt würde neben der Preistransparenz auch eine Qualitätstransparenz der Krankenkassen gehören, die derzeit noch mit Ausnahme freiwilliger Aktivitäten weitgehend fehlt. Es ist richtig, dass dazu beispielsweise von Verbraucherschützern mehr Verbindlichkeit gefordert wird. So schreibt Kai Helge Vogel, Leiter Team Gesundheit und Pflege bei der Verbraucherzentrale Bundesverband e. V. im Jahresbericht 2019:

„Für Verbraucher ist es wichtig, dass ihre Krankenkasse erreichbar ist und sie unterstützt. Um das Angebot der einzelnen Kassen vergleichen zu können, braucht es Transparenz."[20]

1.1.2 Innovationsbedarf aus Über-, Unter- und Fehlversorgung

12 Die Probleme und Herausforderungen im deutschen Gesundheitswesen aus der Wirkungsperspektive guter Gesundheit können aus der Über-, Unter- und Fehlversorgung interpretiert werden – wie etwa der Sachverständigenrat im Gesundheitswesen dies regelmäßig und zuletzt in seinem Jahresgutachten 2018 gemacht hat. In diesem Gutachten wird u. a. ein *„Optimum an Gesundheit durch Vermeidung von Über-, Unter- und Fehlversorgung"* beleuchtet.[21]

13 Das Problem der Überversorgung[22] beschreibt, dass mehr Untersuchungen und Behandlungen nicht zwangsläufig bessere Gesundheit bedeuten, sondern nicht erforderliche Behandlungen für den Patienten sogar schädlich sein können. Zusätzlich ist neben der Perspektive auf den einzelnen Patienten auch der gesellschaftliche Aspekt relevant, weil dadurch personelle und finanzielle Ressourcen unnötig in Anspruch genommen werden und nicht mehr anderweitig zur Verfügung stehen. Es gibt zahlreiche Studien, die dies zumindest in Teilbereichen des Gesundheitswesens belegen. Ursächlich für unnötige Behandlungen dürften in erster Linie die systematischen Rahmenbedingungen und auch entsprechende ökonomische Anreize sein. Dazu zählen die doppelte Facharztschiene und die noch nicht flächendeckend aufgebaute Telematikinfrastruktur, wodurch nicht auf bereits vorliegende Befunde

---

20 Verbraucherzentrale Bundesverband e. V.: Alles im Blick. Jahresbericht 2019. Berlin 2020, S. 50.
21 Sachverständigenrat zur Begutachtung der Entwicklung im Gesundheitswesen: Bedarfsgerechte Steuerung der Gesundheitsversorgung vom 2.7.2018. Bonn 2018, S. 45.
22 Grothe-Westrick/Vollbracht: Überversorgung – Ausmaß, Ursachen und Gegenmaßnahmen. In G+G Wissenschaft 4/2020, S. 7.

zugegriffen werden kann. Im stationären Sektor können beispielsweise steigende Behandlungen mit positiven Deckungsbeiträgen im DRG-System dazu beitragen, eine Unterfinanzierung durch negative Deckungsbeiträge in anderen Feldern auszugleichen. Im ambulanten Sektor könnten neben der Auslastung neu angeschaffter Diagnostik-Geräte auch Einzelleistungsvergütungen ohne Budgetbegrenzung sowie der Selbstzahler- bzw. Privat-Status ein Anreiz zu einem ökonomisch motivierten Verhalten sein. So werden beispielsweise IGeL-Leistungen wie Ultraschalluntersuchungen der Eierstöcke, Bildgebung bei Rückenschmerzen, aber auch die intensive Apparatemedizin am Lebensende – die auch von Palliativmedizinern offen kritisiert wird – als typische Felder der Überversorgung genannt. Auch Defizite in der praktischen Nutzbarkeit des medizinischen Wissens können dazu führen, da Ärzte bei der Diagnostik überwiegend auf erlerntes Erfahrungswissen, ergänzt um Labor und Bildgebung, setzen. Eine digitale Diagnostik-Unterstützung mit Künstlicher Intelligenz steckt noch in den Kinderschuhen und die von einigen Start-up-Unternehmen entwickelten Symptom-Checker sind noch nicht marktreif.[23]

Überversorgung liegt teilweise auch im Verhalten der Patienten begründet, etwa durch mangelnde Therapie-Adhärenz, die allerdings auch zu einer Unterversorgung führen kann. Oder durch unspezifische Nutzung einer Zweit- und Mehrfachmeinung sowie dem Wunsch einer möglichst umfassenden diagnostischen Abklärung durch mehrere Ärzte hintereinander ohne jeweilige Kenntnis des Diagnostik- und Therapiestandes. Dies kann dabei nicht als unsoziales Ausnutzen des guten deutschen Gesundheitswesens abgetan werden, sondern zeigt insbesondere nicht erfüllte Patientenerwartungen auf, die in erster Linie auch mit Kommunikationsdefiziten zu erklären sein dürften. Dazu trägt auch negativ bei, dass die hohe Bedeutung einer guten Arzt-Patient-Beziehung als wichtige soziale Beziehung[24] nach wie vor unterschätzt wird und dem Zeitdruck schnell zum Opfer fällt. Manche Patienten versuchen dies durch die Steigerung der Arztkontakte und individualisierte Zweitmeinungen sowie „Dr. Google" auszugleichen. **14**

Zur Vermeidung unnötiger Behandlungen und Kosten dürfte kurzfristig insbesondere eine gezieltere Steuerung der Inanspruchnahme bezüglich Qualität und Kosten erforderlich sein.[25] Jedoch ist dies mit der Herausforderung verbunden, dafür Maß und Mitte zu finden. Mittelfristig dürften bessere Chancen bestehen, durch innovative Strukturveränderungen und digitale Unterstützungen unnötige Behandlungen abzubauen. Denn häufig sind es gar nicht finanzielle Anreize, die zu Überversorgung führen, sondern eine unzureichende Versorgungskoordination und die nicht mögliche Nutzung einer bereits erfolgten Diagnostik bei einer Weiterbehandlung wegen fehlender digitaler Nutzbarkeit und semantischer Standardisierung. **15**

---

23 Beerheide/Krüger-Brand: Techniker Krankenkasse ebnet Künstlicher Intelligenz den Weg in die Versorgung. In: Deutsches Ärzteblatt vom 28.11.2018.
24 Perings/Lüdke: Guten Tag, mein Name ist Hiob ... Ein Ratgeber zum Überbringen schlechter Nachrichten in der Medizin. Heidelberg 2017, S. 22.
25 Sachverständigenrat zur Begutachtung der Entwicklung im Gesundheitswesen: Bedarfsgerechte Steuerung der Gesundheitsversorgung vom 2.7.2018, S. 47.

16 Es wird aber nicht nur zu viel behandelt und operiert. Zwar gibt es in Deutschland bisher kaum eine Unterversorgung durch Rationierung. Ein von Patienten selbst wahrgenommener ungedeckter Behandlungsbedarf ist in Deutschland im europäischen Vergleich kaum messbar.[26] Dennoch sind bei der Prävention, der Früherkennung und Vorsorge, bei Impfungen und auch bei der Behandlung von Erkrankungen, Bedarfe zu erkennen, die nicht erfüllt werden. Dies gilt auch geschlechterspezifisch, wie etwa nicht ausreichend behandelte Herzerkrankungen bei Frauen oder nicht erkannte psychische Erkrankungen bei Männern. Ein besonderes Problem ergibt sich bei seltenen Erkrankungen, bei denen eine systematische datenbasierte Diagnostik noch nicht ausgereift ist. So betont Jürgen Schäfer, der Leiter des Zentrums für unerkannte und seltene Erkrankungen (ZusE) am Universitätsklinikum Marburg:

„Besonders die Diagnose von extrem komplexen Krankheitsbildern macht es notwendig, große, unstrukturierte Datenmengen zu durchdringen."[27]

Ebenso können Kommunikationsdefizite und mangelnde Aufklärung über Vorsorge- und Therapiemöglichkeiten zu einer Unterversorgung führen. Gut kommunizieren bedeutet dabei mehr als die reine Informationsübermittlung und sollte im Gesundheitswesen professioneller erlernt werden.[28]

17 Es gibt also nach wie vor mehrere Versorgungsdefizite im deutschen Gesundheitswesen parallel nebeneinander und einen entgangenen Patientennutzen, vermeidbare Schäden sowie unnötigen Einsatz von Ressourcen. Dabei kommt der Umsetzung evidenzbasierter Therapiestandards und Qualitätskriterien in der Durchführung der medizinischen Behandlung eine Schlüsselrolle zu. Ergänzend nehmen die Möglichkeiten zu, zur Therapiebegleitung auch auf Lotsen-Konzepte zu setzen. Dies hat auch der Sachverständigenrat in seinem Jahresgutachten 2018 aktiv aufgegriffen:

„Das Bild des kundigen, verlässlichen Lotsen, den der Kapitän an Bord des eigenen Schiffes holt, um mit seiner Hilfe in schwierigem Fahrwasser sicher das Ziel zu erreichen, wurde schon öfter auf die Situation des Patienten im Gesundheitssystem angewendet."[29]

18 Mit Lotsen-Programmen können Patienten mehr Orientierung, Klarheit und Sicherheit in einer Therapiephase erhalten. Kommunikationsdefizite in der Hektik

---

26 Nach Daten aus der Eurostat-Datenbank ist ein ungedeckter Bedarf an medizinischen Untersuchungen oder Behandlungen aufgrund von Kosten, Entfernungen oder Wartezeiten im europäischen Vergleich in Deutschland nahezu nicht vorhanden. Allerdings ist bei diesem Datenvergleich aufgrund von Erhebungsunterschieden Vorsicht geboten. Sh.: OECD/European Observatory on Health Systems and Policies, Deutschland: Länderprofil Gesundheit 2019, S. 16.
27 Beerheide/Krüger-Brand: Techniker Krankenkasse ebnet Künstlicher Intelligenz den Weg in die Versorgung. In: Deutsches Ärzteblatt vom 28.11.2018.
28 Perings/Lüdke: Guten Tag, mein Name ist Hiob ... Ein Ratgeber zum Überbringen schlechter Nachrichten in der Medizin. Heidelberg 2017, S. 40–41.
29 Sachverständigenrat zur Begutachtung der Entwicklung im Gesundheitswesen: Bedarfsgerechte Steuerung der Gesundheitsversorgung vom 2.7.2018, S. 48.

des Medizinbetriebs können ausgeglichen werden. Eine gemeinsame Entscheidungsfindung kann helfen, bei Patienten sowohl die Sorge einer Unterversorgung zu vermeiden als auch bei der Suche und Durchführung der passenden Therapie zu unterstützen und dabei auch soziale Begleitumstände besser zu berücksichtigen. Dabei könnten zukünftig hybride Lotsenkonzepte mit digitaler Basis und persönlicher Betreuung bei Bedarf eine immer größere Rolle spielen.

1.1.3 Innovationsbedarf nach der Corona-Lage

Ein Blick auf die aktuelle Corona-Lage, als Brennglas für die Leistungsfähigkeit des Gesundheitswesens, zeigt recht klar: In kaum einem anderen Land mit vergleichbarer Größe und vergleichbar vielen Infizierungen war das Gesundheitswesen so stabil. Allerdings kam auch das deutsche Gesundheitswesen in dieser Zeit nicht um zusätzliche Finanzmittel herum. Bereits jetzt ist aber klar und ebenso erstaunlich: Während die konkreten Therapiekosten der Covid-19-Behandlung für die Krankenkassen kaum zu Buche schlagen, wurden erhebliche Mittel zur systematischen Stärkung des Gesundheitswesens aufgebracht – auch vorsorglich. Gleichzeitig wurde ein hohes Finanzvolumen zum Ausgleich von Umsatz- und Einkommensausfällen durch vermiedene Behandlungen im großen Umfang vom Staat über Steuermittel und von den Krankenkassen aus Beitragsmitteln zur Verfügung gestellt.

Ursächlich für die vergleichsweise gute Bewährung des deutschen Gesundheitswesens bei der Bewältigung der Covid-19-Behandlungen dürfte – neben einiger glücklicher Umstände und einer insgesamt guten Gesundheitslage in der Bevölkerung – auch gewesen sein, dass es in Deutschland vergleichsweise viele Kapazitäten in der Intensivmedizin und eine stabile ambulante Versorgung gibt. Die gesundheitsökonomisch oft kritisierten kleinteiligen Strukturen mit vielen kleineren Krankenhäusern und einer doppelten Facharztschiene mit fachärztlichen Strukturen sowohl ambulant als auch stationär hat sich in der Corona-Krise auf zweierlei Hinsicht als nützlich erwiesen. Einerseits war durch die ambulanten fachärztlichen Strukturen das Schaffen von Freiräumen im stationären Bereich recht einfach möglich, ohne dass Behandlungen völlig ausgesetzt werden mussten. Da nicht bei jedem Verdachtsfall sofort eine stationäre Aufnahme erfolgte, war andererseits dank funktionierender Überweisungsketten eine stationäre Einweisung bei Verschlechterung des Gesundheitszustandes sehr zeitnah möglich.

Die Corona-Lage zeigt eine hohe Flexibilität des Gesundheitssystems und gleichzeitig im Normalbetrieb auch eine gewisse Anfälligkeit von angebotsinduzierter Nachfrage über den erforderlichen Bedarf hinaus. Darüber dürfte nach den Erfahrungen mit deutlichen Behandlungsrückgängen im Gesundheitswesen intensiv diskutiert werden. Ebenso wird sichtbar, dass es dem deutschen Gesundheitswesen im Normalbetrieb so gut geht oder die Leidensfähigkeit so hoch ist, dass es erst einer Krise bedarf, um an bekanntermaßen mühevollen Abläufen wesentliche Dinge zu ändern. So wurde ein deutlicher Ausbau der digitalen Konsultation kurzfristig möglich. Gleichzeitig wurden viele Instrumente der Qualitäts- und Kostensteuerung außer Kraft gesetzt, die in der Krise als störende Bürokratie vermieden werden sollten. Dazu zählen auch die gerade erst sehr detailliert eingeführten Pflegepersonaluntergrenzen im stationären Krankenhaus-Sektor und die dazu erforderlichen Dokumentationen, woraus die Deutsche Krankenhausgesellschaft bereits im Positionspapier „Lehren aus der Pandemie" u. a. abgeleitet hat, dass es auch im Normalbetrieb dieser Überregulierung nicht bedarf.[30]

22 In mehreren Gesprächsrunden und Publikationen, wie etwa der Ausgabe 4/2020 der AOK-Publikation „Gesundheit und Gesellschaft" wurde aufgezeigt, wie das Gesundheitssystem auf die Pandemie reagiert hat. In seinem Aufsatz „Stresstest fürs Gesundheitswesen"[31] betont Thomas Rottschäfer die Stärken des Solidarsystems als finanziellem Träger des Gesundheitswesens. Er beschreibt, wie „die Stunde der Virologen" gekommen ist und zitiert Christian Drosten, Direktor des Instituts für Virologie an der Berliner Charité mit der Aussage „Wir können nur Handlungsempfehlungen geben. Handeln muss die Politik". Und die Politik hat gehandelt:

23 Mit dem Gesetz zum Schutz der Bevölkerung bei einer epidemischen Lage von nationaler Tragweite (Erstes Bevölkerungsschutzgesetz) vom 20.3.2020 und dem Zweiten Gesetz zum Schutz der Bevölkerung bei einer epidemischen Lage von nationaler Tragweite (Zweites Bevölkerungsschutzgesetz) vom 20.4.2020 erhielt die Exekutive eine vorher nicht gekannte Verordnungskompetenz, von der auch aktiv Gebrauch gemacht wurde. Ein konsequenter Lockdown, umfassende Kontakt- und Versammlungsverbote, ein schneller Aufbau weiterer Intensiv-Kapazitäten und für die wohl meisten Kenner im Gesundheitswesen kaum vorstellbare Sonderregelungen wie Förderung der Telemedizin, umfassender Verzicht auf Qualitäts- und Kostenprüfungen und viele Dokumentationen, wie z. B. zu den DMP-Programmen, um Ärzten, Pflegekräften, Kliniken, Therapeuten und Apothekern die Arbeit zu erleichtern sowie umfassende finanzielle Soforthilfen und Investitionsförderungen. Der Gemeinsame Bundesausschuss änderte seine Verfahrensordnung, um im schriftlichen Abstimmungsverfahren betroffene Richtlinien rasch – befristet – ändern zu können. Entscheidungen, die ansonsten Wochen, Monate oder sogar Jahre benötigt hätten, wurden im Stundentakt gefällt.

24 Auch die Krankenkassen haben dabei eine neue Rolle eingenommen. Aussagen wie „wir halten dem Gesundheitswesen den Rücken frei" oder „wir spannen einen Schutzschirm" wurden nahezu selbstverständlich von vielen Verantwortlichen auf der Kostenträgerseite formuliert. Besonders flexibel haben sich die Kliniken

---

30 Deutsche Krankenhausgesellschaft: Positionspapier der Deutschen Krankenhausgesellschaft vom 30.6.2020: Lehren aus der Pandemie für gute Krankenhauspolitik, S. 6.
31 Rottschäfer: Stresstest fürs Gesundheitswesen. In: Gesundheit und Gesellschaft. AOK-Forum für Politik, Praxis und Wissenschaft, Ausgabe 4/2020.

gezeigt, die nicht nur schnell Intensiv-Kapazitäten aufgebaut haben, sondern in einem kaum vorher als möglich erachteten Ausmaß planbare Operationen heruntergefahren haben. Alleine bei der IKK Südwest ging die Zahl aller Krankenhausbehandlungen zeitweilig um etwa 40 % zurück. Dabei war es richtig, dass die Kliniken für jedes freigehaltene Bett eine Tagespauschale erhalten haben, die zunächst einheitlich auf 560 EUR festgelegt wurde und dann später in einem zwischenzeitlich gebildeten Expertenbeirat auf eine gestufte Höhe je nach Case-Mix-Index abgeändert wurde.

Doch mit zunehmender Fortdauer wurde der Wunsch der etablierten Akteure nach Rückkehr in die Normalität und damit auch Planbarkeit und Beherrschbarkeit deutlich spürbarer. So wurde etwa die telefonische Krankschreibung zwar verlängert, lief aber dann nach wenigen Wochen aus und wurde nur kurzfristig regional für Gütersloh aufgrund des regionalen Ausbruches aktiviert. Es bleibt mit Blick auf den Innovationsbedarf und dem Lernen aus Krisenerfahrungen ein Geheimnis, warum telefonische Krankschreibungen bisher nicht aktiver als Chance zur Vermeidung unnötiger Arztkontakte verstanden wurden und die Erkenntnisse aus dieser realen Pilotphase nicht von den Richtlinien-Gebern im Gemeinsamen Bundesausschuss kurzfristig evaluiert werden. Es bleibt zu hoffen, dass dies in diesem und vielen anderen Testfeldern noch erfolgt und die öffentlichen Forderungen dazu, wie etwa von ärztlichen Berufsverbänden und auch Krankenkassen wie der DAK[32], nicht überhört werden. Vor allem, nachdem auch weitere Kassen zeitversetzt festgestellt haben, dass die telefonische Krankschreibung nicht ausgenutzt wurde. So bewertet zwischenzeitlich auch die AOK Rheinland-Pfalz/Saarland die telefonische Krankschreibung bei Atemwegserkrankungen positiv: *„Dies spricht für einen verantwortungsvollen Umgang von Ärzteschaft und Beschäftigten mit der temporären Regelung zur telefonischen Krankschreibung."*[33]

Bei den vielen Sonderregelungen wäre es dringend ratsam, aus der Perspektive der Versorgungsforschung genauer hinzuschauen und die Erfahrungen systematisch zu bewerten, um die gewonnen Erkenntnisse auch in die normale Regelversorgung zu übertragen. Dazu sollte im Innovationsfonds ein konkretes Themenfeld geschaffen werden.

Zusammenfassend könnten diese sechs Thesen zum Innovationsbedarf aus der Corona-Lage abgeleitet werden:

1. In der Pandemie zeigt sich eine hohe Stabilität im deutschen Gesundheitswesen. Aber auch zu viel Bürokratie, die vermutlich nicht nur in Krisenzeiten reduziert werden könnte.

---

32 DAK-Pressemitteilung vom 28.4.2020: Verantwortungsvoller Umgang mit telefonischer Krankschreibung.
33 AOK Rheinland-Pfalz/Saarland Pressemitteilung vom 8.7.2020: Krankschreibungen und Krankenhaus-Aufenthalte von Arbeitnehmern in der Lock-down-Phase.

2. Digitale Gesundheitsangebote waren noch nicht ausreichend und transparent genug vorhanden. Der erhöhte Schub für digitale Beratungs- und Therapiemöglichkeiten sollte nun unbedingt genutzt werden.
3. Gute Gesundheit ist mehr als ein gutes Gesundheitswesen. Der Nutzen guter Prävention, Vorsorge, Impfschutz und Infektionsschutz ist hoch. Vorsorgeuntersuchungen sollten in ein integriertes System mit digitaler Unterstützung und aktiver Impfberatung zusammengefasst werden.
4. Für Alters- und Pflegeheime ist eine neue Leitlinie nötig, wie gute und aktivierende Pflege mit wirksamem Infektionsschutz umgesetzt werden kann.
5. Die Finanzierung von Vorhaltekosten und Notfallkapazitäten mit schwankender Auslastung ist reformbedürftig. Die geplante Reform der Notfallversorgung sollte mit den praktischen Erfahrungen aus der Corona-Krise umgesetzt werden.
6. Während in der konkreten Krisensituation kurzfristige Stabilisierungsmaßnahmen im Fokus standen, müssen nun umfassende Investitionen in Innovationen ermöglicht werden, die mittelfristig Qualität und Wirtschaftlichkeit im Gesundheitswesen verbessern.

28 Nach der Corona-Lage wird das Homeoffice aus dem Arbeitsalltag vieler Unternehmen und Beschäftigten sicher nicht mehr verschwinden. Ebenso sollten auch Bürokratie-Reduzierungen und digitale Fortschritte aus dieser besonderen Zeit im deutschen Gesundheitswesen nicht mehr zurückgedreht werden.

1.1.4 Neue Innovationstreiber

1.1.4.1 Junge Generation

29 Es ist sichtbar, dass sich etwas bewegt im etablierten Gesundheitssystem. Dies hat mehrere Gründe. In erster Linie sind junge Ärztinnen und Ärzte nicht mehr ohne Weiteres bereit, für möglichst hohes Einkommen in ein Hamsterrad einzusteigen, das immer mehr Patienten in immer kürzerer Zeit durchschleust. So hat beispielsweise der Hartmannbund 2017 nach einer Umfrage bei mehr als 1300 jungen Assistenzärzten in einer daraus entstanden Publikation getitelt: *„Höher. Schneller. Weiter. Ohne Rücksicht auf Verluste?"*[34] Die Ergebnisse warfen beunruhigende Schlaglichter auf die Arbeitsbedingungen der Ärztinnen und Ärzte in Weiterbildung. Der Wunsch nach geregelten Arbeitszeiten, weniger Workload und mehr Qualität bei der Arbeit nimmt ebenso zu, wie das Interesse an Selbstständigkeit trotz der sichereren Einkommensaussichten abnimmt. Zwischenzeitlich haben sich sowohl bei jungen Ärzten (Bündnis Junge Ärzte) und jungen Pflegekräften (Junge Pflege) sowie auch funktionsübergreifend (Hashtag Gesundheit) Organisationen etabliert, die mit mehr Forderungen als in der Vergangenheit für Veränderungen eintreten. Im Zentrum stehen etwa faire Arbeitsbedingungen, die

---
34 Hartmannbund. Verband der Ärzte Deutschlands e. V.: Raus aus dem Hamsterrad! Die ärztliche Arbeitswelt braucht den Umbruch. Berlin 2017.

Vereinbarkeit von Familie und Beruf sowie auch Fragen nach dem Wert und der Sinnstiftung der Arbeit. Junge Vertreter insbesondere der pflegenden und therapeutischen Gesundheitsberufe pochen neben besserer Bezahlung auf mehr Verantwortung und mehr Unabhängigkeit von ärztlichen Anweisungen. Diese oft weiblich dominierten Berufsgruppen sind nicht mehr bereit, durch eine eher unterdurchschnittliche Bezahlung einen Beitrag für die Wirtschaftlichkeit im Gesundheitswesen zu leisten, und die Pflege drängt in eine Akademisierung. Dabei treffen jüngere Pflegekräfte auf jüngere Ärzte, die durchaus offener dafür sind, einen Teil ihres ärztlichen Machtanspruches als Entscheider im Gesundheitswesen durch Delegation und auch Substitution abzugeben. Nicht ärztliche Gesundheitsberufe können immer mehr Lotsen-Funktionen übernehmen, wie auch in diesem Herausgeberband dargestellte Innovationsfonds-Projekte bereits aufzeigen.

1.1.4.2 Digitale Vernetzung und neue Akteure

Durch Digitalisierung werden medizinische mit mathematischen und anderen naturwissenschaftlichen sowie sozialwissenschaftlichen Disziplinen eng vernetzt. Durch die damit verbundenen Chancen, etwa bei der Künstlichen Intelligenz, entstehen neue Geschäftsmodelle. Neue Player drängen in den Gesundheitsmarkt, die mit Wettbewerbsvorteilen durch Nutzung von Skaleneffekten beispielsweise in der Bürokratiebewältigung und im professionelleren Einkaufsmanagement Marktanteile erobern wollen. Für weniger auf Wirtschaftlichkeit und Innovation achtende Gesundheitsanbieter wird es schwer, dabei mitzuhalten. Gerade bei Investitionen in den Digitalisierungsgrad und in die Prozessoptimierung zählt auch die finanzielle Fähigkeit zur Investition. Zwar wird versucht, den Eintritt finanzkräftiger und professioneller Investoren in das Gesundheitswesen einzudämmen, aber diese Entwicklung dürfte weder im ambulanten noch im stationären Sektor, der Pflege oder bei den Apotheken dauerhaft aufzuhalten sein.

Wie sehr das deutsche Gesundheitswesen bei der Digitalisierung noch hinterherhinkt, zeigt u. a. der Digital-Health-Index der Bertelsmann-Stiftung. In dem Bericht aus 2018 wurde der Digitalisierungsgrad von insgesamt 17 EU- und OECD-Ländern verglichen und Deutschland lag hier auf dem vorletzten Platz.[35] Die obersten Ränge in Europa belegen Estland und Dänemark. Als Gründe wurden in der Studie dabei nicht nur die vergleichsweise hohen Datenschutzanforderungen genannt, sondern auch die mangelnde gezielte Förderung von eHealth-Projekten. Wobei durch das neue Digitale-Versorgung-Gesetz (DVG) zwischenzeitlich Grundsteine für diese Förderung unter anderem durch die „App auf Rezept" gelegt worden sind und daher Hoffnung auf Besserung besteht.

---

35 Bertelsmann-Stiftung (Hrsg.): Smart Health Systems. Digitalisierungsstrategien im internationalen Vergleich. 2018, S. 4.

32 Ob das kleine Estland ein Vorbild sein kann, dürfte fraglich sein. Die Komplexität in Deutschland ist ungleich höher. Umso wichtiger ist es, dass sich auf dem Weg zum Aufbau der Telematikinfrastruktur in Deutschland immer mehr die Erkenntnis durchsetzt, dass auf europäische und internationale Standards gesetzt werden muss. Ein deutscher Sonderweg im digital vernetzten Zeitalter bezüglich technischer und semantischer Interoperabilität für ein E-Rezept, die elektronische Patientenakte und die Kommunikation über KIM (Kommunikation im Medizinwesen) als sicheres Übermittlungsverfahren nach § 291b Abs. 1e SGB V ist nicht mehr sinnvoll. Die Kassenärztliche Bundesvereinigung ist künftig als die entscheidende Instanz bei den Festlegungen für die inhaltlichen Standardvorgaben verantwortlich, um deren semantische und syntaktische Interoperabilität zu gewährleisten.[36] So ist es zwar richtig, wenn in einem digitalen Fachmedium die Schlagzeile *„Das Digitale-Versorgungs-Gesetz: Zu spät für die Corona-Krise"* getitelt wird.[37] Aber die gesetzgeberischen Weichenstellungen zur Digitalisierung, ein mutiger Bundesgesundheitsminister und die aktuelle Corona-Lage als Bewährungsprobe für digitale Helfer im Gesundheitswesen kann der lang erwartete Turbo sein, um digital getragene Innovationen nicht nur als Pilotprojekte, sondern in der gesamten Breite des Versorgungsgeschehens zu etablieren. Und weil Digitalisierung auch immer mit Vernetzung und Skalierung einhergeht, werden die Veränderungsgeschwindigkeiten und Veränderungstiefen vermutlich deutlich und spürbar über die einfachen Anwendungen wie eine elektronische Datenübertragung und Ablage hinausgehen und auch Strukturfragen betreffen.

33 Allerdings gilt bei digitalen Lösungen nicht, dass viel auch unbedingt viel hilft. Das Angebot an digitalen Gesundheitsangeboten ist schon heute – auch ohne umfassende Finanzierung durch Krankenkassen – kaum überschaubar. Daher ist es auch kein Wunder, dass mangelnde Transparenz und fehlende qualitätsorientiere Empfehlung Haupthindernisse bei der konkreten Nutzung von Gesundheits-Apps sind, wie beispielsweise eine Umfrage der IKK Südwest bei Versicherten Anfang 2020 zeigt.

---

36 Beerheide/Krüger-Brand: Patendaten-Schutz-Gesetz: E-Rezept und E-Akte im Fokus. In: Deutsches Ärzteblatt vom 8.4.2020.
37 Das Digitale-Versorgungs-Gesetz: Zu spät für die Corona-Krise. In: T3N digital pioneers vom 18.3.2020.

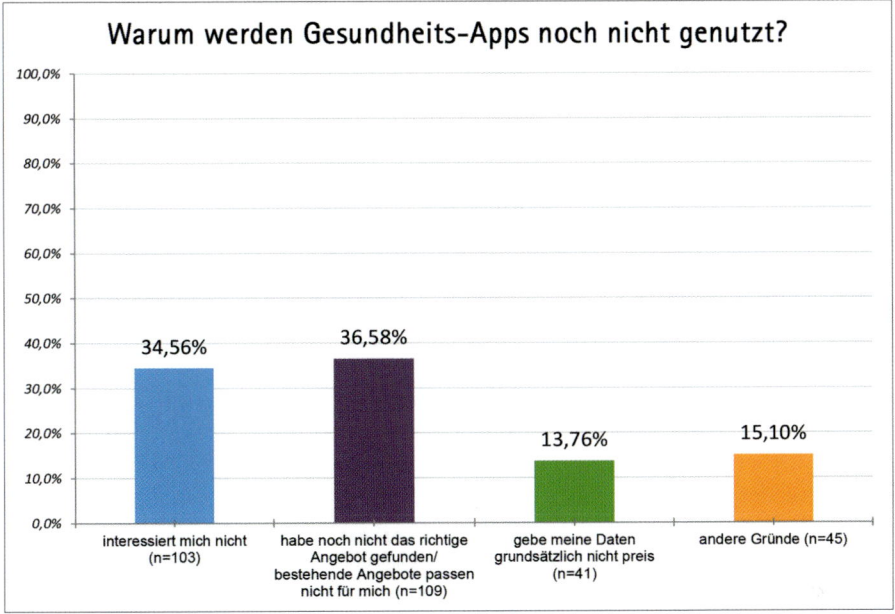

Abb. 3: Gründe für die Nicht-Nutzung von digitalen Gesundheitsangeboten

Quelle: Eigene Darstellung in Anlehnung an eine Online-Umfrage bei Versicherten der IKK Südwest, im Januar 2020.

Gleichwohl ist der Trend klar. Die entstehende Telematikinfrastruktur auf Grundlage verbindlicher – internationaler – Standards und die Möglichkeiten des Digitale-Versorgung-Gesetzes werden im deutschen Gesundheitswesen zukünftig der treibende Motor für Innovationen sein. Dazu kommt zwischenzeitlich eine Aufsichtsbehörde für die bundesunmittelbaren Krankenkassen, die digitalen Anwendungen gegenüber deutlich aufgeschlossener ist. So schreibt das Bundesamt für Soziale Sicherung in seinem aktualisierten Bericht des Digitalausschusses im Juni 2020:

„Aber auch auf Grundlage der bisherigen Rechtslage hat das BAS – teilweise durch weite Ausschöpfung des Auslegungsspielraums und teilweise durch leichte Anpassungen der Verfahren – keine digitalen Lösungen im Ganzen beanstandet bzw. komplett verhindert. Die offenen, konstruktiven Diskussionen und der kooperative Austausch mit den Sozialversicherungsträgern sind Garant für eine stetige Entwicklung neuer digitaler Lösungen und einer Auslotung der rechtlichen Möglichkeiten. Die steigende Zahl der Anfragen an den Digitalausschuss werten wir als Zeichen dafür, dass das besondere abteilungsübergreifende Beratungsangebot für den weiteren digitalen Ausbau in der Sozialversicherung hilfreich ist und fortgeführt werden sollte."[38]

---

38 Der Digitalausschuss im Bundesamt für Soziale Sicherung. Eine Bestandsaufnahme zum Einsatz digitaler Anwendungen in der Sozialversicherung vom 30.6.2020, S. 57.

1.1.5 Bewährungsphase für den Innovationsfonds

35 In diesem Band geht es um den Innovationsfonds, der mit dem Digitale-Versorgung-Gesetz (DVG) gerade bis 2024 mit abgesenkter Fördersumme von 300 auf 200 Mio. EUR verlängert wurde. Ein zentraler Schwerpunkt des Innovationsfonds liegt zukünftig in der Nutzung digitaler Innovationschancen. Dabei wurde versucht, ab 2020 einen Mangel der Entstehungsgeschichte des Innovationsfonds zu beseitigen und konkrete Regelungen für die Überführung erfolgreicher Projekte in die Regelversorgung zu definieren.[39] Dazu soll ein festes Verfahren zur Überführung etabliert werden und der Innovationsausschuss beim Gemeinsamen Bundesausschuss als zentrale Stelle in der Struktur des Innovationsfonds erhält damit eine weitere Aufgabe.

36 Der Innovationsausschuss, in dem neben den Trägern der gemeinsamen Selbstverwaltung auch zwei Bundesministerien einen Sitz haben, legt bisher – unter Einbeziehung externer Expertise – in Förderbekanntmachungen die Kriterien zur Vergabe aus dem Innovationsfonds fest und entscheidet über die eingegangenen Anträge. Zusätzlich beschließt der Innovationsausschuss neu ab 2020 nach Abschluss der Projekte aus dem Bereich neuer Versorgungsformen auch zwingend Empfehlungen zum Transfer in die Regelversorgung und optional auch bei Projekten der Versorgungsforschung. So muss zukünftig innerhalb von drei Monaten nach Vorlage der Projekt-Abschlussberichte eine Empfehlung formuliert und veröffentlicht werden, ob und insbesondere auch wie erfolgreiche Projekt-Erkenntnisse in die Regelversorgung übertragen werden sollen.

37 Besonders spannend dürfte dabei werden, welche Akteure der Innovationsausschuss jeweils als zuständig für die Umsetzung erklärt und wie diese Akteure damit umgehen werden. Bisher gibt es dazu kaum Routinen. Zwar gibt es erfolgreiche Projekte, wie etwa PIKKO als Lotsen-Programm in der Onkologie im Saarland, die nach dem Förderende weiterlaufen. Dies erfolgt jedoch bisher über Selektivverträge.[40] Dabei ist dies auch weiterhin als wichtige Möglichkeit trotz der neuen Empfehlungskompetenz des Innovationsausschusses denkbar. Denn die Fortführung von Innovationsprojekten in Selektivverträgen durch willige Vertragspartner mit allgemeiner Beitrittsmöglichkeit für weitere Vertragspartner könnte ggf. wirksamer als eine schlecht gemachte Zwangslösung sein.

38 Zumindest formal einfach könnte es sein, wenn für den Transfer in die Regelversorgung der Gemeinsame Bundeausschuss selbst als zuständig benannt wird – etwa bezüglich neuer Richtlinien. Dann muss der Gemeinsame Bundesausschuss die Empfehlung des Innovationsausschusses innerhalb von zwölf Monaten angehen. Bei anderen Akteuren, wie etwa den Partnern der Gesamtvergütung im

---

39 Spitzenverband Bund der Krankenkassen: Positionspapier des GKV-Spitzenverbandes vom 19.3.2019 zur Zukunft des Innovationsfonds.
40 IKK Südwest: Onkologie-Projekt PIKKO wird weitergeführt. Finanzierung bis zur möglichen Regelversorgung sichergestellt. Pressemitteilung vom 3.4.2020.

Kollektivrahmen auf Bundes- und Landesebene, dürfte der Transfer ohne klare Regeln nicht so einfach werden. Spannend könnte es auch werden, wenn die Umsetzung nur durch eine Gesetzesänderung möglich wäre und daher Empfehlungen vom Innovationsausschuss an den Gesetzgeber erfolgen.

Die Relevanz dafür, dass nun klarere Regeln zum Transfer guter Projektergebnisse in die Regelversorgung nötig sind, zeigt die Zahl von Abschlussberichten aus dem Innovationsfonds, die ab 2020 und insbesondere 2021 stark ansteigen werden, wie die nachfolgende Abbildung zeigt.

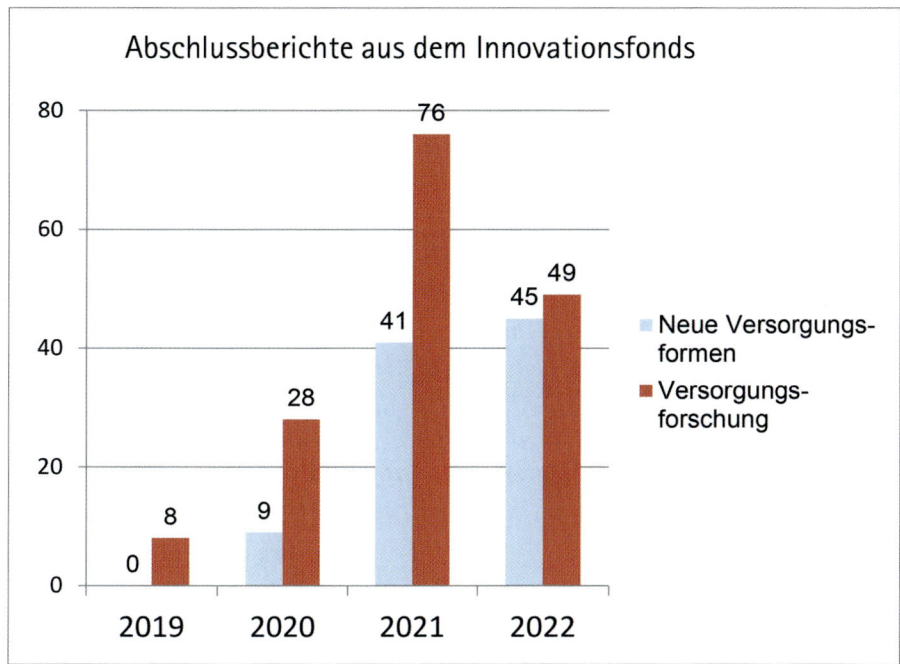

Abb. 4: Eingang von Abschlussberichten aus dem Innovationsfonds

Quelle: Eigene Darstellung in Anlehnung an eine Grafik des GKV-Spitzenverbands vom April 2020.

Nach aktuellem Stand sind 380 Projekte in der Förderung, die in den kommenden Jahren auslaufen werden. Ohne den konkreten Willen der Akteure bestünde die Gefahr, dass aus den Erkenntnissen kaum etwas in der konkreten Gesundheitsversorgung für alle ankommt und *„tolle Ideen am langen Arm verhungern"*, wie es Heinz Lohmann in einer Kolumne zu Chancen Sozialer Gesundheitswirtschaft formuliert hat.[41] Umso wichtiger ist es nun, diesen Schatz an Erkenntnissen für die Regelversorgung und damit für die Gesundheitsversorgung für alle Patientinnen

---

41 Lohmann: Zukunft braucht Mut: Kolumnen zu Chancen Sozialer Gesundheitswirtschaft. 2020, S. 39.

und Patienten zugänglich zu machen. Gleichzeitig dürfte dies auch eine Bewährungsprobe für die gemeinsame Selbstverwaltung gegenüber der Politik sein. Denn ein verbessertes Innovationsklima ist auch ein erklärtes Ziel der Bundesregierung und zu lange Entscheidungswege dürften nicht mehr akzeptiert werden.

1.1.6 Mut statt Misstrauen als Gestaltungsprinzip

41 Die gesetzgeberische Taktung im Gesundheitswesen der aktuellen Bundesregierung war schon vor der Corona-Lage beeindruckend und wurde unter dem Motto „20 Gesetze in 20 Monaten" zusammengefasst.[42] Einerseits ist diese Schlagzahl beeindruckend und es wird offenkundig versucht, den Innovationsbedarf in den Institutionen der gemeinsamen Selbstverwaltung wie der gematik, dem Gemeinsamen Bundesausschuss und der Vertragspartner auf Seiten der Kostenträger- und Leistungserbringer durch Terminsetzungen für Verhandlungseinigungen deutlich zu machen. Ansonsten würde eine Ersatzvornahme und damit eine Entmachtung der gemeinsamen Selbstverwaltung drohen.

42 Doch dadurch entstehen auch andere Blockaden und Innovationshemmnisse, wie beispielsweise durch das beschleunigte, aber eigentlich systemfremde Fast-Track-Zulassungsverfahren für digitale Gesundheitsanwendungen (DiGa) durch das Bundesinstitut für Arzneimittel und Medizinprodukte (BfArM) nach § 139b SGB V. Das mag zwar gut gemeint sein, doch durch die nur vorläufige Zulassung und erst spätere Preisfindung – wiederum über die regulären Zulassungsinstitutionen – ist diese Zulassung ein zusätzlicher bürokratischer Schritt für die oftmals Start-up-Anbieter. Der Umfang der Broschüre des BfArM für die Fast-Track-Zulassung mit 136 Seiten zeigt, dass auch dieses Verfahren nicht frei von bürokratischen Hürden ist.[43]

43 Unbestritten setzt das gesetzgeberische Engagement für mehr Dynamik, das sich beispielsweise neben der beschleunigten Gesetzgebung auch im health innovation hub (hih) des Bundesgesundheitsministerium zeigt, positive Signale in Richtung Innovationsbedarf im deutschen Gesundheitswesen und steigert auch in den etablierten Strukturen die Dynamik. Dabei wird es auch auf eine gute Balance zwischen Staat und Selbstverwaltung sowie zwischen Daseinsvorsorge und Markt ankommen. Denn eine größere staatliche Einmischung in das ansonsten weitgehend selbstverwaltete Gesundheitswesen ist nicht nur positiv. Mehr Staat bremst die Eigenaktivität der Selbstverwaltung. Es sind kaum noch Impulse der Akteure möglich, wenn alle Verantwortlichen im Gesundheitswesen damit beschäftigt sind, neue gesetzgeberische Regelungen in die Praxis umzusetzen. Dabei bleibt trotz staatlicher

---

42 Rebscher: Misstrauen als Gestaltungsprinzip – die aktuelle Gesetzgebung auf dem ordnungsökonomischen Irrweg. In: Gesundheitsökonomie & Qualitätsmanagement. 2020, S. 65–66.

43 Bundesinstitut für Arzneimittel und Medizinprodukte: Das Fast-Track-Verfahren für digitale Gesundheitsanwendungen (DiGA) nach § 139e SGB V. Ein Leitfaden für Hersteller, Leistungserbringer und Anwender. Berlin 2020.

Vorgaben die Umsetzungs- und Ergebnisverantwortung bei den Partnern der gemeinsamen Selbstverwaltung mit einem abnehmenden Vertrauen in die eigene Gestaltungsstärke und einen oft gehörten Ruf nach weiterem staatlichen Eingriff von unterschiedlicher Seite verbunden – je nachdem, um welches Thema es sich handelt. Dies kann zum Teufelskreis für die gemeinsame Selbstverwaltung werden.

Der größere staatliche Regelungsumfang führt daher nicht nur zur Lösung einiger Blockaden, sondern hat auch negative Folgen – sowohl aus der grundsätzlichen Systembetrachtung der Verantwortung im Gesundheitswesen als auch im praktischen Handeln. Gerade bei bisher sehr aktiven Akteuren kann Frust einsetzen, weil die eigene Gestaltungsrolle abnimmt. Diese Eigeninitiative der Praktiker im Gesundheitswesen kann der Staat aber nicht ersetzen.

Interessant ist in diesem Zusammenhang ein Beschlussvorschlag der Mittelstandsvereinigung der CDU/CSU anlässlich der Übernahme der EU-Ratspräsidentschaft am 1.7.2020 durch Deutschland. Darin wird betont, dass die Ökonomie die Aufgabe hat, „*die Ziele der Medizin und damit qualitativ hochwertige Versorgung der Bevölkerung bei begrenzten Ressourcen zu erreichen. Damit dient die Ökonomie den Zielen der Medizin. Im Umkehrschluss darf die Gesundheitsversorgung der Bevölkerung nicht ausschließlich nach ökonomischen Faktoren erfolgen.*"[44]

Vielleicht kann diese Linie ein besseres Zukunftsbild sein als der einfache Ruf nach mehr staatlicher Lenkung: Ökonomie und damit auch die freie Gestaltung bleibt die Triebfeder, hat aber der Medizin und der Gesundheit zu dienen. Dies könnte auch als ein Aufruf zu Mut und Innovationskraft der Akteure selbst in eine gesellschaftlich sinnvolle Richtung verstanden werden. Dazu wird es aber auch nötig sein, den Trend zu mehr Selbstkostendeckung und Ist-Kosten-Finanzierung im Gesundheitswesen zu hinterfragen und die Erwirtschaftung eigener Investitionsmittel bei den Akteuren durch ökonomisches und an gesundheitlichen Zielen orientierten Handelns zu ermöglichen.

1.1.7 Fazit

Bisher waren viele Akteure im Gesundheitswesen eher bereit, noch angestrengter zu arbeiten, als innovative neue Wege zu gehen. Ärztliche Berufe sind zwischen Überforderung im Hamsterrad und dem eigenen Machtanspruch gefangen. Durch mehr Selbstbewusstsein der anderen Gesundheitsberufe, neue Anbieter und auch knappere Finanzen wird es aber kaum weiter möglich sein, das Gesundheitswesen so zu betreiben, wie bisher. Mit einer stumpfen Säge immer angestrengter am Baum zu sägen, werden insbesondere Berufsstarter im Gesundheitswesen kaum unterstützen wollen. Vielmehr ist es nötig, die Säge nun öfter zu schleifen. Und dies bedeutet im Gesundheitswesen Innovationen zuzulassen.

---

44 Mittelstands- und Wirtschaftsunion der CDU/CSU: EU-Ratspräsidentschaft nutzen – Gesundheits- und Pflegepolitik erneuern. Beschluss des Bundesvorstandes vom 30.6.2020.

48 Innovationen im Gesundheitswesen werden auch heute aktiv angeschoben, aber oft noch mit angezogener Handbremse. Nicht immer sind die Initiativen mutig genug und allzu oft verhungern sie vor dem Transfer in die Regelversorgung. Das Brennglas Corona hat nicht nur gezeigt, wie stabil das deutsche Gesundheitswesen ist, sondern auch, wie teilweise bürokratisch übersteuert die Strukturen im Normalbetrieb sind. Und wie schnell beim Willen aller Institutionen gute Innovationen, gerade auch digital, in den Alltag des Gesundheitswesens einfließen können. Dazu trägt auch eine innovationsfreundliche Bundesregierung bei, die beim Aufbau der Telematikinfrastruktur auf das Tempo drückt. Dagegen wirkt die systematische Innovationsförderung über den zwischenzeitlich mehrere Jahre etablierten Innovationsfonds genau zu der Zeit, in der die ersten geförderten Projekte ablaufen und in die Regelversorgung überführt werden könnten, eher schwerfällig. Dies gilt umso mehr, weil beim Start des Innovationsfonds als systematischer Webfehler nicht geregelt wurde, wie und durch welche Akteure erfolgreiche Innovationsfonds-Projekte systematisch in die Regelversorgung – und damit in die wirkliche Versorgung der Patientinnen und Patienten – überführt werden sollen. Nun sind dazu erste Regelungen getroffen worden, die dem Innovationsausschuss beim Gemeinsamen Bundesausschuss zumindest in Form von Empfehlungen weitergehende Kompetenzen einräumen. Doch noch ist völlig offen, ob dieser Transfer guter Konzepte und Ideen, die sich bewährt haben, in die Regelversorgung auch wirklich gelingt. Dabei wäre dies unbedingt zu wünschen, um auch künftig in Deutschland eines der besten Gesundheitswesen für die Bürgerinnen und Bürger zu bezahlbaren Preisen sicherstellen zu können.

Literatur

AOK Rheinland-Pfalz/Saarland: Krankschreibungen und Krankenhaus-Aufenthalte von Arbeitnehmern in der Lockdown-Phase. 2020. Online: https://www.presseportal.de/pm/32063/4646112 [abgerufen am 6.9.2020].

Beerheide, R./Krüger-Brand, H. E.: Techniker Krankenkasse ebnet Künstlicher Intelligenz den Weg in die Versorgung. 2018. Online: https://www.aerzteblatt.de/nachrichten/99467/Techniker-Krankenkasse-ebnet-Kuenstlicher-Intelligenz-den-Weg-in-die-Versorgung [abgerufen am 6.9.2020].

Beerheide, R./Krüger-Brand, H. E.: Patendaten-Schutz-Gesetz: E-Rezept und E-Akte im Fokus. In: Dtsch Arztebl 2020; 117(15): A-756/B-644.

Bertelsmann-Stiftung (Hrsg.): #Smart Health Systems. Digitalisierungsstrategien im internationalen Vergleich, 1. Auflage. Gütersloh 2018.

Bundesamt für Soziale Sicherung: Der Digitalausschuss im Bundesamt für Soziale Sicherung. Eine Bestandsaufnahme zum Einsatz digitaler Anwendungen in der Sozialversicherung. 2020, Bonn 2020.

Bundesinstitut für Arzneimittel und Medizinprodukte: Das Fast-Track-Verfahren für digitale Gesundheitsanwendungen (DiGA) nach § 139e SGB V. Ein Leitfaden für Hersteller, Leistungserbringer und Anwender. Berlin, 2020.

Literatur

Deutsche Angestellten Krankenkasse: Verantwortungsvoller Umgang mit telefonischer Krankschreibung. 2020. Online: https://www.public-manager.com/aktuelles/einzelansicht/archive/2020/april/article/verantwortungsvoller-umgang-mit-telefonischer-krankschreibung-umfrage.html [abgerufen am 6.9.2020].

Deutsche Krankenhausgesellschaft: Lehren aus der Pandemie für gute Krankenhauspolitik 2020. https://www.dkgev.de/fileadmin/default/Mediapool/1_DKG/1.7_Presse/2020-06-30_Lehren_Pandemie_Positionspapier.pdf [abgerufen am 6.9.2020].

Gemeinsamer Bundesausschuss: Richtlinie des Gemeinsamen Bundesausschusses vom 16.5.2019 über die Bedarfsplanung sowie die Maßstäbe zur Feststellung von Überversorgung und Unterversorgung in der vertragsärztlichen Versorgung. 2019. Online: https://www.g-ba.de/downloads/62-492-2022/BPL-RL_2019-12-05_iK-2019-12-21.pdf [abgerufen am 6.9.2020].

Gemeinsamer Bundesausschuss: Förderbekanntmachung des Innovationsausschusses beim Gemeinsamen Bundesausschuss zur themenoffenen Förderung von neuen Versorgungsformen gemäß § 92a Absatz 1 des Fünften Buches Sozialgesetzbuch (SGB V) zur Weiterentwicklung der Versorgung in der gesetzlichen Krankenversicherung (zweistufiges Verfahren). 2020. Online: https://innovationsfonds.g-ba.de/downloads/media/200/2020-06-26_Foerderbekanntmachung_NVF_themenoffen_2-stufig_2020.pdf [abgerufen am 6.9.2020].

Goebel, J./Henrich, A./Tutt, C.: Die fünf Krankheiten des Gesundheitssystems. In: Wirtschaftswoche vom 10.3.2017.

Grothe-Westrick, M./Vollbracht, E: Überversorgung – Ausmaß, Ursachen und Gegenmaßnahmen. In G+G Wissenschaft 4/2020, S. 7–15.

Hartmannbund. Verband der Ärzte Deutschlands e. V.: Raus aus dem Hamsterrad! Die ärztliche Arbeitswelt braucht den Umbruch. 2017. Online: https://www.hartmannbund.de/fileadmin/user_upload/Downloads/Themen/Hauptseite/Arbeitsbedingungen-Klinik/Publikationen/HB_Blatt_Aertzetag_4_2017_160517_DS.pdf [abgerufen am 6.9.2020].

IKK Südwest: Onkologie-Projekt PIKKO wird weitergeführt. Finanzierung bis zur möglichen Regelversorgung sichergestellt. 2020. Online: https://www.presseportal.de/pm/117516/4564082 [abgerufen am 6.9.2020].

Kassenärztliche Bundesvereinigung: Gassen plädiert für Sanktionen bei nicht abgesagten TSS-Terminen. 2019. Online: https://www.kbv.de/html/1150_40373.php [abgerufen am 6.9.2020].

Kassenärztliche Bundesvereinigung: Gesundheitsdaten. Der Bürokratieindex – Belastung transparent machen, Bürokratie abbauen. 2020. Online: https://gesundheitsdaten.kbv.de/cms/html/43204.php [abgerufen am 6.9.2020].

Knobbe, M./Schmerga, C.: Minister Spahn über Corona-Krisenmanagement. 2020. Online: https://www.spiegel.de/politik/deutschland/jens-spahn-ueber-die-corona-app-14-millionen-downloads-300-gemeldete-faelle-a-00000000-0002-0001-0000-000171875097 [abgerufen am 6.9.2020].

Lohmann, H.: Zukunft braucht Mut. Kolumnen zu Chancen Sozialer Gesundheitswirtschaft. Heidelberg 2020.

Mittelstands- und Wirtschaftsunion der CDU/CSU: EU-Ratspräsidentschaft nutzen – Gesundheits- und Pflegepolitik erneuern. 2020. Online: https://www.mit-bund.de/content/eu-ratspraesidentschaft-nutzen-gesundheits-und-pflegepolitik-erneuern [abgerufen am 6.9.2020].

OECD/European Observatory on Health Systems and Policies: Deutschland: Länderprofil Gesundheit 2019. Online: https://ec.europa.eu/health/sites/health/files/state/docs/2019_chp_de_german.pdf [abgerufen am 6.9.2020].

Perings, C./Lüdke, C.: Guten Tag, mein Name ist Hiob ... Ein Ratgeber zum Überbringen schlechter Nachrichten in der Medizin. Heidelberg 2016.

Rebscher, H.: Misstrauen als Gestaltungsprinzip – die aktuelle Gesetzgebung auf dem ordnungsökonomischen Irrweg. In: Gesundheitsökonomie & Qualitätsmanagement. 2. Bd. Berlin 2020, S. 65–66.

Rottschäfer, Th.: Stresstest fürs Gesundheitswesen. In: Gesundheit und Gesellschaft. 2020. Online: https://www.gg-digital.de/2020/04/thema-des-monats/stresstest-fuers-gesundheitswesen/index.html [abgerufen am 6.9.2020].

Sachverständigenrat zur Begutachtung der Entwicklung im Gesundheitswesen: Bedarfsgerechte Steuerung der Gesundheitsversorgung. Bonn 2018.

Spitzenverband Bund der Krankenkassen: Positionspapier des GKV-Spitzenverbandes zur Zukunft des Innovationsfonds. Berlin 2019.

Spitzenverband Bund der Krankenkassen, Verband der Privaten Krankenversicherung, Deutsche Krankenhausgesellschaft: Fehlende Investitionsmittel bleiben extremes Problem. 2020. Online: https://www.dkgev.de/dkg/presse/details/fehlende-investitionsmittel-bleiben-extremes-problem/ [abgerufen am 6.9.2020].

Statistik der Bundesagentur für Arbeit: Blickpunkt Arbeitsmarkt – Der Arbeitsmarkt in Deutschland 2018. Online: https://statistik.arbeitsagentur.de/Statistikdaten/Detail/201812/ama/heft-arbeitsmarkt/arbeitsmarkt-d-0-201812-pdf.pdf?__blob=publicationFile [abgerufen am 6.9.2020].

T3N: Das Digitale-Versorgungs-Gesetz: Zu spät für die Corona-Krise. 2020. Online: https://t3n.de/news/digitale-versorgungs-gesetz-fuer-1262711/ [abgerufen am 6.9.2020].

Trauner, S.: Notfall Notaufnahme. In: Der Spiegel. 2018. Online: https://www.spiegel.de/gesundheit/diagnose/ueberfuellte-notaufnahmen-jeder-sieht-sich-selbst-als-notfall-a-1215087.html [abgerufen am 6.9.2020].

Verband der Ersatzkassen e. V.: vdek-Basisdaten 2020. Berlin 2020.

Verbraucherzentrale Bundesverband e. V.: Alles im Blick. Jahresbericht 2019. Berlin 2020.

1.2 Akzeptanz von Innovationen im Gesundheitswesen bei den Akteuren

Benedikt Langner

Abstract: Um Projekte aus dem Innovationsfonds erfolgreich in die Regelversorgung überführen zu können, ist deren Akzeptanz durch die wesentlichen Akteure im Gesundheitswesen entscheidend. Die Mehrzahl der Patienten und Leistungserbringer ist grundsätzlich offen für Innovationen. In der Praxis setzen sich vor allem diejenigen Entwicklungen durch, deren Mehrwert für alle Beteiligten klar erkennbar ist und die sich einfach handhaben lassen. Erleichtert wird deren Einführung durch einen begleitenden Change-Management-Prozess. Das gilt vor allem für transformative Innovationen wie digitale Gesundheitsplattformen.

1.2.1 Einführung: Erfolgsformel für bessere Versorgung bei knappen Budgets gesucht

Innovationen sind seit jeher der Motor des medizinischen Fortschritts. Eine hohe Aufmerksamkeit genießen insbesondere neue Therapeutika und Impfstoffe – sie werden zum Teil, wie 2020 im Fall der Corona-Pandemie, von allen Akteuren im Gesundheitswesen dringend erwartet. Doch der medizinische Fortschritt bliebe Stückwerk, kämen solche Innovationen nicht im Rahmen ebenso innovativer und zudem effizient funktionierender Versorgungssysteme zum Einsatz. Nicht nur in Deutschland stehen diese Systeme unter großem Druck. Die Bevölkerung altert, denn viele Krankheiten lassen sich zunehmend besser behandeln, doch die Budgets bleiben limitiert. Gesucht ist in dieser Situation eine Erfolgsformel, mit der alle Patienten weiter am medizinischen Fortschritt teilhaben können, ohne die Versorgungssysteme finanziell zu überlasten.

Mit dem Innovationsfonds hat das Bundesgesundheitsministerium 2015 die Möglichkeit geschaffen, neue Ansätze zur Verbesserung, beziehungsweise Weiterentwicklung der Versorgung, im Rahmen der gesetzlichen Krankenversicherungen zu erproben. Bis Ende 2019 hat der Fonds insgesamt 380 Projekte mit einem Volumen von gut einer Milliarde Euro unterstützt. Gewährleistet ist die Förderung auch in den kommenden Jahren durch das Ende 2019 in Kraft getretene *„Gesetz für eine bessere Versorgung durch Digitalisierung und Innovation"*. Zugleich kommt es nun zum Lackmustest für den nachhaltigen Erfolg dieser Form der Förderung – die Überführung der bisherigen Projekte in die Regelversorgung. Dabei wird es entscheidend von der Akzeptanz der jeweiligen Akteure abhängen, ob und in welchem Umfang diese Innovationen tatsächlich zur Anwendung kommen.

Genau mit dieser Herausforderung beschäftigt sich dieser Beitrag. Der Schwerpunkt liegt auf Innovationen für eine bessere Versorgung und den drei wesentlichen Akteuren im Gesundheitswesen: den Versicherten, den Leistungserbringern und den gesetzlichen Krankenversicherungen. Natürlich spielen auch Spitzenverbände sowie die Ministerien auf Bundes- und Landesebene eine wichtige Rolle. Die Politik kann beispielsweise die Basis dafür schaffen, dass neue Entwicklungen vorankommen und in die Gesundheitssysteme einfließen können. So geschehen in den vergangenen Jahren mit dem Innovationsfonds. Doch im Fokus aller Überlegungen sollten stets die Versicherten und Leistungserbringer stehen. Denn nur wenn sie eine qualitative Verbesserung der Regelversorgung spüren, werden sie ihr Verhalten ändern und so den Innovationen zum Durchbruch verhelfen.

1.2.2 Akteure im Gesundheitswesen sind grundsätzlich offen für Innovationen

52 Die Ausgangslage für die Akzeptanz von Innovationen insbesondere mit technologischem Hintergrund ist günstig. Die Digitalisierung hat seit der Jahrtausendwende die Hemmschwelle für den Einsatz neuer Technologien in allen Bevölkerungsgruppen nachhaltig gesenkt. Der Siegeszug etwa des Onlinehandels oder des Mobile-Bankings sowie der veränderte Medienkonsum sprechen für sich.

53 Wie hoch das Interesse an Innovationen beispielsweise bei den Mitgliedern der gesetzlichen Krankenversicherungen ist, zeigt sich immer wieder in repräsentativen Bain-Kundenbefragungen. Danach sind Innovationen nach Interaktionen der entscheidende Treiber für Loyalität. Andere Faktoren wie Produkte, Zusatzleistungen oder der Beitrag spielen für die Loyalität eine geringere Rolle, auch wenn sie durchaus Auslöser für einen Kassenwechsel sein können (vgl. Abb. 5). Mit Innovationen können sich Krankenkassen somit vom Wettbewerb abheben – was sie bereits auch tun. Je innovativer sie agieren, desto größer sind die Chancen, die Mitglieder langfristig zu binden. Zudem hat Bain ermittelt, dass besonders loyale Kunden die besten Botschafter einer Marke sind und diese wesentlich häufiger als andere Freunden und Bekannten empfehlen.

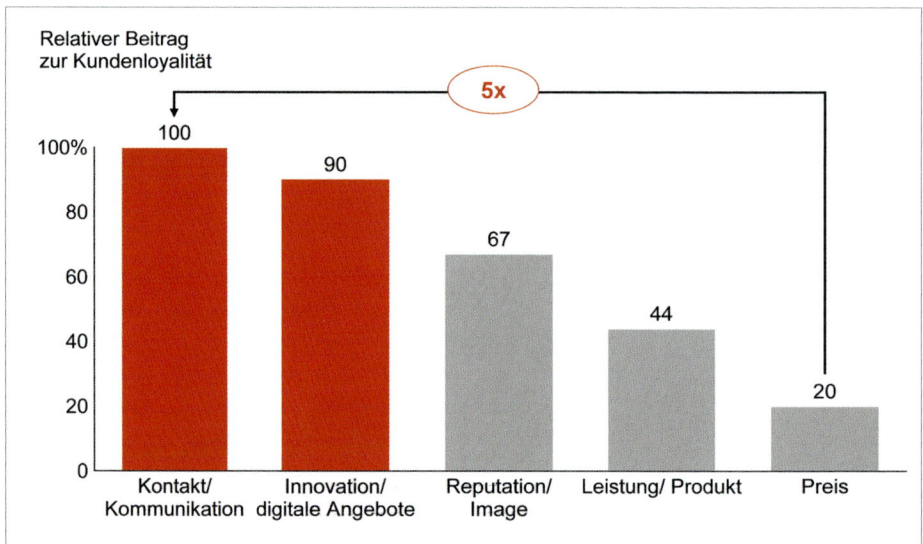

Abb. 5: Innovation treibt Kundenloyalität
Quelle: Bain-Marktstudie Gesetzliche Krankenversicherung 2018 (n = 3.400).

1.2.2.1 Befragung: Deutsche Versicherte setzen auf digitale Services

Den Wandel des Verbraucherverhaltens und die damit verbundene Offenheit für Innovationen unterstreichen weitere Befragungsergebnisse. Zwar ist die Geschäftsstelle noch immer der meist genutzte Anlaufpunkt für die gesetzlich Versicherten in Deutschland, doch gerade Jüngere interagieren zunehmend häufiger über digitale Kanäle. In den kommenden Jahren werden sich die Nutzerzahlen von Apps, Onlinechats und Videokonferenzen vervielfachen – allerdings ausgehend von einem niedrigen Niveau. Der seit Langem diskutierte Omnikanal-Trend wird für viele Kunden zur Selbstverständlichkeit.

Für Millennials ist die Nutzung digitaler Kanäle bereits Teil ihrer DNS. Die unter 35-Jährigen sind mit dem Internet aufgewachsen. Daher sind sie auch offen für neue digitale Services ihrer Krankenkasse. Den Bain-Befragungen zufolge nutzen durchschnittlich 16 % der Millennials solche Dienstleistungen, bei den über 35-Jährigen sind es immerhin 11 %. Bei Gesundheits-Check-ups und Vorsorgeuntersuchungen sind die Älteren aktiver als die unter 35-Jährigen – der Erhalt der Gesundheit hat in dieser Altersgruppe offenkundig einen höheren Stellenwert. Andere vergleichsweise oft genutzte Dienste sind Bonusprogramme (etwa für gesunde Lebensweisen), Selfservices zur Verwaltung der eigenen Mitgliedschaft sowie die Beratung rund um eine gesunde Lebensführung und Vorsorge.

1.2.2.2 Corona-Pandemie verhilft Telemedizin zum Durchbruch

Nicht alle digitalen Dienstleistungen stoßen bislang gleichermaßen auf Interesse. Videosprechstunden beispielsweise fristeten lange ein Schattendasein – nicht zuletzt abrechnungsbedingt. Die Corona-Pandemie kann nun an dieser Stelle als Katalysator wirken. Wie schnell die Akzeptanz für Telemedizin im Frühjahr 2020 gewachsen ist, verdeutlichen die Beispiele einiger Unternehmen. So meldete ein europaweit tätiger Anbieter seit Ausbruch der Corona-Pandemie einen Anstieg der Buchungen um 60 %. Das entspricht mehreren Tausend Behandlungen und Beratungen täglich. Ein französisches Start-up berichtete allein Anfang März 2020 von einem Anstieg der Buchungen um 40 % binnen einer Woche. In Deutschland verzeichnete ein Serviceanbieter einen wöchentlichen Anstieg der Sprechstunden um 50 %, zuvor lag der monatliche Zuwachs bei 20 %.

Durch die verbesserten regulatorischen Rahmenbedingungen könnte sich die Telemedizin auch nach Abflachen der aktuellen Auslöser weiter etablieren. Denn die Vorteile von Videosprechstunden liegen auf der Hand. Patienten ersparen sich die An- und Abfahrt und kommen in Wartezimmern nicht mit anderen Kranken in Kontakt. Die Effizienz der Arbeit in den Arztpraxen steigt und ermöglicht es vor Ort, sich auf Patienten mit schwerer zu diagnostizierenden und/oder zu behandelnden Krankheiten zu konzentrieren. Eine solche Win-Win-Situation erleichtert generell die Akzeptanz von Innovationen im Gesundheitswesen.

1.2.2.3 Interesse der Leistungserbringer an Innovationen nimmt zu

58 Damit sich neue Services im Gesundheitswesen durchsetzen, bedarf es zudem der Akzeptanz bei den Leistungserbringern. Diese werden ihr Verhalten nur ändern, wenn sie den Mehrwert der jeweiligen Innovation erkennen und diese ohne großen Aufwand in ihren oft eng getakteten Arbeitsalltag integrieren können.

59 Grundsätzlich sind Ärzte in Deutschland offen für innovative Diagnose- und Behandlungsformen, um die Versorgung ihrer Patienten zu verbessern. Wie in vielen Bereichen der Digitalisierung ist auch hier der asiatisch-pazifische Raum der Vorreiter. In welchem Maß dies gilt, verdeutlicht eine Bain-Befragung aus dem Jahr 2019. Danach wollen dort in fünf Jahren knapp zwei Drittel der Befragten den Heilungsprozess ihrer Patienten über digitale Tools überwachen, mehr als die Hälfte plant Videosprechstunden abzuhalten. Hinzu kommt die Nutzung innovativer Technologien im Rahmen der täglichen Arbeit. So gehen zwei Drittel der Befragten davon aus, dass künstliche Intelligenz (KI) und maschinelles Lernen sie künftig bei der Diagnose unterstützen. Ein ähnlich hoher Anteil erwartet den Einsatz von *Augmented Reality* zum Beispiel beim Training für chirurgische Eingriffe.

60 Natürlich führt eine in Befragungen geäußerte Bereitschaft nicht unmittelbar zu veränderten Handlungsweisen. Daher gilt es nun, die bekundete Offenheit zu nutzen und die Leistungserbringer – in diesem Fall die Ärzte – für einzelne Innovationen zu gewinnen. Entscheidend wird es an dieser Stelle sein, neue Tools so zu gestalten, dass ihre Handhabung einfach und intuitiv ist. Denn nur dadurch ist beispielsweise ein niedergelassener Mediziner tatsächlich in der Lage, seine Erstdiagnose anhand von Symptomen binnen Minuten mit einer Vielzahl ähnlich gelagerter, anonymisierter Fälle in einem KI-System abzugleichen.

1.2.2.4 Digitale Technologien reduzieren Kosten der Krankenversicherungen

61 Die Akzeptanz von Innovationen nimmt auch bei der dritten Gruppe von Akteuren im Gesundheitswesen zu – den gesetzlichen Krankenkassen und privaten Krankenversicherungen. Das gilt sowohl mit Blick auf neue oder verbesserte Versorgungsansätze als auch in Bezug auf ihre eigene Organisation. Den Verantwortlichen wird immer deutlicher bewusst, dass sie mit Innovationen im Gesundheitswesen erhebliche Effizienzreserven heben können. In einer gemeinsamen Studie kamen Experten von Bain und Google beispielsweise zu dem Ergebnis, dass eine prototypische gesetzliche Krankenkasse ihre Kosten allein durch den Einsatz digitaler Technologien über fünf Jahre hinweg um 15 bis 20 % senken kann.

Im eigenen Haus haben die Krankenkassen bereits zahlreiche Innovationen in ihr Leistungsspektrum integriert und viele Prozesse automatisiert. Doch vielerorts stockte bislang die Umsetzung – teils aus finanziellen, teils aus kulturellen oder organisatorischen Gründen. Hinzu kommt häufig eine IT-Infrastruktur, die im digitalen Zeitalter an ihre Grenzen stößt. In einer globalen Bain-Befragung im Frühjahr 2020 haben mehr als 80 % der Healthcare-Manager und sogar 95 % der Teilnehmer von Finanzdienstleistern erklärt, dass sie ihre Automatisierung nun beschleunigen wollen. Offenkundig haben der Lockdown und die Verlagerung der Geschäftstätigkeit in Homeoffices bestehende Lücken schonungslos aufgedeckt – neue Technologien können jetzt Fahrt aufnehmen.

1.2.3 Welche Innovationen das Gesundheitswesen verändern und verbessern werden

Der Innovationsfonds hat in den vergangenen Jahren eine breit gefächerte Palette an Projekten finanziert, damit die Versorgung von Patienten verbessert werden kann. Diese Breite ist mit Blick auf die technologischen Grundlagen auch nach Überzeugung der Experten von Bain und Google der beste Weg, um Qualität und Effizienz in der Gesundheitsversorgung zu steigern. In der unter 1.2.2.4 erwähnten Studie wurde festgestellt, dass sich das wahre Potenzial der Digitalisierung, die ein entscheidender Innovationstreiber im Gesundheitswesen ist, nur erschließt, wenn die Krankenkassen und Krankenversicherer sämtliche damit verbundenen Technologien und Lösungen zu nutzen beginnen.

1.2.3.1 Sieben Technologiefelder mit hohem Innovationspotenzial

In ihrer Studie stellten die Bain- und Google-Experten ein umfassendes Portfolio von Innovationen auf den Prüfstand und evaluierten Dutzende konkrete Anwendungsbeispiele. Nachfolgend wählten sie diejenigen 30 Anwendungsbeispiele aus, die in den kommenden drei bis fünf Jahren den höchsten Wertbeitrag leisten. Diese lassen sich sieben Technologiefeldern zuordnen:

Advanced Analytics. Krankenkassen und Krankenversicherungen verfügen über enorme Datenvolumen aus unterschiedlichen Quellen. Mit *Advanced Analytics* können sie auf dieser Basis ihren Versicherten individualisierte Services anbieten. Unter Berücksichtigung des Datenschutzes können sie Ärzten und anderen Leistungserbringern zudem Informationen bereitstellen, damit diese in der Lage sind, ihre Patienten proaktiv, zeitnah und effizient zu behandeln. Die Anzahl doppelter Diagnosen und sich widersprechender Verschreibungen lässt sich so deutlich reduzieren.

66 **Maschinelles Lernen/Künstliche Intelligenz.** Beides erhöht die Effizienz interner Prozesse. Das Spektrum reicht vom Einsatz von Chatbots in der Kundenkommunikation über die automatisierte Abwicklung von Leistungen bis hin zur Rechnungsprüfung. Darüber hinaus erleichtern diese selbstlernenden Technologien Leistungserbringern über die Zeit immer besser den Abgleich ihrer Diagnosen mit früheren ähnlich gelagerten Fällen.

67 **Internet der Dinge.** Schon heute nutzen viele Menschen Uhren oder andere Endgeräte, um ihre Fitness zu messen. Künftig werden insbesondere Biosensoren dazu beitragen, dass mehr Patienten von Ärzten und anderen Leistungserbringern auf Wunsch auch von zu Hause versorgt werden können.

68 **Technologien im Onlinevertrieb.** Je besser die Krankenkassen und Krankenversicherungen die Bedürfnisse ihrer Kunden verstehen, desto individueller können sie ihre Mitglieder ansprechen und sie unter anderem zu gesunden Lebensweisen animieren. Besondere Bedeutung erlangen diese Technologien beim Betrieb der weiter unten erläuterten Ökosysteme.

69 **Infrastruktur und Produktivität.** Dies sind oft unterschätzte Innovationshebel. Doch nur mit einer modernen Infrastruktur lassen sich die Vorteile der Digitalisierung über die gesamte Wertschöpfungskette im Gesundheitswesen nutzen. Im Mittelpunkt steht ein anbieterübergreifendes System, das den Austausch von Informationen signifikant erleichtert.

70 **Distributed Ledger.** Jeder Krankheitsverlauf ist am Ende ein Ledger, sprich eine Kette von Aktionen. Mit neuen Technologien können alle Beteiligten – Patienten, Ärzte, Apotheker, Therapeuten und die Versicherer selbst – jederzeit sicher auf sämtliche für sie relevanten und vom Patienten freigegebenen Informationen zugreifen.

71 **Virtuelle Realität.** Die Telemedizin ist nur ein Beispiel für das Vorankommen dieser Technologie im Alltag. Eine ebenfalls zunehmend wichtige Rolle spielen Apps, die per Smartphone 3-D-Modelle einzelner Körperteile erstellen können – nicht zuletzt für orthopädische Schuhmacher bei der Produktion passgenauer Modelle ein wichtiges Hilfsmittel. Die Präzision nimmt zu, und damit steigt auch die Qualität der Versorgung.

72 In den kommenden Jahren werden weitere Technologien an Bedeutung gewinnen. So könnten in dieser Dekade Nanopartikel die Diagnostik und Therapeutik revolutionieren und 3-D-Drucker in der Medizintechnik bahnbrechende Veränderungen auslösen. All diesen Technologien sind zwei Dinge gemein: Kurzfristig ist der Aufbau entsprechender Infrastrukturen zwar mit Kosten verbunden, doch mittel- und langfristig tragen sie entscheidend dazu bei, die Effizienz im Gesundheitswesen zu erhöhen.

73 Damit bleibt die Frage nach der Akzeptanz. Es hängt von der jeweiligen Innovation ab, ob und in welchem Umfang die Akteure im Gesundheitswesen hiervon

betroffen sind. Generell geht es vor allem darum, die jeweiligen Hauptbeteiligten zu überzeugen und ihnen den jeweiligen Mehrwert aufzuzeigen. Wie dies gelingen kann, zeigen die beiden nachfolgenden Beispiele. Dabei geht es u. a. um Ökosysteme, die eine sehr weitgehende Innovation mit zahlreichen Beteiligten und direktem Kundenbezug darstellen.

1.2.3.2 Schlaglicht: Warum sich Ökosysteme durchsetzen

Unter Ökosystemen ist die Vernetzung verschiedenster Akteure auf einer digitalen Plattform zu verstehen. Das Konzept hat rund um den Globus bereits in der vergangenen Dekade viel Aufsehen erregt und birgt das Potenzial, auch das Krankenversicherungsgeschäft zu revolutionieren. Die Anbieter wandeln sich damit von einem Produktverkäufer und einer Anlaufstelle im Krankheitsfall zu einem Lösungsanbieter und Partner ihrer Kunden in allen Lebenslagen.

Eine entsprechende Erwartungshaltung prägt die gesetzlich Krankenversicherten in Deutschland schon seit einiger Zeit. Im Rahmen einer repräsentativen Bain-Befragung von GKV-Versicherten erklärten nahezu 60 %, dass ein Ökosystem und damit eine digitale Gesundheitsplattform für sie wertvoll oder sogar sehr wertvoll sei. Und drei von vier Befragten wünschten sich ihre Krankenkasse als Betreiber. Die Krankenkassen haben ihre Chance erkannt. Im ersten Schritt bauten viele ihre Serviceleistungen aus und motivieren ihre Mitglieder nun auch mit Prämien zu einem gesunden Lebenswandel. Das ist ein Anfang. Mittel- und langfristig kann ein innovatives Ökosystem im Gesundheitswesen jedoch erheblich mehr leisten (vgl. Abb. 6).

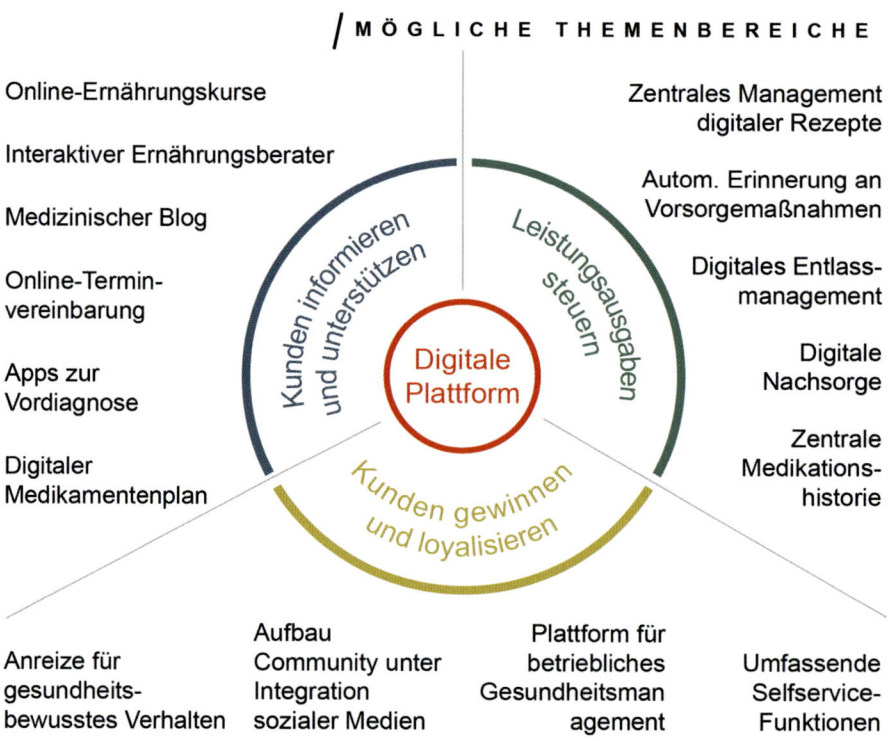

Abb. 6: Innovation mit hoher Akzeptanz: Eine digitale Plattform für die Gesundheit
Quelle: Eigene Darstellung.

76 Die hier skizzierte Plattform enthält sowohl bestehende als auch noch zu entwickelnde Angebote. Sie alle basieren auf digitale Technologien, sie alle benötigen eine leistungsstarke Infrastruktur – eine Mammutaufgabe. Denn es geht darum, Zehntausende Leistungserbringer zu vernetzen und zu einem veränderten Verhalten zu motivieren. Je besser die einzelnen Angebote aufeinander abgestimmt sind, desto größer ist der Mehrwert für die Akteure. Beispielsweise könnten alle Beteiligten bei einem digitalen Medikamentenplan für einen Schwerkranken auf einen Blick mögliche Kontraindikationen erkennen. Mit einem Online-Terminkalender ließen sich Praxis- und Therapeutenbesuche sowie Videosprechstunden für betroffene Personengruppen erheblich leichter koordinieren.

77 Die Beispiele zeigen: Mit einem Ökosystem kann die Qualität in der Regelversorgung deutlich steigen. Damit ist die zentrale Voraussetzung für die Akzeptanz

bei den Akteuren geschaffen. Es geht nun darum, die entsprechenden Systeme so anwenderfreundlich wie möglich zu gestalten und im Hintergrund eine reibungslos funktionierende IT-Infrastruktur aufzubauen. Hierzu bedarf es noch zahlreicher Innovationen. Dabei müssen die deutschen Krankenversicherer nicht in jedem Fall das Rad neu erfinden. In vielen Ländern erproben bereits etablierte Anbieter aus der Branche, aber auch Newcomer digitale Plattformen.

1.2.3.2.1 Das Schweizer Ökosystem von Helsana

Helsana, der führende Unfall- und Krankenversicherer in der Schweiz, beschäftigte sich früh mit dem Gedanken, sein Leistungsspektrum mit Innovationen über den traditionellen Rahmen hinaus zu erweitern. Seit 2003 betreibt die Versicherung nach eigenem Bekunden an mittlerweile über 120 Standorten Helsana-Trails für Jogger, Walker und Wanderer und fördert damit gesundes Verhalten.

In den vergangenen Jahren begann Helsana damit, systematisch ein Ökosystem aufzubauen, und konzentrierte sich zunächst auf die Prävention. Zuvor hatte die Versicherung den Kundenservice im eigenen Haus optimiert und die Loyalität ihrer Mitglieder gestärkt – ein nachahmenswerter Schritt. Denn die Wirkung des besten Ökosystems verpufft, wenn es Defizite im Kerngeschäft gibt. Erst danach erweiterte Helsana ihr Leistungsspektrum und hob sich so vom Wettbewerb ab. Mit Helsana+ und Helsana Coach wurden Anreize geschaffen, um die Kunden zu gesunden Verhaltensweisen zu motivieren. Ein wichtiges Element sind großzügige Fitnessangebote, wie sie im Übrigen auch immer mehr deutsche Versicherungen im Portfolio haben.

Der nächste Schritt sieht nun den Aufbau einer digitalen Plattform vor. Sie soll künftig als zentrales Element der Kundenkommunikation dienen und – unter Berücksichtigung des strengen Schweizer Datenschutzes – die unterschiedlichen Datenquellen der einzelnen Leistungserbringer vernetzen. Mittelfristig ist eine Erweiterung der Angebote in Richtung Diagnose, Therapie, Rehabilitation und Nachsorge angedacht.

1.2.3.2.2 Die Ökosystemvorreiter aus China: *Ping An Good Doctor* und *WeDoctor*

Beim Aufbau digitaler Plattformen können sich europäische Versicherer an Vorreitern aus China orientieren. Dort verfügt *Ping An Good Doctor* mittlerweile über 315 Mio. registrierte Nutzer, *WeDoctor* kommt auf 180 Mio. Beide haben ein umfassendes Ökosystem rund um die Versicherungspolice geschaffen.

Die 2014 gegründete *Ping An Good Doctor* ist ein Ableger des Ping An-Konzerns. Das Portfolio reicht inzwischen von der Terminvereinbarung bei beteiligten Leistungserbringern über eine E-Apotheke bis hin zu Videosprechstunden bei angestellten Medizinern. Außerdem ist *Ping An Good Doctor* Bestandteil des ganzheitlichen Ökosystems von Ping An, das die gesamte Kundenreise der Versicherten abdeckt. Dazu zählen die eigenen Wanjia-Kliniken sowie die *Ping An Health Cloud*. Diese Cloud dient nicht nur als eigene B2B- und B2C-Plattform, sondern wird auch an Externe vermarktet.

83 *WeDoctor*, ein Ableger des Internetkonzerns Tencent, verfolgt eine ähnliche Strategie. Seine Herkunft erleichtert es dem Unternehmen, neue technologische Lösungen schneller als der Wettbewerb zu integrieren. Das gilt für die Nutzung von Wearables genauso wie für die Bereitstellung ganzer Softwarelösungen für das Krankenhausmanagement. *WeDoctor* und *Ping An Good Doctor* erlauben einen Blick in eine mögliche Zukunft des Gesundheitswesens: digital, vernetzt und kundenorientiert.

1.2.3.2.3 Konsequenzen für Deutschland

84 Natürlich lassen sich die Rahmenbedingungen gerade in China nur sehr bedingt mit denjenigen in Deutschland vergleichen. Doch die hohe Akzeptanz der innovativen Lösungen legt nahe, dass hierzulande die Zeit für eine Vernetzung der Beteiligten im Gesundheitswesen gekommen ist. Entscheidend für den Erfolg wird es sein, bei den dafür erforderlichen Innovationen aus Kundensicht zu denken. Die Technologie selbst darf nie im Vordergrund stehen. Genauso fatal wäre es, würden ein solches Ökosystem und andere Neuentwicklungen allein unter Effizienzgesichtspunkten betrachtet. Zweifelsohne sind den Leistungserbringern im Gesundheitswesen die Budgetzwänge bewusst. In ihrer täglichen Arbeit geht es ihnen allerdings vorrangig um eine möglichst gute Versorgung ihrer Patienten. Dazu können Ökosysteme einen entscheidenden Beitrag leisten.

85 Je häufiger Versicherte solch digitale Plattformen nutzen, desto größer ist das Wissen der Krankenkassen um ihre Erwartungen und Bedürfnisse. Und dies wiederum trägt maßgeblich dazu bei, deren Versorgung weiter zu optimieren. Mit Blick auf die drei Akteure Versicherte, Leistungserbringer und Krankenkassen kristallisiert sich hier eine Win-Win-Win-Situation heraus. Und dies macht verständlich, warum Experten erwarten, dass Ökosysteme das Geschäftsmodell im Gesundheitswesen revolutionieren werden.

1.2.4 Wie sich die Akzeptanz von Innovationen systematisch steigern lässt

86 Die Beispiele zeigen, dass begleitende Maßnahmen unerlässlich sind, um die Akzeptanz von Innovationen im Gesundheitswesen sicherzustellen:

1. **Pilotieren.** Menschen vertrauen Menschen. Wenn eine kleine Zahl von Beteiligten in einem Pilotprojekt den Mehrwert einer Innovation erkennt und sie nutzt, fällt es anderen erheblich leichter, ihr eigenes Verhalten zu verändern.

2. **Einbinden.** Es zahlt sich aus, spätere Nutzer bereits in der Entwicklungs- und Konzeptionsphase einzubinden. Dies senkt nicht nur die Hemmschwelle bei der Einführung, sondern gewährleistet auch, dass die Nutzerperspektive von Beginn an berücksichtigt wird.
3. **Kommunizieren.** Die Einführung digitaler Technologien kann Ängste auslösen. Je transparenter und je breiter über Neuentwicklungen informiert und deren konkreter Mehrwert herausgestellt wird, desto leichter lässt sich die bestehende Skepsis überwinden.

1.2.4.1 Den Wandel mit Change Management begleiten

Diese Maßnahmen erinnern an klassische Transformationsprozesse. Und in der Tat handelt es sich bei der Einführung von Innovationen in bestehende Versorgungsstrukturen oft genau darum. Das bedeutet aber auch, dass ein ganzheitlicher Ansatz unverzichtbar ist. Denn nur so kann verhindert werden, dass der Wandel scheitert oder – was in der Praxis noch häufiger passiert – im Sand verläuft. Wer dagegen Change-Prozesse strategisch angeht, kann auf der einen Seite Risiken von Veränderungsprozessen antizipieren und managen sowie auf der anderen Seite den Wandel in der gesamten Organisation verankern.

An dieser Stelle sei auf zwei Erfolgsfaktoren im Change Management verwiesen, die helfen, typische Fehler bei solchen Veränderungsprozessen zu vermeiden. Zum einen geht es um das bereits erwähnte Einbinden und Kommunizieren. Es gilt, alle betroffenen Mitarbeiter in einem Unternehmen, aber auch Externe wie im Fall der Leistungserbringer über Coaching und Lernprozesse mitzunehmen. Nur so sind Veränderungen auf Dauer möglich. Zum anderen ist es von essenzieller Bedeutung, Führung zu demonstrieren. Die jeweils Verantwortlichen müssen an einem Strang ziehen, Ziele vorgeben und alle Beteiligten inspirieren. Neben den gesetzlichen Krankenkassen kommt in diesem Zusammenhang auch auf die Spitzenverbände eine neue Aufgabe zu. Je konsequenter sie ihre jeweiligen Mitglieder auf Innovationen einschwören, desto leichter wird es fallen, diese flächendeckend einzuführen.

1.2.4.2 Die entscheidende Rolle der Versicherten

Die Mitglieder der Krankenkassen sind wie aufgezeigt grundsätzlich offen für Innovationen. Je mehr neue Ansätze in der Versorgung ihren Erwartungen entsprechen, desto höher wird die Bereitschaft sein, sich darauf einzulassen. Es empfiehlt sich daher, insbesondere Endnutzer frühzeitig in die Entwicklung und Erprobung entsprechender Projekte einzubinden. Branchenübergreifend praktizieren dies mittlerweile zahlreiche Unternehmen im Rahmen von agilen Entwicklungsprojekten. Durch den Dialog mit Kunden erkennen sie frühzeitig Schwachstellen und optimieren in einem iterativen Prozess ein neues Produkt oder einen neuen Dienst.

90 In der Einführungsphase erleichtert es eine breite Kommunikation, rasch größere Nutzerzahlen zu erreichen – ein wichtiger Erfolgsfaktor gerade im digitalen Zeitalter. Denn sind viele Nutzer beispielsweise auf einer digitalen Plattform aktiv, nimmt die Informationsdichte für Leistungserbringer und -betreiber zu. Das wiederum erhöht die Chancen, die Plattform noch besser an die kundgetanen Präferenzen anzupassen.

1.2.4.3 Kernerfolgsfaktoren beachten

91 Change Management und die Einbindung von Endnutzern schaffen allerdings nur dann einen Mehrwert, wenn die bereits erwähnten zwei Kernfaktoren für die Akzeptanz von Innovationen im Gesundheitswesen erfüllt sind:

1. **Spürbarer Mehrwert für die jeweils Beteiligten.** Die Qualität der Versorgung muss erkennbar steigen.
2. **Einfache Handhabung.** Je intuitiver eine Dienstleistung oder ein Produkt funktionieren, desto niedriger ist die Akzeptanzschwelle.

92 Zudem müssen in den jeweiligen Unternehmen die Voraussetzungen für das Entwickeln und die Einführung innovativer Angebote geschaffen werden. Diese Erfolgsfaktoren gelten unabhängig von den Rahmenbedingungen auch in Ausnahmesituationen wie im Jahr 2020. Die Corona-Pandemie dürfte jedoch die Einführung einfach handhabbarer Innovationen mit erkennbarem Mehrwert beschleunigen. Zudem wird sie aller Voraussicht nach dazu führen, dass Aufsichtsbehörden und Spitzenverbände neue Projekte zur Versorgung von Patienten unterstützen. Durch den Innovationsfonds wurde damit genau rechtzeitig ein Vorrat an zukunftsträchtigen Services angelegt. Nun ist es an der Zeit, diese in die Regelversorgung zu überführen und die Akteure im Gesundheitswesen zu überzeugen.

1.2.5 Fazit

93 Die 2020er-Jahre können zu einer Innovationsdekade in der Gesundheitsversorgung in Deutschland werden. Die erforderlichen Technologien stehen bereit und das Interesse an Innovationen bei den Akteuren ist groß. Darüber hinaus hat die Corona-Pandemie die Bereitschaft erhöht, neue Diagnose- und Behandlungsformen auszuprobieren. Die mit ihr verbundenen Budgetbelastungen können zudem die Digitalisierung des Gesundheitswesens vorantreiben, da sich so Effizienzreserven heben lassen.

94 Eine zentrale Rolle kommt hierbei dem Aufbau und Betrieb funktionierender Ökosysteme zu. Die gesetzlichen Krankenversicherungen als einer der wichtigsten Akteure im Gesundheitswesen haben es damit selbst in der Hand, sich tiefgreifend zu wandeln, sprich sich hin zu einem Lösungs- beziehungsweise Gesundheitsanbieter zu entwickeln. Wenn ihnen das gelingt, heben sie zugleich das Innova-

tionsgeschehen im Gesundheitswesen auf eine neue Ebene. Die Akzeptanz der anderen Akteure für ein solches Vorgehen dürfte ihnen gewiss sein. Denn die Leistungserbringer können sich stärker als bislang auf ihre eigentliche Arbeit konzentrieren und die Versicherten erhalten wie gewünscht Gesundheitsleistungen aus einer Hand. Damit dieser Wandel gelingt, bedarf es eines umfassenden Change Managements, einer transparenten Kommunikation sowie der ständigen Beachtung der beiden entscheidenden Kriterien für den Erfolg von Innovationen im Gesundheitswesen. Denn dann steht am Ende ein erkennbarer Mehrwert für die jeweils Beteiligten und eine einfache Handhabung.

1.3 Digitale Innovationen wie die Telemedizin können verknappende ärztliche Ressourcen schonen

Michael Gurr

Am Beispiel des zeitversetzten Online-Sprechzimmers in der hausärztlichen Primärversorgung

Abstract: In Deutschland herrscht ein seit Jahren bekannter und zunehmender Mangel an ärztlichen Ressourcen multifaktorieller Genese. Es gibt dazu seit einigen Jahren viele Lösungsvorschläge, zu denen auch digitale Innovationen und hier insbesondere die Telemedizin zählt. Doch trotz politischer Interventionen wie Innovationsfonds und Digitale-Versorgung-Gesetz (DVG) der Bundesregierung zeigten sich selbst in Zeiten der Corona-Pandemie sowohl Patienten als auch Ärzte verhalten gegenüber der Telemedizin. Dies kann sich ändern, wenn neben analogen Maßnahmen auch die digitalen Innovationen einen klaren Nutzen für Patienten und Ärzte bringen und dieser von beiden auch erkannt wird. Bei der zeitversetzten, schriftlichen und vertrauten Kommunikation im Online-Sprechzimmer ist dieser beiderseitige Nutzen vorhanden. Diesen schnell und unkompliziert in die Regelversorgung zu bringen, würde dazu beitragen, ärztliche Ressourcen zu schonen.

1.3.1 Der Mangel an ärztlichen Ressourcen
1.3.1.1 Ursachen

Aufgrund verschiedener demografischer und systembedingter Ursachen herrscht in Deutschland ein Mangel an ärztlichen Ressourcen.[45] Bewusst verzichtet wird hier auf den Begriff „Ärztemangel", denn dieser suggeriert einen absoluten Mangel. Bei eher steigenden Arztzahlen in Deutschland, aber sinkender Zeit, die ein Arzt für die Behandlung von Patienten zur Verfügung hat, ist es zutreffender, von einem „Mangel an Arztzeit"[46] oder „verknappenden ärztlichen Ressourcen" zu sprechen.

---

45 Gerlach/Kiechle: Gibt es einen Ärztemangel? In: Forschung & Lehre 10/18, S. 858–859.
46 Kassenärztliche Bundesvereinigung (KBV): Arztzeit-Mangel. 2020. Online: https://www.kbv.de/html/themen_38343.php [abgerufen am 10.4.2020].

96 Die Gründe für diesen Mangel sind vielschichtig und ähneln sich im stationären und ambulanten Bereich. Im ambulanten Bereich, um den es in diesem Artikel überwiegend geht, sind u. a. die Gründe:[47,48]

- durch finanzielle Fehlanreize und fehlende Steuerung der Inanspruchnahme zu viele medizinisch unnötige Arzt-Patienten-Kontakte (ca. 20 je Einwohner und Jahr)
- mehr Facharztanerkennungen im spezialistischen Bereich, weniger Generalisten (Allgemeinmediziner)
- mehr Ärzte in Ballungszentren, weniger im ländlichen Raum
- Belastungen durch Bürokratie
- Veränderte Arbeitszeitmodelle (mehr angestellte und in Teilzeit arbeitende Ärzte, die mehr Wert auf Work-Life-Balance legen)
- Demografischer Wandel – auch in der Ärzteschaft

1.3.1.2 Therapie

97 Nachdem die Ursachen für den Mangel an ärztlichen Ressourcen damit hinreichend erklärt sind und hier ein dringender Handlungsbedarf besteht, stellt sich die Frage nach der Therapie.

98 Hier gibt es von unterschiedlichen Seiten und Interessensgruppen eine Vielzahl von Lösungsvorschlägen. Diese reichen von Unterstützungsmaßnahmen für mehr kooperative Versorgungsformen wie Medizinische Versorgungszentren (MVZ) bis hin zu Landarztstipendien oder der Forderung nach zusätzlichen Medizinstudienplätzen. Dazwischen gibt es aber auch schneller wirksame Ansätze[49], wie z. B. Delegation bestimmter Tätigkeiten an andere Gesundheitsberufe bzw. medizinisches Assistenzpersonal, Wieder- und Quereinsteigerprogramme, Verbesserung der Vereinbarkeit von Familie und Beruf und schließlich auch die Digitalisierung in der Medizin (E-Health).

99 Der Begriff E-Health beschreibt als Oberbegriff die Gesamtheit der Digitalisierung bzw. den Einsatz elektronischer Geräte in der medizinischen Versorgung.[50] Dazu gehört auch die Telemedizin als ortsunabhängige digitale Informations- und Kommunikationsform. Der Begriff Telemedizin mutet allerdings etwas anachronistisch an, denn die Silbe „Tele" im Wort erinnert an eine Form der analogen Telemedizin, die schon mehr als 150 Jahre existiert: Die Fernbehandlung oder -beratung per Telefon. Besser wäre es deshalb von „Internetmedizin" zu sprechen. Diese Bezeichnung beschreibt die Informationsübertragung in Zeiten des Web 2.0

---

47 Gerlach/Kiechle: Gibt es einen Ärztemangel? In: Forschung & Lehre 10/18, S. 858–859
48 Kassenärztliche Bundesvereinigung (KBV): Arztzeit-Mangel. 2020. Online: https://www.kbv.de/html/themen_38343.php [abgerufen am 10.4.2020].
49 Gerlach/Kiechle: Gibt es einen Ärztemangel? In: Forschung & Lehre 10/18, S. 858–859.
50 Waschkau u. a.: Telemedizin in der Hausarztpraxis – Aspekte der Kommunikation. In: Z Allg Med 2018, 94 (1), S. 17–21.

bzw. des Internet der Dinge besser. Da sich aber im allgemeinen Sprachgebrauch der Begriff Telemedizin etabliert hat, wird dieser auch hier verwendet.

1.3.2 Telemedizin als Ergänzung der „sprechenden Medizin"

Zum 1. Januar 2016 trat das E-Health-Gesetz in Kraft[51]. Zusammen mit dem Innovationsfonds, der von seinem Start Ende 2016 bis 2019 jährlich 300 Mio. EUR ausschüttete, wollte die Bundesregierung die Akzeptanz der Telemedizin zur Verbesserung der Gesundheitsversorgung vorantreiben. Das am 7.11.2019 beschlossene Digitale-Versorgung-Gesetz (DVG) beinhaltet die Fortführung des Innovationsfonds vom Jahre 2020 bis 2024 mit einer jährlichen Fördersumme von 200 Mio. EUR[52].

Doch trotz aller Bemühungen seitens Politik, Institutionen und Anbietern, sinnvolle telemedizinische Anwendungen in die Versorgung zu bringen, zeigten sich bisher sowohl Patienten als auch Ärzte sehr zurückhaltend in der Anwendung. Umfrageergebnisse und tägliche Praxiserfahrung zeigen eine deutliche Diskrepanz. In Umfragen „würden gerne" wesentlich mehr Patienten und Ärzte telemedizinisch miteinander kommunizieren, als sie es letztlich in der Praxis tatsächlich tun.

Aber selbst unter dem Eindruck der Corona-Pandemie, die in vollem Gange ist, während dieser Beitrag geschrieben wird, stehen viele potenzielle Nutzer der Telemedizin noch verhalten gegenüber. Viele Vertragsärzte sind – trotz nun zunehmender Anmeldezahlen zur Videosprechstunde – noch deutlich zurückhaltender als ihre Patienten[53]. Und dies, obwohl die meisten Videodienstanbieter, von denen mittlerweile 21 von der Kassenärztlichen Bundesvereinigung (KBV) zertifiziert sind, ihre Dienste während der Corona-Krise werbewirksam kostenlos anbieten.

Selbst wenn die Krankenkasse die Kosten übernimmt, wäre nur jeder zweite Patient derzeit offen gegenüber Videosprechstunden mit seinem Arzt, obwohl persönliche Praxisbesuche aufgrund der Infektionsgefahr gemieden werden sollten (vgl. Abb. 7).

---

51 Bundesärztekammer: E-Health-Gesetz. Online: https://www.bundesaerztekammer.de/aerzte/telematiktelemedizin/earztausweis/e-health-gesetz/ [abgerufen am 13.4.2020].
52 Gemeinsamer Bundesausschuss (G-BA): Innovationsfonds. Online: https://innovationsfonds.g-ba.de/ [abgerufen am 13.4.2020].
53 Trappe: Knappe Mehrheit würde Telemedizin nutzen. Online: https://background.tagesspiegel.de/gesundheit/knappe-mehrheit-wuerde-telemedizin-nutzen [abgerufen am 13.4.2020].

Digitale Innovationen wie die Telemedizin

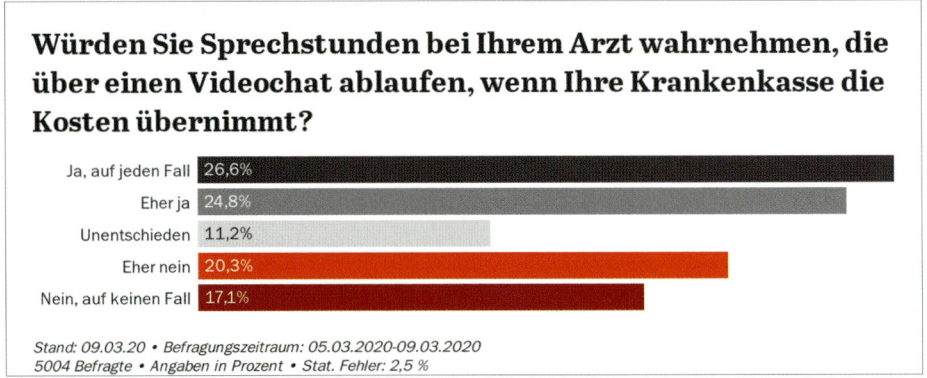

Abb. 7: Befragung zu Videosprechstunden
Quelle: Civey, Tagesspiegel Background.

Was sind die Gründe für diese Zurückhaltung?

104 Das deutsche Gesundheitswesen ist ein über Jahrzehnte gewachsenes System, in dem Gewohnheiten und Besonderheiten des Vergütungssystems eine dominierende Rolle einnehmen. Einer nahezu ungebremst hohen Inanspruchnahme auf Patientenseite stehen auf Seiten der Ärzte, also der Anbieter, problematische Anreizsysteme gegenüber.

105 Eine vollständige Auflistung der komplexen Bestimmungen und Besonderheiten im rechtlichen Rahmen des SGB-V, welche direkt und indirekt Einfluss auf ärztliches Handeln und insbesondere die Arzt-Patienten-Beziehung nehmen, würde den Rahmen dieses Beitrages sprengen. Auf die Fragestellung bezogen, warum die Telemedizin noch zurückhaltend von Patienten und noch weniger von Ärzten präferiert wird, sind folgende Gründe von Bedeutung:

- Der Einheitliche Bewertungsmaßstab (EBM)[54], die Gebührenordnung der niedergelassenen Vertragsärzte in Deutschland, enthält viele Gebührenordnungspositionen (GOP), die kontaktabhängig sind. Das bedeutet, dass zur Abrechnung dieser GOP, zu denen z. B. im hausärztlichen Bereich die Versichertenpauschale, die Chronikerpauschale und der geriatrische Betreuungskomplex gehören, zwingend persönliche Arzt-Patienten-Kontakte vorgeschrieben sind. Die aktuellen Änderungen im Rahmen der Abrechnung der Videosprechstunde, nach denen ein gewisser Prozentsatz der Versicherten- und Chronikerpauschalen auch bei Videokonsultationen abgerechnet werden können, sind zu begrüßen. Wenngleich durch weitere Abrechnungsbestimmungen, auch für die Videosprechstunde, der Komplexitätsgrad wieder erhöht wurde. Diese Komplexität der Abrechnungsregeln in Verbindung mit einer

---
54 Kassenärztliche Bundesvereinigung (KBV): EBM 2020 Online: https://www.kbv.de/html/online-ebm.php [abgerufen am 18.4.2020].

geringen Bewertung der Pauschalen bzw. Einzelleistungen verärgert viele Vertragsärzte und trägt nicht gerade zur Akzeptanz digitaler Innovationen bei.
- Deutsche Vertragsärzte rechnen nicht direkt mit den Patienten ab, welche sich die Kosten dann von ihrer Krankenkasse erstatten lassen. Es besteht das Sachleistungsprinzip, d. h. der Patient erhält nach Einlesen seiner elektronischen Gesundheitskarte (eGK) die medizinischen Leistungen als Sachleistung, ohne selbst in Vorleistung treten zu müssen. Die Abrechnung der ärztlichen Leistungen erfolgt quartalsweise, in dem die jeweilige kassenärztliche Vereinigung das Honorar nach einem komplizierten Honorarverteilungsmaßstab (HVM) an die Vertragsärzte verteilt. Durch diesen Quartalsbezug besteht die wirtschaftliche Notwendigkeit auf Seiten des Vertragsarztes den Patienten jedes Quartal mindestens einmal, für die Abrechnung weiterer kontaktabhängiger Pauschalen auch zweimal, zu sehen. Für die Patienten hat dies einerseits einen Gewöhnungseffekt. Andererseits besteht dadurch kein Anreiz für Patienten auf vielleicht unnötige Arztbesuche zu verzichten und ein solidarisches Kostenbewusstsein zu entwickeln. Aber auch wenn die Bevölkerung, durch Bereitstellen und Bewerben telemedizinischer Angebote durch Ärzte, Körperschaften, Krankenkassen und politische Interventionen, oder auch durch Ereignisse wie die Corona-Pandemie, an digitale Interventionen herangeführt wird, haben viele Vertragsärzte noch Bedenken. Sie befürchten, dass ihnen die Telemedizin noch mehr Arbeit beschert, indem die Zunahme der virtuellen Arzt-Patienten-Kontakte ohne gleichzeitige Abnahme der Präsenzkontakte noch höhere Kontaktzahlen verursacht. Oder dass die digitale Kommunikation mit den Patienten genauso viel Zeit kostet wie ein Präsenzkontakt in der Praxis. Damit hätte man keine Zeitersparnis[55], müsste aber die Logistik der Telemedizin vorhalten und in den Praxisablauf integrieren. Bei zeitkritischen telemedizinischen Anwendungen wie der Videosprechstunde ist dies der Fall. Deshalb sind, gerade für kleinere Patientenanfragen, zeitversetzte schriftliche Applikationen sinnvoll.[56] Auf einem Workshop zum Thema Telemedizin des 51. Kongresses der Deutschen Gesellschaft für Allgemeinmedizin und Familienmedizin (DEGAM) konnten aus der Perspektive der an der Versorgung beteiligten Hausärzte Impulse dazu eingebracht werden, *„welche Anwendungen als sinnvoll erachtet werden."*[57] Dabei stellten Teilnehmer, die mit ihren Patienten bereits per E-Mail kommunizierten, diese Kommunikationsform *„als positiv dar"*. Auch schätzten die Hausärzte eine *„asynchrone Lösung als hinreichend"* ein. Mit Blick auf die Praxisorganisation solch einer zeitversetzten, schriftlichen digitalen Kommunikation könnten die Medizinischen Fachangestellten (MFA) einer Hausarztpraxis eine sortierende und filternde Instanz im Rahmen der Implementierung darstellen.

---

55 Trappe: Knappe Mehrheit würde Telemedizin nutzen. Online: https://background.tagesspiegel.de/gesundheit/knappe-mehrheit-wuerde-telemedizin-nutzen [abgerufen am 13.4.2020].
56 Gurr: Leserbrief. In: Z Allg Med 2018 94(5).
57 Waschkau u. a.: Telemedizin in der Hausarztpraxis – Aspekte der Kommunikation. In: Z Allg Med 2018, 94(1), S. 17–21.

> Ein *„häufig geäußerter Wunsch für die Zukunft aus den Reihen der Workshopteilnehmer war weiterhin der nach einer datenschutzrechtlich unbedenklichen Messaging-Lösung für mobile Endgeräte."*

- Schließlich hängt die Akzeptanz telemedizinischer Anwendungen neben einer guten Bedienbarkeit auch von einer angemessenen Finanzierung ab.[58]
- Problematisch sehen viele niedergelassene Ärzte eine ausschließliche Fernbehandlung fremder Patienten durch investorenfinanzierte Unternehmen. Diese versuchen gerade auf dem durch die Corona-Pandemie zunehmenden Markt Fuß zu fassen. Problematisch ist erstens, dass die bei den Unternehmen angestellten oder freiberuflich tätigen Ärzte die Patienten nicht kennen. Dadurch kann meist nur eine allgemeine Beratung ohne konkrete Therapieempfehlungen stattfinden. Werden trotzdem Therapieempfehlungen gegeben, mit denen die Patienten dann (zusätzlich) bei ihrem vertrauten Haus- oder Facharzt vorstellig werden, entsteht u. U. folgende konfliktbehaftete Situation: Der niedergelassene Haus- oder Facharzt, der vielfältigen Kontroll- und Regelungsmechanismen des SGB V untersteht, inklusive Budgetverantwortung und Regressgefahr, erlebt einen sehr unangenehmen Konflikt zwischen getriggertem Patientenanspruch und der Maßgabe einer wirtschaftlich ausreichenden, notwendigen und zweckmäßigen Versorgung. Eine ressourcensparende und qualitativ hochwertige Telemedizin basiert deshalb auf einer vertrauten Arzt-Patienten-Beziehung und stellt eine Ergänzung der persönlichen Arzt-Patienten-Kommunikation dar. Gerade in der hausärztlichen Primärversorgung mit ihrem hermeneutischen Fallverständnis[59] spielt die Kenntnis der Patienten in ihrem biopsychosozialen Kontext und die sogenannte erlebte Anamnese die dominierende Rolle für eine qualitativ hochwertige Patientenversorgung.

Abschließend und exemplarisch soll nun die Frage beantwortet werden, wie eine praktikable digitale Innovation im Bereich der Telemedizin aussehen kann, die sowohl für Patienten als auch Ärzte nutzenstiftend ist und darüber hinaus den Krankenkassen einen Benefit beschert.

1.3.3 Das zeitversetzte Online-Sprechzimmer in der Praxis

106 Die Realität in der (hausärztlichen) Praxis ist aus genannten Gründen durch ein hohes Patientenaufkommen geprägt, sowohl im Präsenzkontakt in der Praxis als auch im telefonischen Kontakt. Trotz Optimierung der Praxisorganisation, insbesondere des Terminsystems, ist die Anzahl der täglichen Anfragen und Anliegen an Ärzte und MFA enorm hoch. Durch die Corona-Pandemie mit hohem

---

58 Waschkau/Zwierlein/Steinhäuser: Barrieren und fördernde Faktoren für telemedizinische Anwendungen in der hausärztlichen Praxis. In: Z Allg Med 2019, 95(10), S. 405–412.
59 Bahrs: Hermeneutisches Fallverständnis – Versuch einer Annäherung. In: Z Allg Med 2012, 88(9), S. 355–361.

Beratungsbedarf der Patienten ist beispielsweise die Anzahl der Telefonate am Tage nochmals deutlich gestiegen.

Durch Anrufbeantworter für Rezept-, Überweisungs-, und sonstige Wünsche, Online-Terminvergabe und elektronischen Terminkalender versucht man zeitkritische, zeitabhängige Kontakte zu reduzieren. Denn diese fordern immer die sofortige Aufmerksamkeit und bedeuten damit auch die Ablenkung der kontaktierten Person von der gerade ausgeführten Tätigkeit. **107**

Auch Videosprechstunden im Arzt-Patienten-Kontakt sind zeitabhängig. Das bedeutet, der Arzt muss sich zum vereinbarten Zeitpunkt auf die Videokonsultation mit dem Patienten einlassen. Bei vollem Wartezimmer oder einer dringenden anderen Aufgabe, wie beispielsweise ein Notfall in der Praxis oder ein dringender Hausbesuch aus der laufenden Sprechstunde, ist eine zeitkritische Videosprechstunde nicht geeignet. Hinzu kommt, dass der diagnostische Mehrwert einer Videokonsultation gegenüber einer Telefonkonsultation lediglich das Bild ist. Benötigt der Arzt aber weitere Sinne zur Diagnostik, wird er den Patienten für einen Präsenzkontakt in die Praxis einbestellen müssen. **108**

Dies sind gewichtige Argumente für zeitversetzte Kommunikationsformen. Für die Arzt-Patienten-Beziehung bedeutet dies, dass der Patient sein Anliegen übermittelt und auf die Antwort wartet. Der Arzt als Empfänger des Anliegens kann dann die Antwort geben, wenn er Zeit dazu hat. Er muss dafür keine andere Tätigkeit unterbrechen und kann sich die Antwort wohl überlegen. Nutzt er dafür einen zeitversetzten schriftlichen Messenger wie das Online-Sprechzimmer www.meinarztdirekt.de[60], hat dies mehrere Vorteile: **109**

- Zeitversetzte und flexible Beantwortung aller Patientenanliegen, die keiner persönlichen Untersuchung bedürfen (schätzungsweise 30–50 % aller Patientenanliegen).
- Schriftliche digitale Kommunikation sorgt dafür, dass der Patient die ärztliche Beratung jederzeit nachlesen kann (im direkten zeitabhängigen Kontakt in der Sprechstunde, Telefon oder per Video wird vom Patienten oft nur ein Drittel der Information des Arztes erinnert bzw. behalten).
- Es findet eine sichere, persönliche und vertraute Fernbehandlung zwischen Arzt und Patient statt. Diese sollte im Idealfall nicht ausschließlich sein. Das bedeutet, es besteht schon eine persönliche und vertraute Arzt-Patienten-Beziehung. Eine ausschließliche Fernbehandlung ohne persönliche Kenntnis kann qualitativ aus mehreren Gründen immer nur eine Notlösung sein.
- Das Online-Sprechzimmer sollte niedrigschwellig und sofort einsetzbar sein. Technisch bietet sich eine browserbasierte responsive App wie das Online-Sprechzimmer meinarztdirekt.de an, die im Gegensatz zu einer nativen App nicht aus einem App-Store heruntergeladen und installiert werden muss. Diese Applikation kann auf jedem Browser und Endgerät optimiert und ohne

---

60 Mrusek: Hausarzt startet Online-Sprechstunde. In: Ärztezeitung 2016, Nr. 118-215D, S. 23.

Installation angewendet werden. Der Patient erhält von seinem Arzt einen persönlichen und einmalig verwendbaren Zugangscode, um sich nach der Registrierung mit ihm zu verbinden.
- Eine möglichst einfache und übersichtliche Anwendbarkeit sollte selbstverständlich sein, um jeder Altersgruppe gerecht zu werden.
- Sobald eine sichere interoperable Verbindung zu allen Praxisverwaltungssystemen (PVS) gewährleistet ist, sollte diese möglich gemacht werden. Dann wäre auch eine Ablage der bisher extern gespeicherten Arzt-Patienten-Online-Konsultationen in der PVS möglich. Auch die Anbindung an eine elektronische Patientenakte (ePA) ist in diesem Zusammenhang ein erstrebenswertes Ziel.
- Elektronisches Rezept und elektronische AU sowie möglichst alle vertragsärztlichen Formulare für Patienten sollten auf elektronischem Wege übermittelt werden können. Im Online-Sprechzimmer meinarztdirekt.de ist dies über virengeschützte Dateianhänge jetzt schon möglich.

110 Das Online-Sprechzimmer meinarztdirekt.de[61] bietet alle vorgenannten Möglichkeiten und ist zudem aus der Arztpraxis heraus entwickelt, unabhängig von Investorenkapital und seit vielen Jahren in der hausärztlichen Primärversorgung erprobt und bewährt.

111 Als erste gesetzliche Krankenkasse hat die IKK Südwest diese Vorteile erkannt und bietet ihren Patienten im Rahmen einer Kooperation mit meinarztdirekt.de und einigen niedergelassenen Ärzten das Online-Sprechzimmer seit 2018 kostenlos an.

112 Das Vertragskonstrukt ist dabei ein sehr einfacher und unbürokratischer Vertrag, den jeder teilnehmende Arzt mit der Krankenkasse abschließt. Der Vertrag beschreibt die Modalitäten der Beratung der Versicherten durch den vertrauten Arzt über das Online-Sprechzimmer. Der Kooperationspartner meinarztdirekt.de stellt die Plattform zur Verfügung und dient als Abrechnungsdienstleister zwischen Krankenkasse und Arzt.

113 Durch dieses unkomplizierte Konstrukt war es möglich, eine Innovation wie das zeitversetzte, schriftliche Online-Sprechzimmer schnell als Modellprojekt in die Versorgung zu bringen, ohne dass dafür langwierig eine andere kompliziertere Vertragsform (z. B. IV-Vertrag nach § 140a SGB V) bemüht werden musste.

114 Mittlerweile haben sich mit der BKK Melitta Plus, der DAK-Gesundheit und der AOK Rheinland-Pfalz-Saarland drei weitere Krankenkassen einer solchen Kooperation angeschlossen. Mit weiteren gesetzlichen Krankenkassen laufen derzeit Verhandlungen. Kurz- bis mittelfristig sollte die zeitversetzte, schriftliche Kommunikation zwischen Arzt und Patient über sichere Messenger mit der Videosprechstunde gleichgestellt werden und als eigenständige Gebührenordnungsposition in den EBM und somit in die Regelversorgung aufgenommen werden.

---

61 Cornell: Arzt setzt auf kontaktlose Beratung per App. In: Ärztezeitung 2020; Nr. 23, S. 22.

Damit würden wesentlich mehr Ärzte als bisher ihren Patienten die Möglichkeit der zeitversetzten, schriftlichen Kommunikation anbieten.

1.3.4 Fazit

Die bisherige Erfahrung mit dem zeitversetzten, schriftlichen Online-Sprechzimmer zeigt ein sehr großes Potenzial, Arzt und Praxisteam nachhaltig zu entlasten und somit dem Mangel an ärztlichen Ressourcen entgegenzuwirken. 115

Vielleicht ist eine der wenigen positiven Erkenntnisse der Corona-Pandemie, dass man jetzt sieht, was möglich ist. Es ist möglich, dass Patienten mehr Zuwendung und eine bessere Erreichbarkeit ihrer vertrauten Ärzte erleben, bei gleichzeitig gestiegener Berufszufriedenheit auf Seiten der Ärzte. Und dies unter Schonung ärztlicher Ressourcen ohne Mehrausgaben für die Krankenkassen. Eine Medizin 2.0 – und dies nicht nur im digitalen Sinne! 116

Literatur

Bahrs, O.: Hermeneutisches Fallverständnis – Versuch einer Annäherung. In: Z Allg Med 2012, 88(9), S. 355–361.

Bundesärztekammer: E-Health-Gesetz. Online: https://www.bundesaerztekammer.de/aerzte/telematiktelemedizin/earztausweis/e-health-gesetz/ [abgerufen am13.04.2020].

Cornell, S.: Arzt setzt auf kontaktlose Beratung per App. In: Ärztezeitung 2020, Nr. 23, S. 22.

Gemeinsamer Bundesausschuss (G-BA): Innovationsfonds. Online: https://innovationsfonds.g-ba.de [abgerufen am13.04.2020].

Gerlach, F./Kiechle, M: Gibt es einen Ärztemangel? In: Forschung & Lehre 10/18, S. 858–859.

Gurr, M.: Leserbrief. In: Z Allg Med 2018; 94(5).

Kassenärztliche Bundesvereinigung (KBV): Arztzeit-Mangel. Online: https://www.kbv.de/html/themen_38343.php [abgerufen am 10.4.2020].

Kassenärztliche Bundesvereinigung (KBV): EBM. Online: https://www.kbv.de/html/online-ebm.php [abgerufen am 18.4.2020].

Mrusek, M.: Hausarzt startet Online-Sprechstunde. In: Ärztezeitung 2016, Nr. 118-215D, S. 23.

Trappe, T: Knappe Mehrheit würde Telemedizin nutzen. Online: https://background.tagesspiegel.de/gesundheit/knappe-mehrheit-wuerde-telemedizin-nutzen [abgerufen am 18.4.2020].

Waschkau, A. u. a.: Telemedizin in der Hausarztpraxis – Aspekte der Kommunikation. In: Z Allg Med 2018; 94(1), S. 17–21.

Waschkau, A./Zwierlein, R./Steinhäuser, J.: Barrieren und fördernde Faktoren für telemedizinische Anwendungen in der hausärztlichen Praxis. In: Z Allg Med 2019; 95(10), S. 405–412.

2 Der Innovationsfonds – Ziele, Initiatoren und bisherige Entwicklungen

2.1 Beweggründe und Zielstellungen für den Innovationsfonds und Rückblick vorheriger GKV-seitiger Innovationsförderung

Jürgen Hohnel/André Seidel

Abstract: Die sektorale Trennung der Gesundheitsversorgung in Deutschland war mehrfach das Ziel gesetzlicher Interventionen. Trotz des Bekenntnisses aller Akteure zur Überwindung der sektoralen Trennung und der damit erhofften Struktur- und Prozessinnovationen, haben die besonderen Versorgungsformen praktisch nie zur Veränderung der Regelversorgung geführt. Im Koalitionsvertrag aus dem Jahr 2013 wurde deshalb die Einrichtung eines Innovationsfonds verabredet, um Entscheidungen des G-BA zur Versorgung mit Erkenntnissen und Erfolgen aus modellhaften Versorgungsprojekten zu verknüpfen. Die Gesetzlichen Krankenkassen haben auf verschiedene (ordnungspolitische) Problemstellungen hingewiesen und ein eigenständiges Konzept in den Gesetzgebungsprozess zum GKV-VSG eingebracht.

2.1.1 Rückblick (GKV-seitiger) Innovationsförderung

2.1.1.1 Wettbewerb innerhalb einer solidarischen Wettbewerbsordnung

Mit der Verabschiedung des Gesundheitsstrukturgesetzes 1992 und der 1996 folgenden freien Kassenwahl wurden Krankenkassen erstmals zu Konkurrenten. Um der mit der Einführung des Gesetzes noch unausgereiften Wettbewerbsordnung einen gemeinsamen Rahmen zu geben, verständigten sich die Spitzenverbände der Krankenkassen 1994 auf das Konzept der *„Solidarischen Wettbewerbsordnung."*[62] Damit bekannten sie sich zum Risikostrukturausgleich als *„technischem Kern"* und Selektivverträgen als *„ökonomischem Kern"* des neu entstandenen Wettbewerbs.[63] Der Risikostrukturausgleich sollte dabei den Wettbewerbsfokus auf die wirtschaftliche Leistungserbringung lenken, um so einen versichertenseitigen Wettbewerbsrahmen zu setzen und eine Risikoselektion zu vermeiden. Auf der Anbieterseite der medizinischen Versorgung sollten Selektivverträge helfen, monopolisierte Angebotsstrukturen sektoral getrennter

---
62 Arbeitsgemeinschaft der Spitzenverbände der Krankenkassen (ARGE): Solidarische Wettbewerbsordnung als Grundlage für eine zukunftsorientierte gesetzliche Krankenversicherung. 1994.
63 Albrecht/Nolting/Neumann: IGES-Konzept für einen stärker versorgungsorientierten Wettbewerb in der Gesetzlichen Krankenversicherung. In: Rebscher (Hrsg.): Update: Solidarische Wettbewerbsordnung. Beiträge zur Gesundheitsökonomie und Versorgungsforsch. 2015.

Anbieter(-gruppen) zu überwinden und in ein sektorenübergreifendes Geflecht konkurrierender Anbieter zu überführen. Das Nebeneinander von Kollektivvertrag und Selektivvertrag wurde dabei nicht angezweifelt.

118 Der Sachverständigenrat zur Konzertierten Aktion im Gesundheitswesen (SVRKiG) hielt bereits 1994 fest, dass die aufgrund der Sektorentrennung entstehenden Versorgungsbrüche auf Patientenseite zu gesundheitlichen Belastungen führen und auf ökonomischer Seite *„vermeidbare(n) Kommunikationsaufwand"* und die *„Vorhaltung unnötiger parallele(r) medizintechnischer Kapazitäten"* erzeugen.[64] Die Überwindung der sektoralen Trennung ist also aus medizinischer und ökonomischer Sicht angezeigt.

119 Es war also die Hoffnung der damaligen Akteure, die langfristige Verbesserung der Versorgung durch die Überführung selektivvertraglicher und damit wirtschaftlich und qualitativ optimierter Lösungen in die Regelversorgung zu erreichen.[65]

2.1.1.2 Von der sektoralen Trennung zur integrierten Versorgung

120 Angefangen bei den ersten Reformversuchen durch das Gesundheitsstrukturgesetz 1993 (GKV-GSG), womit den Krankenhäusern erstmals das Recht zur vor- und nachstationären Behandlung eingeräumt wurde, zogen die gesetzgeberischen Reformversuche zur Überwindung bestehender Versorgungsbrüche innerhalb der Sektoren und sektorenübergreifend eine Vielzahl an Maßnahmen und Programmen nach sich. Diese Instrumente umfassten bis 2014 Modellversuche, Strukturverträge, Disease Management Programme (DMP), Medizinische Versorgungszentren (MVZ), die hausarztzentrierte Versorgung, die besondere ambulante ärztliche Versorgung sowie Verträge zur integrierten (sektorenübergreifenden) Versorgung (IV). Die verschiedenen gesetzlichen Eingriffe zeichneten sich dabei durch den Versuch aus, die interdisziplinäre Zusammenarbeit entlang der Versorgungskette zu verbessern. Dabei wurde meist auf kollektivvertragliche Lösungen (Praxisnetze im Rahmen von Strukturverträgen) oder auf ein Nebeneinander von Kollektivvertrag und Selektivverträgen (Modellvorhaben, Hausarztzentrierte Versorgung, besondere ambulante Versorgung, MVZ, DMPs) gesetzt, was die kollektivvertragliche Budgetbereinigung jedoch komplex und aufwändig machte. Lediglich die IV setzte ab 2004 ausschließlich auf einzelvertragliche Lösungen. Auch wenn alle Vertragsarten auf eine interdisziplinäre Ausrichtung ausgelegt waren, erfüll(t)en nur die Modellvorhaben, die strukturierten Versorgungspro-

---

64 Sachverständigenrat für die Konzertierte Aktion im Gesundheitswesen (SVRKiG): Gesundheitsversorgung und Krankenversicherung 2000. Eigenverantwortung, Subsidiarität und Solidarität bei sich ändernden Rahmenbedingungen. Sachstandsbericht 1994. Ziffer 353.
65 Albrecht/Nolting/Neumann: IGES-Konzept für einen stärker versorgungsorientierten Wettbewerb in der Gesetzlichen Krankenversicherung. In: Rebscher (Hrsg.): Update: Solidarische Wettbewerbsordnung. Beiträge zur Gesundheitsökonomie und Versorgungsforsch. 2015.

gramme nach § 137f-g SGB V und die IV die gesetzlichen Voraussetzungen zur sektorenübergreifenden Versorgung.

Auffällig bei einem Großteil der gesetzgeberischen Interventionen ist ein latentes Misstrauen gegenüber der Vertragsfreiheit und dem Effizienz- und Effektivitätspotenzial selektivvertraglicher, wettbewerblicher Prozesse.[66] So zeichnete sich beispielsweise die hausarztzentrierte Versorgung durch eine Vertragspflicht der Krankenkassen und – genauso wie Modellvorhaben – durch die Verpflichtung zur Beitragssatzstabilität aus. Auch bei der besonderen ambulanten Versorgung und der IV wurde die Beitragssatzstabilität verbindlich vorgeschrieben und musste bereits bei Vorlage der Verträge bei den zuständigen Verwaltungsbehörden nachgewiesen werden.[67] Die bereits kurzfristige aufsichtsrechtliche Nachweispflicht der Wirtschaftlichkeit der Versorgungsverträge stand und steht allerdings diametral den hohen Kosten gegenüber, welche mit der Etablierung innovativer Versorgungsformen einhergehen und die erst auf längere Frist durch eine effizientere Versorgung wieder eingespielt werden können. Dies schränkt das Interesse und die Möglichkeit der Kassen ein, innovative Projekte zu initiieren.[68]

121

Wesentliche Reformversuche der Integration von Versorgungsstrukturen brachte das im Jahr 2000 in Kraft getretene GKV-Gesundheitsreformgesetz (GKV-GRG) mit sich. Darin wurde erstmals die Möglichkeit zu Verträgen über integrierte (sektorenübergreifende) Versorgung (IV) eingeräumt, welche in den Folgejahren mehrfach neu geregelt und 2015 im Rahmen des GKV-Versorgungsstärkungsgesetz (GKV-VSG) durch die Einführung der „Besonderen Versorgung" nach § 140a SGB V (neu) abgelöst wurden. Verträge über eine IV ermöglichten die vertragliche Anbindung von Krankenkassen, Krankenhäusern, Krankenhausträgern, einzelnen Ärzten/Arztgruppen sowie bis zur Neuregelung durch das GMG 2004 auch von KVen.[69]

122

Der Umsetzung der IV-Verträge standen bei ihrer Einführung jedoch verschiedene gesetzliche Barrieren und mangelnde Anreize für die Kassen und Leistungserbringer entgegen.[70] Diese Konstruktionsfehler wurden in den Folgejahren versucht zu beheben. So wurde mit der Einführung des GMG die IV grundsätzlich auf individualvertragliche Basis gestellt und somit die KVen als Vertragspartner ausgeschlossen. Auch die bis 2004 verpflichtenden Rahmenvereinbarungen zur Budgetierung

123

---

66 SVR: Wettbewerb an der Schnittstelle zwischen ambulanter und stationärer Gesundheitsversorgung. Sondergutachten 2012, Ziffer 186.
67 Bundesversicherungsamt: Selektivverträge nach §§ 73c, 140a ff. SGB V. Vorlagepflicht nach § 71 Abs. 4 SGB V in der Fassung des GKV-Versorgungsstrukturgesetzes (GKV-VStG). 2012.
68 SVR: Wettbewerb an der Schnittstelle zwischen ambulanter und stationärer Gesundheitsversorgung. Sondergutachten 2012, Ziffer 390.
69 Slotty: Integrierte Versorgung – Entwicklungsperspektiven im deutschen Gesundheitswesen. 2011.
70 Sachverständigenrat für die Konzertierte Aktion im Gesundheitswesen (SVRKiG): Finanzierung, Nutzerorientierung und Qualität. 2003, Ziffer 691 ff.

und der komplizierten rechnerischen Bereinigung der Gesamtvergütung zwischen Krankenkassen und KVen entfielen damit. Gleichzeitig wurden durch die Ausweitung der möglichen Vertragspartner Anreize zur Ausgestaltung sektorenübergreifender Angebote geschaffen. Dabei wurde auch das Einstiegsrecht weiterer Kassen in bestehende Verträge beschnitten. Der „Trittbrettfahrereffekt"[71], welcher das anfängliche Risiko bei den initialen Vertragspartnern beließ, die Gewinne in Folge eines Einstiegs durch Dritte jedoch verteilte, sollte somit gebannt werden.[72] Der bis dato geltende Grundsatz der Beitragssatzstabilität wurde ebenfalls – teilweise – durchbrochen, um dem erhöhten unternehmerischen Risiko der Krankenkassen und den *„erheblichen Investitionskosten der Leistungserbringer"*[73] Rechnung zu tragen. Um der aber nach wie vor hemmenden Wirkung hoher Kosten in der Anfangsphase der Entwicklung integrierter Modelle entgegenzusteuern, erhielten die Kassen von 2004 bis 2008 die Möglichkeit zur Anschubfinanzierung aus der Gesamtvergütung (rund 700 Mrd. EUR). Diese zeigte schnell Wirkung und ließ die bei der BQS registrierten Verträge schnell von 613 im ersten Quartal 2005 auf 6183 im Jahr 2008 steigen.[74] Allerdings täuscht die große Zahl neuer Verträge über das tatsächliche Ausmaß der Versorgungsintegration hinweg, da beinahe die Hälfte der Verträge nur Partner aus einem Sektor einschloss[75] und 99 % der Verträge bis 2007 indikationsbezogen und nicht, wie im GKV-WSG gefordert, flächendeckend angelegt waren.[76] Insgesamt behob der Gesetzgeber damit zwar wesentliche Kritikpunkte, die auch der Sachverständigenrat für die Konzertierte Aktion im Gesundheitswesen den gesetzlichen Regelungen zu Verträgen der IV in den Jahren bis 2003 bescheinigte.[77] Dennoch bestanden auch nach 2008 noch wesentliche gesetzliche Mängel, welche die Versorgungsintegration der IV-Verträge und anderen besonderen Versorgungsformen erschweren.

2.1.2 Beweggründe für den Innovationsfonds
2.1.2.1 Bisherige Möglichkeiten reichen nicht aus

124 Trotz des Bekenntnisses aller Akteure zur Überwindung der sektoralen Trennung und der damit erhofften Struktur- und Prozessinnovationen, haben die besonde-

---

71 SVRKiG: Finanzierung, Nutzerorientierung und Qualität. 2003, Ziffer 694.
72 SVRKiG: Finanzierung, Nutzerorientierung und Qualität. 2003, Ziffer 694.
73 Bundestagsdrucksache 15/1525: Entwurf eines Gesetzes zur Modernisierung der gesetzlichen Krankenversicherung (GKV-Modernisierungsgesetz – GMG). 2003, Abs. 130.
74 Slotty: Integrierte Versorgung – Entwicklungsperspektiven im deutschen Gesundheitswesen. In: SVR: Kooperation und Verantwortung – Voraussetzungen einer zielorientierten Gesundheitsversorgung. 2007, Ziffer 384.
75 SVR: Kooperation und Verantwortung – Voraussetzungen einer zielorientierten Gesundheitsversorgung. 2007, Ziffer 384.
76 SVR: Kooperation und Verantwortung – Voraussetzungen einer zielorientierten Gesundheitsversorgung. 2007, Ziffer 384.
77 SVR: Kooperation und Verantwortung – Voraussetzungen einer zielorientierten Gesundheitsversorgung. 2007, Ziffer 297.

ren Versorgungsformen praktisch nie zur Veränderung der Regelversorgung geführt.[78] Bis 2011 gaben die gesetzlichen Krankenkassen jährlich nur rund 0,75 % des GKV-Gesamtbudgets für Prozessinnovationen im Rahmen der IV-Verträge aus.[79] Offenbar schienen die Anreize zum Abschluss und der Überführung dieser Prozessinnovationen in die Regelversorgung nicht auszureichen oder die Barrieren waren zu groß.

2.1.2.2 Mögliche Ursachen für die langsame Diffusion von Prozess-Innovationen

Im Wesentlichen ließen sich bei der weiteren Verbreitung und Translation von Verträgen zur IV und besonderer Versorgungsformen drei hinderliche Aspekte ausmachen: eine überbordende gesetzliche Regulierung sowie mangelnde Anreize bei einem gleichzeitig hohen finanziellen Risiko.[80] | 125

Beispielsweise wurde mit der Anschubfinanzierung bis 2008 der Abschluss von IV-Verträgen gefördert, die anschließende Übertragung in die Regelversorgung allerdings nicht. Mit dem Wegfall der Anschubfinanzierung sank der Anreiz der Krankenkassen zum Neuabschluss,[81] wie die stagnierende Zahl der Verträge ab 2008 belegt.[82] Als regulatives Hindernis kann auch die meist komplexe Budgetbereinigung gelten. Zusätzlich unterliegen Selektivverträge einem komplexen Genehmigungs- und Kontrollprozess durch die jeweiligen Aufsichtsbehörden, was besonders für kleinere Kassen den Abschluss entsprechender Verträge erschwert. Aufgrund der hohen Investitions-, Entwicklungs- und Translationskosten waren zudem selbst größere Krankenkassen zurückhaltend beim Abschluss von Selektivverträgen, da ein häufig hoher Verwaltungsaufwand meist geringen Gewinnen oder Einsparungen gegenübersteht.[83] | 126

Auch die Einbindung von Versicherten in die Verträge erweist sich als potenziell schwierig, wenn der Selektivvertrag z. B. die freie Wahl der Leistungserbringer für die Patientinnen einschränkt. Die bis 2014 geltenden Regelungen beinhalteten | 127

---

78 Schaich-Walch u. a.: Innovation für eine bessere Gesundheitsversorgung. Gestern – Heute – Morgen. 2014. Online: http://library.fes.de/pdf-files/managerkreis/10988.pdf [abgerufen am 8.4.2020].
79 SVR: Wettbewerb an der Schnittstelle zwischen ambulanter und stationärer Gesundheitsversorgung. 2012, Ziffer 443.
80 Albrecht/Nolting/Neumann: IGES-Konzept für einen stärker versorgungsorientierten Wettbewerb in der Gesetzlichen Krankenversicherung. In: Rebscher (Hrsg.): Update. Solidarische Wettbewerbsordnung. Beiträge zur Gesundheitsökonomie und Versorgungsforsch. 2015.
81 Schaich-Walch u. a.: Innovation für eine bessere Gesundheitsversorgung. Gestern – Heute – Morgen. 2014. Online: http://library.fes.de/pdf-files/managerkreis/10988.pdf [abgerufen am 8.4.2020].
82 SVR: Wettbewerb an der Schnittstelle zwischen ambulanter und stationärer Gesundheitsversorgung. 2012, Ziffer 439.
83 SVR: Wettbewerb an der Schnittstelle zwischen ambulanter und stationärer Gesundheitsversorgung. 2012, Ziffer 190.

zudem keine Regelung oder Verpflichtung zur Überführung selektivvertraglicher Lösungen in die Regelversorgung. Da sich die Kassen aber seit Einführung der freien Kassenwahl in einem Wettbewerb zueinander befinden, entspricht die Öffnung selektiver Verträge für andere Kassen der Aufgabe eines Wettbewerbsvorteils und liegt somit nicht in ihrem Interesse.

128 Zusammenfassend lässt sich also konstatieren, dass die bis 2014 geltenden Regelungen und wirtschaftlichen Anreize kaum ausreichen, innovative Versorgungsformen flächendeckend zu etablieren. Eine kassenseitige Initiative wurde eher ausgebremst.[84]

2.1.3 Zielstellungen für den Innovationsfonds

2.1.3.1 Koalitionsvertrag zwischen CDU, CSU und SPD für die 18. Legislaturperiode

129 Im Dezember 2013 hat sich die Koalition von CDU/CSU und SPD in ihrem Koalitionsvertrag für die Schaffung eines Innovationsfonds zur Förderung innovativer sektorenübergreifender Versorgungsformen und der Versorgungsforschung ausgesprochen.[85]

130 Bereits hier wurden die Eckpunkte des dann im Herbst 2014 verabschiedeten Gesetzes zur Stärkung der Versorgung in der gesetzlichen Krankenversicherung (GKV-VSG) festgelegt: Der Fonds sollte mit Mitteln in Höhe von 300 Mio. EUR ausgestattet werden, inklusive eines Quorums in Höhe von 75 Mio. EUR für Versorgungsforschungsprojekte. Die Finanzmittel sollten von den Krankenkassen zur Verfügung gestellt werden, wobei diese hierfür *„150 Mio. EUR an zusätzlichen Zuweisungen aus dem Gesundheitsfonds"*[86] erhalten sollten. Damit war klar, dass sich die Koalitionspartner in einem wichtigen gesundheitspolitischen Handlungsfeld strategische Handlungsoptionen einräumen wollten, deren Finanzwirkung von den Krankenkassen und damit von den Beitragszahlern getragen werden sollten. Die im Koalitionsvertrag vorgesehene „duale" Finanzierung war dabei nur ein Placebo, denn auch die Mittel des Gesundheitsfonds stammten zum weitaus größten Teil aus dem Beitragseinnahmen der Kassen. Der Bundeszuschuss belief sich 2014 auf 10,4 Mrd. EUR und hatte damit lediglich einen Anteil von ca. 5,2 % am Gesamtvolumen.

---

84 Neumann/Wolfschütz: Rahmenbedingungen im Innovationsfonds. Welche Projekte und Förderverfahren helfen, Innovationsdefizite zu überwinden? 2015.
85 Deutschlands Zukunft gestalten. Koalitionsvertrag zwischen CDU, CSU und SPD. 18. Legislaturperiode. 2013, S. 55.
86 Deutschlands Zukunft gestalten. Koalitionsvertrag zwischen CDU, CSU und SPD. 18. Legislaturperiode. 2013, S. 55.

Die Koalitionsparteien gaben als Ziel vor, Versorgungsleistungen zu fördern, die über die Regelversorgung hinausgehen.[87] Maßgeblich an der Formulierung des Koalitionsvertrages beteiligt waren die Bundestagsabgeordneten Prof. Dr. Karl Lauterbach und Jens Spahn. Im Mai 2014 sahen sich der stellvertretende Vorsitzende der SPD- und der gesundheitspolitische Sprecher der CDU/CSU-Bundestagsfraktion aufgrund von *„unterschiedlichsten, zum Teil verwirrenden Vorstellungen"*, was der Innovationsfonds eigentlich leisten solle, zu einer Klarstellung veranlasst. In einem gemeinsamen Schreiben erläuterten sie, was gefördert und wie das Verfahren ausgestaltet werden sollte.[88]

131

Aufgrund der Zunahme von chronischen Erkrankungen und der größer werdenden Herausforderung durch Multimorbidität im Zuge der demografischen Entwicklung sahen die beiden Politiker neue Herausforderungen für die Organisation der medizinischen Versorgung *„weg vom Fachgebiets- und Sektorendenken hin zu indikationsbezogenen Versorgungsketten mit durchgängig hoher Qualität"*. Als Ziel wurde vorgegeben, *„das Zusammenwirken von Verfahren und Entscheidungen des G-BA zur Versorgung enger zu verknüpfen mit Erkenntnissen und Erfolgen aus modellhaften Versorgungsprojekten"*.

132

Auch inhaltlich legten sich Lauterbach und Spahn fest und beschrieben die Bandbreite der beabsichtigten Fördermaßnahmen wie folgt: Förderbar sollten aus ihrer Sicht nur solche Versorgungsleistungen sein, die *„über die heutige Regelversorgung hinausgehen, dem Bereich der besonderen Versorgungsformen zuzurechnen sind und die erkennbar Defizite der sektoralen Versorgung zu überwinden und vermeiden suchen"*.

133

Aufgeführt wurden beispielhaft Modellprojekte mit sektorenübergreifendem Charakter in unterversorgten Regionen, zur Arzneimitteltherapiesicherheit bei multimorbiden Patienten, zur Substitution oder Delegation ärztlicher Leistungen oder zur Qualitätssicherung. Die Autoren formulierten als Ziel ein *„verbindliches und transparentes Regime"* zum Übergang erfolgreicher Projekte in die Regelversorgung, ohne dies jedoch an dieser Stelle schon näher zu beschreiben.

134

Zuvor hatte sich bereits die Behörde für Gesundheit und Verbraucherschutz der Freien und Hansestadt Hamburg unter Leitung der Senatorin Cornelia Prüfer-Storcks mit Konkretisierungen zum Koalitionsvertrag zu Wort gemeldet.[89] Hier wurde der Fokus auf Prozessinnovationen gelegt. Produktinnovationen sollten ausgeschlossen sein und auch Forschungsförderung wurde abgelehnt. In dem Landespapier wurde darüber hinaus ein differenziertes Vorgehen zum Umgang mit erfolgreichen Projekten skizziert: *„Die Projekte sollen grundsätzlich geeignet*

135

---

87 Deutschlands Zukunft gestalten. Koalitionsvertrag zwischen CDU, CSU und SPD. 18. Legislaturperiode. 2013, S. 55.
88 Lauterbach/Spahn: Rundschreiben der Bundestagsabgeordneten Prof. Dr. Karl Lauterbach und Jens Spahn zur Konkretisierung der Ausgestaltung des Innovationsfonds. 2013, S. 1.
89 Behörde für Gesundheit und Verbraucherschutz der Freien und Hansestadt Hamburg: Eckpunkte für den Innovationsfonds gem. Koalitionsvertrag. 2014.

sein, in die Regelversorgung übernommen […], bzw. als Struktur- bzw. Selektivverträge (…) weitergeführt zu werden".[90]

136 Aus Sicht einer Länderbehörde nicht verwunderlich, wurde der Fokus auf regionale bzw. landesweite Projekte gelegt und gefordert, dass bei regionalen Anträgen *„zwingend ein Votum des Ländergremiums nach § 90a SGB V beizufügen"*[91] ist. In der Einlassung aus Hamburg wurde ein sehr klarer Fokus auf das geworfen, was aus Ländersicht als förderfähig angesehen wird: Darunter fielen unter anderem Modelle zur integrierten Krankheits- und populationsbezogene Versorgung, sektorenübergreifende Modelle, die über den Bereich des SGB V hinausgehen oder Modelle zur Kommunikationsverbesserung sowie telemedizinische Erprobungsstrukturen.

137 Sowohl mit den Formulierungen im Koalitionsvertrag als auch mit den Präzisierungen aus der bundes- bzw. landespolitischen Sicht wurde der gesetzgeberische Rahmen vorgezeichnet, wie er sich dann im Entwurf eines Gesetzes zur Stärkung der Versorgung in der gesetzlichen Krankenversicherung (GKV-Versorgungsstärkungsgesetz – GKV-VSG) Ende 2014 konkretisiert hat.

2.1.3.2 GKV-seitige Zielstellungen für den Innovationsfonds

2.1.3.2.1 Kritikpunkte der Gesetzlichen Krankenversicherung (GKV)

138 Mit Blick auf den Koalitionsvertrag und dem darin verankerten Vorschlag der Einführung eines Innovationsfonds haben die Krankenkassen gemeinsam mit dem GKV-Spitzenverband intensiv um ihren Einfluss auf die Ausgestaltung des Fonds und damit um den Erhalt ihres Alleinstellungsanspruchs bei der Ausgestaltung der selektivvertraglichen Versorgung gerungen. Selbstverständlich wurde der Ansatz, sektorenübergreifende Versorgungsformen nachhaltig und effektiv zu fördern, grundsätzlich begrüßt.

139 In Bezug auf die sich abzeichnende Umsetzung des Innovationsfonds wurden von den Krankenkassen indes gravierende Grundproblematiken gesehen, *„die systemfremd sind und einen Paradigmenwechsel darstellen"*,[92] bezogen sowohl auf die Konstruktion als auch auf die konkrete Durchführung der Förderung.

140 Der GKV-SV hat in seiner Stellungnahme zum GKV-VSG[93] die Kritik auf den Punkt gebracht:

---

90 Behörde für Gesundheit und Verbraucherschutz der Freien und Hansestadt Hamburg: Eckpunkte für den Innovationsfonds gem. Koalitionsvertrag. 2014, S. 1.
91 Behörde für Gesundheit und Verbraucherschutz der Freien und Hansestadt Hamburg: Eckpunkte für den Innovationsfonds gem. Koalitionsvertrag. 2014.
92 GKV-SV: Stellungnahme des GKV-Spitzenverbandes vom zum Referentenentwurf eines Gesetzes zur Stärkung der Versorgung in der gesetzlichen Krankenversicherung. 2014, S. 91.
93 GKV-SV: Stellungnahme des GKV-Spitzenverbandes vom zum Referentenentwurf eines Gesetzes zur Stärkung der Versorgung in der gesetzlichen Krankenversicherung. 2014, S. 91.

"Ein Innovationsausschuss, in dem die Partner der Kollektivverträge und Vertreter des Bundesministeriums für Gesundheit über individuelle, selektive Verträge der Krankenkassen mit unmittelbarer Finanzwirkung entscheiden, konterkariert das Selbstverwaltungsprinzip und die wettbewerbliche Ausrichtung der Krankenkassen."[94]

Die Kritik betraf dabei auch die vorgesehene Rolle des Bundesversicherungsamtes, insbesondere der gesetzlich legitimierte Zugriff auf die Liquiditätsreserve des Gesundheitsfonds und damit auf die Beitragsmittel der Krankenkassen. 141

Das Vorhaben der Bundesregierung wurde als Angriff auf die Handlungsfähigkeit der gesetzlichen Krankenkassen und auf das sie tragende Prinzip der sozialen Selbstverwaltung gesehen. Kritisiert wurde, dass damit das Recht der Kassen, über Investitionen in die Weiterentwicklung der Versorgung eigenständig zu entscheiden, beschnitten werden könnte. Es wurde ein Eingriff in das Haushaltsrecht der Verwaltungsräte beklagt. Darüber hinaus befürchteten die Krankenkassen, dass es zu einer Kompetenzverlagerung innerhalb des Systems der GKV kommen würde. Durch die Verortung der Durchführung der Förderung beim Gemeinsamen Bundesausschuss bekam der GKV-Spitzenverband eine neue Rolle, nämlich eine Entscheidungshoheit über den selektivvertraglichen Bereich, auch wenn die Stimmgewichtung im Innovationsausschuss, in dem der GKV-Spitzenverband lediglich drei von zehn Stimmen hat, diese Entscheidungskompetenz relativierte. 142

Um sich nicht dem Vorwurf auszusetzen, die dringend notwendige Weiterentwicklung der sektorenübergreifenden Versorgung durch eine Totalopposition zu blockieren, erarbeitete die GKV gemeinsam mit dem GKV-Spitzenverband ein eigenständiges Konzept eines Innovationsfonds gemäß den Vorgaben des Koalitionsvertrages und brachte dies als Anlage zur Stellungnahme in den Gesetzgebungsprozess ein. 143

2.1.3.2.2 Positionen der Krankenkassen zur Umsetzung des Koalitionsvertrages

Gleich im Einstieg seines Konzeptes für die Einführung eines Innovationsfonds machte der GKV-Spitzenverband deutlich, um was es ihm ging: 144

"Notwendig sind gesetzliche Regelungen, die sektorenübergreifende Versorgungsformen nachhaltig und effektiv fördern. Eine Förderung von beliebigen Entwicklungsprojekten aus Mitteln der Beitragszahler nach dem ‚Gießkannenprinzip' ist auszuschließen."[95]

---

[94] GKV-SV: Stellungnahme des GKV-Spitzenverbandes vom zum Referentenentwurf eines Gesetzes zur Stärkung der Versorgung in der gesetzlichen Krankenversicherung. 2014, S. 91.
[95] GKV-SV: Stellungnahme des GKV-Spitzenverbandes zum Referentenentwurf eines Gesetzes zur Stärkung der Versorgung in der gesetzlichen Krankenversicherung. 2014, S. 272.

145 Die gesetzlichen Krankenkassen sprachen sich dafür aus, die Förderung auf Prozess- und Strukturinnovationen zu beschränken. Außerdem sollte der Fokus ausschließlich auf Innovationen außerhalb der Regelversorgung gelegt werden. Förderung aus dem Innovationsfonds sollte auf folgende sektorenübergreifende Innovationsfelder abzielen:

- Entwicklung von Behandlungspfaden,
- Qualitätssicherung,
- Kommunikation,
- Netzwerkorganisation sowie
- Qualitäts- und nutzenorientierte Vergütung.

146 Um die Rolle und den Einfluss der Krankenkassen zu stärken und zu verhindern, dass Beitragsmittel für Projekte außerhalb des Einflussbereichs der Krankenkassen zweckentfremdet werden, wurde festgeschrieben, dass die Basis der Förderung Versorgungsverträge der Krankenkassen sein sollten. Die Krankenkassen reklamierten für sich entsprechend das (alleinige) Antragsrecht.[96] Um dieser Forderung Nachdruck zu verleihen, wurde darüber hinaus festgelegt, dass die *„Förderkriterien sowie ein Quotierungs- und Priorisierungsverfahren (…) mit einer aus Krankenkassen bestehenden Facharbeitsgruppe, die entsprechendes Vertrags-Know-How einbringt, einvernehmlich zu erarbeiten und abzustimmen"*[97] sind. Beide Forderungen wurden nicht in das GKV-VSG aufgenommen. Es blieb bei der Formulierung, dass *„in der Regel"* Versorgungsverträge der Kassen die Grundlage bilden. Die Beteiligung der Kassenarten an der Ausformulierung der Förderkriterien und an den Vergabeentscheidungen blieb auf die GKV-interne Abstimmung begrenzt.

2.1.3.2.3 Ausblick und offene Regelungstatbestände

147 Anlässlich des ersten Zwischenberichts der vom BMG mit der Evaluation beauftragten Prognos AG fasste das Ministerium im März 2019 die Ergebnisse des Teilberichts wie folgt zusammen:

„Mit dem Innovationsfonds wurde ein in der Konzeption und Umsetzung völlig neues Instrument zur qualitativen Weiterentwicklung der Gesundheitsversorgung geschaffen. Im Kern zielt der Fonds darauf ab, Prozessinnovationen zu erforschen, zu entwickeln, zu erproben und zu evaluieren. Geförderte Projekte sollten konkrete Verbesserungen der Versorgungspraxis bewirken und die Gesundheitsversorgung zu einem lernenden, innovationsoffenen System fortentwickelt werden."[98]

---

96 KV-SV: Stellungnahme des GKV-Spitzenverbandes zum Referentenentwurf eines Gesetzes zur Stärkung der Versorgung in der gesetzlichen Krankenversicherung. 2014, S. 274.
97 KV-SV: Stellungnahme des GKV-Spitzenverbandes zum Referentenentwurf eines Gesetzes zur Stärkung der Versorgung in der gesetzlichen Krankenversicherung. 2014, S. 275.
98 Bundestagsdrucksache 19/8500: Zwischenbericht über die wissenschaftliche Auswertung der Förderung durch den Innovationsfonds im Hinblick auf deren Eignung zur Weiterentwicklung der Versorgung. 2019, S. 2.

Das Verfahren im Zusammenhang mit der Einführung des Innovationsfonds lässt sich also als Work-in-Progress bezeichnen. Man kann durchaus konstatieren, dass es gelungen ist, im Laufe der Zeit an verschiedenen Punkten pragmatische Lösungen zu finden. Ein Punkt soll hier noch aufgrund seiner grundsätzlichen Bedeutung angesprochen werden.

148

Im GKV-Konzept zum Innovationsfonds wurden noch keine Aussagen zur Übertragung der erfolgreichen selektivvertraglichen Projekte in die Regelversorgung vorgenommen. Die Diskussion wurde erst im Laufe der Erfahrungen der ersten Förderwellen aufgegriffen. Als problematisch stellte sich hierbei heraus, dass erkennbar nicht alle Projekte, auch die vielversprechenden, in die Regelversorgung aufgenommen werden können. Der GKV-Spitzenverband hat gemeinsam mit den Wettbewerbsverbänden der Krankenkassen hierzu Positionen erarbeitet und vom Verwaltungsrat in seiner Sitzung am 19. März 2019 beschließen lassen.[99] Festgehalten wurde hier die bereits weiter oben beschriebene Position, wonach die *„Transmission von Innovationen aus den Projekten in die Versorgung (…) über das Kollektivvertragsrecht oder alternativ über Selektivverträge erfolgen"*[100] können sollte. Wichtig, aber im Vorfeld zwischen den Kassenarten durchaus umstritten, war die Forderung, dass *„für neue Versorgungsmodelle ein Beitritt anderer Krankenkassen zu den zugrunde liegenden Selektivverträgen möglich"*[101] sein soll. Für die erfolgreiche Umsetzung der Projekte in die Versorgung wird es entscheidend sein, hier Lösungen zu finden.

149

Literatur

Albrecht, D./ Nolting, H./Neumann, D.: IGES-Konzept für einen stärker versorgungsorientierten Wettbewerb in der Gesetzlichen Krankenversicherung. In: Rebscher, H. (Hrsg.): Update. Solidarische Wettbewerbsordnung. Beiträge zur Gesundheitsökonomie und Versorgungsforsch. Heidelberg 2015.
Albrecht, M./Neumann, K.: Wie geht es mit der integrierten Versorgung weiter? – Ein Vorschlag zur Stärkung des Wettbewerbsgedankens. In: Fink, U. u. a. (Hrsg.): Solidarität und Effizienz im Gesundheitswesen – ein Suchprozess. Heidelberg 2014.
Arbeitsgemeinschaft der Spitzenverbände der Krankenkassen (ARGE): Solidarische Wettbewerbsordnung als Grundlage für eine zukunftsorientierte gesetzliche Krankenversicherung. Bonn 1994.
Behörde für Gesundheit und Verbraucherschutz der freien und Hansestadt Hamburg: Eckpunkte für den Innovationsfonds gem. Koalitionsvertrag. Hamburg 2014.
Bogenstahl, C.: Management von Netzwerken. Eine Analyse der Gestaltung interorganisationaler Leistungsaustauschbeziehungen. Wiesbaden 2012.

---

100 GKV-SV: Positionspapier des GKV-Spitzenverbandes: Zukunft des Innovationsfonds. 2019, S. 4.
101 GKV-SV: Positionspapier des GKV-Spitzenverbandes: Zukunft des Innovationsfonds. 2019, S. 4.

Bundestagsdrucksache 15/1525: Entwurf eines Gesetzes zur Modernisierung der gesetzlichen Krankenversicherung (GKV-Modernisierungsgesetz – GMG). Berlin 2003.

Bundestagsdrucksache 19/8500: Zwischenbericht über die wissenschaftliche Auswertung der Förderung durch den Innovationsfonds im Hinblick auf deren Eignung zur Weiterentwicklung der Versorgung. Berlin 2019.

Bundesversicherungsamt: Selektivverträge nach §§ 73c, 140a ff. SGB V. Vorlagepflicht nach § 71 Abs. 4 SGB V in der Fassung des GKV-Versorgungsstrukturgesetzes (GKV-VStG). Schreiben vom 6. März 2012.

Lauterbach, K./Spahn, J.: Rundschreiben der Bundestagsabgeordneten Prof. Dr. Karl Lauterbach und Jens Spahn zur Konkretisierung der Ausgestaltung des Innovationsfonds. Berlin 2013.

Neumann, K./Wolfschütz, A.: Rahmenbedingungen im Innovationsfonds Welche Projekte und Förderverfahren helfen, Innovationsdefizite zu überwinden? Berlin 2015.

Sachverständigenrat für die Konzertierte Aktion im Gesundheitswesen (SVRKiG): Gesundheitsversorgung und Krankenversicherung 2000. Eigenverantwortung, Subsidiarität und Solidarität bei sich ändernden Rahmenbedingungen. Sachstandsbericht 1994. Baden-Baden 1994.

Sachverständigenrat für die Konzertierte Aktion im Gesundheitswesen (SVRKiG): Finanzierung, Nutzerorientierung und Qualität. Gutachten 2003. Baden-Baden 2003.

Sachverständigenrat zur Begutachtung der Entwicklung im Gesundheitswesen (SVR): Kooperation und Verantwortung – Voraussetzungen einer zielorientierten Gesundheitsversorgung. Gutachten 2007. Baden-Baden 2007.

Sachverständigenrat zur Begutachtung der Entwicklung im Gesundheitswesen (SVR): Wettbewerb an der Schnittstelle zwischen ambulanter und stationärer Gesundheitsversorgung. Sondergutachten 2012. Bonn 2012.

Schaich-Walch, G. u. a.: Innovation für eine bessere Gesundheitsversorgung Gestern – Heute – Morgen. 2014. Online: http://library.fes.de/pdf-files/managerkreis/10988.pdf [abgerufen am 8.4.2020].

Slotty, A.: Integrierte Versorgung 0 Entwicklungsperspektiven im deutschen Gesundheitswesen. Göttingen 2011.

Spitzenverband Bund der Krankenkassen: Stellungnahme des GKV-Spitzenverbandes vom 7.11.2014 zum Referentenentwurf eines Gesetzes zur Stärkung der Versorgung in der gesetzlichen Krankenversicherung (GKV-Versorgungsstärkungsgesetzes) vom 21. Oktober 2014. Berlin 2014.

Spitzenverband Bund der Krankenkassen: Positionspapier des GKV-Spitzenverbandes: Zukunft des Innovationsfonds. Berlin 2019.

Deutschlands Zukunft gestalten. Koalitionsvertrag zwischen CDU, CSU und SPD. 18. Legislaturperiode. Berlin 2013.

2.2 Überblick über bisherige Innovationsfondsprojekte

Stefanie Scholz/Christian Winkler

> **Abstract:** Mittels einer systematischen, rein auf öffentlich zur Verfügung stehenden Daten basierenden Auswertung der bisherigen Projekte werden im folgenden Kapitel diverse Aspekte beleuchtet, die bis dato – vermutlich auch aufgrund der verfügbaren Daten – in dieser Form noch nicht in den Blick genommen und aufbereitet wurden. Die Autoren analysieren im Kontext der bewilligten Projekte Besonderheiten
> - der Verteilung von Fördermitteln,
> - auf Projektleitungsebene,
> - geförderter Themenschwerpunkte,
> - regionaler sowie
> - sektoraler Beteiligungen an Projekten.
>
> Nicht zuletzt soll dieses Kapitel als Plädoyer für mehr Struktur in den frei zur Verfügung gestellten Informationen dienen, um systematische Auswertungen und Darstellungen im Sinne einer höheren Transparenz für alle Interessierten zu ermöglichen.

2.2.1 Überblick über geförderte Projekte und relevante Akteure

Über den Innovationsfonds wurden von 2016 bis 2019 insgesamt 380 Projekte gefördert, 150 hiervon im Bereich der neuen Versorgungsformen (nVF), 230 Projekte davon bezogen sich auf Versorgungsforschung (VFS). Nach nunmehr fünf Förderwellen durch den Innovationsfonds ist eine entscheidende Phase erreicht: Einerseits im Hinblick auf die Finalisierung der ersten Förderprojekte und insbesondere deren Implikationen hinsichtlich potenzieller Anpassungen der Regelversorgung, andererseits aber auch bezüglich eines ersten Zwischenfazits die bisherige Vergabe der Fördermittel betreffend. | 150

In den Jahren 2016 bis 2019 standen jeweils knapp 300 Mio. EUR jährlich zur Verfügung, 225 Mio. EUR davon wurden für die Förderung neuer Versorgungsformen und 75 Mio. EUR für die Versorgungsforschung eingesetzt. Demzufolge zeigt sich im Gesamtüberblick über die bisher bewilligten Fördergelder, dass von insgesamt etwa 1,057 Mrd. EUR rund 75 % (778 Mio. EUR) für neue Versorgungsformen und 25 % (278 Mio. EUR) für Versorgungsforschungsprojekte zur Verfügung gestellt wurden. | 151

Durch das 2019 verabschiedete Digitale-Versorgung-Gesetz (DVG) wurde eine Fortsetzung der Förderung bis 2024 beschlossen, allerdings mit einer reduzierten jährlichen Fördersumme von 200 Mio. EUR, d. h. insgesamt 1 Mrd. EUR. Der Fokus auf neue Versorgungsformen wird durch die nun 80 %ige Zuteilungsquote des Budgets auf diesen Förderbereich nochmals verstärkt (160 Mio. EUR nVF vs. 40 Mio. EUR VSF). | 152

153 Dieses Kapitel bietet einen systematischen Überblick über die bis dato geförderten Projekte, ausschließlich basierend auf den seitens des Innovationsausschusses zur Verfügung gestellten heterogenen Datenquellen. Motiviert durch die Erfahrungen der Auswertungen geben die Autoren außerdem konkrete Empfehlungen im Hinblick auf Möglichkeiten für eine transparentere Datenveröffentlichung.

154 Auf Basis der systematischen Datenaufbereitung erfolgen Auswertungen, welche zunächst die Entwicklungen der einzelnen Förderbekanntmachungen, der entsprechenden Anträge, Bewilligungen (Abschnitt 2.2.1.1) sowie Themenfelder (Abschnitt 2.2.1.2) abbilden. In Abschnitt 2.2.1.3 widmen sich die Autoren der Analyse der an den Konsortien beteiligten Akteure, bevor budgetäre und regionale Aspekte der bewilligten Förderprojekte (Abschnitt 2.2.1.4) untersucht werden. Eine detaillierte Beschreibung des Vorgehens zur Datenakquise und -analyse findet sich in Abschnitt 2.2.1.5, bevor im Fazit (Abschnitt 2.2.2) zentrale Handlungsempfehlungen dieses Kapitels zusammenfassend dargestellt werden.

2.2.1.1 Förderbekanntmachungen und geförderte Projekte seit 2016

155 Seit der ersten Förderbekanntmachung im April 2016 gingen im Bereich der neuen Versorgungsformen insgesamt 551 Anträge mit einem durchschnittlichen Antragsvolumen von etwa 5,3 Mio. EUR beim Innovationsausschuss ein (VSF: 913 Anträge bei durchschnittlich 1,4 Mio. EUR).

156 Bei der Betrachtung des Antragsgeschehens im Zeitverlauf (s. Abb. 8 für nVF und Abb. 9 für VSF) zeigt sich, dass bei den nVF nach den ersten beiden Förderwellen die Anzahl der Anträge zurückging. Die Abbildungen 8 (für nVF) und 9 (für VSF) zeigen dabei durch die Balken das Budget (linke y-Achse) aufgeteilt in genehmigte (violett) und nicht genehmigte (hellblau) Fördermittel in Mio. EUR. Da für die letzte Förderbekanntmachung die Bewilligungsbescheide zum Zeitpunkt der Erstellung dieses Kapitels noch nicht veröffentlicht waren, sind hier die beantragten Fördermittel (gelb) abgetragen. Gleichzeitig ist in den beiden Abbildungen durch die Linien auch die Anzahl der eingereichten (hellgrün) und geförderten (blau) Projekte abzulesen (rechte y-Achse). Gründe für diese Entwicklung könnten begrenzte bzw. (durch bewilligte Förderprojekte aus den ersten beiden Förderwellen) gebundene Kapazitäten oder die rein themenoffene Ausschreibung der Förderbekanntmachung sein.[102]

---

102 Prognos AG: Teilbericht über die erste Evaluationsphase – Gesamtevaluation des Innovationsfonds. 2019, S. 57. Online: https://dipbt.bundestag.de/doc/btd/19/085/1908500.pdf [abgerufen am 9.8.2020].

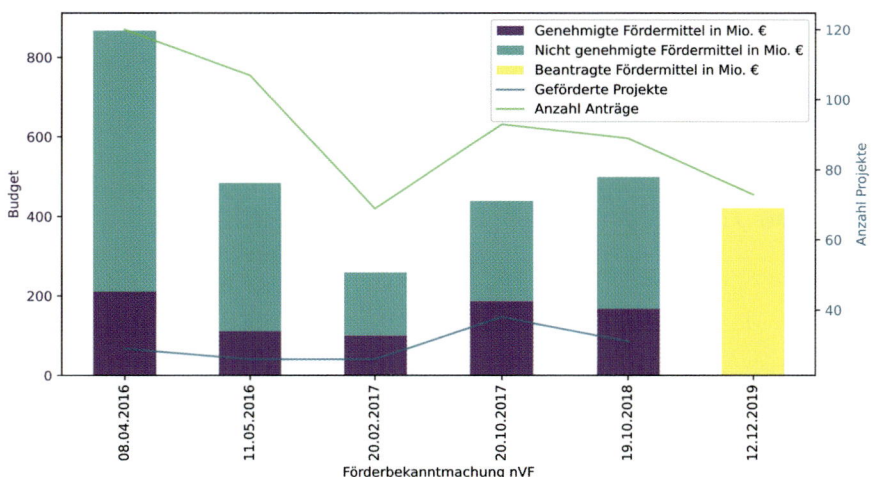

Abb. 8: Zusammenfassung Förderbekanntmachungen nVF
Quelle: Eigene Darstellung.

Bei VSF-Projekten steigerte sich die Anzahl der eingegangenen Anträge nach der zweiten Förderwelle und blieb auf etwa gleich hohem Niveau (Abb. 9).

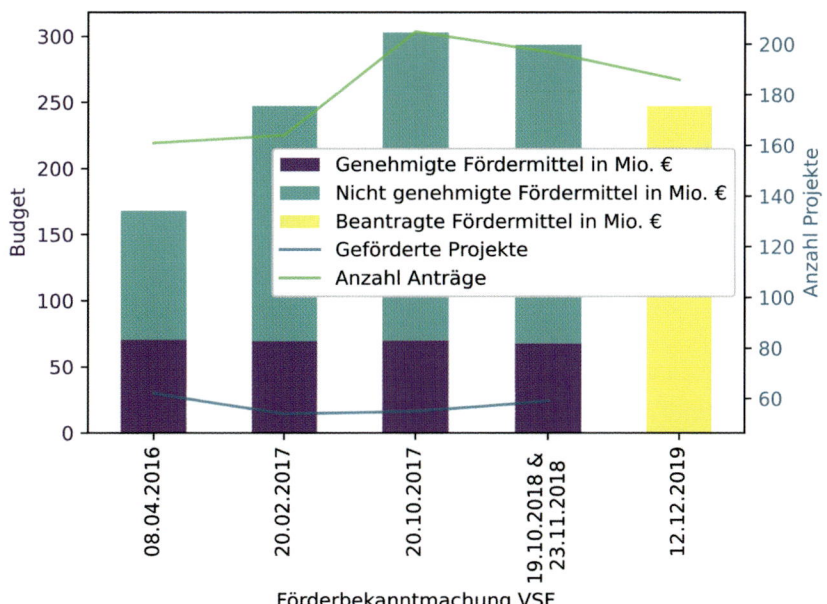

Abb. 9: Zusammenfassung Förderbekanntmachungen VSF
Quelle: Eigene Darstellung.

158 Die durchschnittliche Förderquote lag sowohl bei nVF-Projekten als auch im Bereich der Versorgungsforschung bei 32 %. Die Förderquote im Hinblick auf Fördermittel liegt ähnlich in beiden Bereichen (nVF: 32 %, VSF: 29 %, siehe Abb. 10 und 11).

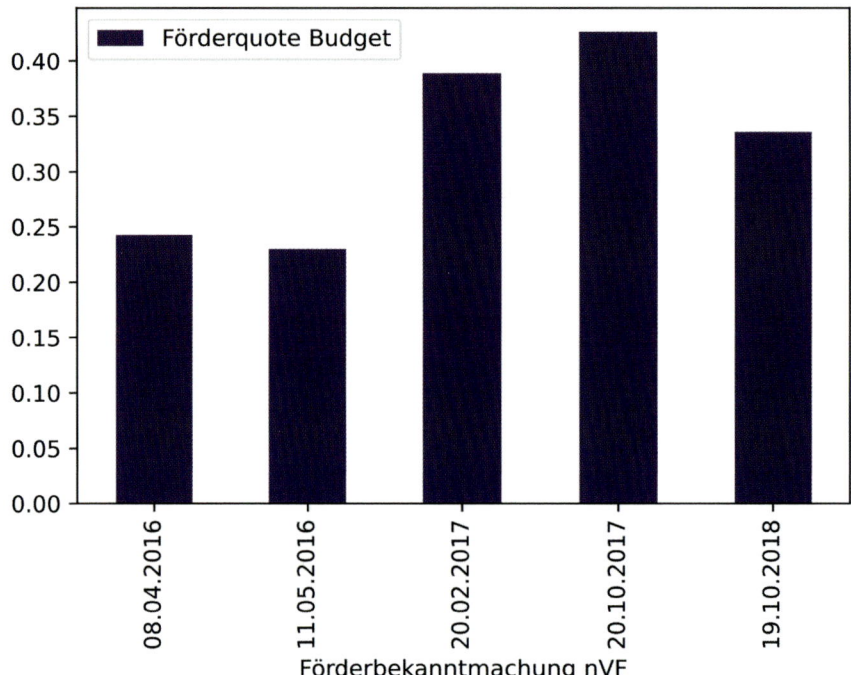

Abb. 10: Förderquoten nVF
Quelle: Eigene Darstellung.

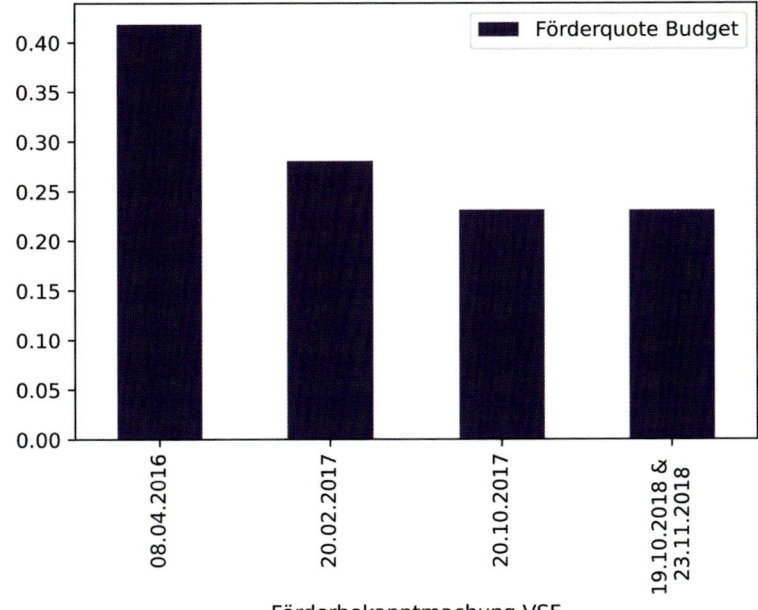

Abb. 11: Förderquoten VSF
Quelle: Eigene Darstellung.

Transparenz hinsichtlich des Antragsgeschehens

Weder auf den Seiten des G-BA noch auf dem Internetauftritt des Innovationsausschusses sind Informationen darüber verfügbar, inwiefern sich die eingegangen Anträge auf unterschiedliche Themenfelder innerhalb der einzelnen Förderbekanntmachungen aufteilen oder darüber hinaus, mit welchen (aggregierten) Projektsummen diese Anträge einhergingen. Demzufolge bleibt eine differenzierte Auswertung im Hinblick auf abgelehnte Anträge offen.

Darüber hinaus wäre auf aggregierter Ebene, also nicht einzelnen Anträgen zuzuordnen, eine anonymisierte Bekanntmachung der Ablehnungsgründe im Hinblick auf einen konstruktiven Wissenstransfer sinnvoll. Häufig gibt es bei Antragsverfahren wiederkehrende, vermeidbare Aspekte, die zu einer Ablehnung führen.[103] Die Veröffentlichung dieser Informationen ist nicht nur im Hinblick auf einen effizienteren Einsatz von Ressourcen im Wissenschaftskontext sinnvoll. Eine derartige Transparenz könnte auch kleine bzw. stärker fragmentierte Kon-

---

103 GKV-Spitzenverband: Positionspapier des GKV-Spitzenverbandes: Zukunft des Innovationsfonds. 2019, S. 6. Online: https://www.gkv-spitzenverband.de/media/dokumente/presse/publikationen/20190319_Positionspapier_Innovationsfonds_barrierefrei.pdf [abgerufen am 9.8.2020].

sortien zur Teilnahme motivieren, die mit dem Einwerben von Drittmitteln bisher keine oder kaum Erfahrung, dafür jedoch aus der operativen Perspektive innovative und praktikable Ideen zur Optimierung von Versorgungsmodellen haben.

161 Wichtig hierbei ist jedoch nicht nur die reine Veröffentlichung dieser Informationen, sondern insbesondere auch die Struktur ebendieser. So sollten Ablehnungsgründe zwar nicht auf Einzelprojektebene publiziert werden, eine aggregierte und strukturierte Beschreibung dieser Kriterien z. B. mittels Themenkategorien (Formalia, evaluations- oder produktbezogene Aspekte etc.) würde helfen, die Priorität einzelner Aspekte für (potenzielle) Antragsteller besser bewerten zu können.

162 Diese Transparenz durch strukturierte Datenpublikation sollte sich idealerweise auch auf den Ergebnisbericht abgeschlossener Projekte erstrecken, der neben Erfolgsfaktoren auf Prozessebene auch explizit Hemmnisse und Herausforderungen beinhalten sollte (*Lessons learned*). Die zur Verfügung gestellten Ergebnisberichte sind bis dato nur als unstrukturierte PDF-Dokumente auf der Website des Innovationsausschusses zu finden.

2.2.1.2 Überblick über Themenfelder innerhalb der Förderbekanntmachungen

163 Der folgende Abschnitt befasst sich mit budget- und datenstrukturrelevanten Aspekten hinsichtlich der unterschiedlichen Themenfelder sowie für den themenoffenen Bereich. Die vorab definierten Themenfelder sind über die Förderwellen hinweg sehr heterogen – auf Inkonsistenzen wurde u. a. in der Zwischenevaluation hingewiesen.[104]

164 Bei einer nicht zu Obergruppen aggregierten,[105] meist auf Einzelthemenfelder basierenden Betrachtung[106] über alle fünf Förderwellen hinweg zeigt sich, dass sich die höchste Gesamtbudgetzuteilung für Telemedizin- und E-Health-Projekte mit 82 Mio. EUR sowie für indikationsspezifische Projekte mit knapp 70 Mio. EUR ergibt. Das Themenfeld intersektorale Versorgungsentwicklung wurde mit 56 Mio. EUR am drittstärksten gefördert. Die themenoffene Kategorie wird an dieser Stelle zunächst zurückgestellt und weiter unten in diesem Abschnitt separat untersucht.

---

104 Prognos AG: Teilbericht über die erste Evaluationsphase – Gesamtevaluation des Innovationsfonds. 2019, S. 39. Online: https://dipbt.bundestag.de/doc/btd/19/085/1908500.pdf [abgerufen am 9.8.2020].

105 Bohm/Dudey: Zur Transmission erfolgreicher Innovationsfonds-Projekte in die GKV-Versorgung. In: G+G Wissenschaft (GGW) 3/2019, S. 25.

106 Alle themenoffenen Sektionen wurden bei dieser Betrachtung aggregiert sowie die Themenfelder „TF 3: Telemedizinische Kooperationsnetzwerke von stationären und ambulanten Einrichtungen zur Verbesserung der medizinischen Versorgung" (FBK: nVF 2019 vom 19. Oktober 2018) und „TF 3: Telemedizin, Telematik und E- Health" (FBK: nVF 2016 vom 8. April 2016), „TF 1: Sozialleistungsträger- übergreifende Versorgungsmodelle" (FBK: nVF 2018 vom 20. Oktober 2017) und „TF 1: Versorgungsformen zur Weiterentwicklung einer sektorenunabhängigen Versorgung" (FBK: nVF 2019 vom 19. Oktober 2018).

Für die Betrachtung der Streuungsmomente des Budgets innerhalb der einzelnen Themenfelder wurde eine Boxplot-Analyse der Fördermittel durchgeführt. Diese zeigt bei nVF eine starke Abhängigkeit des mittleren Förderbudgets (hier: Median, s. Abb. 12) vom Themenfeld. Projekte im Bereich „*Kinder und Jugendliche*" werden mit wesentlich kleineren Budgets gefördert als solche im Themenfeld „*AMTS*". Ob die Projektanträge dies ebenso widerspiegeln, kann – wie bereits oben erwähnt – aufgrund der fehlenden Informationen über das Antragsgeschehen nicht beurteilt werden. Eine Analyse der beantragten Projektsummen pro Themenfeld im Vergleich zu den tatsächlich geförderten wäre an dieser Stelle aber interessant. Damit ließe sich transparent auswerten, ob in diesen Themenfeldern grundsätzlich kleinere Budgets von Seiten der Antragsteller veranschlagt werden oder eben nur diese den Zuschlag erhalten. Sehr auffällig ist auch die je nach Themenfeld stark unterschiedliche Spreizung der Budgets. Speziell bei „*vulnerablen Zielgruppen*", „*ländlichen Gebieten*" und „*AMTS*" wird ein großer Budgetbereich abgedeckt. Ausreißer gibt es besonders in den Themenfeldern „*Telemedizin, Telematik, E-Health*" und kleinere bei „*Sozialleistungsträgerübergreifende Versorgungsmodelle (VSM)*" sowie „*Kommunikation*".

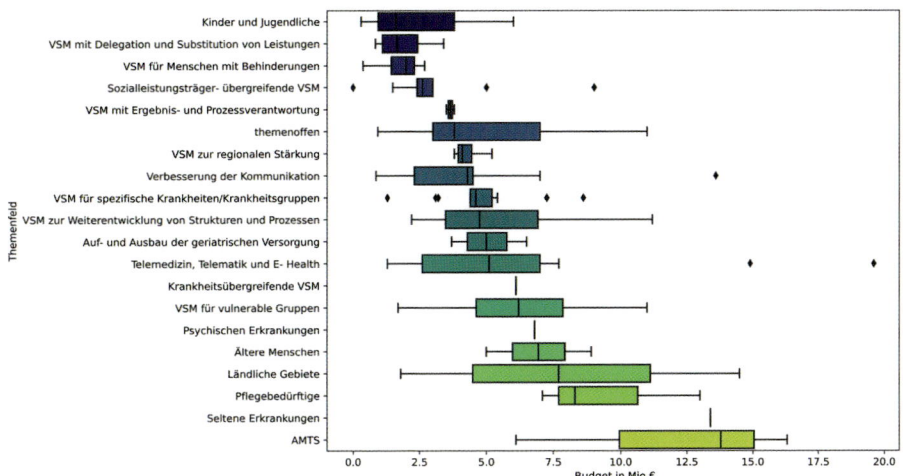

Abb. 12: Boxplot-Analyse für nVF
Quelle: Eigene Darstellung.

Die Boxplot-Analyse für VSF-Projekte (Abb. 13) zeigt, dass die Budgets hier insgesamt deutlich kleiner sind und auch viel enger über die unterschiedlichen Themenfelder hinweg zusammenliegen. Eine besonders hohe Spreizung der Budgets lässt sich bei „*Bedarfsgerechte Versorgung*" erkennen, während die Themenfelder „*Qualitätssicherung und Patientensicherheit*" sowie „*Routinedaten*" Ausreißer nach oben enthalten.

Überblick über bisherige Innovationsfondsprojekte

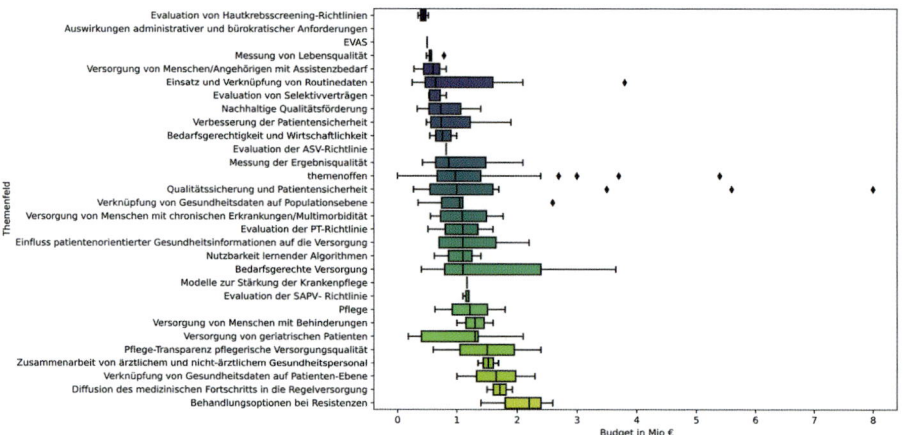

Abb. 13: Boxplot-Analyse für VSF
Quelle: Eigene Darstellung.

Themencluster innerhalb der themenoffenen Projekte

167   Themenoffene Projekte eröffnen denjenigen (potenziellen) Antragstellern eine Teilnahme, die ihre Vorhaben den konkret ausgeschriebenen Themenfeldern nicht zuordnen, jedoch als besonders innovativ gelten können.

168   Nach Bewilligung dieser Projekte innerhalb der themenoffenen Bereiche wäre eine nachvollziehbare Zuordnung zu spezifischen Themen ein deutlicher Gewinn für eine strukturierte Analyse und würde eine erhöhte Transparenz ermöglichen. Für diese Analyse haben die Autoren diese Zuordnung mittels Mehrfach-Zuordnungen vorgenommen,[107] d. h. einzelnen Projekten wurden bei Bedarf mehrere Themenschlagworte zugeteilt. So wurden z. B. dem Projekt *„Das CARE for CAYA-Programm"* die Themenschlagworte *„Krankheitsspezifische Versorgungsmodelle", „Kinder und Jugendliche"* und *„Prävention"* zugeteilt. Alle vergebenen Themenschlagworte sind den vordefinierten Themenfeldern entnommen bzw. hieran angelehnt.

169   Für den themenoffenen Bereich der nVF zeigt sich, dass mit einem relativ großen Abstand am häufigsten krankheitsspezifische Versorgungsmodelle sowie Projekte mit einem intersektoralen Versorgungsmodell gefördert werden (s. Abb. 14). Digitale Versorgungskonzepte sowie Projekte im Kontext von Prävention und mit Bezug zur Zielgruppe der Kinder und Jugendlichen folgen etwa gleichauf an dritter bzw. vierter Stelle.

---

107   Die einzelnen Zuordnungen stehen unter dem zugehörigen Projektordner zu diesem Beitrag in Github zur Verfügung: https://github.com/data-for-health/g-ba-innovationsfonds.

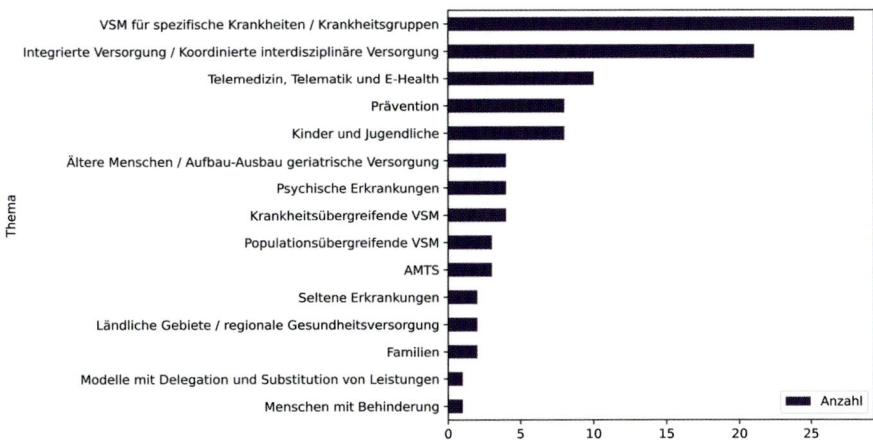

Abb. 14: Themenoffene nVF-Projekte
Quelle: Eigene Darstellung.

In der VSF stehen ebenfalls krankheitsspezifische Versorgungsmodelle an der Spitze der am häufigsten geförderten Projekte innerhalb der themenoffenen Förderbereiche über alle vier Förderwellen (2016–2018) hinweg (s. Abb. 15). Danach folgen Projekte mit Fokus auf Qualitätsmessung und Wirksamkeitsanalysen sowie digitale Versorgungsansätze.

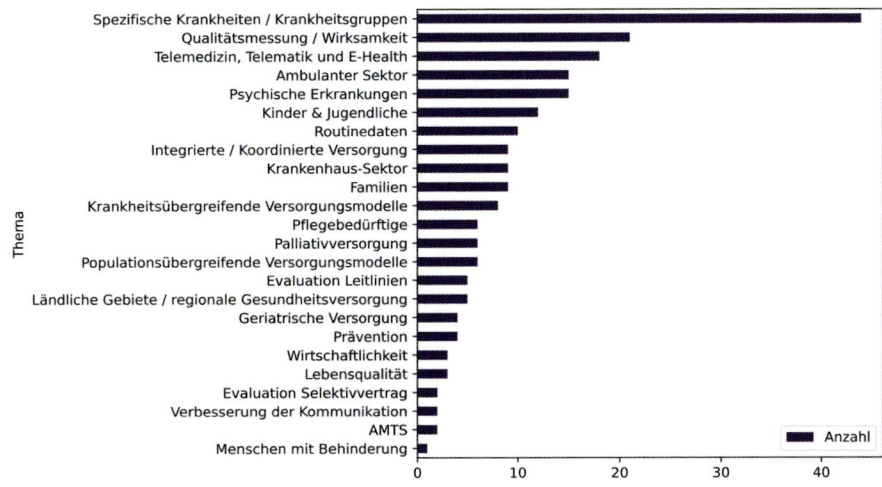

Abb. 15: Themenoffene VSF-Projekte
Quelle: Eigene Darstellung.

171 nVF- und VSF-Projekte aus dem themenoffenen Bereich, die sich speziell auf Menschen mit Behinderung oder auch auf die Kommunikation konzentrieren, sind sehr schwach oder gar nicht vertreten.

172 Die Grundidee, ein Projekt nur genau einem Themenfeld zuzuordnen, ist aus Sicht der Autoren bei der Systematisierung der Daten nicht optimal – auch nicht für Projekte, die in vorgegebenen Themenfeldern beantragt und bewilligt wurden. Die in den Projekten bearbeiteten Themen sind nicht disjunkt und können damit nicht nur einem einzigen Themenfeld zugeordnet werden. Auch ist die Auswahl bzw. Bezeichnung der vorgegebenen Themenfelder über die Förderwellen hinweg inkonsistent, was aufgrund der hohen Dynamik in der Entwicklung innovativer Ansätze nachvollziehbar scheint. Durch diese erzwungene Beschränkung auf lediglich ein Themenfeld sind elementare Projektcharakteristika nur durch eine Volltextsuche in der Projektbeschreibung auffindbar. Die Transparenz der innerhalb eines Projekts relevanten Themen ist hierdurch deutlich reduziert und nur mit viel Aufwand nachzuvollziehen.

173 Ein Lösungsansatz wäre an dieser Stelle die Vergabe mehrwertiger „*Tags*", d. h. eine Art Themen-Etikett, mit denen sich eine gezielte Suche nach bestimmten Bereichen effizienter gestalten lässt. Losgelöst von der Systematisierungslogik könnten Förderbekanntmachungen weiterhin die Themenfeldlogik beibehalten, um besondere Bereiche gezielt in den Fokus zu stellen. Die systematische Aufarbeitung der bewilligten Projekte hinsichtlich einer strukturierteren Verfügbarkeit von Projektinformationen wäre hierdurch jedoch besser möglich. Kritisch ist dabei die reproduzierbare Vergabe der Tags, die durch Experten und evtl. unterstützt durch automatische Kategorisierungssysteme erfolgen könnte.

2.2.1.3 Involvierte Akteure: Analyse der Projektleitung und Konsortialpartnerschaften

174 Bei der Betrachtung beteiligter Akteure wurden im Folgenden die Projektleitungen (*„Antragsteller"*) und Konsortialpartner separat ausgewertet.

Projektleitungen – nVF

175 Wie Abbildung 16 zeigt, liegt im Bereich der nVF die absolute Mehrheit der Projektleitungen bei den Kliniken (ca. 60 %, davon wiederum 70 % Universitätskliniken, s. Abb. 18), gefolgt von den Kostenträgern mit 20 % (hiervon teilen sich AOK und TK mehr als 50 %, s. Abb. 17).

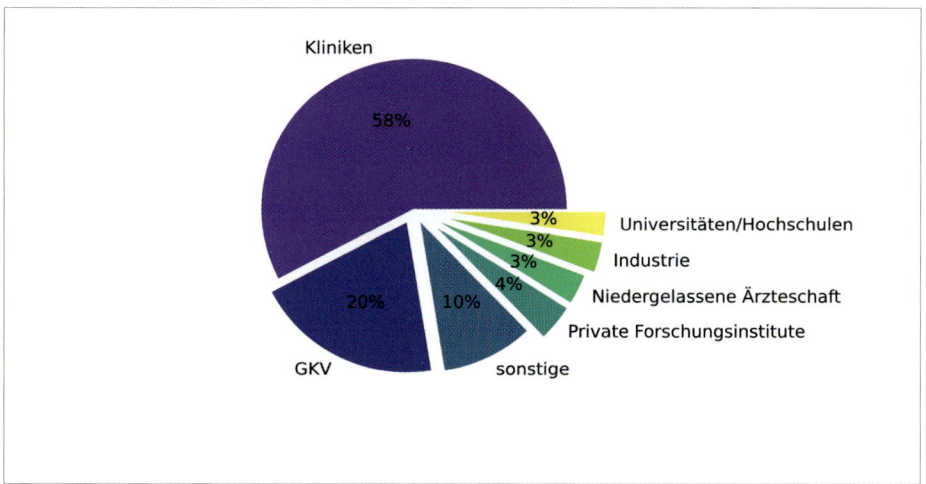

Abb. 16: Verteilung Projektleitungen bei nVF
Quelle: Eigene Darstellung.

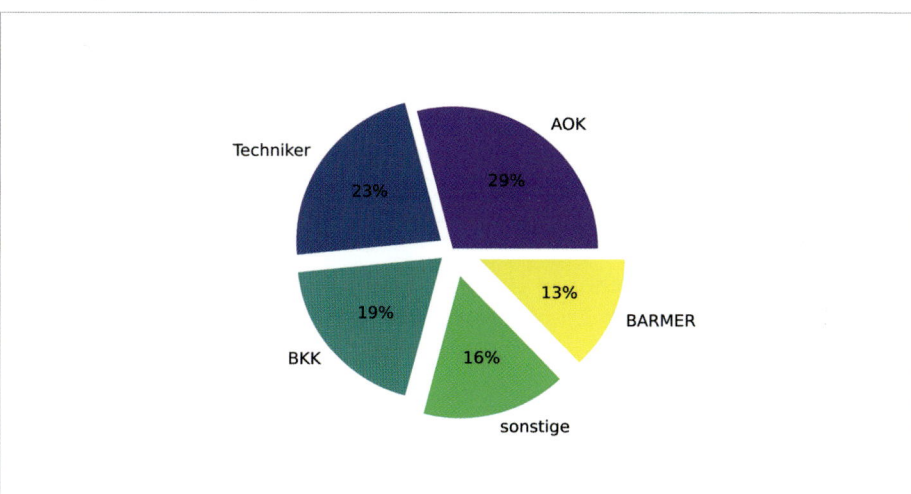

Abb. 17: Verteilung Kostenträger nVF
Quelle: Eigene Darstellung.

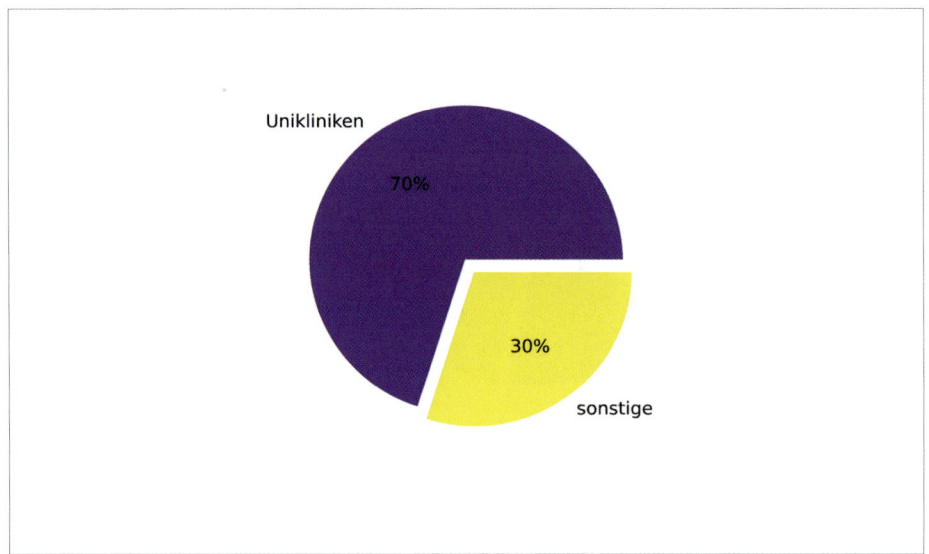

Abb. 18: Verteilung Kliniken nVF
Quelle: Eigene Darstellung.

Konsortialpartnerschaften – nVF

178 Bei der Analyse der Konsortialpartnerschaften ergeben sich Einschränkungen in der Ergebnisqualität, da die Unschärfen bei den Bezeichnungen der Institutionen im Gegensatz zu den Projektleitungen nicht durch Recherche auf Personenebene ausgeglichen werden können. So bleibt zum Teil unklar, ob hinter einer genannten Universität konkret die zugehörige Universitätsmedizin gemeint ist. Nicht immer wird dies auf den Seiten des Innovationsausschusses oder auf den Projektseiten separat ausgewiesen.

179 Abbildung 19 zeigt die Häufigkeiten der beteiligten Akteure innerhalb der nVF-Konsortien. Die am zahlreichsten vertretenen Partner innerhalb der nVF-Projekte sind die Kostenträger. Abbildung 20 gibt Aufschluss darüber, welche Krankenkassen zu welchem Anteil beteiligt sind. Nicht nur auf Projektleitungsebene, sondern auch innerhalb der Konsortien sind die AOKen am stärksten beteiligt (27 %), gefolgt von den Betriebskrankenkassen (inkl. Landesverbände und Dachverband mit 22 %).

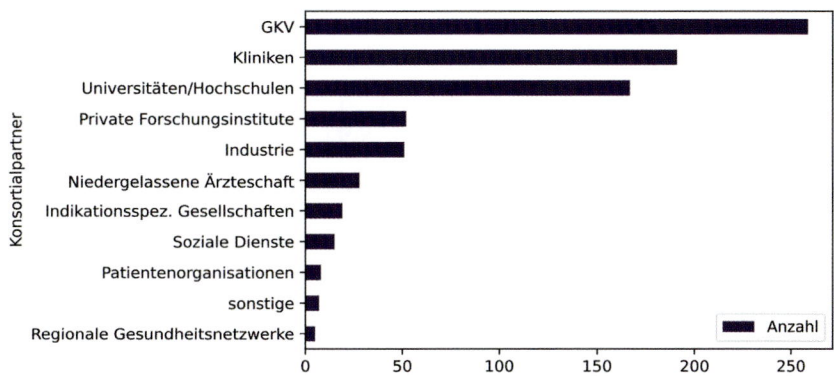

Abb. 19: Verteilung Konsortialpartner nVF
Quelle: Eigene Darstellung.

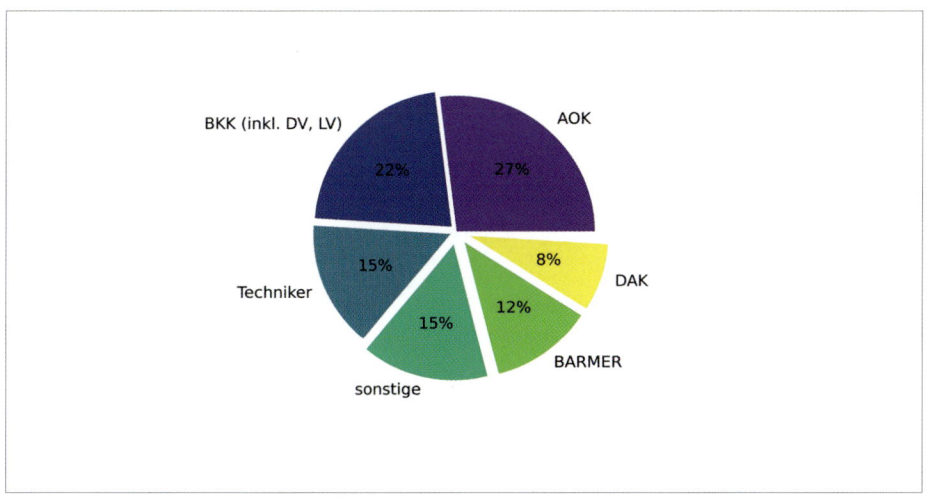

Abb. 20: Verteilung Konsortialpartner Kostenträger nVF
Quelle: Eigene Darstellung.

Kliniken sind am zweithäufigsten (191) Partner innerhalb der Konsortien. Abbildung 21 macht deutlich, dass eine ähnliche Konstellation innerhalb dieser Partnerkategorie vorherrscht wie auf Projektleitungsebene. Fast ¾ der beteiligten Kliniken sind Universitätskliniken.

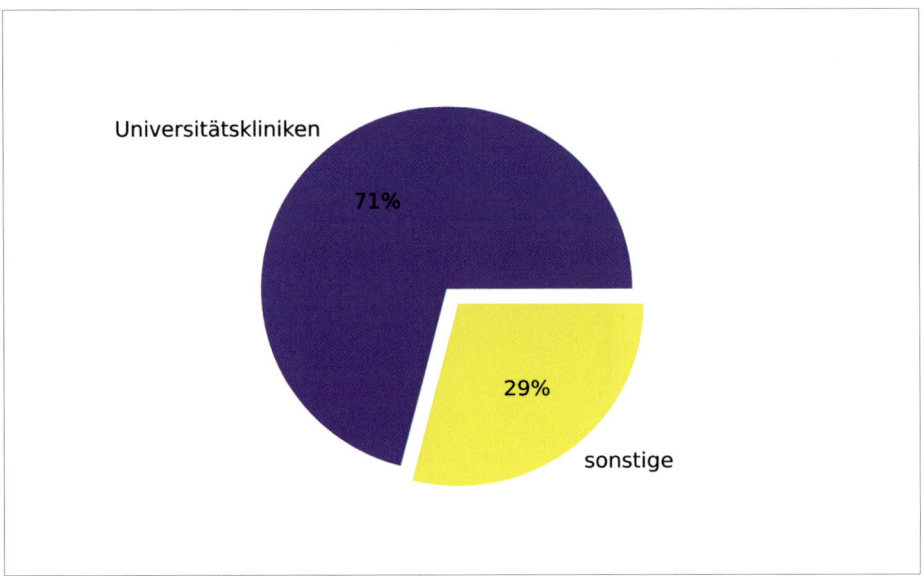

Abb. 21: Verteilung Konsortialpartner Kliniken nVF
Quelle: Eigene Darstellung.

182 Die Industrie als Konsortialpartner spielt eine relativ schwache Rolle hinsichtlich der Häufigkeit ihrer Beteiligungen. Das Gros der Industriepartner stammt hierbei aus dem IT-Bereich (53 %), knapp ⅓ sind Beratungs- oder Managementgesellschaften (Abb. 22).

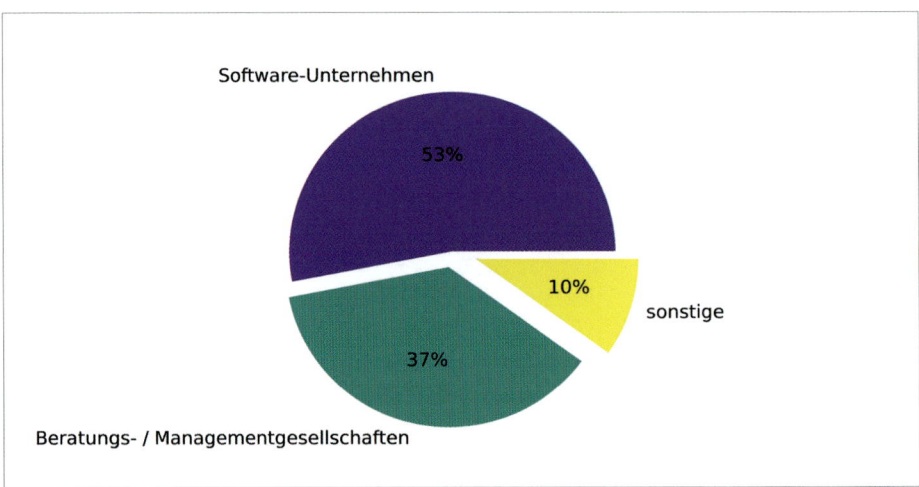

Abb. 22: Verteilung Konsortialpartner Industrie nVF
Quelle: Eigene Darstellung.

Relativ selten vertreten ist der ambulante Sektor in Form von Sozialen Diensten oder von niedergelassenen Ärzten. Letzte werden mit 82 % durch Kassenärztliche Vereinigungen vertreten, nur 18 % sind Praxis- oder Ärztenetze (Abb. 23).

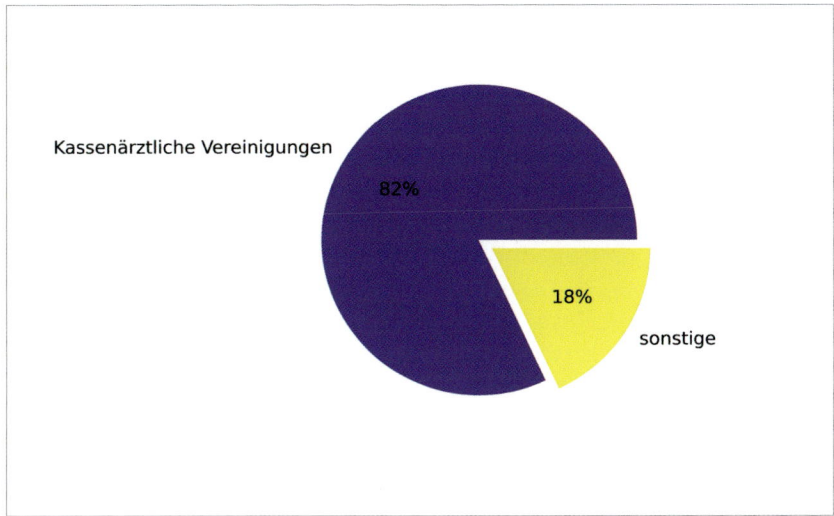

Abb. 23: Verteilung Konsortialpartner Ärzte nVF
Quelle: Eigene Darstellung.

Betrachtet man die Verteilung der Konsortialpartner auf die einzelnen Sektoren (Abb. 24), zeigt sich deutlich, dass der ambulante Sektor unterrepräsentiert ist.

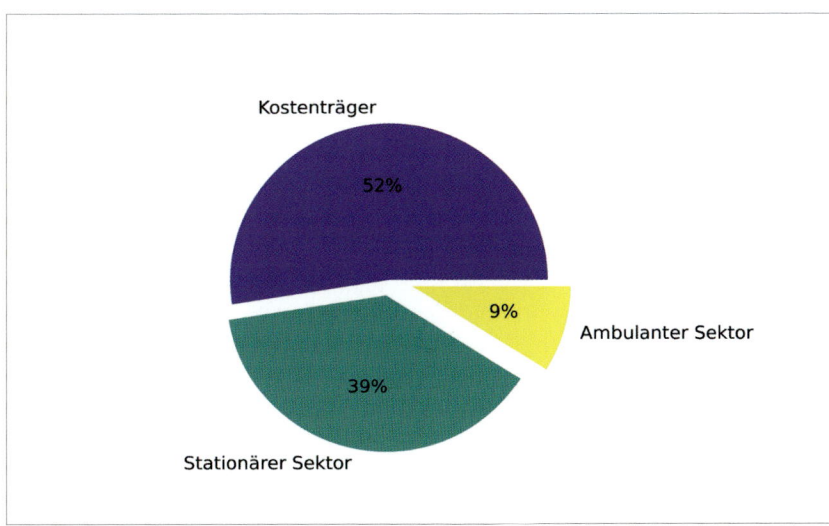

Abb. 24: Sektorverteilung Konsortien nVF
Quelle: Eigene Darstellung.

185 Dem könnten mehrere Ursachen zugrunde liegen, etwa die starke (regionale) Fragmentierung oder wenig freie Kapazitäten oder verfügbare Kompetenzen, insbesondere im Bereich Antragsverfahren oder Projektmanagement. Weitere Gründe könnten fehlende Erfahrungen im Einwerben von Drittmitteln oder eine (scheinbar) zu geringe Größe sein.

186 Letztlich liegt jedoch die Umsetzung zu einem erheblichen Maß an der Akzeptanz der an den Projekten beteiligten Akteure. Wenn auf konzeptioneller Ebene (z. B. in Form von aktiven Konsortialpartnerschaften) diese praktische Perspektive nicht systematisch mit einfließt, könnte dies zu einer geringeren Akzeptanz der nVF-Ansätze führen und damit auch ein Hemmnis für den Transfer in den Regelbetrieb darstellen.

Projektleitungen – VSF

187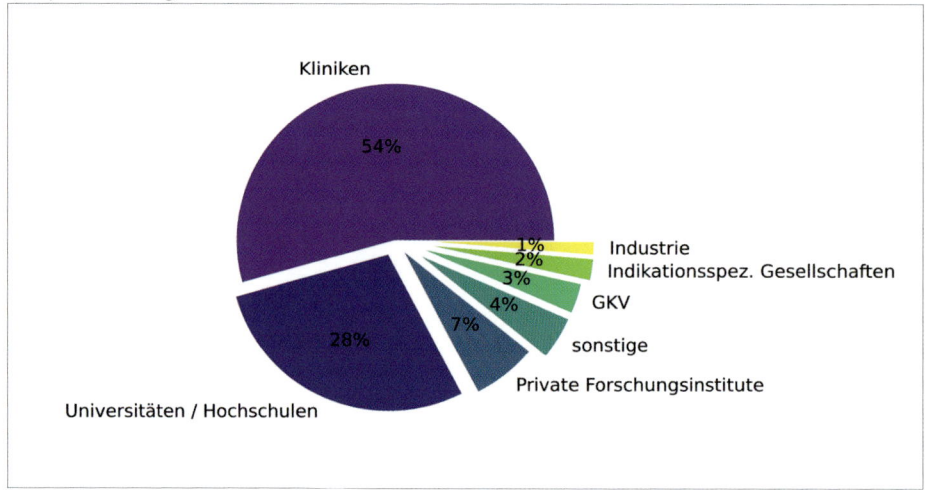

Abb. 25: Verteilung Projektleitung VSF
Quelle: Eigene Darstellung.

Erwartungsgemäß anders als im Bereich nVF haben über die Hälfte der Projektleitungen einen klinischen (88 % hiervon Universitätskliniken) bzw. universitären Hintergrund.

Konsortialpartnerschaften – VSF

188 Konsortialpartner bei den VSF-Projekten (Abb. 26) sind – analog den nVF – zum großen Teil Kliniken (190, hiervon sind 71 % Universitätskliniken), Universitäten und Hochschulen (182) sowie Kostenträger (103, hiervon 42 % AOKen, 19 % Barmer, 17 % Techniker).

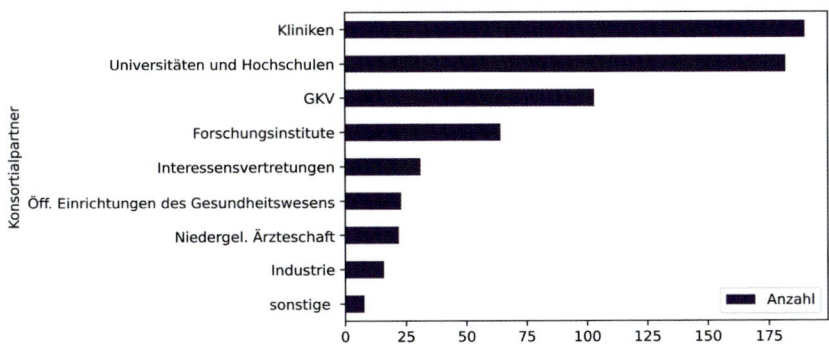

Abb. 26: Konsortialpartner VSF
Quelle: Eigene Darstellung.

Auch im Bereich VSF ist der ambulante Sektor unterrepräsentiert, was jedoch aufgrund des deutlichen Forschungsbezugs nicht so gravierend erscheint wie bei nVF – solange gewährleistet wird, dass ebendiese Akteure in der Evaluationsmethodik als relevante Zielgruppen einbezogen werden.

189

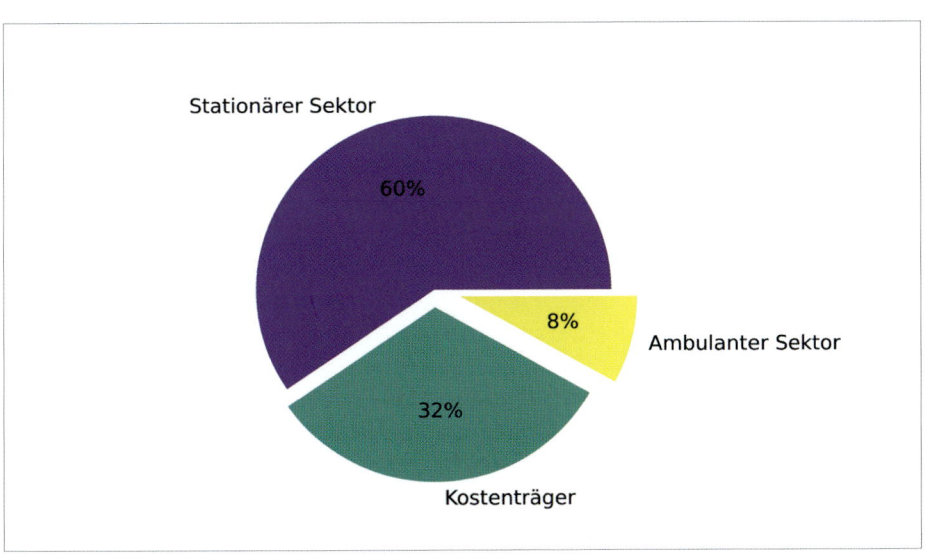

Abb. 27: Sektorverteilung Konsortien VSF
Quelle: Eigene Darstellung.

Geschlechtsspezifische Betrachtung – nVF und VSF

190 Unterzieht man die Projektleitungsebene einer geschlechterbezogenen Analyse, wird deutlich, dass mehr als zwei Drittel (69 %) der in der Förderbeschreibung angegebenen Projektleitungen in der Sektion nVF männlich (vs. 29 % weiblich), bei der Versorgungsforschung immerhin über ein Drittel (37 %) der ausgewiesenen Projektleitungen weiblich ist (Abb. 28 und 29). Inwiefern sich diese Verteilung auch im operativen Projektmanagement der jeweils angegebenen Projektleitungsakteure widerspiegelt, geht aus den Angaben allerdings nicht hervor. Auch bleibt aufgrund mangelnder Transparenz hinsichtlich abgelehnter Anträge unklar, wie sich die Beteiligung von Projektleiterinnen bei Anträgen im Verhältnis zu geförderten und abgelehnten Projekten verhält. Ein signifikanter Unterschied zwischen den Förderbudgets von Projekten unter weiblicher bzw. männlicher Leitung kann nicht gezeigt werden.

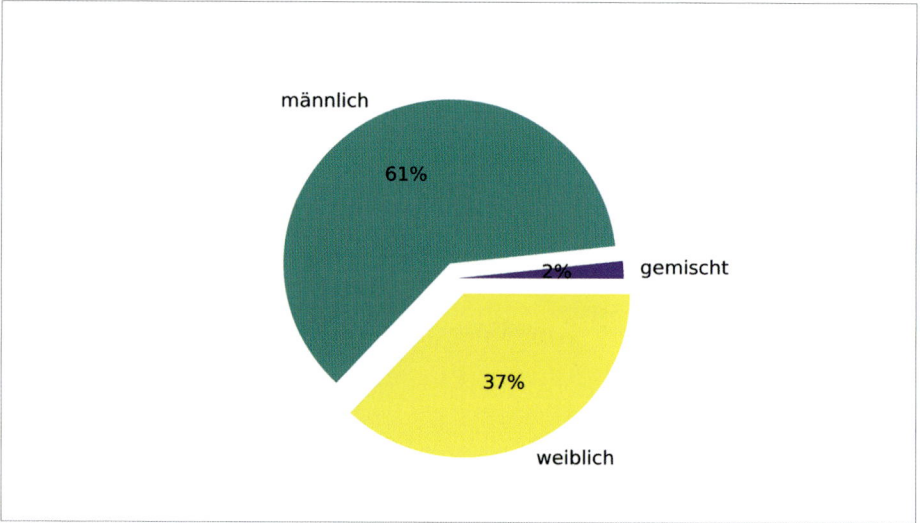

Abb. 28: Geschlechterverteilung Projektleiter VSF
Quelle: Eigene Darstellung.

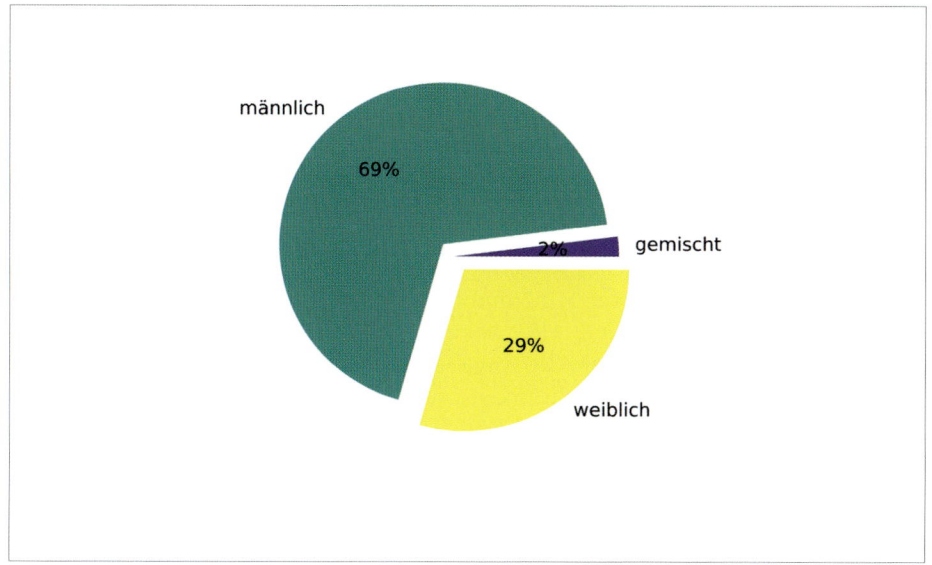

Abb. 29: Geschlechterverteilung Projektleiter nVF
Quelle: Eigene Darstellung.

Vor dem Hintergrund, dass die meisten Förderprogramme für eine „*gender balance in research at all levels*" plädieren (z. B. Horizon 2020,[108] Deutsche Forschungsgemeinschaft (DFG)[109], sollte idealerweise auch bei den Teams der durch den Innovationsfonds geförderten Projekte auf eine gender-paritätische Zusammensetzung, insbesondere auch bei den Projektleitungen geachtet werden. Nicht zuletzt deshalb, da ausschließlich diese als Repräsentanten der Projekte auf der Website des Innovationsausschusses veröffentlicht und damit visibel werden. Vor allem im Bereich der gesundheitsbezogenen Wissenschaften ist die Anzahl der in der Wissenschaft tätigen Frauen zwar über die letzten 60 Jahre gestiegen. Gleichzeitig sind jedoch hier die geschlechtsspezifischen Unterschiede im Publikations-Output gewachsen, im internationalen Vergleich ist dies in Deutschland besonders stark ausgeprägt.[110]

191

---

108 European Union: Horizon 2020 Online Manual – Gender Equality. Online: https://ec.europa.eu/research/participants/docs/h2020-funding-guide/cross-cutting-issues/gender_en.htm [abgerufen am 9.8.2020].
109 DFG: Equal Opportunity Measures in Individual Funding Programmes. 2018. Online: https://www.dfg.de/en/research_funding/principles_dfg_funding/equal_opportunities/measures/index.html [abgerufen am 9.8.2020].
110 Huang u. a.: Historical comparison of gender inequality in scientific careers across countries and disciplines. 2020, S. 4612. Online: https://www.pnas.org/content/pnas/117/9/4609.full.pdf [abgerufen am 9.8.2020].

2.2.1.4 Regionale Analyse geförderter Projekte unter Berücksichtigung der Fördermittel

192 Die regionale Auswertung der geförderten Projekte beschränkt sich auf den Bereich neue Versorgungsformen, da bei VSF-Projekten der regionale Bezug zwar für den Antragsteller bzw. Konsortialführer angegeben ist. Dies ist jedoch mitunter losgelöst von der Forschungs- bzw. Evaluierungsaktivität zu betrachten, die sich durch unterschiedliche Konsortialpartner auf mehrere Regionen erstrecken kann. Außerdem ist nicht immer ersichtlich, in welchen regionalen Gebieten Projekte untersucht bzw. unter Hinzunahme von Routinedaten welcher GKV die Analysen durchgeführt werden. Hier wäre eine Anreicherung der Projektinformationen dahingehend hilfreich, die Angaben zur Regionalität nicht allein auf den Sitz des Antragstellers zu beschränken, sondern ähnlich der nVF-Logik auf Umsetzungs-, Daten- bzw. Forschungsebene zu skalieren.

193 Die Verteilung der geförderten nVF-Projekte lässt sich Tabelle 1 entnehmen. Die in den ersten fünf Förderwellen bundesweit durchgeführten Projekte wurden allen Bundesländern paritätisch zugeordnet. Bei der Betrachtung der absoluten Zahl zeigt sich, dass NRW mit 61 Projektbeteiligungen Spitzenreiter im bundesweiten Vergleich ist, gefolgt von Baden-Württemberg (46), Bayern (45) und Niedersachsen (42). Bremen belegt mit 19 nVF-Projektbeteiligungen den letzten Platz in der Rangfolge.

Tab. 1: Übersicht der Bundesländer-Beteiligungen nVF

Region	Budget in Mio. €	Budget pro Jahr	Anzahl	Jahre
Nordrhein-Westfalen	179	51	61	3
Baden-Württemberg	88	25	46	4
Bayern	72	20	45	4
Niedersachsen	51	14	42	4
Berlin	34	10	36	3
Mecklenburg-Vorpommern	46	13	35	4
Hamburg	42	11	34	4
Schleswig-Holstein	48	13	34	4
Brandenburg	44	12	29	4
Rheinland-Pfalz	37	11	29	3
Saarland	30	9	27	3
Sachsen	20	6	27	3
Hessen	22	6	26	4
Sachsen-Anhalt	25	7	25	3
Thüringen	13	4	23	4
Bremen	7	2	19	4

Quelle: Eigene Darstellung.

Verteilung der bewilligten Fördermittel auf regionaler Ebene

194 Neben der reinen Anzahl von Projekten ist die Auswertung bewilligter Fördermittel interessant. Ohne diese Ebene könnte sich eine verzerrte Analyse ergeben, wenn

Überblick über geförderte Projekte und relevante Akteure

z. B. die Projektgrößen in den Themenfeldern sehr stark voneinander abweichen, wie die Boxplot-Analyse der nVF- und VSF-Projekte in Abschnitt 2.2.1.2 (Abb. 12 und 13) verdeutlicht hat.

Abbildung 30 zeigt nun, wie sich das nVF-Gesamtbudget der ersten bis einschließlich fünften Förderwelle auf die Bundesländer verteilt. Die Budgets der bundesweiten Projekte wurden wiederum auf alle Bundesländer gleich verteilt. Es scheint nun noch deutlicher, dass NRW nicht nur die meisten Projektbeteiligungen zu verzeichnen hat, sondern über diese Beteiligungen auch den größten Anteil an Fördermitteln akquirieren konnte (179 Mio. EUR). Mit deutlichem Abstand folgen Baden-Württemberg (88 Mio. EUR) und Bayern (72 Mio. EUR). Thüringen (13 Mio. EUR) und Bremen (7 Mio. EUR) finden sich in der Rangfolge nach Verteilung des Gesamtbudgets über die fünf Förderwellen am Schluss.

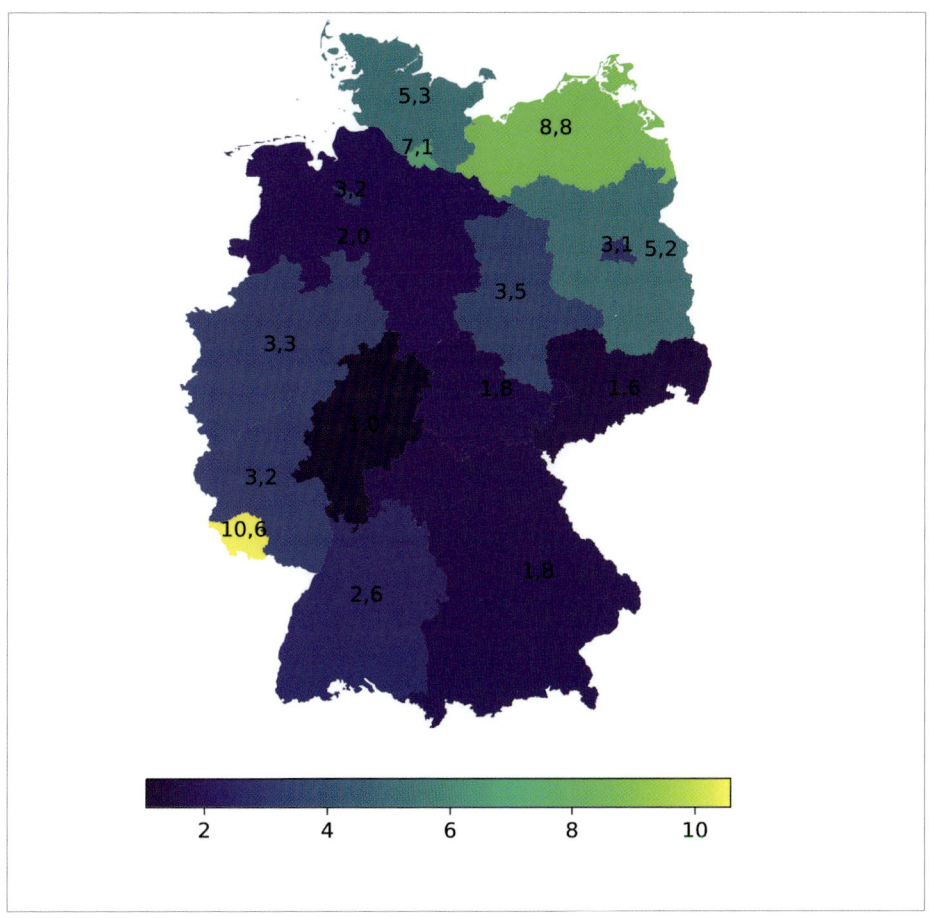

Abb. 30: Kumulierte Summe der Fördermittel nVF pro Bundesland (2016–2018)
Quelle: Eigene Darstellung.

196 Allerdings ist diese absolute Betrachtung der regionalen Verteilung von Fördermitteln dahingehend mit Vorsicht zu genießen, da die Anzahl der GKV-Mitglieder in den jeweiligen Bundesländern stark differiert. Alleine damit können die Daten also nicht richtig interpretiert werden. Mit einer Normierung haben die Autoren unter Einbezug der Mitgliederstatistik des BMG[111] die Werte in Abbildung 31 skaliert. Damit zeigt sich nun ein deutlich anderes Bild: Das Saarland liegt mit 35 EUR Fördermittel pro GKV-Versichertem deutlich vorne, gefolgt von Mecklenburg-Vorpommern mit 31 Euro und Hamburg (26 EUR). Das in den vorherigen Darstellungen in der oberen Rangfolge angesiedelte Bayern (6 EUR) profitiert auf Einzel-Mitglieder-Ebene neben Sachsen (5 EUR) und Hessen (4 EUR) am wenigsten vom Innovationsfonds.

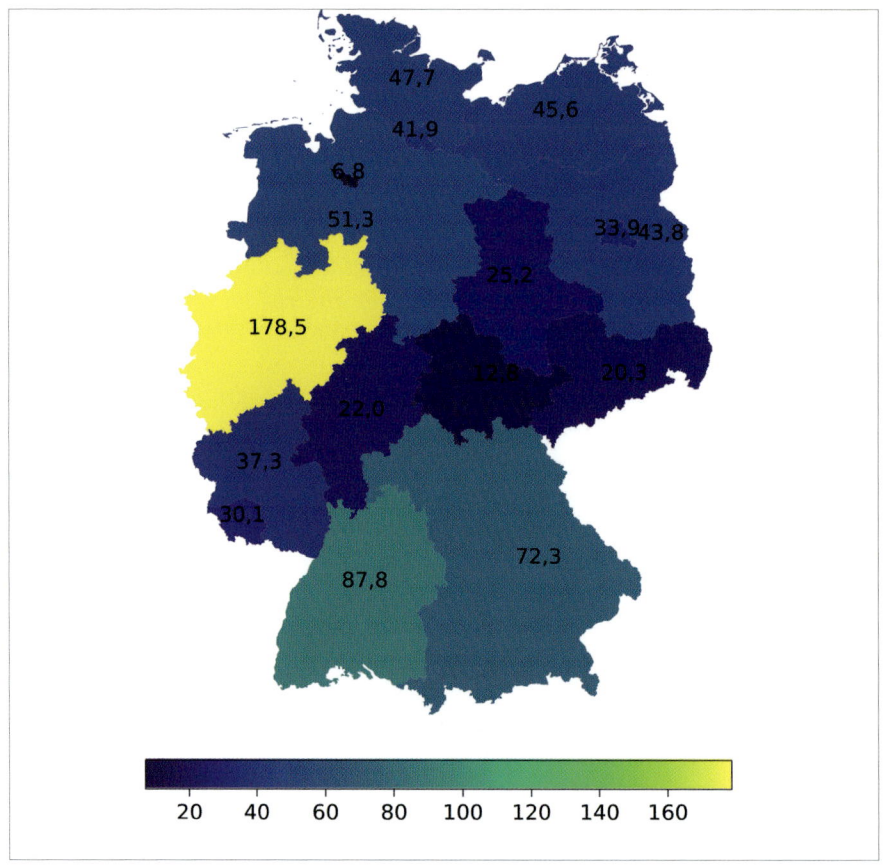

Abb. 31: Summe der Fördermittel nVF pro Bundesland je GKV-Mitglied (2016–2018)
Quelle: Eigene Darstellung.

---

111 BMG: Mitgliederstatistik KM6, Stichtag 1.7.2019. Online: https://www.bundesgesundheitsministerium.de/themen/krankenversicherung/zahlen-und-fakten-zur-krankenversicherung/mitglieder-und-versicherte.html [abgerufen am 9.8.2020].

Analyse der Kooperationen

Eine weitere Analyse auf regionaler Ebene bezieht sich auf die Beteiligung mehrerer Bundesländer an geförderten nVF-Projekten. Wie Abbildung 32 zeigt, wurden über alle Förderwellen hinweg am häufigsten solche Projekte gefördert, die sich in ihrer Umsetzung auf ein einziges Bundesland beschränken (57 %, d. h. 86 von 150). Partnerschaften weniger Bundesländer sind ebenso zu finden wie bundesweite Förderprojekte. Auffällig ist, dass es fast keine Projekte gibt, in denen viele, aber nicht alle Bundesländer beteiligt sind.

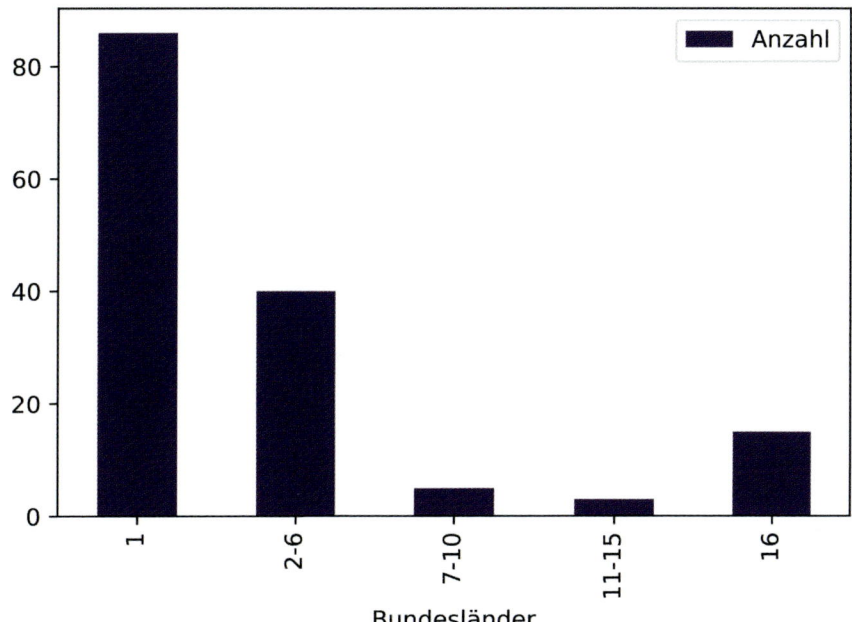

Abb. 32: Anzahl beteiligter Bundesländer nVF, erste bis fünfte Förderwelle (2016–2018)
Quelle: Eigene Darstellung.

Der grundsätzliche Anspruch an die überregionale Umsetzbarkeit bzw. Übertragbarkeit in die Regelversorgung ist hierdurch aus Sicht der Autoren allein durch diesen regionalen Fokus in der Konzeption und Durchführung der Modellprojekte beschränkt. Auch die begleitende Evaluation kann die Übertragbarkeit nur begrenzt beurteilen bzw. auf überregionale Rahmenbedingungen extrapolieren. Interessant wäre in diesem Zusammenhang eine Befragung der Projektakteure hinsichtlich ihrer Motivation für stärker ausgeprägte, überregionale Kooperationen.

Die Kooperationsaktivitäten im Bereich der neuen Versorgungsformen lassen sich darüber hinaus auch unter Berücksichtigung o. g. Projektbeteiligungen sowie fördermittelbezogener Aspekte analysieren. Die folgende Abbildung 33 zeigt hierbei, welche Bundesländer über besonders große Budgets verfügen und wie diese miteinander kooperieren.

200 Länder mit großem Budget werden durch größere Kreise dargestellt. Breitere Linien zwischen den Ländern bedeuten eine intensivere Kooperation. Besonders deutlich wird z. B. die intensive Zusammenarbeit zwischen Bayern und Baden-Württemberg sowie zwischen Bayern und Nordrhein-Westfalen (NRW), was aufgrund der großen Einzelbudgets auch zu erwarten ist. Andererseits gibt es deutlich weniger Kooperationen zwischen NRW und Baden-Württemberg, möglicherweise bedingt durch weniger gemeinsame Interessensgebiete.

201 Auch in dieser Analyse wurden bundesweit durchgeführte Projekte auf alle Bundesländer gleich verteilt. Die Stärke der Verbindungslinien repräsentiert dabei die Anzahl der Kooperationen in den ersten fünf Förderwellen (2016–2018). Die Budgetaufteilung der Projekte zwischen den beteiligten Bundesländern ist nicht bekannt, weshalb der Analyse eine paritätische Verteilung zugrunde gelegt wurde.

202 Anders als vermutlich häufig angenommen, spielt bei der Kooperationsbereitschaft die regionale Nähe allein nicht die ausschlaggebende Rolle, sonst würden sich hauptsächlich dicke Linien zwischen benachbarten Bundesländern ergeben. Stattdessen zeigt sich eine starke Kooperationsverbindung zwischen NRW und Bayern, Baden-Württemberg, Mecklenburg-Vorpommern sowie Berlin, nicht aber zu den geographisch näher gelegenen Bundesländern Niedersachsen, Bremen, Hessen oder Rheinland-Pfalz.

Überblick über geförderte Projekte und relevante Akteure

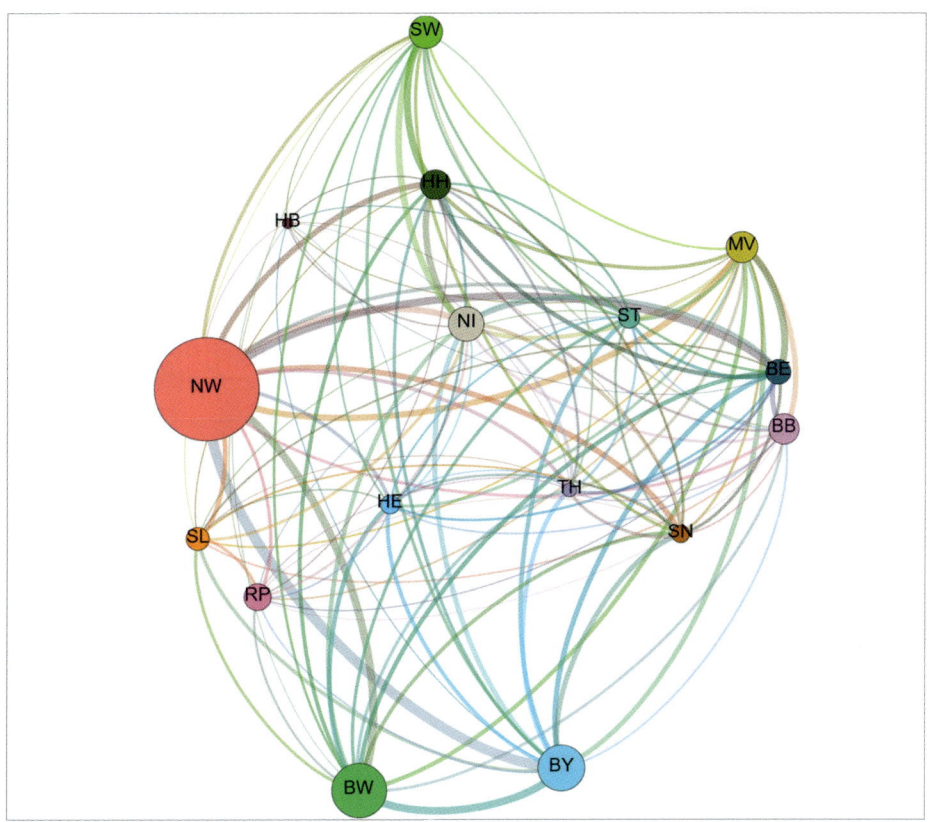

Abb. 33: Analyse der Kooperationsaktivitäten nVF, erste bis fünfte Förderwelle (2016–2018)
Quelle: Eigene Darstellung.

Eine budgetbezogene Analyse im Kontext von Kooperationen über Bundesländer hinweg kann auch noch durch eine andere Darstellung ergänzt werden. Die folgende Heatmap (Abb. 34) zeigt den Anteil des Budgets eines Bundeslandes, der durch projektbezogene Kooperationen mit anderen Bundesländern geteilt wird. Dabei sind die Bundesländer (analog zur geographischen Lage) nach ihrer Distanz zueinander sortiert. Die Heatmap kann entweder zeilen- oder spaltenweise interpretiert werden. Innerhalb einer Zeile kann man erkennen, wieviel seines Budgets ein Bundesland durch entsprechende Projektkooperationen mit anderen teilt. Liest man die Heatmap hingegen spaltenweise, erkennt man, wie viel andere Bundesländer mit diesem Bundesland in der Spalte kooperieren.

Überblick über bisherige Innovationsfondsprojekte

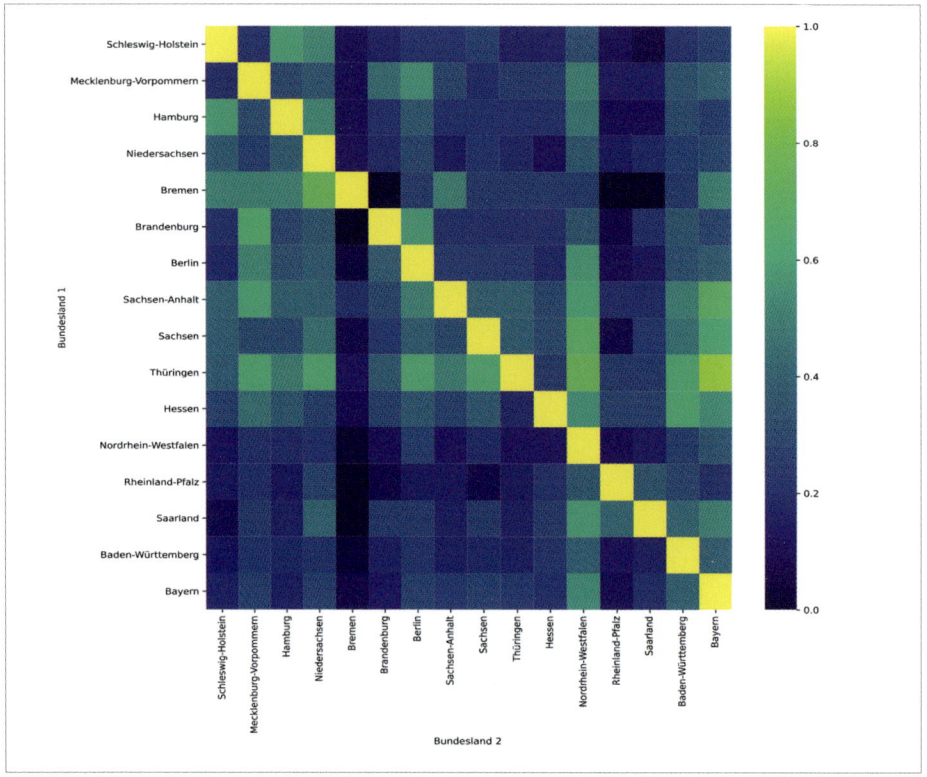

Abb. 34: Abgabe von eigenem Budget an andere Bundesländer
Quelle: Eigene Darstellung.

204 Beispiel: Bremen hat ein relativ kleines eigenes Budget und teilt einen erheblichen Beitrag mit Niedersachsen (75 %). Das Verhältnis ist allerdings nicht symmetrisch. Von seinem (relativ großen) Budget gibt Niedersachen nur einen kleinen Teil an Bremen ab (11 %), deutlich mehr z. B. an Nordrhein-Westfalen (37 %).

2.2.1.5 Datenakquise und Analysemethode

Datenbasis

205 Alle Basisdaten stammen von der Website http://innovationsfonds.g-ba.de/ und wurden im Juli 2020 heruntergeladen. Dabei sind mehrere Punkte aufgefallen:

- Die Website nutzt zum Zeitpunkt der Analyse für dieses Herausgeberwerk noch das unsichere http-Protokoll und sollte so schnell wie möglich auf https umgestellt werden.
- Die PDF-Dokumente zu den Förderbescheiden der einzelnen FBK sind nicht auf der Website des Innovationsausschusses verlinkt.

- Ein simples „Durchzählen" der unter /downloads/media abgelegten Dokumente erlaubt den Download beliebiger Dokumente. Dies sollte im Content Management System (CMS) abgestellt werden, da sonst evtl. nicht für die Öffentlichkeit bestimmte Dokumente heruntergeladen werden können.

Die unter http://innovationsfonds.g-ba.de/projekte/ verfügbaren Detailbeschreibungen der Projekte enthalten fast alle Informationen bis auf die Förderwelle. Dies sollte noch ergänzt werden, um zukünftige Analysen einfacher durchführen zu können. In diesem Zusammenhang empfehlen die Autoren außerdem, das letzte Änderungsdatum und aus Gründen der Revisionssicherheit auch eine Dokumentenversion (idealerweise mit Änderungshistorie) anzugeben. Motiviert durch die immer weiter fortschreitenden Open-Data-Initiativen wäre es wünschenswert, wenn die Projektbeschreibungen in einem standardisierten XML- oder JSON-Format zur Verfügung gestellt werden.

Alle Dokumente wurden am 21.7.2020 heruntergeladen. Um sicherzustellen, dass es danach keine Änderungen an den Dokumenten gab, wurden sog. MD5-Prüfsummen berechnet. Für alle Dokumente und daraus abgeleiteten Daten haben die Autoren ein GitHub-Projekt unter https://github.com/data-for-health/g-ba-innovationsfonds angelegt. Dort sind auch alle verwendeten URLs inkl. der Prüfsummen abgelegt.

Datenextraktion und -aufbereitung

Die Datenextraktion aus den PDF-Dokumenten erfolgte manuell. Um die semistrukturierten Informationen aus den Projektbeschreibungen zu extrahieren, wurde ein HTML-Parser genutzt, mit dessen Hilfe die Daten zunächst in ein Standardformat (JSON) konvertiert und anschließend in weitere Analysephasen übernommen wurden.

Datenverarbeitung und -analyse

Alle Datenanalysen wurden mithilfe von Jupyter-Notebooks[112] in der Programmiersprache Python[113] durchgeführt. Alle Diagramme konnten direkt so generiert werden, lediglich für den Kooperationsgraph wurde das Programm Gephi[114] verwendet. Bei Änderung der Ausgangsdaten kann über die sog. Data Lineage nachvollzogen werden, welche abgeleiteten Daten sich ändern und welche Diagramme angepasst werden können. Dies ermöglicht es weiterhin, den Analyseprozess nahtlos auch für folgende Förderwellen zum Einsatz zu bringen und alle Diagramme automatisch neu zu generieren. Nachfolgende Abbildung 35 zeigt den Datenakquise und -verarbeitungsprozess:

---

112 Siehe auch https://jupyter.org.
113 Siehe auch https://www.python.org.
114 Siehe auch https://gephi.org.

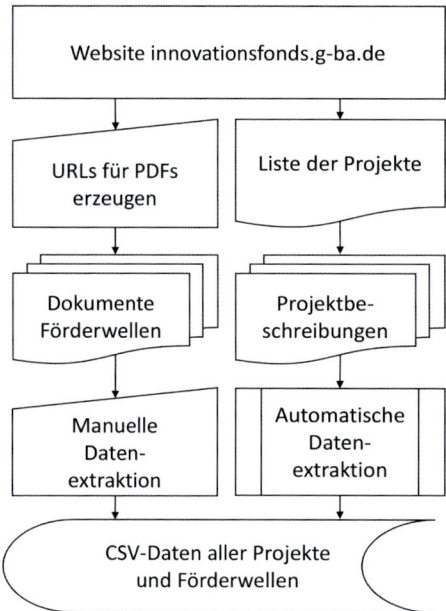

Abb. 35: Datenfluss des Analyseprozesses
Quelle: Eigene Darstellung.

2.2.2 Fazit

210 Dieser Beitrag hat das Ziel, die hohe Relevanz zweier Aspekte als Grundlage für eine verbesserte Transparenz von innovationsfondsbezogenen Informationen aufzuzeigen. Alle Angaben rund um beantragte bzw. bewilligte und abgeschlossene Projekte aus dem Innovationsfonds sollten benutzerfreundlich, dynamisch im Zeitablauf und nachvollziehbar erfolgen. Die Daten sollten zeitnah verfügbar und strukturiert aufbereitet sein. Abschließend lassen sich folgende Punkte aus diesem Beitrag zusammenfassen:

Transparenz hinsichtlich des Antragsgeschehens

211 Nicht erst mit der Bewilligung von Projekten und entsprechender Information kann Transparenz gefördert werden. Die Verteilung aller Projektanträge auf die verschiedenen Themenfelder sowie deren pro Themenfeld aggregierten Budgets innerhalb einer Förderbekanntmachung wäre ein zusätzlicher Gewinn an Transparenz. Dies spiegelt letztlich auch Entwicklungen im Hinblick auf innovative Versorgungsmodelle bzw. Forschungsschwerpunkte wider. Die Bekanntmachung des Antragsgeschehens auf höchster Aggregationsebene, d. h. Anzahl der einge-

gangenen Anträge und Höhe des insgesamt beantragten Förderbudgets, gibt hierüber nur ungenügend Aufschluss.

Die strukturierte Angabe von Ablehnungsgründen wäre insbesondere für potenzielle, nicht professionalisierte AntragstellerInnen hilfreich (die im Vergleich zu spezialisierten Instituten weniger erfahren sind). 212

Schließlich ist bereits während der Konzept- und Antragsphase von Projekten ein Augenmerk auf eine Ausgewogenheit der geschlechtsspezifischen Teamzusammensetzung zu legen. 213

Transparenz hinsichtlich geförderter Projekte

Die aus den jeweiligen Förderbekanntmachungen hervorgehenden Übersichtsdokumente *„Geförderte Projekte des Innovationsausschusses zur Förderbekanntmachung (…)"* sollten entweder besser zugänglich auf den Seiten des Innovationsausschusses hinterlegt werden oder – im Sinne einer besseren Usability – in strukturierter Form direkt auf der Website eingebettet werden, sodass ein langwieriges Suchen oder ein Formatbruch (Herunterladen von PDF-Dokumenten) vermieden werden kann. 214

Die Projektbeschreibungen zu den bewilligten Projekten selbst bedürfen ebenfalls einer Anpassung, z. B. durch Hinzunahme der zugeordneten Förderbekanntmachung oder des Förderzeitpunktes. Ohne diese Angabe ist die Information zur Förderdauer nicht hilfreich, da ein Außenstehender den jeweiligen Projektfortschritt nicht einordnen kann. Zudem ist bei allen Projekten – unabhängig davon, ob mittels themenfeldspezifischer Förderung oder themenoffener Förderung bewilligt – die Vergabe von mehrwertigen Themenkategorien wünschenswert. Die Zuordnung der Projekte zu ausschließlich einem Themenbereich ist nicht zielführend im Sinne eines Erkenntnisgewinns durch gezielte Recherche, da die in den Projekten behandelten Themen nicht überschneidungsfrei sind. Ein Suchfeld, durch das sich alle Projekte finden lassen, die sich beispielsweise mit den Themen „E-Health" oder „Kinder" beschäftigen, wäre sehr sinnvoll und hilfreich. 215

Auch die bisher nur in PDF-Form vorliegenden Ergebnisberichte abgeschlossener Projekte sollten strukturiert zur Verfügung gestellt werden. Dies könnte z. B. erfolgen, indem ein allgemeines Template definiert wird, in dem jedes Projekt Texte und Werte (KPIs) einfügt. Idealerweise geschieht dies nicht nur zum Projektende, sondern wird während des Projektverlaufs in kontinuierlichen Abständen aktualisiert und archiviert. Das von den Autoren entwickelte automatisierte Analyseverfahren kann so angepasst werden, dass Diagramme automatisch erstellt werden, und dient damit sowohl der Transparenz nach außen als auch als Management-Informationssystem für den G-BA selbst. 216

Auch wäre die tatsächliche Verteilung der Fördermittel auf regionaler Ebene nach Abschluss des Projekts interessant (insbesondere bei nVF-Projekten), um die 217

Kooperations- und Budget-Verteilungsanalysen detaillierter und trennschärfer durchführen zu können.

Transparenz im Hinblick auf Datensicherheit

Im CMS sollte die freie Verfügbarkeit beliebiger Dokumente abgestellt werden, da dies sonst u. U. zu Sicherheitslücken beim Zugriff auf Dateien führen kann. Die Angabe von Dokumentenversionen unterstützt die Revisionssicherheit, standardisierte Datei-Formate erhöhen im Rahmen von Open Data die Transparenz enorm. Schließlich ist die Umstellung der Website auf das https-Protokoll eine Grundvoraussetzung für Datensicherheit. Moderne Browser warnen bereits davor, das veraltete http-Protokoll weiterhin zu verwenden.

Literatur

BMG: Mitgliederstatistik KM6, Stichtag 01.07.2019. Online: https://www.bundesgesundheitsministerium.de/themen/krankenversicherung/zahlen-und-fakten-zur-krankenversicherung/mitglieder-und-versicherte.html [abgerufen am 9.8.2020].

Bohm, S./Dudey, S.: Zur Transmission erfolgreicher Innovationsfonds-Projekte in die GKV-Versorgung. In: G+G Wissenschaft (GGW) 3/2019, S. 22–30.

DFG: Equal Opportunity Measures in Individual Funding Programmes. 2018. Online: https://www.dfg.de/en/research_funding/principles_dfg_funding/equal_opportunities/measures/index.html [abgerufen am 9.8.2020].

European Union: Horizon 2020 Online Manual – Gender Equality. Online: https://ec.europa.eu/research/participants/docs/h2020-funding-guide/cross-cutting-issues/gender_en.htm [abgerufen am 9.8.2020].

GKV-Spitzenverband: Positionspapier des GKV-Spitzenverbandes: Zukunft des Innovationsfonds. 2019. Online: https://www.gkv-spitzenverband.de/media/dokumente/presse/publikationen/20190319_Positionspapier_Innovationsfonds_barrierefrei.pdf [abgerufen am 9.8.2020].

Huang, J. u. a.: Historical comparison of gender inequality in scientific careers across countries and disciplines. In: Proceedings of the National Acadamy of Sciences of the U. S. A. 09/2020. doi:10.1073/pnas.1914221117.

Prognos AG: Teilbericht über die erste Evaluationsphase – Gesamtevaluation des Innovationsfonds. 2019, S. 39. Online: https://dipbt.bundestag.de/doc/btd/19/085/1908500.pdf [abgerufen am 9.8.2020].

3 Der Innovationsfonds – Zuständigkeiten für den Transfer in die Regelversorgung

3.1 Innovationen und solidarische Wettbewerbsordnung – ordnungspolitische Implikationen für die Integration in die Regelversorgung

Jürgen Zerth

Abstract: Die Frage, inwiefern der (Kassen-)Wettbewerb einen wesentlichen Impuls zur Generierung von Versorgungsinnovationen beiträgt, wird auch 20 Jahre nach Einführung weiter diskutiert. Die Evaluationsergebnisse des Innovationsfonds werfen den Blick auf die Translation von kontrollierten Versorgungsexperimenten, deren Potenzial insbesondere über selektivvertragliche Gestaltungsoptionen ausbaufähig scheint. Aus übergeordneter Perspektive einer Weiterentwicklung der Wettbewerbsordnung für das Gesundheitswesen kann hier eine Diskussion um eine Imitationsschwelle hilfreich sein.

3.1.1 Wettbewerb und Gesundheit – eine (immerwährende) Herausforderung

Ende März 2020, schon berührt durch die begonnene Corona-Pandemie und den damit einhergehenden gesundheitsrelevanten Maßnahmen, trat das *„Gesetz für einen fairen Kassenwettbewerb in der gesetzlichen Krankenversicherung"* (GKV-FKG) in Kraft, das augenscheinlich den Blick des Gesetzgebers auf die Weiterentwicklung und Ausgestaltung der Rahmenbedingungen für einen regulierten Wettbewerb innerhalb der Gesetzlichen Krankenversicherung legt. Insbesondere Regelungen zur Weiterentwicklung des morbiditätsorientierten Risikostrukturausgleichs wurden beschlossen, die ursprünglich geplanten stärkeren Eingriffe in die Organisationsstrukturen des Wettbewerb zwischen den Krankenversicherungen, etwa die Vereinheitlichung der Aufsicht zwischen bundeseinheitlichen und regionalen Kassen, die im ursprünglichen Referentenentwurf noch vorhanden waren, sind im finalen Gesetz jedoch nicht mehr explizit. Unabhängig von der Diskussion um die Sinnhaftigkeit derartiger Vorschläge,[115] gilt es doch festzuhalten, dass mit dem GKV-FKG der Fokus scheinbar erneut auf das „Level-Playing-Field" der Gesundheitsversorgung gerichtet wird, wo Wettbewerbsprozesse auf Zielsetzungen einer solidarisch-orientierten Wettbewerbsorientierung ausgerichtet sein sollen.[116] Mit Distanz zur tagesaktuellen Betrachtung gilt es den Blick

---

115 Jacobs: Vertragswettbewerb. In: G+S 2020, S. 24–28.
116 Cassel/Wasem: Solidarität und Wettbewerb. In: Cassel/Jacobs/Vauth u. a. (Hrsg.): Solidarische Wettbewerbsordnung. 2014, S. 23.

darauf zu richten, warum und mit welchem Ziel es innerhalb einer solidarischen Gesundheitsversorgung überhaupt „*Wettbewerb*" geben soll?

220 Jede Orientierung an einem Wettbewerbsmodell, auch für das Gesundheitswesen, berücksichtigt in der Regel, dass Präferenzen der Versorgungsgestaltung (nicht der grundlegenden medizinischen Versorgung) unterschiedlich sind. Gerade aufgrund dieser Unterschiedlichkeit werden Suchprozesse im Wettbewerb aktiviert, die vor dem Bild des eingeschränkten Wissens aller Akteure dazu beitragen können, das vorläufig beste Wissen im Sinne der Patientinnen und Patienten zu finden.[117] In diesem Sinne kann auf die Idee eines „*Managed Competition*"[118] Bezug genommen werden. Diese Idee folgt der Annahme, dass es durch eine wettbewerbliche Steuerung zu einer effektiveren, effizienteren und qualitativ besseren Versorgung, Organisation und Betreuung von Patientinnen und Patienten kommt und somit Wettbewerb als Instrument von Versorgungszielen und nicht als Ziel an sich zu interpretieren ist.[119]

221 Im institutionellen Fokus wird traditionell ein regulierter Krankenversicherungswettbewerb mit einem Akteursdreieck aus Versicherungs-, Behandlungs- und Versorgungsvertrag umschrieben und kennzeichnet somit verschiedene Transaktionsbeziehungen der Risikoteilung zwischen den handelnden Akteuren.[120] In üblichen Systemen regulierter Krankenversicherungsmodelle werden Behandlungs- und Versicherungsvertrag über den Versorgungsvertrag verknüpft. Somit hat die Krankenversicherung die Aufgabe, neben der Prämienerhebung und damit abgeleiteter Sicherstellung ausreichender Finanzierungsmittel im Schadensfall (Risikopooling), auch die Organisation der Leistungsvorhaltung und -umsetzung mitzugestalten.[121] Das deutsche GKV-System fußt auf diesem Bild, in dem der Krankenversicherungswettbewerb zu Versorgungsinnovationen beitragen soll und somit Versicherungs- und Behandlungsmarkt über den Versorgungsmarkt mit der dezidierten Idee verknüpft sind, dass Krankenversicherungen im Wettbewerb um qualitativ bessere Leistungen konkurrieren (Solidarische Wettbewerbsordnung).[122] Auch wenn diese Beschreibung eine idealtypische ist, bleibt es doch wohl notwendig festzuhalten, dass ein kassenorientiertes Gesundheitswesen wie in Deutschland sich immer wieder durch die Wirkungen und Akzeptanzeffekte von Wettbewerb zu legitimieren hat, was unmittelbar den Fokus auf

---

117 Zerth: Versorgung gestalten. In: Zerth/Schildmann/Nass (Hrsg.): Versorgung gestalten. 2019, S. 63.
118 Enthoven: History and Principles of Managed Care. 1993, S. 24.
119 Barros u. a.: Competition among health care providers. In: The European Journal of Health Economics 2016, S. 229–230.
120 Oberender/Zerth: Zukünftige Finanzierung. In: Matusiewicz/Wasem (Hrsg.): Gesundheitsökonomie. 2014, S. 104.
121 Oberender/Zerth:Zukünftige Finanzierung. In: Matusiewicz/Wasem (Hrsg.): Gesundheitsökonomie. 2014, S. 104.
122 Cassel/Jacobs: Mehr Versorgungsinnovationen. In: RPG 2015, S. 55–56.

Versorgungseffekte und -verbesserungen wirft.[123] Unterbleibt die Antwort auf den Sinn wettbewerblicher Steuerung, stellt sich sehr schnell die Frage nach der Notwendigkeit eines stark regulierten (Kassen-)Wettbewerbs. So weist etwa Rebscher darauf hin, dass die Verknüpfung zwischen den verschiedenen Teilmärkten im Akteursdreieck mit besonderen Transaktionskosten verbunden sind, etwa weil die Rationalität eines Versicherten nicht zwingend mit der Rationalität eines Patienten übereinstimmen muss und somit unterschiedliche Marktparameter für die Nachfrager relevant sein können. Anreize, die im Behandlungsvertrag wirksam sind, sind es nicht zwingend im Versicherungsmarkt.[124] Gerade die Herausforderungen von sektor- oder institutionenübergreifender Versorgung lenken den Blick auf die Legitimation von Wettbewerbsprozessen in diesem Kontext.[125]

222 So hat der Sachverständigenrat Gesundheit im Gutachten 2018 versucht, die Notwendigkeiten *„sektorübergreifender Steuerung"* mit alternativen Ansätzen dezentraler Steuerung zu beschreiben.[126] Dabei nimmt dieser aber bei der Frage, welche Leistungen künftig ambulant, stationär oder in einer Hybrid-Form angeboten werden sollen, die Position ein, dass hier nicht nur der Kassenwettbewerb wirksam werden soll, sondern durch GBA-ähnliche Institutionen auf regionaler Ebene Ausschreibungsmodelle Anwendung finden können. Diese Feststellung ist deswegen relevant, weil hier ein Bild von Wettbewerb beschrieben wird, in dem eine Art Such- und Entdeckungsprozess etwa von (neuen) Versorgungsarrangements scheinbar außerhalb des unmittelbaren Kassenwettbewerbs verortet wird.[127]

223 Hier kommt der Innovationsfonds ins Spiel, der durch das GKV-Versorgungsstärkungsgesetz von 2015 ins Leben gerufen wurde und dem Gemeinsamen Bundesausschuss die Aufgabe übertragen hat, mittels eines zentralen Ausschreibungsmodells Anreize zur Weiterentwicklung von insbesondere patientenbezogenen Versorgungsmodellen zu entwickeln. Die Mitte 2019 im Bundestag vorgetragene Evaluation des bisherigen Verlaufs des Innovationsfonds[128] und die daran anknüpfende Diskussion werfen insbesondere die Frage auf, ob und welche Strategien zu einer Translation möglicher Versorgungsinnovationen aus den geförderten Projekten beitragen können.[129] Aus der Evaluation wurde auch deutlich, dass gerade bei der Bewertung der Translation von neuen Versorgungs-

---

123 Buchberger u. a.: Feindbild Gesundheitsökonomie. In: Matusiewicz/Wasem (Hrsg.): Gesundheitsökonomie. 2014, S. 241.
124 Rebscher: Wettbewerb als Entdeckungsverfahren. In: Oberender (Hrsg.): Wettbewerb im Gesundheitswesen. 2010, S. 35.
125 Lange/Braun/Greiner: Ökonomische Aspekte der integrierten Versorgung. In: Bundesgesundheitsblatt 2012, S. 646–647.
126 Sachverständigenrat zur Begutachtung der Entwicklung im Gesundheitswesen: Bedarfsgerechte Steuerung der Gesundheitsversorgung. 2018.
127 Jacobs: Vertragswettbewerb. In: G+S 2020, S. 25–26.
128 Astor u. a.: Gesamtevaluation des Innovationsfonds. Deutscher Bundestag. 2019.
129 Gilbers: Innovationsfonds. In: Monitor Versorgungsforschung. 2019, S. 28.

formen Fragen zu noch nicht als hinreichend definierten Abrechnungspositionen die häufigste Nennung erfahren haben (vgl. Abb. 36).

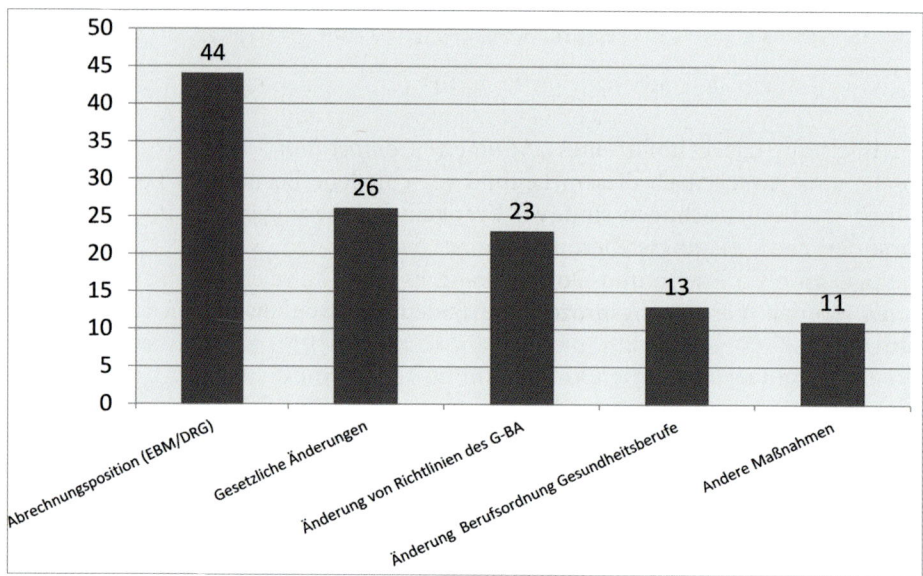

Abb. 36: Erforderliche Maßnahmen zur Überführung Neuer Versorgungformen
Quelle: Eigene Darstellung in Anlehnung an Astor u. a.

224 Neben den inhaltlichen Aspekten steht weiterhin in der Diskussion, ob es eine institutionalisierte Struktur für die Überleitung in die Regelversorgung geben soll, etwa eine zentrale Stelle, die anhand eines standardisierten Verfahrens Überführungsbewertungen ableiten kann. Die ordnungspolitische Frage ist nun, ob die Translation von Implementierung Teil eines regulierten Prozesses sein kann oder gar soll, oder der Prozess der Implementierung in die Breite der Regelversorgung wieder selbst Teile eines weiteren, induzierten Suchprozesses zwischen den Beteiligten des regulierten Marktes sein kann.[130] In diesem Beitrag geht es folglich darum, den Blick auf die innovationsförderliche Struktur eines geregelten Krankenkassenwettbewerbs zu lenken und dabei auch Bezug auf mögliche institutionelle Implementierungsbedingungen zu nehmen, die bislang (noch nicht adäquat) zur Umsetzung einer solidarischen Wettbewerbsordnung umgesetzt worden sind.

---

130 Krack u. a.: Innovationsfonds an der Schwelle zur Regelversorgung. In: Gesundheitsökonomie & Qualitätsmanagement. 2019, S. 175.

3.1.2 Leistungswettbewerb und Versorgungsinnovationen: Bedingungen und Limitationen

3.1.2.1 Regulierter Wettbewerb und „Level-Playing-Fields"

Die Frage nach der Rolle des Wettbewerbs für die Weiterentwicklung und die Bezugnahme auf wettbewerbliche Gestaltungen institutioneller Arrangements lenkt den Blick auf das Leitbild eines *„Managed Competition"*. Zunächst gilt es festzuhalten, dass auch nach diesem Leitbild verschiedene Ebenen des Leistungswettbewerbs zu berücksichtigen sind, wo Krankenversicherungen in unterschiedlicher Weise in den Leistungssteuerungskontext eingebunden werden.[131] In weiterer Analogie an etwa Boone und Douven kann es u. U. hilfreich sein, aus den Funktionen für den Versorgungsprozess die Bedeutung wettbewerblicher Prozesse zu beschreiben.[132] Ohne Einschränkung der Allgemeinheit lassen sich aus Sicht einer Versorgungsbetrachtung etwa Versorgungskriterien wie (1) Dringlichkeit der Versorgung, (2) Kosten der Raumüberwindung und (3) Qualitätsunterschiede der Leistungserbringer als Orientierungskriterien der Gesundheitsversorgung nennen.

225

Barros u. a. untersuchen verschiedene Wettbewerbstypen.[133] Zunächst gibt es den Typ (a) Wettbewerb im Markt, wo Leistungsniveau und Leistungserbringer aufgrund geringer Qualitätsvarianz weitgehend austauschbar sind. Davon zu unterscheiden ist (b) der Wettbewerb um einen Markt, der sich in Veränderung der Qualitäten des Marktes ausprägen kann, somit eine Form des dynamischen, struktur- und prozessveränderlichen Wettbewerbs wäre. Eine besondere Form des Wettbewerbs um einen Markt sind aber auch Modelle zur Sicherstellung von Versorgungsgeboten außerhalb von Ballungszentren oder gar in geographisch wenig besiedelten Regionen. Diese adressieren beispielsweise Bedarfe, wenn es aufgrund regionaler Besonderheiten kaum Nachfrage nach elektiven Leistungen gibt und/oder die Raumüberwindungskosten für die potenziellen Nachfrager, die Patientinnen und Patienten, sehr hoch sind. In dieser Hinsicht wäre es wenig wahrscheinlich zu erwarten, dass verschiedene Leistungserbringer miteinander konkurrieren, gleichzeitig aber eine Vorhaltung von Kapazitäten zur Sicherung medizinisch dringlicher Bedarfe gewährleistet sein muss.[134] Hier können Ausschreibungsmodelle zur Sicherstellung einer (regional) als notwendig erachteten Grundversorgung eine kompetitive Antwort darstellen.[135]

226

---

131   Zerth: Versorgung gestalten. In: Zerth/Schildmann/Nass (Hrsg.): Versorgung gestalten. 2019, S. 69–71.
132   Boone/Douven: Provider Competition and over-utilization in health care. In: CentER Nr. 2014-055.
133   Barros u. a.: Competition among health care providers. In: The European Journal of Health Economics 2016, S. 230.
134   Boone/Douven: Provider Competition and over-utilization in health care. In: CentER No. 2014-055, S. 2.
135   Zerth: Versorgung gestalten. In: Zerth/Schildmann/Nass (Hrsg.): Versorgung gestalten. 2019, S. 74.

227 Im Gegensatz dazu beschreibt der Wettbewerbstyp (a) die Situation eines Leistungsangebots bei Annahme weitgehend standardisierter Leistungsinhalte. Der Kollektivvertrag deutschen Typs würde in diese Kategorie fallen. Primäres Ziel eines derartigen Wettbewerbsmodells ist es, ein standardisiertes und wenig differenziertes Versicherungsangebot vorhalten zu können. Raumüberwindungskosten sind für die Versicherten zwar vorhanden, wirken aber weniger relevant, auch weil es eine hinreichend große Zahl von Leistungserbringern gibt, die vornehmlich (Kategorie eines Kassenarztes beispielsweise) eine für den Versicherten garantierte Regelversorgung anbieten können. Die Versicherten wählen somit auf der Grundlage des Regelversorgungsbildes unterschiedliche Leistungserbringer aus. Somit ähnelt der Kollektivvertrag eher einem abgeschlossenen Translationsprozess, d. h. eine Breitenwirkung von Versorgungsgestaltung ist erreicht und die Varianzen der Qualität sollen sich wieder schließen. Die Anreize für Krankenversicherungen und Leistungserbringer in neue Versorgungs- und Organisationsmodelle zu investieren, sind innerhalb dieses Marktes eher als gering anzusehen.

228 Davon zu unterscheiden sind jedoch Strategien von Krankenversicherungen und Leistungserbringern, durch exklusive Kontraktmodelle Veränderungen im bisherigen Versorgungsmarkt zu erzeugen und somit aus einem Wettbewerb in einem Markt eine Art Wettbewerb um einen (neuen) Markt zu machen.[136]

229 Einerseits ließen sich beispielsweise im Kontext von Prozessoptimierungen Lieferverträge – Rabattverträge mit pharmazeutischen Unternehmen – subsumieren. Ziel dieser Verträge (Selektivvertrag Typ 1) ist es, bei unverändertem Qualitätsniveau der Versorgung (die Annahme homogener Qualität von Pharmazeutika rechtfertigt genau den Rabattvertrag bei Generika) kassenbezogene Kostenstrukturen zu optimieren. Andererseits sind eben die Kontraktmodelle oder Selektivverträge Typ 2 zu unterscheiden, die dezidiert Versorgungsqualitäten und -formen anhand einer Exklusivitätsstrategie verändern wollen. Mit anderen Worten sollen derartige Verträge die durch selektive Verträge erzeugten Heterogenitäten nutzen, um langfristig auch zu einer Verbesserung der Versorgungsqualität in der Breitenwirkung beizutragen. Gerade an dieser Stelle schließt sich nun die Frage nach den Implementierungs- und Translationsstrategien in die Regelversorgung an.

230 Zunächst gilt festzuhalten, dass für eine derartige instrumentelle Nutzung von Heterogenitäten die Annahme Pate steht, dass Versorgung auch an sich mit einer Varianz an Qualität verknüpft sein kann. Die für den Patienten letztendlich relevante, regional adjustierbare Versorgungsleistung wird nach herrschender Interpretation der Versorgungsforschung sowohl durch nicht beeinflussbare (genetische Disposition) wie beeinflussbare nachfrage- und angebotsseitige (z. B. Präferenzunterschiede oder unterschiedliche angebotsbezogene Praxisstile) Fak-

---

136 Albrecht: Potenziale für mehr Wettbewerb im Gesundheitswesen. 2018, S. 13 oder Zerth: Versorgung gestalten. In: Zerth/Schildmann/Nass (Hrsg.): Versorgung gestalten. 2019, S. 72–73.

toren bestimmt.[137] Somit definiert sich auch die medizinische Notwendigkeit als Spiegelbild von Bedarfskonstellationen eher endogen durch den Interaktionsprozess von Versorgung. Eine Weiterentwicklung eines Regelversorgungsniveaus infolge dezentraler Wettbewerbsprozesse setzt dann wiederum nur am (temporär gültigen) Mindestniveau eines standardisiert messbaren Versorgungsanspruchs an, auf den aufgesetzt weitere kontrollierte Versorgungsexperimente stattfinden können.

Der instrumentelle Charakter des regulierten Wettbewerbs auf ein Versorgungsziel ausgerichtet steht somit auch nicht im Widerspruch dazu, dass der dezentrale Wettbewerbsprozess in standardisierte, zentral vergleichbare Bewertungs- und Vergleichsverfahren eingebettet ist.[138] Somit können gerade Evaluationskonzepte mit Hinweis auf eine Verbesserung der Versorgungsziele einheitlich verglichen werden, ohne dass divergierende Aspekte von subjektiven Ansätzen der Qualitätsmessung dadurch negiert würden. Gerade die letzte Variante steht nun mustergültig für die Diskussion um Versorgungsinnovationen.

3.1.2.2 Fokus Versorgungsinnovationen – vom Ideal zur Umsetzung?

Bei der Betrachtung und Analyse von Versorgungsinnovationen steht letztendlich die Frage im Hintergrund, welchen *„Value for Money"* ein Gesundheitssystem bereit ist zu investieren, wenn es nicht nur auf die individuelle Zahlungsbereitschaft setzt, sondern der Hypothese folgt, die Teilhabe aller Versicherten an medizinischpflegerischen Qualitätssteigerungen zu gewährleisten.[139] Insbesondere Selektivverträge sollen im Sinne des Bildes einer solidarischen Wettbewerbsordnung als dezentrale Suchprozesse genutzt werden, um durch den Wettbewerbsprozess sowohl für Diagnose- und Therapieverfahren als auch mit Blick auf organisatorische Entwicklungen positive Versorgungseffekte zu erzielen. Sind nun etwa Investitionen in Versorgungsmodelle und somit in die damit verbundenen Versicherten durch die entsprechende Prämienkalkulation – Kalkulation des durchschnittlichen Erwartungsschadens – zielführend (für Kassen und Leistungserbringer) abgebildet?

Im Kontext des Solidarprinzips der deutschen Gesetzlichen Krankenversicherung bei Kontrahierungszwang und Differenzierungsverbot rückt an dieser Stelle die Ausgestaltung sowohl des Risikostrukturausgleichsmechanismus als auch der Bindungsdauer von Versicherungsverträgen in den Mittelpunkt einer ökonomischen Analyse.[140] Der Risikostrukturausgleichsmechanismus zeigt an, inwie-

---

137 Robra/Spura: Versorgungsbedarf im Gesundheitswesen. In: Klauber/Geraedts/Friedrich u. a. (Hrsg.): Krankenhaus-Report 2018, S. 3.
138 Rebscher: Solidarische Gesundheitsversorgung morgen. In: Zerth/Schildmann/Nass (Hrsg.): Versorgung gestalten. 2019, S. 98.
139 Erk: Rationierung im Gesundheitswesen. 2015, S. 12 ff.
140 Albrecht: Potenziale für mehr Wettbewerb im Gesundheitswesen. 2018, S. 45. Zerth: Versorgung gestalten. In: Zerth/Schildmann/Nass (Hrsg.): Versorgung gestalten. 2019, S. 78–79.

fern die „*Sollerstattung*" pro phänotypischem Patienten die mit diesem zusammenhängenden Erwartungsausgaben abdecken. Wenn beispielsweise durch einen Selektivvertrag in eine neue Diagnose- und Behandlungsform, exemplarisch ein weniger invasives Verfahren der Blutzuckermessung bei Diabetespatienten oder ein wirksames Präventionsprogramm für eine ähnliche Zielgruppe, die Erwartungskosten des Patientenkollektivs im Zeitablauf gesenkt werden kann, dann steigt *ceteris paribus* die Anreizbereitschaft der Versicherung, Investitionen bereitzustellen. Dies gilt insbesondere, wenn die Versicherung sich die verbesserten Deckungsbeiträge auch weitgehend zuschreiben kann. Je höher jedoch die Wahrscheinlichkeit ist, dass Versicherte nach einer Zeit „kostenlos" wechseln können, umso höher wird die Wahrscheinlichkeit im ökonomischen Sinne sein, „*versunkene Kosten*" zu produzieren und somit ist mit einer geringeren Investitionsbereitschaft zu rechnen.[141]

234 Somit spielt die Wechselwirkung zwischen Risikostrukturausgleichsmechanismus und Wechselzeiten eine Rolle und es ist daher durchaus plausibel, dass gewisse Wahlleistungsangebote mit einer längeren Bindungsfrist vorgesehen sind. Gleichwohl ist sozialrechtlich die Möglichkeit, Bindungsfristen im Selektivvertrag detaillierter zu gestalten, in dieser Weise nicht vorgesehen. Darüber hinaus gilt es im Dreieck der Vertragskonstellationen, die Bedeutung der Interdependenzen zu berücksichtigen. Eine Investition in ein verbessertes Versorgungsprogramm für eine definierte chronische Patientengruppe mag im Behandlungsvertrag von den unmittelbar betroffenen Patienten als Qualitätssteigerung interpretiert werden. Es stellt sich mit Hinweis auf die Verknüpfungsfähigkeit des Versicherungs- und des Behandlungsmarktes jedoch die Frage, ob eine Investition in eine verbesserte Diabetes-Versorgung im Versicherungswettbewerb ein zielführendes Qualitätssignal ist.[142]

235 Hier greift der Hinweis auf die fehlende Kongruenz der Verteilungen von Versicherungskollektiven und Patientenkollektiven. Eine Versicherung mit geringer Versichertenzahl und einem anteilig höheren Anteil entsprechender Patienten im Kollektiv hat *ceteris paribus* eine höhere Anforderung, die Investitionsaufwendungen, die u. U. zu Beitragsaufschlägen führen, argumentativ zu verkaufen als eine Versicherung mit einer größeren Versichertenzahl, die auch Selektivverträge mit größeren Fallzahlen aufstellen kann. Somit ist der Investitionsanreiz in Versorgungsmodelle letztlich auch eine Frage der Marktstruktur. Darüber hinaus setzen Selektivverträge auf das beidseitige Interesse von Krankenversicherungen und Leistungserbringern. Letztgenannte werden sich einem Selektivvertrag *ceteris paribus* nur anschließen, wenn ihre Teilnahme sie insbesondere vergütungstechnisch nicht schlechter stellt als ein Verbleib in einer standardisierten, kollektiv-

---

141 Hart: Incomplete Contracts and Control. In: American Economic Review 2017, S. 1733.
142 Oberender/Zerth: Zukünftige Finanzierung. In: Matusiewicz/Wasem (Hrsg.): Gesundheitsökonomie. 2014, S. 113.

vertraglichen Regelung.[143] Somit sind gerade Versorgungsinnovationen davon abhängig, dass sowohl Kostenträger als auch Leistungserbringer einen beiderseitigen Qualitäts- und/oder Deckungsbeitragsvorteil generieren können und gleichzeitig Patienten und Patientinnen die Teilnahme an entsprechenden Qualitätsmodellen und somit eine (temporäre) Einschränkung der Arztwahlfreiheit aufgrund der erhofften Qualitätseffekte ebenfalls als Vorteil sehen.

Albrecht hat in den Sondergutachten für den Sachverständigenrat zur gesamtwirtschaftlichen Entwicklung gerade auf diesen wettbewerbstheoretisch nicht trivialen Zusammenhang noch einmal dezidiert hingewiesen.[144] Gerade hier setzt der Innovationsfonds als mögliche Lösungsoption an, da er das finanzielle Investitionsrisiko letztendlich für alle Beteiligten durch eine Sonderförderung aus dem normalen Regelversorgungskontext abfedern kann. Gleichwohl wird somit die wettbewerbliche Weiterentwicklung von Versorgung – der Aspekt des dynamischen Wettbewerbs – von einem dezentralen Suchprozess wieder auf ein institutionell-hierarchisches Verfahren überführt. Im idealtypischen dezentralen Wettbewerbsprozess ist nämlich auch die Auswahl der Innovationsziele und somit das damit verbundene Innovationsrisiko Teil des Suchprozesses.[145] Der Innovationsfonds kann zunächst durch sein Auswahlverfahren starken Einfluss auf die Lenkung der Innovationsziele nehmen, was dann wieder die Frage aufwirft, wer letztlich die Entscheidung (und somit auch Haftung) für die Bewertung von Innovationsprozessen und für die Translation in eine Breitenwirkung übernimmt. An dieser Stelle gilt es insbesondere die Bedeutung von Innovation und Translation etwas genauer zu betrachten.

3.1.3 Translation und Implementierung: Implikationen für einen regulierten Gesundheitswettbewerb

3.1.3.1 Einschub: die Bedeutung von Innovation und Imitation

Die Bedeutung von Innovationen für das Gesundheitswesen im Sinne der Konstellation von neuen Versorgungs- und Organisationsmodellen ist in der Literatur in verschiedener Hinsicht beleuchtet worden.[146] Dabei ist es jedoch hilfreich, die Wohlfahrtswirksamkeit von Innovationen mit Anleihen aus der traditionellen ökonomischen Literatur genauer zu beleuchten. Innovationen sind in engerer ökonomischer Interpretation die nachfrageseitig wahrgenommene Bereitschaft,

---

143 Cassel/Jacobs: Mehr Versorgungsinnovationen. In: RPG 2015, S. 66.
144 Albrecht: Potenziale für mehr Wettbewerb im Gesundheitswesen. 2018, S. 45 ff. Vgl. auch Lange/Braun/Greiner: Ökonomische Aspekte der integrierten Versorgung. In: Bundesgesundheitsblatt 2012, S. 643.
145 Rebscher: Solidarische Gesundheitsversorgung morgen. In: Zerth/Schildmann/Nass (Hrsg.): Versorgung gestalten. 2019, S. 95–96.
146 Serra-Sastre/McGuire: Technology Diffusion. In: Bolin/Kaestner (Hrsg.): The Economics of Medical Technology. 2012, S. 149. Cutler: What are the health care entrepreneurs? In: Innovation Policy and the Economy. 2010, S. 1.

für eine Produkt- und/oder Dienstleistungsidee (Invention) eine freiwillige Zahlungsbereitschaft zu äußern.[147] Mit dieser Nachfrageartikulation kann, muss aber nicht, eine erfolgreiche Marktentwicklung entstehen und vor allem ist damit nicht zwangsläufig verbunden, dass ein Produkt *„neu"* sein muss. Die ökonomische Literatur würde hier Bezug nehmen auf den Unterschied zwischen Invention und Exploitation.[148] Wohingegen der erste Begriff das Entwickeln einer neuen Produkt-, Dienstleistungs- oder auch Organisationsidee umschreiben hilft und somit mit der Ideenfindung und -generierung korrespondiert, beschreibt der zweite Begriff die Verwertbarkeit. In der stärker wettbewerbstheoretischen Herangehensweise knüpfen hier die Begriffe Invention, Innovation und Imitation an.[149] Das Imitieren hat also die Aufgabe, die Weiterverbreitung und somit die höhere Verfügbarkeit von Produkten und Dienstleistungen auszulösen. Von dieser Verbreitung sind die Aspekte der Grenzkosten der Weiterwicklung und der Reproduzierbarkeit von technologischen Inventionen unmittelbar betroffen. Somit sind integrativ in der Betrachtung der Imitation, vor allem des Imitationsprozesses, folgende Fragen involviert:

- Wer bewertet den Erfolg einer Innovation?
- Nach welchen Kriterien kann eine erfolgreiche Innovation bewertet werden?

238 In der traditionellen wettbewerblichen Logik liegt die Antwort auf die erste Frage im wahrgenommenen Nutzen einer hinreichend großen Zahl von Nachfragern und die zweite Frage wird letztendlich davon abhängig sein, inwiefern Nachfrager die Gutseigenschaften als nutzbringend und wertsteigernd interpretieren. Adler und Kowalczuk haben in der Aufarbeitung ökonomischer Diffusionsmodelle die Zahl der Adoptern zu einem definierten Zeitpunkt und die Wahrscheinlichkeit dafür, dass ein zufälliger Käufer zu einem definierten Zeitpunkt bereit ist, das Gut zu erwerben, als grobe Beschreibung dieses Vorgehens herangezogen.[150] Somit stellt sich die Frage nach möglichen institutionellen Implikationen für einen Innovations- und Imitationskontext innerhalb einer solidarischen Wettbewerbsordnung.

3.1.3.2 Imitation und Translation im Versorgungswettbewerb – Hinweise aus der Anwendungsumsetzung

239 Wie bereits in Abbildung 36 angedeutet, wirft die Evaluation der bisherigen Förderung im Innovationsfonds sowohl die Frage nach erforderlichen Implementierungsbedingungen auf als auch die Frage, ob es ein systematisches Verfahren

---

147 Henderson/Clark: Architectural Innovation. In: Administrative Science Quarterly 1990, S. 9.
148 Roberts: Managing Invention and Innovation. In: Research Technology Management 2007, S. 36.
149 Oberender: Industrielle Forschung und Entwicklung. 1973, S. 33 ff.
150 Adler/Kowalczuk: Abbildung der Diffusion von Innovationen. In: WiSt 2018, S. 10.

zur Innovationsbewertung geben soll. Der letzte Aspekt knüpft unmittelbar an die Diskussion an, ob und welche Blaupause(n) es für einen geregelten Qualitätswettbewerb innerhalb einer solidarischen Wettbewerbsordnung geben kann, der gerade die mit dem Selektivvertragstyp 2 verbundene Idee kontrollierter Experimente in Versorgungsmodelle fördert. Unabhängig davon, ob der Innovationsfonds als eine Realausprägung für die Förderung von Versorgungsinnovationen gesehen werden kann, ist festzuhalten, dass die Evaluationsergebnisse gerade die Prädiktions- und Übertragbarkeitsaspekte der geförderten Projekte auf die Implementierungsfähigkeit in die Regelversorgung aufgreifen. So lässt sich exemplarisch folgender wesentlicher Punkt herausarbeiten, der auch von Gilbers festgestellt wurde: „*... soll geprüft werden, ob die Ergebnisse der Evaluation einen relevanten Beitrag für die Weiterentwicklung der kollektivversorglichen Entwicklung erwarten lassen ...*"[151]

Hier kann Bezug auf die Arbeit von Neumann und Wolfschütz genommen werden, die zum Zeitpunkt der Einführung des Innovationsfonds einen idealtypischen Bewertungsprozess für Projektanträge formuliert hat. Demnach sollten Qualitätsindikatoren mit Daten aus der Versorgungsforschung (Mortalität, Morbidität, Lebensqualität) mit einer Umsetzungskomponente verknüpft werden, die eine Prädiktion der Umsetzungschancen und der Umsetzungseffizienz (gerade akteursbezogener Akzeptanz und Kosteneffizienz) verbunden hätte.[152] Die beiden ersten Kategorien wären dann abschließend mit einer Mengen- oder Fallzahlkomponente verbunden worden. Auch wenn derartige schematische Herangehensweisen u. U. vielfältige methodische Fragen und Herausforderungen aufgreifen und mit Blick auf die internationale Literatur in die Diskussion der Weiterentwicklung von „*Health Technology Adoption*"[153] fallen, bleibt doch festzuhalten, dass die übergeordneten Fragen jedes Innovations- und Imitationsverfahrens zu berücksichtigen sind. Grundsätzlich geht es nämlich darum, in welcher Weise durch kontrollierte dezentrale Experimente „Varianzen" im Versorgungsprozess zugelassen werden und die damit verbundenen „Ungleichheiten" aufrechterhalten werden können, bis ein Imitationsprozess die Reduktion der Varianz (Tendenz zur gleichen und standardisierten Versorgung) – im Idealfall auf einem verbesserten Versorgungsniveau – wieder herstellt.[154] Dabei geht es um „First-Mover-Vorteile", die Innovatoren eine Amortisierung ermöglichen können. Gleichzeitig soll dieser Innovationsprozess, der durch Schaffung temporärer Heterogenitäten in Leistungsangebot und Ungleichzeitigkeiten – etwa im Zugang zu diesen – geprägt ist, mit Blick auf die Implementierungsfähigkeit in der Regelversorgung verknüpft sein und ist demzufolge Ausdruck des eingangs beschriebe-

---

151 Gilbers: Innovationsfonds: Problemfall bleibt die Translation. In: Monitor Versorgungsforschung 03/19, S. 28-33.
152 Neumann/Wolfschütz: Rahmenbedingungen im Innovationsfonds. 2015, S. 27-28.
153 Poulin u. a.: Multi-criteria development. In: Journal of Health Organization and Management 2013, S. 246.
154 Oberender/Zerth: Zukünftige Finanzierung. In: Matusiewicz/Wasem (Hrsg.): Gesundheitsökonomie. 2014, S. 112 ff.

Innovationen und solidarische Wettbewerbsordnung

nen instrumentellen Verständnisses von Wettbewerb. Somit kann der Forderung Rechnung getragen werden, auch für kontrollierte Experimente einen allgemeingültigen Evaluationsstandard – etwa im Hinblick auf Bewertungsdimensionen – zu nutzen. Dies gilt insbesondere, wenn kontrollierte Experimente aus solidarisch finanzierten Mitteln erfolgen. So kann nach einer definierten Erprobungszeit das Ziel gesetzt werden, dass die als erfolgreich bezeichneten Innovationen auch zur Steigerung des Niveaus der Regelversorgung beitragen. Abbildung 37 stellt diesen kontrollierten Innovations- und Imitationsprozess dar.

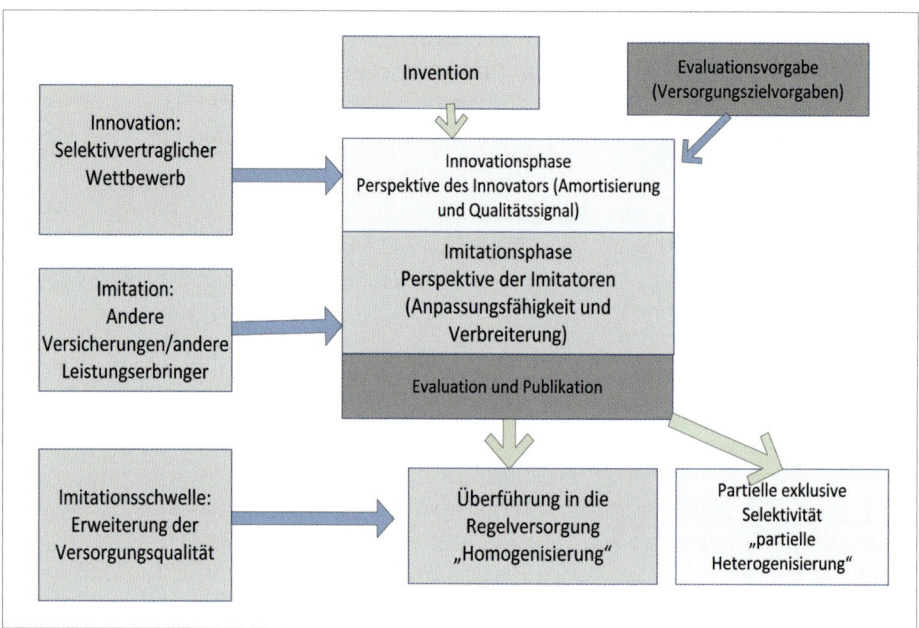

Abb. 37: Kontrollierter Innovations- und Imitationsprozess

Quelle: Eigene Darstellung in Anlehnung an Neumann/Wolfschütz: Rahmenbedingungen im Innovationsfonds.

241 Aufbauend auf einer Versorgungsidee (Invention) könnte der Innovationsprozess in einem selektivvertraglichen Wettbewerbsprozess angestoßen werden. Alternativ versucht dies auch der Innovationsfonds, kanalisiert aber die Auswahl und Entscheidung der Invention vorab innerhalb einer definierten Zeit und – wie es Rebscher formuliert – gefördert aus einem *ex ante* zu definierenden Innovationsbudgets.[155] Der Innovator bzw. ein Versorgungskonstrukt aus Versicherung und definierten Leistungserbringern im Sinne selektivvertraglicher Versorgungsmodelle hätten einen definierten Zeitraum, um die Translationsfähigkeit in die Regelversorgung gemäß einem Evaluationskonzept nachzuweisen und sich in der gleichen Zeit auch einen qualitativen Vorteil in der Versorgung zu erarbeiten.

---

155 Rebscher: Innovationspolitik. In: GGW 2017, S. 13.

Nach einer definierten Zeit könnten dann Imitatoren (Kassen und Leistungserbringer) zugelassen werden. Oberender u. a. schlagen vor, dass etwa eine neue Versorgung oder eine neue Organisationsform dann in die Regelversorgung überführt wird, wenn eine Mindestanzahl an Versicherten (Patientinnen und Patienten) von einer Mindestanzahl von Krankenversicherungen innerhalb einer definierten Zeitperiode dem Versorgungsimpuls gefolgt sind (Imitationsschwelle).[156] Insofern läge hier nach Festlegung des Evaluations- und Durchführungsprozederes ein regelbasierter Innovations- und Imitationsprozess vor. Die Frage der Translation würde somit endogen aus der Imitationsschwelle abgeleitet. Mit Blick auf den Innovationsfonds läge der Unterschied vor allem darin begründet, dass letztgenannter ein gestaltungs- und kein regelbasierter Ansatz ist, da hier durch eine Governance-Struktur des Innovationsfonds selbst eine Expertenbeurteilung der Innovations- und letztlich der Imitationstauglichkeit vorgenommen wird.

Unabhängig davon, ob und welcher Ansatz die Idee einer Imitationsschwelle befördert, bleibt festzuhalten, dass alle derartigen Prozesse des dezentralen, kontrollierten Experimentierens in einem dem dezentralen Experimentieren förderlichen Ordnungsrahmen eingebaut sein müssen. Sollte insbesondere der Selektivvertrag weiterentwickelt werden, bleibt die schon längere Zeit adressierte Frage der Budgetbereinigung zwischen Kollektiv- und Selektivvertrag eine Aufgabe. Dies gilt vor allem, um sowohl bei Versicherungen als auch bei Leistungserbringern einen Anreiz zu erzeugen, aus dem garantierten Organisations- und Vergütungsmodell Kollektivvertrag auszuweichen.[157] Darüber hinaus weist gerade die Monopolkommission auf die Bedeutung der Marktein- und Marktaustrittsmöglichkeiten für einen regulierten GKV-Wettbewerb hin.[158] Hier setzt die Auseinandersetzung an, die mit dem GKV-FKG ursprünglich auch diskutiert wurde – nämlich ob und in welchen Kontexten eine einheitliche wettbewerbliche Aufsicht für den Versicherungs- und den daraus abgeleiteten Versorgungswettbewerb notwendig ist. Mit Blick auf die anfänglich beschriebenen Versorgungskriterien lässt sich ableiten, dass insbesondere die Fragen nach örtlicher Dringlichkeit als Ausdruck von lokaler oder regionaler Daseinsvorsorge als eine dezentrale, regionale Regulierungsaufgabe verstanden werden müsste. Diese müsste dann aber (regional) wieder konsequent einheitlich für alle Kassen sein, wenn diese Versorgungsmodelle in einer definierten Region anbieten. Beim Wettbewerb der Kassen um Versicherte ist hingegen die einheitliche, bundesweite Aufsicht wiederum das ordnungspolitisch relevante Vorgehen.

---

156 Oberender/Zerth/Engelmann: Wachstumsmarkt Gesundheit. 2017, S. 168–169.
157 Monopolkommission: Stand und Perspektiven des Wettbewerbs. 2017, S. 63.
158 Monopolkommission: Stand und Perspektiven des Wettbewerbs. 2017, S. 69 ff.

3.1.4 Gesundheitspolitische Implikationen

243 Die Auseinandersetzung mit der Frage, ob und in welcher Weise Versorgungsinnovationen als konstitutiver Teil eines Gesundheitswesens gestaltet werden können, das sich dem Bild einer solidarisch-definierten, kontrollierten Wettbewerbsordnung verbindet, ist eine kontinuierliche, ordnungspolitische Aufgabe. Gerade mit Blick auf die Implementierung von Innovationen gilt es die Möglichkeiten eines geregelten, ergebnisoffenen Prozesses kontrollierter Versorgungsexperimente weiterzuführen. Unabhängig davon, ob es neben dem real-existenten Innovationsfonds noch alternative Innovations-Imitations-Strategien geben kann, gewinnt die Frage nach der Weiterentwicklung von Wettbewerb gerade durch die Digitalisierungsentwicklungen kontinuierlich an Bedeutung. So adressieren Ex und Amelung beispielsweise anhand unterschiedlicher Versorgungsszenarien das Zusammenspiel zwischen Digitalisierungslösungen, Kooperationslösungen und Wettbewerb.[159] Digitalisierung, verstanden als die Übersetzung digitaler Informationsbeziehungen in die Aufbau- und Ablauforganisationen der analogen Welt, wird insbesondere mit der Kategorie von Plattformen für eine Weiterentwicklung von Wettbewerb interessant.

244 So hat das jüngst verabschiedete Digitale-Versorgung-Gesetz mit der Kategorie der digitalen Anwendung einen potenziellen neuen Leistungsgegenstand für Versicherte geschaffen, wo insbesondere die Frage nach potenziellen Versorgungseffekten durch eine standardisierte Lösung eines Katalogs integriert werden soll. Wettbewerbliche Prozesse werden hier wiederum auf eine Plattformebene gezogen, die unmittelbaren dezentralen Auswahlaktivitäten sind dann dem Arzt-Patienten-Verhältnis (Verschreibung) überantwortet. Der Wettbewerbsprozess findet somit – abgesehen von Vergütungsverhandlungen auf Spitzenverbandsebene – nicht durch dezentrale Versorgungsexperimente statt. Gerade wie sich hier das traditionelle Bild des *„Versicherungsdreiecks"* aus Versicherungs-, Versorgungs- und Behandlungsvertrag weiterentwickeln kann und soll, ist eine Steilvorlage für weiterführende gesundheitsökonomische und -politische Fragen.

Literatur

Adler, J./Kowalczuk, P.: Abbildung der Diffusion von Innovationen anhand des Bass-Modells: Möglichkeiten der Paramenterschätzung. In: WiSt 47/2018, S. 10–17.

Albrecht, M.: Potenziale für mehr Wettbewerb im Gesundheitswesen. Expertise für den Sachverständigenrat zur Begutachtung der gesamtwirtschaftlichen Entwicklung. Berlin 2018.

Astor, M. u. a.: Gesamtevaluation des Innovationsfonds. Wissenschaftliche Auswertung der Förderung aus dem Innovationsfonds gem. § 92a Abs. 5 SGB V. Prognos AG, 2019, Deutscher Bundestag: Drucksache 19/8500.

---

[159] Ex/Amelung: Vernetzte Versorgung. In: Baas (Hrsg.): Zukunft der Gesundheit. 2019, S. 107.

Literatur

Barros, P. u. a.: Competition among health care providers: helpful or harmful? In: The European Journal of Health Economics 2016, S. 229–233.

Boone, J./Douven, R.: Provider Competition and Over-Utilization in Health Care. In: CentER No. 2014-055. Online: https://research.tilburguniversity.edu/en/publications/provider-competition-and-over-utilization-in-health-care [abgerufen am 14.6.2020].

Buchberger, B. u. a.: Feindbild Gesundheitsökonomie – Ist eine Korrektur der öffentlichen Wahrnehmung notwendig? In: Matusiewicz, D./Wasem, J. (Hrsg.): Gesundheitsökonomie. Bestandsaufnahme und Entwicklungsperspektiven. Berlin 2014, S. 241–255.

Cassel, D./Jacobs, K.: Mehr Versorgungsinnovationen – aber wie? Innovationswettbewerb statt Innovationsfonds in der GKV-Gesundheitsversorgung. In: RPG 21/2015, S. 55–68.

Cassel, D./Wasem, J.: Solidarität und Wettbewerb als Grundprinzipien eines sozialen Gesundheitssystems. In: Cassel, D./Jacobs, K./Vauth, C./Zerth, J. (Hrsg.): Solidarische Wettbewerbsordnung. Genese, Umsetzung und Perspektiven einer Konzeption zur wettbewerblichen Gestaltung der Gesetzlichen Krankenversicherung. Stuttgart 2014, S. 3–43.

Cutler, D.: What are the health care entrepreneurs? The failure of organizational innovation in health care. In: Innovation Policy and the Economy 11/2010, S. 1–28.

Enthoven, A.: The History and Principles of Managed Competition. In: Health Affairs 12/1993, S. 24–48.

Erk, C.: Rationierung im Gesundheitswesen. Eine wirtschafts- und sozialethische Analyse der Rationierung nach Selbstverschulden. Berlin 2015.

Ex, P./Amelung, V. E.: Vernetzte Versorgung zwischen Digitalisierung, Wettbewerb und Kooperation: Das Verwechseln von Zielen und Strategien. In: Baas, J. (Hrsg.): Zukunft der Gesundheit, vernetzt, digital, menschlich. Berlin 2019, S. 107–123.

Gilbers, O.: Innovationsfonds: Problemfall bleibt die Translation. In: Monitor Versorgungsforschung 12/2019, S. 28–33.

Hart, O.: Incomplete Contracts and Control. In: American Economic Review 107/2017, S. 1731–1752.

Henderson, R. M./Clark, K.: Architectural Innovation: The Reconfiguration of Existing Product Technologies and the Failure of Established Firms. In: Administrative Science Quarterly 35/1990, S. 9–30.

Jacobs, K.: Vertragswettbewerb: Neustart geboten. In: G+S 2020, S. 24–28.

Jacobs, K./Rebscher, H.: Meilensteine auf dem Weg zur Solidarischen Wettbewerbsordnung. In: Cassel, D./Jacobs, K./Vauth, C./Zerth, J. (Hrsg.): Solidarische Wettbewerbsordnung. Genese, Umsetzung und Perspektiven einer Konzeption zur wettbewerblichen Gestaltung der Gesetzlichen Krankenversicherung. Stuttgart 2014, S. 45–73.

Krack, G. u. a.: Der Innovationsfonds an der Schwelle zur Regelversorgung (?). Ausschuss Krankenversicherung der dggö. In: Gesundheitsökonomie & Qualitätsmanagement 24/2019, S. 175–178.

Kutzin, J.: A descriptive framework for country-level analysis of health care financing arrangements. In: Health Policy 56/2001, S. 171–204.

Lange, A./Braun, S./Greiner, W.: Ökonomische Aspekte der integrierten Versorgung. In: Bundesgesundheitsblatt 55/2012, S. 643–651.

Monopolkommission: Stand und Perspektiven des Wettbewerbs im deutschen Krankenversicherungssystem. Sondergutachten der Monopolkommission gemäß § 44 Abs. 1 Satz 4 GWB. Baden-Baden 2017.

Neumann, K./Wolfschütz, A.: Rahmenbedingungen im Innovationsfonds. Welche Projekte und Förderverfahren helfen, Innovationsdefizite zu überwinden? IGES-Institut, Studienbericht für den Verband der Ersatzkassen e. V. 2015.

Oberender, P.: Industrielle Forschung und Entwicklung. Eine theoretische und empirische Analyse bei oligopolistischen Marktprozessen. Bern 1973.

Oberender, P./Zerth, J.: Die zukünftige Finanzierung des deutschen Gesundheitswesens aus gesundheitsökonomischer Perspektive: Grundlegende anreizbezogene Anmerkungen. In: Matusiewicz, D./Wasem, J. (Hrsg.): Gesundheitsökonomie. Bestandsaufnahme und Entwicklungsperspektiven. Berlin 2014, S. 103.

Oberender, P./Zerth, J./Engelmann, A.: Wachstumsmarkt Gesundheit. 4. Aufl. Konstanz/München 2017.

Poulin, P. u. a.: Multi-criteria development and incorporation into decision tools for health technology adoption. In: Journal of Health Organization and Management 27/2013, S. 246–265.

Rebscher, H.: Innovationspolitik – eine ordnungsökonomische Skizze. In: GGW 17/2017, S. 7–15.

Rebscher, H.: Solidarische Gesundheitsversorgung morgen: Was bleibt von einer „Solidarischen Wettbewerbsordnung"? In: Zerth, J./Schildmann, J./Nass, E. (Hrsg.): Versorgung gestalten. Interdisziplinäre Perspektiven für eine personenbezogene Gesundheitsversorgung. Stuttgart 2019, S. 89.

Rebscher, H.: Wettbewerb als Entdeckungsverfahren im Gesundheitswesen – Chancen, Bedingungen, Grenzen. In: Oberender, P. (Hrsg.): Wettbewerb im Gesundheitswesen. Berlin 2010, S. 35–57.

Roberts, E.: Managing Invention and Innovation. In: Research Technology Management 50/2007, S. 35–54.

Robra, B.-P./Spura, A.: Versorgungsbedarf im Gesundheitswesen – ein Konstrukt. In: Klauber, J./Geraedts, M./Friedrich, J./Wasem, J. (Hrsg.): Krankenhaus-Report 2018. Schwerpunkt: Bedarf und Bedarfsgerechtigkeit. Stuttgart 2018, S. 3–21.

Sachverständigenrat zur Begutachtung der Entwicklung im Gesundheitswesen: Bedarfsgerechte Steuerung der Gesundheitsversorgung. Bonn/Berlin 2018.

Serra-Sastre, V./McGuire, A.: Technology Diffusion and Substitution of Medical Innovation. In: Bolin, K./Kaestner, R. (Hrsg.): The Economics of Medical Technology (Advances in Health Economics and Health Services Research). 23. Aufl. 2012, S. 149–175.

Zerth, J.: Versorgung gestalten: Zur Rolle des gesteuerten Leistungswettbewerbs im Rahmen einer (solidarischen) Wettbewerbsordnung. In: Zerth, J./Schildmann, J./Nass, E. (Hrsg.): Versorgung gestalten. Interdisziplinäre Perspektiven für eine personenbezogene Gesundheitsversorgung. Stuttgart 2019, S. 63–87.

3.2 Wie kommt das Neue praktisch in die (Versorgungs-)Welt?

Uwe Deh

> **Abstract:** Im Beitrag wird versucht, die Fragestellung vom Ende her zu beantworten. Schließlich wusste schon der deutsche Dauerkanzler des letzten Jahrhunderts, dass entscheidend ist, was hinten rauskommt.[160] Unter der Prämisse, dass der Innovationstransfer zu einer Mehrung des Patientennutzens führen soll, werden die möglichen Ergebnisse der Innovationsfondsprojekte kategorisiert. Die Probleme beim Transfer in die Regelversorgung werden beschrieben und Verbesserungsmöglichkeiten aufgezeigt. Ideen zur Weiterentwicklung des Innovationsfonds vervollständigen das Bild. Es wird deutlich, warum der Transfer in die Regelversorgung kein Selbstläufer ist.

3.2.1 Was ist eigentlich Regelversorgung?

Damit soll nichts anderes als die alltägliche Versorgungsrealität des deutschen Gesundheitswesens beschrieben werden. Diese kann sowohl kollektivvertragliche Versorgungsregime als auch selektivvertragliche Lösungen (die sog. *„alternative Regelversorgung"*[161]) umfassen. In Bezug auf den Innovationsfonds heißt es konkret, dass insbesondere Vorhaben gefördert werden sollen, die *„hinreichendes Potential aufweisen, dauerhaft in die Versorgung aufgenommen zu werden"* (§ 92a Abs. 1 S. 2 SGB V). Der Begriff der Versorgung wurde an dieser Stelle bewusst gewählt, um zu verdeutlichen, dass eine Empfehlung des Innovationsausschusses auch auf eine dauerhafte Weiterentwicklung der selektivvertraglichen Versorgung abzielen kann.[162]

245

3.2.2 Wer sollte Empfänger des Transfers in die Regelversorgung sein?

Die Frage mag trivial erscheinen – ihre Beantwortung ist aber zentral. Nach Porter ist das *„einzige Ziel, das den wahren Zweck jedes Gesundheitssystems wiedergibt, die Maximierung des Nutzens für die Patienten"*.[163] Diesem Ansatz folgend können nur die Endverbraucher, also die Nutzer der Regelversorgung, die Inno-

246

---

160 Helmut Kohl bei einer Pressekonferenz am 31.8.1984. Zitiert in: DER SPIEGEL 36/1984, S. 20.
161 Deh: Qualität als Wettbewerbsparameter in der GKV. In: Gesundheit und Sozialpolitik 2/2015, S. 43.
162 BT-Drs. 18/4095, S. 100.
163 Porter/Guth: Chancen für das deutsche Gesundheitssystem. In: Von Partikularinteressen zu mehr Patientennutzen. 2012, S. 31.

vationsempfänger sein. Einfach gesagt: Eine Verbesserung der Regelversorgung sollte den Patientinnen und Patienten zugutekommen. An dieser Prämisse wird die gegenwärtige Entwicklung gemessen.

247 Damit werden die alternativen Antwortmöglichkeiten – Empfänger des Innovationstransfers könnten die Leistungserbringer oder die Kostenträger sein – hier verworfen. Gleichwohl sind diese beiden Akteursgruppen im Rahmen der gemeinsamen Selbstverwaltung die Träger der Regelversorgung. Die Partner der gemeinsamen Selbstverwaltung haben damit nicht nur die tragende Rolle in der Regelversorgung, sondern auch eine entscheidende Funktion beim Transfer von „Neuem" in die Regelversorgung.

3.2.3 Die gemeinsame Selbstverwaltung

248 In der ganz alltäglichen Versorgungsrealität des deutschen Gesundheitswesens spielt der Innovationsfonds (noch) keine relevante Rolle. Der Alltag für die Akteure und ihre Interessenvertreter ist geprägt vom hochregulierten und komplexen Handlungsrahmen. Das Ringen um Leistungsbeschreibungen und zugeordnete Vergütungen innerhalb der jeweiligen Versorgungssektoren und der Verteilungskampf zwischen den Bereichen hat die Arbeit der Interessenvertreter auf allen Seiten in hohem Maße ritualisiert. Der Alltag des einzelnen Akteurs in der Versorgung, sowohl auf Seiten der Leistungserbringer als auch bei den Krankenkassen, ist geprägt von einer Vielzahl einzuhaltender Regularien.

249 Dies ist ganz offensichtlich kein ideales Klima für Innovation und Verbesserungen für den eigentlichen Nutzer des Gesundheitssystems – den Patienten. So häufig mit den Begriffen „Innovation" und „neue Leistung" versucht wird, eine zusätzliche Finanzierung zu erreichen, so zahlreich sind die Abwehrreaktionen von Seiten der Krankenkassen und Sozialleistungsträger. Im Ergebnis ist kein systematischer Zugewinn an Versorgungsinnovation und Patientennutzen erkennbar. Die Betonung liegt hierbei auf der fehlenden Systematik. Als Indikator sei hier nur die geringe Zahl an Methodenbewertungsverfahren im Gemeinsamen Bundesausschuss sowie die Heterogenität der dort beratenen Themen erwähnt.

250 Parallel zur Situation auf institutioneller Ebene existiert eine durchaus hohe Innovationsbereitschaft, vielleicht besser Problemlösungsbereitschaft genannt, auf Ebene einzelner Akteure in abgegrenzten Regionen oder im Rahmen von belastbaren Partnerschaften. Diese Innovationen *„von unten"* entfalten in ihrem jeweiligen Rahmen Wirkung und zeigen häufig stabil positive Ergebnisse. Es gelingt ihnen allerdings nur äußerst selten, einen Impuls für die Regelversorgung auszulösen.

251 Vor diesem Hintergrund bekommt der Innovationsfonds dann aber doch eine Bedeutung für die Träger der Regelversorgung. Er bietet eine systematische Starthilfe für die Innovationsbereitschaft der Akteure. Das Förderverfahren gibt den

einzelnen Akteuren/Beteiligten die Möglichkeit zur regelbasierten Zusammenarbeit und einen Handlungsspielraum jenseits der beschriebenen Schwierigkeiten im Alltag der Regelversorgung.

252 Ist der Weg ins „*Labor*" des Innovationsfonds geschafft, ist der Zutritt in ein innovationsfreundliches Klima erreicht. Damit ist allerdings die Frage, wie gute Ergebnisse auch gut wieder aus dem Labor herauskommen, noch nicht beantwortet. Anders gesagt: Förderprojekt des Innovationsfonds geworden zu sein, sagt noch nichts über die Transferchancen in die Regelversorgung aus.

3.2.4 Was steht am Ende der Förderphase?

253 Am Ende eines durch den Innovationsfonds geförderten Projekts steht eine Beschlussfassung des Innovationsausschusses beim Gemeinsamen Bundesausschuss gemäß § 92b Absatz 3 SGB V. Am 3. April 2020 sind auf dieser Basis die ersten fünf Projekte aus dem Bereich der Versorgungsforschung abgeschlossen worden. Der Beschluss beinhaltet u. a. eine Transferempfehlung und Hinweise zum Potenzial einer weiteren Verwertung der Ergebnisse.[164] Damit könnte die Frage des Transfers in die Regelversorgung beantwortet sein: Durch Votum des G-BA (Transferempfehlung) wird abschließend über die Aufnahme bzw. Nichtaufnahme in die Regelversorgung entschieden. Ein solcher Verfahrensweg wäre dann analog zu den Entscheidungswegen des G-BA in seinen bisherigen Aufgabenfeldern.

254 Bei genauerer Betrachtung der Transferempfehlungen (aus dem Bereich der Versorgungsforschung) fällt auf, dass die Antwort mit Blick auf den Transfer in die Regelversorgung so klar nicht ausfällt. Beispielhaft lauten die Empfehlungen des G-BA folgendermaßen:

- *„Die im Projekt […] erzielten Erkenntnisse werden an den Unterausschuss Veranlasste Leistungen des Gemeinsamen Bundesausschusses weitergeleitet. Der Unterausschuss wird gebeten, die Erkenntnisse aus dem Projekt zeitnah zu prüfen und ggf. bei einer Überarbeitung der Richtlinie einzubeziehen. Die Projektergebnisse sollen informatorisch an die Rahmenvertragspartner […] weitergeleitet werden."*[165]
- *„Das im Projekt […] entwickelte Prozessmodell […] soll erprobt werden. Die Erprobung erfolgt im (Innovationsfonds-)Projekt […]."*[166]

---

164 Gemeinsamer Bundesausschuss: Erste Projekte abgeschlossen. 2020. Online: https://www.g-ba.de/presse/pressemitteilungen/857/ [abgerufen am 28.6.2020].
165 Gemeinsamer Bundesausschuss: 2020. Online: https://innovationsfonds.g-ba.de/downloads/projekt-dokumente/3/2020-04-03_APVEL.pdf; [abgerufen am 28.6.2020].
166 Gemeinsamer Bundesausschuss: 2020. Online: https://innovationsfonds.g-ba.de/downloads/projekt-dokumente/12/2020-04-03_EMSE.pdf [abgerufen am 28.6.2020].

- „Der Innovationsausschuss spricht für das Projekt […] keine Empfehlung aus."[167]
- „Anbieter bestehender bundesweiter staatlicher Angebote […] werden gebeten, basierend auf den Erkenntnissen des Projekts, die Notwendigkeit und Möglichkeit einer Weiterentwicklung ihrer Angebote […] zu prüfen."[168]

255 Es ergibt sich ein Bild, aus dem sich erste Konturen der Transferempfehlungen erkennen lassen: *„gut"*, *„vielleicht"*, *„ungeeignet/unzuständig"*. Unter dem Aspekt der Aufnahme in die Regelversorgung sind die wesentlichen Impulse aus dem Förderbereich der Neuen Versorgungsformen zu erwarten. Hier werden sich die Transferempfehlungen sicherlich etwas vom Bereich der Versorgungsforschung unterscheiden. Grundsätzlich geben die hier derzeit vorliegenden Projektabschlüsse aber sicherlich einen Hinweis auf den Charakter der zu erwartenden Transferempfehlungen für die Neuen Versorgungsformen. Zu erwarten ist, dass es im Zeitverlauf gerade auch in diesem Bereich Projektergebnisse geben wird, die in allen Aspekten überzeugen und eine deutliche Versorgungsverbesserung generieren können. Damit würde das Spektrum durch eine Kategorie *„exzellent"* ergänzt.

3.2.4.1 Kategorien von Transferempfehlungen für die Regelversorgung

256 Bezogen auf den Transfer in die Regelversorgung und damit schwerpunktmäßig auf die Ergebnisse der Förderprojekte aus dem Bereich der Neuen Versorgungsformen sind dann Kategorien aus zwei Dimensionen denkbar: Nach der Güte des Ergebnisses und dem Effekt der möglichen Versorgungsverbesserung:

a) Exzellent – muss unbedingt umgesetzt werden.
b) Gut – kann in die Regelversorgung.
c) Unzureichend – nichts für die Regelversorgung.

257 Ergänzt um die Dimension des empfohlenen Umsetzungsgrades *„vollständig"* oder *„teilweise"* würden die Kategorien a) und b) entsprechend unterteilt und es ergibt sich dann ein übersichtliches Raster mit fünf grundsätzlichen Konstellationen von Transferempfehlungen (vgl. Tab. 2).

---

[167] Gemeinsamer Bundesausschuss: 2020. Online: https://innovationsfonds.g-ba.de/downloads/projekt-dokumente/16/2020-06-25_Evaluation-Kardiologie-Vertrag.pdf [abgerufen am 28.6.2020].
[168] Gemeinsamer Bundesausschuss: 2020. Online: https://innovationsfonds.g-ba.de/downloads/projekt-dokumente/9/2020-04-03_NoMiG.pdf; [abgerufen am 28.6.2020].

Bewertung des Effekts Umsetzungsgrad	exzellent	gut	unzureichend
vollständig	A 1	B 1	C Keine Umsetzung
teilweise	A 2	B 2	

Tab. 2: Kategorien von Transferempfehlungen für die Regelversorgung
Quelle: Eigene Darstellung.

Als Adressaten der Transferempfehlungen und damit der Umsetzung kommen neben dem G-BA (Richtlinien), den Vertragspartnern der kollektiven Regelversorgung und dem Gesetzgeber (Gesetz/Verordnung) durchaus auch die Vertragspartner der alternativen Regelversorgung in Betracht. Die Zuweisung an den jeweiligen Adressaten wird sicherlich einem gewissen Prinzip folgen. So wäre es rational, dass die Projektergebnisse der Kategorie A praktisch zwangsläufig durch den Gesetzgeber oder den G-BA umgesetzt werden müssten. Dies folgt allein aus der Überlegung, dass es kaum vertretbar wäre, exzellente Innovationen nicht allen Patientinnen und Patienten anzubieten. Die Projektergebnisse der Kategorie B und vor allem B2 bieten hingegen ein relevantes Potenzial für eine selektivvertragliche Umsetzung. Es würde die Umsetzungschancen für eine Reihe von Innovationsfondsprojekten mit guten Ergebnissen sicherlich nicht verschlechtern, wenn sie den Charakter eines wettbewerblichen Alleinstellungsmerkmals auch in der (alternativen) Regelversorgung erhalten könnten.

258

3.2.4.2 Abschätzung der Verteilung

Interessant wird auch sein, wie sich die Ergebnisse der abgeschlossenen Innovationsfondsprojekte anteilsmäßig auf diese Kategorien verteilen werden. Insbesondere da zum Zeitpunkt der Antragsstellung implizit unterstellt wird, dass alle bewilligten Anträge die Chance auf ein positives Ergebnis beinhalten. Realistischer als ein nahezu 100 %iger Erfolg der Projekte dürfte sein, dass ca. 30 % mit einer im weiten Sinne Eignung für die Regelversorgung (Kategorie B1, B2), ca. 60 % ohne Eignung für die Regelversorgung (Kategorie C) und vielleicht 10 % mit einer klaren Umsetzungsempfehlung (Kategorie A1, A2) zu beobachten sind.

259

Ebenfalls nicht zu theoretisch scheinen die folgenden Annahmen hinsichtlich des sich anschließenden Prozederes zu sein: Die 30 % guten Ergebnisse werden beim Umsetzungsversuch auf die Akteure und alle damit verbundenen Schwierigkeiten

260

der Regelversorgung treffen. Bei den ungeeigneten 60 % der Ergebnisse werden wohl alle Beteiligten an der geräuschlosen „Beerdigung" interessiert sein. Exemplarisch wird sich die Frage des Transfers in die Regelversorgung an den herausragenden 10 % beantworten.

3.2.5 Mögliche Transferprobleme

261 Das „Neue", selbst wenn es exzellent sein sollte, kann in der realen Regelversorgung auf eine Reihe von Hindernissen treffen. Die wahrscheinlich relevanten Problemfelder werden im Folgenden kurz skizziert.

3.2.5.1 Problemfeld: Innovationsfonds intern

262 Bei genauerer Betrachtung fällt auf, dass es in der hochregulierten Sphäre in und rund um den Innovationsfonds überhaupt keinen beschriebenen Weg heraus aus dem Labor (Innovationsfonds) in die reale Gesundheitsversorgung gibt. Die am Ende der Förderphase stehenden Transferempfehlungen sind von ihrem Charakter her eben genau das – Empfehlungen und kein Umsetzungsplan. Es bleibt damit weitgehend ins Belieben der Akteure und Träger der Regelversorgung gestellt, wie sie mit diesen Empfehlungen umgehen. Im schlechtesten Falle wird nach der Prämisse *„im Zweifel gegen das Neue"* verfahren. Selbst bei einer wohlwollenden Betrachtung fällt im Regelungskreis des Innovationsfonds auf, dass es ein gewisses Missverhältnis zwischen den Anforderungen, Verbindlichkeiten und Pflichten in der Prä-Projekt-Phase (Antragstellung) und der Post-Projekt-Phase (Ergebnistransfer) gibt. Dies korrespondiert mit den unterschiedlichen monetären Anreizen – spezieller Anreiz in der Projektphase vs. Verteilungskampf in der Regelversorgung.

3.2.5.2 Problemfeld: Konkurrierende Innovationszugänge

263 Die Frage *„Durch welche Tür sollen Innovationen in das Gesundheitssystem kommen?"* ist im Jahr 2020 nach wie vor nicht eindeutig beantwortet. Das betrifft sowohl Produkt- als auch Prozessinnovationen. Bei ersteren sind in der jüngsten Vergangenheit neben der weit geöffneten Eingangsschneise über die stationäre Versorgung und die mit Erlaubnisvorbehalt versehene Pforte im ambulanten Bereich neue Eingangspfade in die Versorgungs- und Erstattungssysteme entstanden. Diese Pfade werden durch ein politisches Handeln gelegt, das sich vom Charakter deutlich vom ursprünglichen Gedanken der Bewertung auf Grundlage der bestverfügbaren Evidenz unterscheidet. So stellen beispielsweise die Rahmenbedingungen für die Digitalen Gesundheitsanwendungen (DIGAs) oder die im Juni 2020 in Kraft getretene Veränderung der Verfahrensgrundsätze der Metho-

denbewertung für den G-BA (Methodenbewertungsverfahrensverordnung)[169] den wirtschaftlichen Aspekt der Innovationsförderung durch eine schnelle Einführung in die Regelversorgung in den Vordergrund, auch um den Preis schlechterer Evidenz. Im Ergebnis entsteht ein reales Geschehen, in dem der Zugang zur Regelversorgung nach dem Prinzip des geringsten Widerstandes gesucht wird.

Konkrete Produktinnovationen, die vom Innovationsfonds nicht gefördert werden, können die Interessenlage der Akteure dominieren. Aktuell ist eine regelrechte Fixierung auf (digitale) Medizinprodukte zu beobachten. Verpackt werden diese als maßgeblicher Bestandteil von Versorgungsinnovationen. Diese Entwicklung kann sich nachteilig für die neutralen Methoden- und Versorgungsinnovationen aus dem Bereich des Innovationsfonds auswirken. Von der nach wie vor richtigen Feststellung und guten Idee, dass es in unserem Gesundheitssystem auch Koordinierungs- und Prozessverbesserungen geben muss, ist kaum noch die Rede. Damit wird es dem Innovationsfonds erschwert, zentraler Takt- und Impulsgeber für die Erprobung und Einführung von Innovationen in die Regelversorgung zu sein. 264

Nur kursorisch sei erwähnt, dass auch bei den Vertragsmodellen inzwischen eine gewisse Stagnation eingetreten ist. Wenn man die Modellvorhaben gem. §§ 63–65 SGB V, die Verträge zur Integrierten Versorgung gem. §§ 140a ff. SGB V oder die Hausarztverträge als Vorläufer des Innovationsfonds und immer noch bestehende Innovationszugänge zur Regelversorgung versteht, fällt die in diesen Bereichen geringe Dynamik auf. Es hat den Anschein, dass sich die Konzentration der Akteure stark an den monetären Anreizen ausrichtet. Kurz gesagt: Außerhalb des vom Innovationsfonds geförderten Geschehens gibt es nicht viel Neues zu verzeichnen. 265

3.2.5.3 Problemfeld: Konkurrenz aus der Regelversorgung

Die politisch dominierende Auffassung, dass Innovationen primär dadurch für die Endverbraucher, also die Patienten, verfügbar werden, dass sie Bestandteil der Regelversorgung werden, impliziert ein eigenes Umsetzungsproblem. Der nach dieser Prämisse handelnde Innovator müsste grundsätzlich bereit sein, öffentliche Güter zu erzeugen und auf eine *„Innovationsrente/-rendite"*, in welcher Form auch immer, verzichten. Ein solches Verhalten ist, zumindest systematisch, nicht kompatibel mit Rahmenbedingungen, die die Akteure miteinander in den Wettbewerb stellen. Insbesondere auf Seiten der Kostenträger wäre es plausibel zu analysieren, ob durch eigenes innovatives Handeln ggf. ein Wettbewerbsnachteil entstehen kann. 266

Dem verständlichen Interesse von Bund und Ländern, keine sinnvollen Versorgungsangebote aufgrund der Krankenkassenzugehörigkeit auszuschließen, kann 267

---

169 Methodenbewertungsverfahrensverordnung – MBVerfV. In: Bundesgesetzblatt 2020, S. 1379.

durch Regelungen, die den Zugang der Versicherten und Patienten sicherstellen (z. B. zeitlich begrenzte Exklusivität, verbindliche Öffnungsklauseln), entsprochen werden.

268 Der Ansatz, jegliche Innovation in den Bereich der kollektiven Regelversorgung zu übernehmen, sie also auf die „*Regelversorgungs-Autobahn*" zu drängen, kann damit selbst innovationsbehindernd wirken. Insbesondere, da in diesem Bereich keine entsprechende Aussteuerung von überholten Modellen und Konzepten erfolgt. Es kommen vielmehr immer neue Versorgungsmodelle hinzu – allein die mannigfaltigen Möglichkeiten der ambulanten Behandlung durch Krankenhäuser[170] verdeutlichen das Problem. Die Konsequenz ist eine tendenzielle Überforderung der Regelversorgung und ihrer finanziellen Grundlagen. Diese geht einher mit der Abwehr neuer Leistungen für die Regelversorgung und einer starken Fokussierung der Beteiligten auf die gerade „*angesagte neue Versorgungsform*".

3.2.5.4 Problemfeld: Strategisches Handeln der Akteure

269 In der oben skizzierten Welt der gemeinsamen Selbstverwaltung gibt es eine Reihe etablierter Verhaltensmuster der Akteure. Da diese Akteure gleichzeitig Träger der Regelversorgung sind, stellen die etablierten Verhaltens- bzw. Zusammenarbeitsmuster ein Problem für den Innovationstransfer in die Regelversorgung dar. Angelehnt an den akteurszentrierten Interaktionismus lässt sich auch das Handeln der Selbstverwaltungspartner als „*Ergebnis der Interaktionen zwischen strategisch handelnden, aber begrenzt rationalen Akteuren, deren Handlungsmöglichkeiten, Präferenzen und Wahrnehmungen weitgehend, aber nicht vollständig, durch die Normen des institutionellen Rahmens bestimmt werden, innerhalb dessen sie interagieren*"[171] beschreiben. Dabei sind die Verhandlungsergebnisse von Konsens, Koppelgeschäften, der Suche nach Schnittmengen gemeinsamer Interessen oder dem Aufbau einer kritischen Masse (faktische bzw. Meinungsmehrheit) geprägt.

270 Im Ergebnis kann dies dazu führen, dass nicht die objektive inhaltliche Vorteilhaftigkeit oder der Grad der zu erwartenden Versorgungsverbesserung durch eine Innovation entscheidend für den Transfer in die Regelversorgung sind, sondern das Agreement zwischen den handelnden Akteuren. Anders formuliert: Um die Chancen für einen Transfer in die Regelversorgung zu verbessern, ist es für das Projektdesign sinnvoll, die später notwendigen Akteure frühzeitig einzubeziehen, die Umsetzungsbereitschaft von Leistungserbringern und Kostenträgern möglichst sicherzustellen und frühzeitig auch Technikpartner zu binden.

---

170 Leber/Wasem: Ambulante Krankenhausleistungen – ein Überblick, eine Trendanalyse und einige ordnungspolitische Anmerkungen. In: Krankenhausreport. 2016, S. 5.
171 Scharpf: Interaktionsformen: Akteurzentrierter Institutionalismus in der Politikforschung. 2000, S. 319.

3.2.6 Fazit und Ausblick

Der Innovationsfonds ist vom Gesetzgeber (noch) nicht als zentrale Eingangspforte für eine geregelte und nutzenorientierte Verbesserung der Regelversorgung ausgestaltet worden. Als Innovationszugang zur Regelversorgung steht er in Konkurrenz zu lange bestehenden und neu entstandenen Zugangswegen.

Der Regelkreis des Innovationsfonds unterscheidet sich von den anderen Zugangswegen durch eine klare Systematik. Sowohl rechtlich als auch hinsichtlich der Transparenz, Nachvollziehbarkeit bis hin zur verpflichtenden Evaluation besteht damit ein geeignetes Umfeld, um innovationsgeneigte Akteure unter einer klaren Zielstellung zum praktischen Handeln zu motivieren.

Aufgrund der systematischen Konzentration auf die für eine Förderung geeigneten Anträge und die daraus folgenden Projekte entsteht eine gewisse Laborsituation während der Förderphase. Die unter Laborbedingungen erzielten Ergebnisse treffen nach Projektende auf die Realität der Regelversorgung. Die dort bestehenden Regularien und Verhaltensmuster der Akteure können den Transfer in die Regelversorgung befördern oder behindern. Praktisch ist zu erwarten, dass der Transfer nicht problemlos erfolgen wird.

Mit Blick nach vorn seien an dieser Stelle nur wenige Gedanken skizziert, die bei der Weiterentwicklung des Innovationsfonds helfen könnten, insbesondere mit Blick auf den Innovationsimpuls für die Regelversorgung:

- **Umsetzungsplan statt Transferempfehlung**
  Die mit der Neufassung des § 92b Abs. 3 SGB V im Zuge des Digitale-Versorgung-Gesetzes eingeschlagene Verstärkung der Überführungsidee in die Regelversorgung sollte weiterverfolgt werden.
- **Sortierung und Priorisierung der parallelen Zugangswege**
  Wenn es schon nicht gelingt, den Zugang zur Regelversorgung über einen zentralen Weg mit gleichförmig hohen Anforderungen an Qualität und Patientennutzen über die verschiedenen Leistungskategorien hinweg zu gestalten, dann wäre eine Priorisierung der Zugangswege ein erster hilfreicher Schritt. Akzeptanz und (Finanzierungs-)Bereitschaft für Neues in der Regelversorgung könnten damit gesteigert werden.
- **Zugang zur Regelversorgung und Ausscheiden aus der Regelversorgung**
  Um die Innovationsdynamik für die Regelversorgung zu erhalten, scheint die Notwendigkeit für eine systematische Bereinigung der Regelversorgung immer stärker zu wachsen. Eine Weiterentwicklung des Handlungsrahmens, die die Stichworte „*Dis-Investment*" oder „*One-in-one-out*" in adäquater Weise für die Regelversorgung in den Blick nimmt, könnte die Weiterentwicklung der Regelversorgung nachhaltig stützen.
- **Gezielte Nutzung für einen wettbewerblichen Impuls**
  Die Ergebnisse aus dem breiten Spektrum der Innovationsfondsprojekte (Neue Versorgungsformen und Versorgungsforschung) sollten nicht aus-

schließlich mit einer eingeschränkten Umsetzungsperspektive in der kollektiven Regelversorgung konfrontiert sein. Hier könnte es hilfreich sein, bereits bei den Transferempfehlungen einen gezielten Freiraum für eine selektivvertragliche Umsetzung zu schaffen. Nicht jedes erfolgreiche Projekt kann und sollte durch eine Gesetzesänderung oder eine neue G-BA-Richtlinie in die Versorgung gebracht werden.

275 Es wird sich zeigen müssen, ob der Enthusiasmus der Akteure dem Förderbescheid, der Projektdurchführung oder der Umsetzung in der Regelversorgung galt und gilt.

Literatur

Deh, U.: Qualität als Wettbewerbsparameter in der GKV. In: Gesundheit und Sozialpolitik 2/ 2015, S. 41–45.

Deh, U.: Wettbewerb und korporatistisches System im Gesundheitswesen. Der Rahmen muss stimmen: Wie kann Wettbewerb den Versicherten nutzen? In: Recht und Politik im Gesundheitswesen 2/2015, S. 27–32.

Deutscher Bundestag: Entwurf eines Gesetzes zur Stärkung der Versorgung in der gesetzlichen Krankenversicherung (GKV-Versorgungsstärkungsgesetz – GKV-VSG). BT-Drucksache 18/ 4095. Berlin 2015.

Gemeinsamer Bundesausschuss: Erste Projekte abgeschlossen – Benennungsrunde für den Expertenpool erfolgt. Pressemitteilung des G-BA vom 3.4.2020. Online: https://www.g-ba.de/presse/pressemitteilungen/857/ [abgerufen am 28.6.2020].

Kohl, H.: „Entscheidend ist, was hinten rauskommt." In einer Pressekonferenz am 31. August 1984. Der Spiegel 36/1984.

Leber, W. D./Wasem, J.: Ambulante Krankenhausleistungen – ein Überblick, eine Trendanalyse und einige ordnungspolitische Anmerkungen. In: Klauber u. a. (Hrsg.): Krankenhausreport 2016. Ambulant im Krankenhaus. Stuttgart 2016.

Porter, M. E./Guth, C.: Chancen für das deutsche Gesundheitssystem: Von Partikularinteressen zu mehr Patientennutzen. Berlin 2012.

Scharpf, F. W.: Interaktionsformen: Akteurzentrierter Institutionalismus in der Politikforschung. Opladen 2000.

Verordnung über die Verfahrensgrundsätze der Bewertung von Untersuchungs- und Behandlungsmethoden in der vertragsärztlichen Versorgung und im Krankenhaus (Methodenbewertungsverfahrensverordnung – MBVerfV). In: Bundesgesetzblatt Jahrgang 2020, Teil I Nr. 29. Bonn 2020.

4 Der Innovationsfonds – Learnings aus beispielhaften Best Practice-Projekten

4.1 DEMAND – Innenansichten der Implementierung eines Großprojektes im Innovationsfonds

Tobias Herrmann/Gerald Willms

Abstract: Im DEMAND-Projekt wird ein Ersteinschätzungsverfahren zur Patientensteuerung in der Akut- und Notfallversorgung erprobt (SmED). Im Fokus des im Mai 2018 begonnenen Projektes sind Implementierung und Evaluation dieses softwaregestützten Verfahrens an mehreren Standorten und in verschiedenen Settings. Mit dem primären Ziel, präklinische Steuerungseffekte im Systemkontext zu untersuchen, handelt es sich um ein vergleichsweise untypisches Projekt der Versorgungsforschung. Mit 18 Konsortial- und über 30 Kooperationspartnern ist es zudem ein außergewöhnlich großes und deswegen im Management auch herausforderndes Projekt. Das Projekt DEMAND (Implementierung einer standardisierten Ersteinschätzung als Basis eines Demand Managements in der ambulanten Notfallversorgung) wird vom Innovationsausschuss beim Gemeinsamen Bundesausschuss gefördert (Förderkennzeichen 01VSF17019).

4.1.1 Einleitung

> **Hinweis**
>
> Der Innovationsfonds des Gemeinsamen Bundesausschuss (G-BA) ist ein gesundheitspolitisches Instrument zur Förderung der Integrierten Versorgung und Versorgungsforschung in Deutschland. Er beruht auf dem 2015 verabschiedeten GKV-Versorgungsstärkungsgesetz. Zwischen 2016 und 2019 wurden Projekte in den Bereichen „Neue Versorgungsformen" und „Versorgungsforschung" mit jährlich insgesamt 300 Mio. EUR gefördert.[172]

Zu Anfang seien ein paar einleitende Worte in eigener Sache erlaubt, denn das aQua-Institut gehört als privatwirtschaftlich tätiges Unternehmen weder zur Leistungserbringer- noch zur Kostenträgerseite des Gesundheitswesens. Damit einhergehend sind unsere Interessen *am*, unser Agieren *im* und unsere Sicht *auf* den Innovationsfonds des Gemeinsamen Bundesausschuss nur bedingt auf die systemisch institutionalisierten Akteure der Versorgung übertragbar, in deren Logik der Fonds formal konstruiert ist.

---

172 Hecken: Erfolge des Innovationsfonds. 2020. Online: www.vdek.com/LVen/SAH/Politik/Termine/_jcr_content/par/publicationelement_1355292644/file.res/Vortrag Prof. Hecken.pdf [abgerufen am 22.6.2020].

278 Nach unserem eigenen Dafürhalten sind wir dennoch ausgesprochen erfolgreich im Innovationsfonds unterwegs. Stand Juni 2020 sind wir an 23 Projekten beteiligt, davon 9 Mal bei den Versorgungsformen und 14 Mal in der Versorgungsforschung – und bei immerhin 5 Projekten sind wir der verantwortliche Konsortialführer.[173] Das alles, wie gesagt, als Institut, das selbst weder über eigene Patientenpopulationen noch über eigene Versichertendaten verfügt. Natürlich haben wir in den letzten 25 Jahren einen hohen Vernetzungs- und Kooperationsgrad mit sehr vielen unterschiedlichen Akteuren in (fast) allen Bereichen des Gesundheitswesens erreicht. Mit Blick auf die Innovationsfondsprojekte sind es aber wohl eher die Eigenschaften eines wissenschaftlich interdisziplinär und methodisch breit aufgestellten Dienstleisters, der seine Expertise flexibel und unbürokratisch einbringen kann. So sind wir neben der Rolle als Initiator von komplexen Großprojekten, wie dem folgend ausführlich thematisierten DEMAND-Projekt, auch als Partner für methodische anspruchsvolle Routinedatenanalysen (z. B. Entwicklung von Prognosemodellen) oder als unabhängiger Evaluator tätig. In anderen Projekten machen wir implementierungswissenschaftliche Begleitforschung oder entwickeln Qualitätssicherungsmodelle – und manchmal machen wir auch „nur" das Datenmanagement.

279 Vonseiten des aQua-Instituts ist also mit einer klar positiven Haltung zum Förderprogramm des Innovationsfonds zu beginnen. Hervorzuheben ist aus unserer Sicht das „im System" allgemein gewachsene Bewusstsein der Notwendigkeit von Kooperationen unterschiedlichster Akteure[174] und die Dynamisierung interdisziplinärer Zusammenarbeit, die der Innovationsfonds implizit mit seiner vergleichsweise offenen Anlage sowohl hinsichtlich möglicher Themenschwerpunkte als auch möglicher Projektbeteiligter gefördert hat. Tatsächlich ist diese Offenheit aus unserer Sicht eine unverzichtbare Fördernische im doch sehr klinisch-universitär dominierten Forschungsbusiness des Gesundheitswesens.

280 Es mag sein, dass die thematische Offenheit des Innovationsfonds teilweise dem Umstand geschuldet ist, dass man im Zuge seiner Einführung noch keine hinreichende Vorstellung von der kreativen Fantasie der Antragssteller und der Vielfalt der Anträge hatte. Dies zeigt möglicherweise schon der Blick auf das (bis heute mehr oder weniger unveränderte) Antragswesen des Innovationsfonds bzw. auf die Formvorgaben des Projektträgers. Hier nämlich ist u. a. jede Innovation in der Logik einer klinisch-evaluativen Studie zu beschreiben und Personalstellen sind nach den Tarifsätzen des öffentlichen Dienstes zu beantragen. Natürlich ist es nicht ausgeschlossen, andere Versorgungsmodelle zu beschreiben, andere Methoden der Versorgungsforschung zu lancieren oder alternative Personalmittelsätze zu begründen, aber in formaler Hinsicht widerspiegelt der Innovationsfonds seine

---
173 aQua-Institut: Projekte. Online: www.aqua-institut.de/nc/projekte/ [abgerufen am 22.6.2020].
174 Krack u. a.: Der Innovationsfonds an der Schwelle zur Regelversorgung (?) In: Gesundheitsökonomie & Qualitätsmanagement 04/2019, S. 175–176.

systemische Abkunft. In versorgungspolitischer Hinsicht dagegen befördert er in seiner zunächst sektorenübergreifend und mittlerweile auch teilweise leistungsträgerübergreifend angelegten Perspektive „systemsprengende" Ansätze. Blickt man also auf die bunte Vielfalt geförderter Projekte und beteiligter Akteure erkennt man, dass nun neben den üblichen Verdächtigen aus der universitären Forschung auch viele andere mittelbar oder unmittelbar an der Versorgung beteiligte Akteure mit im Innovationszug sitzen. Und diese bringen durchaus eigene Ideen, Perspektiven, Leistungen und Methoden ein – und nicht alles lässt sich so einfach in die traditionellen Formvorgaben gießen.

4.1.2 Das DEMAND-Projekt
4.1.2.1 Vorgeschichte: Motivation und das „Window of Opportunity"

Viele Innovationsfondsprojekte und insbesondere jene im Fördertopf der Versorgungsforschung bilden im Kern Kooperationen von Institutionen und Akteuren ab, die einerseits bestimmten und teilweise sehr spezifischen Themenfeldern forschend verbunden sind (z. B. wissenschaftliche Institute in Universitätskliniken) und andererseits ein systemisches Interesse haben müssen – vor allem Krankenkassen[175] – aber auch z. B. Systemdienstleister und Patientenorganisationen. In dieser Hinsicht scheint das DEMAND-Projekt mit Blick auf Thema und die zentralen Akteure im Rahmen der Versorgungsforschung eher untypisch zu sein. 281

Die erste intensive Befassung des aQua-Instituts mit dem Thema Notfallversorgung ergab sich durch eine Fragestellung der Gesundheitssystemanalyse, genauer: durch ein 2016 vom Verband der Ersatzkassen (vdek) beauftragtes Gutachten zur Notfallversorgung. Kontinuierlich steigende Fallzahlen in den Notaufnahmen der Krankenhäuser bzw. ein sinkender Anteil von Patientinnen und Patienten, die vom kassenärztlichen Bereitschaftsdienst versorgt wurden, gaben hier den Anlass, der zu dieser Zeit in eine Vielzahl vergleichbarer Gutachten und versorgungspolitischer Positionierungen mündete.[176] Am Rande sei angemerkt, dass zum damaligen Zeitpunkt das Thema und die Problematik (vermeintlicher) Bagatellfälle in den Notaufnahmen auch medial sehr präsent waren. Das Gutachten 282

---

[175] GKV-SV: Zukunft des Innovationsfonds. 2019. Online: www.gkv-spitzenverband.de/media/dokumente/presse/publikationen/20190319_Positionspapier_Innovationsfonds_barrierefrei.pdf [abgerufen am 29.4.2020].
[176] Augurzky u. a.: Notfallversorgung in Deutschland. Essen 2018; Schmiedhofer u. a.: Inanspruchnahme zentraler Notaufnahmen. In: Gesundheitswesen 10/2017, S. 835–844; Haas u. a.: Gutachten zur ambulanten Notfallversorgung im Krankenhaus. Hamburg. 2015; Riessen u. a.: Positionspapier für eine Reform der medizinischen Notfallversorgung in deutschen Notaufnahmen. In: Medizinische Klinik – Intensivmedizin und Notfallmedizin 5/2015. S. 364–375; Zi: Zu viele Patienten in Notfallambulanzen. 2015. Online: www.zi.de/cms/presse/2015/22-september-2015/ [abgerufen am 2.8.2017].

„*Ambulante Notfallversorgung – Analyse und Handlungsempfehlungen*" nahm, wie auch die anderen Gutachten, viele Aspekte der vielschichtigen Problematik in der ambulanten Notfallversorgung auf.[177] Als Lösungsansatz wurde (unter anderem) die Empfehlung formuliert, Patienten mit akuten Beschwerden mittels einer standardisierten und möglichst IT-gestützten Ersteinschätzung in die jeweils angemessene Versorgungsebene zu steuern – wie dies bereits in anderen europäischen Staaten mit ähnlichen versorgungsbezogenen Problemstellungen Usus war.[178]

283 Nach der Veröffentlichung des Gutachtens und der breiten öffentlichen Rezeption wurde der Ansatz der Ersteinschätzung und gezielten Patientensteuerung von einigen Akteuren im kassenärztlichen System aufgegriffen. Hieraus ergab sich eine Projektbeauftragung des aQua-Instituts durch das Zentralinstitut für die kassenärztliche Versorgung in Deutschland (Zi) mit dem Ziel, potenziell geeignete Ersteinschätzungsverfahren sowohl für die telefonische als auch die face-to-face-Triage in Deutschland zu identifizieren. Kern der Aufgabe war es, die Besonderheiten der vertragsärztlichen Notfallversorgung zu berücksichtigen.

284 Im Zuge von Literaturrecherchen und Experteninterviews wurde zunächst nach in Europa verbreiteten und potenziell auf Deutschland übertragbaren Ansätzen gesucht. Anschließend wurden ausgewählte Instrumente in multidisziplinär besetzten Expertenworkshops analysiert und abschließend bewertet. Dieser Prozess wurde in einem entsprechenden Projektbericht ausführlich dokumentiert.[179] Bereits während des von Oktober 2016 bis September 2017 laufenden Projekts wurde den Beteiligten das Potenzial eines strukturierten und standardisierten Ersteinschätzungsverfahrens für die Akutversorgung in Deutschland bewusst. Dementsprechend fassten aQua-Institut und Zi Anfang 2017 den Entschluss, einen Projektantrag zur Implementierung und Evaluation eines solchen Verfahrens an den wichtigsten Anlaufstellen im kassenärztlichen Bereitschaftsdienstkontext, den telefonischen Bereitschaftsdienstzentralen sowie ausgewählten Notdienstpraxen bzw. vorzugsweise Pilotprojekten eines „Gemeinsamen Tresens", einzureichen.

285 **Die Intervention im DEMAND-Projekt: Strukturierte medizinische Ersteinschätzung in Deutschland (SmED)**

Die Intervention besteht im Wesentlichen in der Durchführung einer standardisierten Ersteinschätzung des Versorgungsbedarfs von Patientinnen und Patienten mit akuten

---

177 Köster u. a.: Ambulante Notfallversorgung. Göttingen 2016.
178 Ismail/Gibbons/Gnani: Reducing inappropriate accident and emergency department attendances. In: British Journal of General Practice 617/2013; Midtbø/Raknes/Hunskaar: Telephone counselling by nurses in Norwegian primary care out-of-hours services. In: BMC Family Practice 18:84/2017, S. 1–12; Christ/Bingisser: Telefontriage in der Schweiz. In: Deutsches Ärzteblatt 31-32/2017: A-1472. Online: https://www.aerzteblatt.de/archiv/192752/Telefontriage-in-der-Schweiz-Patienten-sind-zufrieden [abgerufen am 22.6.2020].
179 Herrmann u. a.: Instrumente und Methoden zur Ersteinschätzung von Notfallpatienten. Göttingen 2017.

> gesundheitlichen Beschwerden. Die Ersteinschätzung erfolgt mit Hilfe von SmED, einer speziell zu diesem Zweck entwickelten Digital-Health-Lösung.
>
> SmED unterstützt eine strukturierte Abfrage von Symptomen und Risikofaktoren, um abwendbar gefährliche Krankheitsverläufe schnell und sicher zu erkennen. Als Ergebnis der Ersteinschätzung wird eine evidenzbasierte Empfehlung zur Dringlichkeit von Beschwerden (*time-to-treat*) und der bestgeeigneten Versorgungsebene (*point-of-care*) ausgegeben.
>
> Im DEMAND-Projekt wird diese Software-Unterstützung sowohl in Telefonzentralen des ärztlichen Bereitschaftsdiensts (116 117) als auch an ausgewählten Notdienstpraxen bzw. an sogenannten *Gemeinsamen Tresen* von KV und Krankenhaus eingesetzt.

Bei allen damals vorhandenen Unsicherheiten und auch der Unklarheit, wie genau man die bisherigen Vorarbeiten in eine konkrete und den formalen Anforderungen des Innovationsfonds genügende Intervention überträgt und technisch realisiert, sahen alle Beteiligten zum damaligen Zeitpunkt ein ziemlich weit geöffnetes „*Window of Opportunity*": 286

- **Der gesundheitspolitische Lösungsdruck**: Durch die mediale Aufmerksamkeit, die Gutachten und die versorgungspolitischen Positionierungen war der Handlungsdruck für alle Akteure der Selbstverwaltung und der Politik greifbar. Diese Gemengelage erleichterte die Gewinnung von Akteuren für das Konsortium sowie die Konzeptionierung des Projekts.
- **Unterstützung aus der Selbstverwaltung**: Die führende Rolle des Zi bei der Rekrutierung der schlussendlich 11 am Projekt beteiligten Kassenärztlichen Vereinigungen sorgte dafür, dass das Projekt von Beginn an eine Größenordnung und Bedeutung bekommen konnte, die über lokale Modellprojekte weit hinausgeht.
- **Positive Signale der Krankenkassen**: Als an der Finanzierung der Notfallversorgung maßgeblich Beteiligte, signalisierten einige Krankenkassen recht frühzeitig ein Projektinteresse. Am Ende war das Interesse so groß, dass insgesamt 13 Krankenkassen und der Verband der Ersatzkassen gewonnen werden konnten – sei es als Konsortial- oder Kooperationspartner.
- **Sektorenübergreifender Ansatz**: Von Beginn an war klar, dass ein mögliches Projekt, trotz seiner zwangsläufigen Fokussierung auf die sektoral begrenzten Steuerungsmöglichkeiten in der kassenärztlichen Verantwortung, eine Unternehmung sein sollte, die im Blick hat, dass die Notfallversorgung eine gemeinsame, komplementäre Aufgabe von ambulantem und stationärem Sektor ist – und deswegen ein besonderes Erkenntnisinteresse auch dem sogenannten *Gemeinsamen Tresen* gelten muss.[180]

---

180 Natürlich gilt dem Steuerungseffekt der standardisierten Ersteinschätzung anhand von ambulanten Abrechnungsdaten die größte Aufmerksamkeit. Aber parallel sollten auch stationäre Daten genutzt werden, um unerwünschte Effekte, wie z. B. ein etwaiges Verlagerungsgeschehen abzubilden; Patienten sollten befragt werden, um herauszufinden, ob sie den Versorgungsempfehlungen Folge leisten – und zuletzt sollten auch die indirekten Effekte einer solchen Ersteinschätzung in den Notaufnahmen evaluiert werden.

287 Diese Ausgangslage überzeugte die Beteiligten, dass es trotz der noch nicht ganz abgeschlossenen Vorarbeiten sinnvoll und aussichtsreich sein könnte, einen Projektantrag einzubringen. Rückblickend hat sich dies als richtiger Schritt erwiesen, da sowohl der Gesetzgeber als auch der Gemeinsame Bundesausschuss in der Zwischenzeit, und nicht zuletzt mit Blick auf das Gutachten des Sachverständigenrats,[181] diverse (unter-)gesetzliche Rahmenbedingungen und Verordnungen erlassen haben bzw. planen, die mit zahlreichen Ansätzen des Projekts positiv korrelieren.

288 **Lessons learned**
- Versorgungspolitisch geöffnete „Windows of Opportunity" sind die Voraussetzung für ein Großprojekt dieser Art.
- Sektorenübergreifende Versorgungsprobleme sollten auch in einem sektoral angelegten Projekt perspektivisch mitgedacht werden – ggf. unter Beteiligung zusätzlicher Stakeholder.

4.1.2.2 Der Weg ist das Ziel: Von der Idee zum Antrag

289 Allen Konsortialpartnern war klar, was Gegenstand und Inhalt des Projekts sein sollte: Ziel war es, ein standardisiertes Ersteinschätzungsverfahren zu entwickeln bzw. auf Basis eines evidenzbasierten und praxiserprobten Instruments anzupassen. Wir wollten das Verfahren an verschiedenen Modellstandorten implementieren, die Effekte umfänglich evaluieren und Erkenntnisse darüber gewinnen, wie der Ansatz unter welchen Voraussetzungen am besten funktioniert. Vor dem Hintergrund dieser etwas atypischen Zielstellungen war die erste Herausforderung die Übertragung dieses Konzepts in die Welt der Antragsformulare eines Innovationsfondsprojekts. Was ist hier eigentlich die „*Erkrankung*" im Sinne einer medizinisch definierbaren „*Zielpopulation*"? Es sind Menschen mit der ganzen Bandbreite subjektiv als solcher empfundenen Beschwerden, die sich an eine Erstkontaktstelle der Notfallversorgung wenden. Wie beschreibt man hier ein den Anforderungen der evidenzbasierten Medizin genügendes „*Forschungsdesign*"? Aufgrund des Entwicklungscharakters ist das Design ja „*explorativ*", aber hinsichtlich der Evaluation auch mit harten Messgrößen (Steuerungseffekte) ausgestattet. Was genau ist die „*Intervention*"? Es wird im Zuge der Intervention faktisch kein Patient behandelt und eine vollkommen neuartige „*Maßnahme*" im engeren Sinne findet auch nicht statt. Wie quantifiziert man die „*Studienpopulation*" und/oder die „*Stichprobengröße*" (noch jenseits der Frage, wie man sie definieren, messen und datenschutzkonform befragen kann)? Die Antwort „*Vermutlich einige Hunderttausend Patienten*" ist sicherlich nicht zielführend im Sinne der Formularvorlage. Wie bereits einleitend angedeutet: Das Antragsformular stellt nicht-klinische Projektvorhaben wie DEMAND vor größere Herausforderungen.

---

181 SVR: Sektorenübergreifende Ausgestaltung der Notfallversorgung. In: Sachverständigenrat zur Begutachtung der Entwicklung im Gesundheitswesen: Bedarfsgerechte Steuerung der Gesundheitsversorgung. 2018.

Das DEMAND-Projekt wurde im Forschungsantrag deswegen als „*explorative Systeminterventionsstudie*" charakterisiert. Diese etwas ungewöhnliche Beschreibung verdeutlicht, dass die Intervention hier nicht am Patienten oder am Versorger, sondern präklinisch am System ansetzt und dass hinsichtlich der Effekte, vereinfacht gesagt, zunächst ein Erkenntnisinteresse als solches besteht.[182] Faktisch lässt sich eine solche Unternehmung kaum in einem (dreijährigen) Projekt der Versorgungsforschung unterbringen, allein weil der explorative Ansatz der Entwicklung und die Ausgestaltung der Intervention sowie der Rahmenbedingungen für die Umsetzung bei einem solchen Großprojekt enorme personelle und finanzielle Ressourcen erfordert. All das war zudem mehr oder weniger parallel zur eigentlichen Durchführung der Intervention und der begleitenden Evaluation aufzusetzen. Dass dieses Projekt den beteiligten Partnern in zeitlicher, organisatorischer und finanzieller Hinsicht überhaupt als realisierbar schien, verdankt sich wesentlich dem Umstand, dass einige kassenärztliche Vereinigungen zum damaligen Zeitpunkt bereits an der Reform ihres Bereitschaftsdienstes arbeiteten und viele projektnotwendige Strukturen und Voraussetzungen außerhalb des eigentlichen Projektrahmens, d. h. in Eigenleistung, erbringen wollten. Demensprechend konnten die Fördermittel hauptsächlich für die Administration und Koordination sowie natürlich für die Forschungsaktivitäten beantragt werden.

290

Das im Mai 2017 schlussendlich im relativ weitgefassten Themenfeld „*Weiterentwicklung von Prozessen und Strukturen der gesetzlichen Krankenversicherung*" eingereichte DEMAND-Projekt wurde im November 2017 unter Auflagen genehmigt. Neben einer Mittelkürzung, die von den Partnern zu relational gleichen Teilen getragen wurde, mussten eine Reihe ergänzender Unterlagen eingereicht sowie Konkretisierungen vorgenommen werden. Die Auflagen machten es unmöglich, das ursprünglich geplante Startdatum (1.1.2018) einzuhalten.[183] Dies hatte wiederum zur Folge, dass die gesamte Personalkalkulation durch den nun auf den 1.5.2018 verschobenen Beginn und die unterschiedlichen Personalmittelsätze in den Kalenderjahren neu durchgeführt werden musste – im Falle des DEMAND-Projekts für die Konsortialführung und 18 beteiligte Konsortialpartner. Eine realistische Planung hinsichtlich des Startdatums hätte diesen Arbeitsschritt ggf. erspart – auch wenn die in den Auflagen geforderten Stellenkürzungen sowieso dazu geführt hätten, dass die Personalkalkulation hätte bearbeitet werden müssen. In der Summe lässt sich festhalten, dass der (rein administrative) Auf-

291

---

182   Blettner u. a.: Überlegungen des Expertenbeirats zu Anträgen im Rahmen des Innovationsfonds. In: Zeitschrift für Evidenz, Fortbildung und Qualität im Gesundheitswesen 130/2018, S. 46.

183   In allen 23 Projekten, an denen das aQua-Institut bisher mitgewirkt hat, gab es immer Auflagen, deren Erfüllung sich zumeist als sehr zeitraubend erwies. Heute wissen wir, dass man angesichts der Bearbeitungszeiträume des Projektträgers, der zu erfüllenden weiteren Auflagen, der Prüfung der geänderten Unterlagen und des Wartens auf den endgültigen Förderbescheid mindestens ein ganzes Jahr zwischen Antrag und Projektstart einrechnen sollte, eher sogar noch mehr.

wand vom Eingang des Förderbescheids bis zum realen Projektbeginn eine erhebliche Vorleistung (insbesondere für die Konsortialführung) bedeutet.[184]

292   Bereits vor dem offiziellen Projektbeginn war zumindest den treibenden Kräften des Konsortiums klar, dass bereits vor dem offiziellen Projektstart relevante Vorarbeiten erfolgen müssen, um das Projekt im Rahmen der regulären Förderdauer abschließen zu können. Gut vier Monate vor dem offiziellem Projektstart begannen erste Treffen mit den beteiligten KVen, um den Adaptionsbedarf des mittlerweile ausgewählten Instruments – dem in der Schweiz genutzten webbasierten Tool Swiss Medical Assessment System (SMASS) – zu eruieren. Ohne diese vier zusätzlich investierten Monate in der administrationsbedingten Pause, in denen regelmäßige Abstimmungstermine durchgeführt wurden, hätte der Projektzeitplan nicht ansatzweise eingehalten werden können. Die intrinsische Motivation der Projektbeteiligten war hier ein hilfreicher Umstand, aber faktisch können solche Vorarbeiten nur durchgeführt werden, wenn sie mit unabhängig von Fördermitteln bereitstehendem Personal erledigt werden können, weil die Fördergelder nur für Arbeiten nach offiziellen Projektbeginn verwendet werden dürfen.[185]

293
> **Lessons learned**
> - Angesichts des bürokratisch-administrativen Aufwands in der Zeit zwischen Antragstellung und formalem Förderbescheid sollte zumindest die Konsortialführung von einer entsprechend administrativ versierten Fachkraft und einem professionellen Projektmanagement unterstützt werden.
> - Wer zwischen Antragsabgabedatum und geplantem Projektstart mindestens 12 Monate legt, spart zusätzlichen administrativen Aufwand, weil zumindest die Zeitplanung nicht bereits zu Förderbeginn des Projektes angepasst werden muss.
> - Wenn bereits vor dem offiziellen Fördertermin Vorarbeiten notwendig sind, sollte bereits im Vorfeld abgeklärt werden, ob beteiligte Partner dies leisten wollen (Motivation) und können (Ressourcen).

4.1.2.3 Projektdurchführung

294   Wie bereits erwähnt, ist das DEMAND-Projekt ein in jeder Hinsicht großes Projekt: An der Implementierung sind elf KVen beteiligt, die vor Ort an insgesamt 30 Modellstandorten in zehn Bundesländern die Voraussetzungen zur Umsetzung schaffen mussten. Dazu kommen in die Evaluation eingebundene Krankenhausstandorte, die Krankenkassen sowie natürlich die Evaluatoren

---

184   Zumindest für die Neuen Versorgungsformen wird mit der aktuellen Neuauflage des Innovationsfonds ein zweistufiges Antragsverfahren eingeführt. Hier erhält man, nach Überwinden der ersten Hürde, die Möglichkeit einer Teilfinanzierung des Vollantrags (vgl. www.g-ba.de/presse/pressemitteilungen/871/ [abgerufen am 26.6.2020].

185   Für das aQua-Institut ist das zumeist möglich, da wir über festangestelltes Personal verfügen, aber Universitäten stehen oft vor dem Problem, dass sie erst mit Vorliegen des abschließenden Förderbescheids beginnen (können), das entsprechend benötigte Personal einzustellen.

des Projekts – definitiv zu viele (unterschiedliche) Beteiligte also, um sich regelmäßig gemeinsam an einen Tisch zu setzen und die Lage zu erörtern.

4.1.2.3.1 Festlegen der Kommunikations- und Arbeitsstruktur

Das Auftakttreffen im DEMAND-Projekt mit allen Konsortialpartnern, das kurz nach Projektbeginn Mitte Mai 2018 stattfand, diente dementsprechend allein dazu, die Kommunikations- und Entscheidungsstrukturen zu konsentieren. Die wichtigste operative Kommunikationsstruktur ist ein wöchentlicher Jour Fixe von aQua-Institut als Konsortialführer und dem Zentralinstitut der Kassenärztlichen Vereinigungen (Zi) als Koordinator der die Intervention umsetzenden KVen. Hier werden alle operativen Fragestellungen der Implementierung geklärt. Diese *„Führungsebene"* hat sich – auch vor dem Hintergrund des großen Konsortiums sowie vieler beteiligter Kooperationspartner – bis dato als zweckmäßig und effektiv erwiesen. Projektbegleitend finden regelmäßige Arbeitstreffen und Workshops mit den KVen statt, die sehr nützlich sind, um die einzelnen KVen auch untereinander in gemeinsame und direkte Kommunikation über die Herausforderungen der Implementierung und mögliche Lösungswege zu bringen. Mit den Krankenkassen wurde, nach einem gemeinsamen Auftaktworkshop, eine im wesentlichen bilaterale Direktkommunikation mit den Datenspezialisten des aQua-Instituts aufgebaut – nicht zuletzt, weil die Arbeitsaufwände hier stark wellenförmig verlaufen und von Krankenkasse zu Krankenkasse sehr unterschiedlich sind. Auch für den Kreis der fünf Evaluatoren wurde eine gesonderte Kommunikationsstruktur etabliert. Hier finden regelmäßig, aber in etwas größeren zeitlichen Abständen, längere telefonische Diskussionsrunden statt, bei denen vor allem methodische Fragen besprochen werden. Zudem existiert ein kleiner wissenschaftlicher Beirat, der ein- bis zweimal jährlich über den Projektstand informiert wird und in dem vor allem übergeordnete wissenschaftliche und versorgungspolitische Fragen verhandelt werden. Um zuletzt dennoch alle, inklusive der nur mittelbar Beteiligten oder grundsätzlich Interessierten, zu informieren, wird ein Projektnewsletter verschickt, der mindestens einmal im Quartal über den Projektstand, aktuelle Entwicklungen und anstehende Termine informiert.

Lessons learned
- Der Koordinationsaufwand in Großprojekten (hier mehr als 30 Konsortial- und Kooperationspartner) ist nicht zu unterschätzen. Deswegen sind gesonderte, auch personelle, Ressourcen für Abstimmungs-, Kommunikations- und Koordinierungsprozesse einzukalkulieren.
- Voraussetzung einer gelingenden Projektdurchführung sind effektive (und konsentierte) Kommunikationsstrukturen.
- Eine effektive Kommunikation wird unterstützt, wenn:
  - Verantwortlichkeiten klar definiert sind, inklusive einer Führungsverantwortung,
  - spezifische Kommunikationsstrukturen entlang der fachlichen Expertisen aufgebaut werden und
  - alle Beteiligten zumindest grundsätzlich und regelmäßig informiert werden.

4.1.2.3.2 Implementierungsplanung

297 Die Planung der Implementierung wurde mit Projekt-/Förderbeginn intensiviert. Im engen Austausch von aQua-Institut, Zi und den elf beteiligten KVen fanden diesbezüglich viele Projekttreffen und unzählige bilaterale Abstimmungen statt. Ursprünglich waren für die Vorbereitung innerhalb der offiziellen Projektlaufzeit neun Monate vorgesehen, aber angesichts der unerwartet großen Heterogenität der Voraussetzungen an so vielen Standorten erwies sich dies als noch immer nicht ausreichend. Als erste Maßnahme wurde der projektinterne Beginn der Intervention um zwei Monate verschoben. In der gewonnenen Zeit wurden vier für die Umsetzung der Intervention wesentliche Arbeiten durchgeführt:

- **Abstimmung der Kriterien für Modellstandorte und Auswahl durch die beteiligten KVen**
  Geeignete Modellstandorte des Typs *„Gemeinsamer Tresen/Notdienstpraxis"* für das Projekt auszuwählen, war eine wichtige Voraussetzung für die Umsetzung dieses Interventionssettings. Bereits im Vorfeld des Projektes war klar, dass geeignete Standorte gewisse infrastrukturelle Anforderungen erfüllen sollten, wie beispielsweise das Vorhandensein eines zentralen, vorgelagerten Anlaufpunkts für alle ambulanten Notfallpatienten. Gemeinsam mit dem Konsortium wurden aber auch weiche Kriterien diskutiert, wie z. B. gewachsene und vertrauensvolle Kooperation von Krankenhaus und KV. Schlussendlich wurde die Entscheidung getroffen, die Spannbreite der möglichen Umsetzungsvarianten relativ offen zu halten. Dies hat aus wissenschaftlicher Perspektive bei der Vielzahl von Modellstandorten dieses Typs (insgesamt 18) den Vorteil, dass im Zuge der Evaluation auch Best-Practice-Varianten mit bestimmten Spezifika identifiziert und hinsichtlich ihrer Erfolgsfaktoren beschrieben werden können.
- **Anpassung des Ersteinschätzungsinstruments auf die Anforderungen von 116117-Zentralen und Gemeinsamen Tresen**
  Während der Vorarbeiten zum DEMAND-Projekt wurde deutlich, dass die beiden Settings (telefonisch vs. face-to-face) unterschiedliche Anforderungen an die abschließende Empfehlung der Ersteinschätzung bzw. die Patientensteuerung stellten. Gleichwohl wurde eine einheitliche Lösung angestrebt, da sich das ausgewählte Ersteinschätzungsverfahren prinzipiell für beide Settings eignet. Nichtsdestotrotz musste SMASS an die Anforderungen des deutschen Gesundheitswesens angepasst und vor allem hinsichtlich der Bedürfnisse der Ersteinschätzung in großen Telefonzentralen weiterentwickelt werden. Diese Arbeiten waren schon in redaktioneller Hinsicht sehr umfangreich. Soweit es die medizinischen Inhalte betraf, fanden diese Arbeiten vordergründig außerhalb des eigentlichen Projektkontexts unter Federführung des Zi in einem eigens einberufenen medizinischen Beirat statt. Das Ergebnis war das nun *„Strukturierte medizinische Ersteinschätzung in Deutschland"* (SmED) genannte software-

unterstützte Ersteinschätzungsverfahren, das die spezifischen Versorgungssettings und Anforderungen des deutschen Gesundheitssystems berücksichtigt.

- **Bereitstellung der IT-Infrastruktur für die webbasierte Softwareunterstützung**
Obwohl allen Beteiligten von Beginn an klar war, dass das Ersteinschätzungsverfahren im Hintergrund eine Digital-Health-Anwendung ist und damit auch eine informationstechnische Anbindung erfordern würde, stellte sich recht schnell heraus, dass hier faktisch existierende (und vor allem auch lokal unterschiedliche) Systemvoraussetzungen in einem vorher nicht absehbaren Maß zum Tragen kamen. Dieser wichtige Arbeitsschritt wurde während der Antragstellung nur unzureichend berücksichtigt und war eine der größten Implementierungshürden – nicht zuletzt, da hierfür auch keine gesonderten Mittel beantragt wurden. Auch hier waren also zahlreiche Dinge in weiten Teilen außerhalb des unmittelbaren Projektkontextes zu erledigen und es ist erneut der intrinsischen Motivation der KVen bzw. auch des Zi zu verdanken, dass praktikable Lösungen gefunden wurden.

- **Ausarbeitung eines Schulungskonzepts**
Eine erfolgreiche Implementierung dieses Projektes bedeutete auch, bis zum Interventionsstart eine hohe dreistellige Anzahl von Anwendern der Software geschult zu haben. Dazu war es nicht nur erforderlich, ein spezifisch angepasstes Schulungskonzept zu entwickeln (da die Größenordnung bekannt war, wurde von Beginn an auf ein Multiplikatorenkonzept gesetzt) und umzusetzen, sondern auch Ideen und Konzepte zur Förderung der Compliance der zukünftigen Anwender zu erstellen. In enger Zusammenarbeit mit den schulungserfahrenen Bereitstellern der SMASS-Software (der in4medicine AG) wurde ein Schulungskonzept für Multiplikatoren entwickelt, das außerdem noch den medizinprodukterechtlichen Anforderungen an die Ausbildung von Anwendern Rechnung trägt und auch die spezifischen Erfordernisse in den unterschiedlichen Anwendungssettings des Projekts berücksichtigt. Nach einer mehrmonatigen Entwicklungsphase wurde das Konzept zunächst in einem Piloten im Dezember 2018 erprobt und anschließend auf Basis der Rückmeldungen optimiert.

298

Lessons learned
- Die Implementierung einer Innovation erfordert bereits bei der Planung eine „Soft-Skill-Strategie" hinsichtlich der Sinnvermittlung und der Motivation zukünftiger Anwender.
- Der Aufwand der Vorarbeiten zur Schaffung von Implementierungsvoraussetzungen darf nicht unterschätzt werden.

4.1.2.3.3 Umsetzung

299 Die eigentliche Implementierungsphase im DEMAND-Projekt hat mit den Schulungen begonnen. Ab diesem Zeitpunkt haben die Kassenärztlichen Vereinigungen federführend und eigenständig die lokalen Umsetzungen organisiert.

- **Schulungen**
  Eine der größeren und absehbaren Herausforderungen war, wie bereits erwähnt, die Anwender vom Nutzen dieser Innovation, also der Softwareunterstützung in der täglichen Arbeit zu überzeugen. Hier ist sich zu vergegenwärtigen, dass die zukünftigen Anwender mehrheitlich über eigene medizinische Kenntnisse und oft langjährige Berufserfahrung (auch hinsichtlich der Ersteinschätzung) verfügen – und deswegen oft sehr persönlich und sehr ausführlich vom zusätzlichen Nutzen der Software überzeugt werden mussten. Es hat sich indes als sehr gewinnbringend erwiesen, hier bereits im Konzept viel Raum für Gespräche mit den zukünftigen Nutzern eingeplant zu haben und vor allem: Verbesserungsvorschläge tatsächlich schnellstmöglich zu prüfen und ggf. auch sofort umzusetzen. Tatsächlich lässt sich rückblickend sagen, dass insbesondere die „*Usability*" der Softwareoberfläche aufgrund der Anregungen zukünftiger Nutzer enorm verbessert wurde. Im ersten Quartal 2019 wurden dann in den speziell entwickelten zweitägigen Schulungen insgesamt 60 Multiplikatoren geschult, die anschließend lokal eine hohe dreistellige Zahl von SmED-Anwenderinnen und Anwendern ausgebildet haben.

- **Implementierungsbegleitung**
  Die Zielstellung, im April 2019 (11 Monate nach Förderbeginn) mit der Umsetzung der Ersteinschätzung zu starten, konnte nicht überall eingehalten werden und es kam immer wieder zu Verzögerungen unterschiedlichster Art. Wie auch in der langen Phase zwischen Antragstellung und Förderbeginn befinden sich dann zwar nicht alle, aber viele Projektbeteiligte in einer gefühlt unnötigen Warteschleife. Das Bedeutet: Bei einem so langfristig angelegten Projekt müssen aktive Schritte unternommen werden, um die Motivation und das Engagement der Beteiligten und damit auch die Nachhaltigkeit des Projektes zu gewährleisten. Neben der Aufrechterhaltung der Kommunikation(skanäle) betrifft dies auch den persönlichen Austausch. So wurden auch nach Interventionsbeginn immer wieder verschiedene Standorte besucht, um vor Ort Einblick in die Herausforderungen und mögliche Lösungen im Zusammenhang mit der Implementierung zu gewinnen. Ebenso wichtig ist es, ein kontinuierliches Monitoring des Umsetzungsstandes einzurichten. Im DEMAND-Projekt wird dies u. a. durch monatliche, von den KVen dokumentierte Informationen zur Umsetzung der Intervention an den Standorten gewährleistet, z. B. über die Anzahl und die Verteilung durchgeführter Ersteinschätzungen. Dadurch wurde recht früh absehbar, dass 6 der 18 ausgewählten „Tresen-Standorte" aus dem Projekt ausgeschlossen bzw. ausgetauscht werden mussten, weil sie die Intervention nicht in der gewünschten Weise umsetzen (konnten).

- **Änderung der Rahmenbedingungen**
  Jedes erfolgreiche Projekt ist schon aufgrund des festgelegten Förderzeitraums davon abhängig, dass alle Beteiligten Zeitpläne einhalten. Aber manchmal ändern sich einfach Rahmenbedingungen, ohne dass einzelne Projektbeteiligte eine Schuld trifft. Insbesondere die im Terminservice- und Versorgungsgesetz (TSVG) festgelegte Verpflichtung für die Telefonzentralen der KVen, ab dem 1.1.2020 rund um die Uhr eine standardisierte Ersteinschätzung von Akutfällen zu leisten, war eine solche unvorhersehbare Änderung der Rahmenbedingungen. Sie sorgte einerseits dafür, dass SmED nun fast zwangsläufig in den Blick auch der KVen kam, die nicht am DEMAND-Projekt teilnahmen und andererseits stand zumindest für die teilnehmenden KVen fest, dass man de facto mit offiziellem Start der Interventionsphase im DEMAND-Projekt zeitnah auch Bestandteil der Regelversorgung werden würde. Dass SmED so schnell an versorgungspolitischer Bedeutung gewinnt, spricht natürlich für die Qualität des Instruments und die erfolgreiche Arbeit im Projekt. Und da es im Innovationsfonds letztlich immer um „Translation" und die Überführung von erfolgreichen Ansätzen in die Regelversorgung geht,[186] waren die Konsortialpartner durchaus zufrieden mit der Entwicklung der Dinge. In praktischer Hinsicht wollten sich allerdings nun spontan weitere KVen dem DEMAND-Projekt anschließen – was natürlich im Projektrahmen nicht möglich war. Insofern mussten andere Lösungen gefunden werden, weil man den realen Bedarf an diesem Ersteinschätzungsverfahren nachkommen wollte. Erfüllt wurde dies mit der Gründung des Joint Ventures der Health Care Quality Systems GmbH (HCQS), die willens und in der Lage war, sich den Anforderungen zu stellen.[187] Aus rein wissenschaftlicher Projektsicht ergaben sich dadurch aber auch praktische Nachteile, denn der Fokus der projektbeteiligten KVen war hinsichtlich der 116117 verständlicherweise stark auf das Datum des Inkrafttretens des Gesetzes gerichtet – zumal das TSVG noch zahlreiche weitere neue Verpflichtungen für KVen enthielt, die ebenso bis zum Jahresbeginn 2020 umgesetzt werden mussten. Dies hatte zur Folge, dass SmED im Telefonsetting und mit seinem „Projektcharakter" oftmals nur sporadisch oder teilweise (im Sinne einer sanften Erprobung) oder erst zu einem späteren Zeitpunkt im Jahr 2019 eingesetzt wurde.

---

186 Krack u. a.: Der Innovationsfonds an der Schwelle zur Regelversorgung (?). In: Gesundheitsökonomie & Qualitätsmanagement 4/2019, S. 175–177.

187 Mit der Gründung der HCQS (durch die Schweizer in4medicine AG und das aQua-Instituts) ca. 6 Monate nach Projektbeginn wurde eine Nutzungsmöglichkeit von SmED für die nicht projektbeteiligten KVen geschaffen. Da es sich hier nun um eine Anwendung in der Regelversorgung handelte, mussten v. a. weit höhere technische und rechtliche Anforderungen erfüllt werden.

> **Lessons learned**
>
> - Multizentrisch angelegte Projekte müssen mit sehr unterschiedlichen lokalen Umsetzungsbedingungen rechnen und diese im Projekt berücksichtigen.
> - Bei komplexen Interventionen ist es ratsam, echte Anlaufphasen oder kleinere Pilotierungen einzuplanen, damit Innovationen ihre volle Wirkung entfalten können.
> - Motivation und Compliance von (End-)Anwendern sind zentrale Erfolgsfaktoren einer erfolgreichen Umsetzung von Innovationen: Sie bedürfen der besonderen Berücksichtigung.
> - Extern verursachte Änderungen der Rahmenbedingungen sind immer möglich: Projekte sollten flexibel genug angelegt sein, um darauf zu reagieren.
> - Wenn Innovationen auch informationstechnische Anteile der Umsetzung enthalten, ist ein sehr frühzeitiger Einbezug entsprechender Expertise unverzichtbar.

4.1.2.4 Evaluation

301 Mit Recht wird für jedes Innovationsfondsprojekt eine Evaluation bzw. ein Evaluationskonzept eingefordert. Bei komplexen Interventionen auf Systemebene, die unterschiedliche Akteure in unterschiedlichen Kontexten adressieren und die in gewisser Weise in einem „erweiterten" Throughput-Modell analysiert werden müssten,[188] lassen sich eindimensionale klinisch-evaluative Forschungsdesigns im Sinne der Durchführung einer randomisierten kontrollierten Studie (RCT) nur ungenügend anwenden.[189] Dies gilt umso mehr, je explorativer eine Intervention angelegt ist und unterschiedliche Messungen zu verschiedenen Zeitpunkten an unterschiedlichen Untersuchungsgegenständen durchgeführt werden müssen. Und weil die Qualität einer Evaluation abhängig von der Menge und der Qualität der verfügbaren Daten ist, hatten alle verantwortlichen Evaluatoren hier sowohl mit projektspezifischen als auch mit projektunabhängigen Herausforderungen zu kämpfen.

302 Die primären Arbeitshypothesen zielen auf die Reduktion des Trends der ansteigenden Patientenzahlen in Notaufnahmen bzw. auch auf etwaige Verlagerungseffekte durch den Einsatz des Ersteinschätzungsinstruments ab. Die wichtigste Datenbasis für die deskriptiven Analysen sind die Routinedaten der beteiligten Kassenärztlichen Vereinigungen. Dieses vom Zi verantwortete Arbeitspaket war initial vor allem mit dem Aufwand verbunden, bei insgesamt 10 Aufsichtsbehörden Anträge nach § 75 SGB X (Anträge zur Verwendung von Sozialdaten zu Forschungszwecken) zu stellen. Nachdem diese bürokratischen Hürden überwunden waren, stehen aktuell (Mai 2020) die Lösung methodischer Herausforderungen in Zusammenarbeit mit dem aQua-Institut und die Verarbeitung erster Datenlieferungen im Vordergrund. Zweifellos sind darüber hinaus weiterhin

---

[188] Schrappe/Pfaff: Versorgungsforschung vor neuen Herausforderungen. In: Das Gesundheitswesen 11/2016, S. 691.
[189] Blettner u. a.: Überlegungen des Expertenbeirats zu Anträgen im Rahmen des Innovationsfonds. In: Zeitschrift für Evidenz, Fortbildung und Qualität im Gesundheitswesen 130/2018: S. 43–44 und Stegmaier/Neugebauer: RCT negieren den Kontext. In: Monitor Versorgungsforschung 06/2017, S. 12.

Routinedaten von Krankenkassen eine sehr geeignete Datenbasis für tiefergehende Analysen (insb. zu möglichen Verlagerungseffekten, stationären Folgeaufenthalten und unerwünschten Ereignissen in Folge der Intervention), die vom aQua-Institut durchgeführt werden. Generell wurde bei Projektbeantragung nach dem Credo gehandelt: Je mehr Krankenkassendaten einbezogen werden können, umso verlässlicher ist die Datengrundlage. Mit der zunehmenden Anzahl von teilnehmenden Krankenkassen steigen allerdings auch die Anforderungen an die Koordination und das Datenmanagement erheblich. Vom ersten Abstimmungstreffen mit den beteiligten 13 Krankenkassen zur Beratung und Konsentierung der Spezifikation (August 2018) über die Verabschiedung bilateraler Vertragsdokumente, die Erstellung und Einreichung von insgesamt 9 Anträgen nach § 75 SGB X bis zu den ersten Datenlieferungen (Juni 2019) und der Aufarbeitung der Daten sind fast zwei Jahre vergangen, bevor die ersten Analysen für die Jahre 2016 und 2017 (Präinterventionsphase) durchgeführt werden konnten.

Unabhängig von der Innovationsart soll jedes Innovationsfondsprojekt am Ende den Patienten nutzen[190] – und am besten befragt man diese direkt. In diesem Projekt sind die patientenrelevanten Endpunkte für diesen allerdings nicht unmittelbar ersichtlich. De facto erhalten Patienten eine Einschätzung hinsichtlich der medizinischen Dringlichkeit ihrer Beschwerden und ihnen wird eine geeignete Versorgungsebene, an die sie sich wenden können, empfohlen. Die Patientenbefragung des UKE ist vom Aufwand her betrachtet das größte Evaluationspaket im Implementierungskontext – und das gilt zweifelsfrei auch für die Bedeutung der hier generierten Erkenntnisse. Die praktische Umsetzung der Patientenbefragung stellte sich allerdings als in fast jedem Detail komplizierte Unternehmung dar, die alle Beteiligten vor große organisatorische und bürokratische Herausforderungen stellte – wobei die Gewährleistung des Datenschutzes die größte war. Ohne im Einzelnen darauf einzugehen: Auch hier musste für die postalische ex-post-Befragung von 10.000 Anruferinnen und Anrufern der 116117 ein Antrag nach § 75 SBG X bei den lokalen Aufsichtsbehörden der KVen gestellt werden.

Wenn Projektziele konkret darauf ausgerichtet sind, nicht nur kurzfristig nutzbringend, sondern auch nachhaltig zu sein, d. h. auch außerhalb und über den Projektkontext hinaus umgesetzt zu werden, ist es entscheidend, die Meinungen und Erfahrungen der Anwender in die Evaluation einzubeziehen. Im Rahmen der Anwenderbefragung des UKHD werden neben 30 Leitfadeninterviews noch 200 standardisierte schriftliche Interviews mit der Zielgruppe umgesetzt. Ziel ist es, die Implementierung im Sinne der *„Usability"* – also der Anwendung im Alltag – zu evaluieren und Verbesserungspotenziale aufzuzeigen. Hier liegt das Hauptproblem in der Rekrutierung von Befragungsteilnehmern, da die Motivation zur freiwilligen Teilnahme an Befragungen bei nur mittelbar am Projekt beteiligten Akteuren eher

---

190 Schmitt u. a.: Priorisierung und Konsentierung von Begutachtungs-, Förder- und Evaluationskriterien für Projekte aus dem Innovationsfonds. In: Gesundheitswesen 8–9/2015, S. 578–579.

gering ist. Ähnlich verhält es sich mit der vom DKI durchgeführten Befragung von Mitarbeitenden von Krankenhäusern an Modellstandorten. Soweit es sich um Mitarbeitende der Notaufnahmen handelt, sind diese zuweilen nicht einmal über das im benachbarten KV-Bereich stattfindende Projekt informiert – und manchmal herrscht wohl auch eine gewisse sektorale Skepsis seitens der Krankenhäuser gegenüber einer solchen „KV-Maßnahme" vor.

305 **Lessons learned**
- Der Zeit- und Ressourcenaufwand zur Erstellung und Einreichung von projektrelevanten Begleitanträgen, wie beispielsweise dem sogenannten „Antrag nach § 75 SGB X", Ethikanträgen oder anderweitigen Genehmigungen ist enorm – insbesondere, wenn diese lokal eingereicht und genehmigt werden müssen.
- Auch die Rekrutierung von Teilnehmern für Interviews und Befragungen zu Evaluationszwecken ist ein Problem, das frühzeitig bedacht werden muss.

4.1.2.5 Aktueller Stand

306 Zum Zeitpunkt der Abfassung dieses Beitrags läuft das Projekt seit gut zwei Jahren. Die Intervention selbst läuft, soweit es die telefonische Ersteinschätzung betrifft, seit einem halben Jahr unter Regelbetriebsbedingungen. Natürlich hat die COVID-19-Pandemie Auswirkungen auf das Projekt, und es ist schwer zu sagen, ob das analog zum Inkrafttreten des TSVG als unvorhersehbare Änderung der Rahmenbedingungen betrachtet werden kann. Aus rein wissenschaftlicher Projektsicht kann man das so sehen, denn in der Hochphase der Epidemie haben die SmED-Anwendungsfälle aufgrund der spezifischen Corona-Anfragen an den Standorten stark abgenommen und es ist nicht sicher, ob und inwieweit sich anhand der Routinedaten die Steuerungseffekte in der gewünschten Art und Weise abbilden lassen. Andererseits kann man das aber auch als zusätzliche Evaluationschance sehen, denn die Corona-Situation bildet ja tatsächlich die Realität und eben keine klinische Laborsituation ab. Abseits von ursprünglichen Erkenntnisinteressen zeichnet sich ein weiteres Argument für den praktischen Nutzen der Intervention ab: Derzeit nämlich ist gerade die kontaktlose (telefonische) Ersteinschätzung, inklusive der Möglichkeit, Patienten bei weniger dringlichen Beschwerden vom Besuch einer Praxis oder Notaufnahme abzuraten (und bestenfalls telemedizinische Alternativen anzubieten) genau das, was aus ärztlicher Sicht in der jetzigen Situation und auch zukünftig gebraucht wird.

307 Durch die nicht zuletzt aufgrund des TSVG schleppend angelaufene Intervention an einigen Standorten im Laufe des Jahres 2019 und die Sorge, dass deswegen die Datengrundlage für die geplanten Routinedatenanalysen nicht optimal sein würde, hatte das Konsortium ohnehin zum Ende des Jahres 2019 beschlossen, die Interventionsphase auf das gesamte Jahr 2020 auszuweiten. Damit ging die Notwendigkeit der Beantragung einer (kostenneutralen) Projektverlängerung einher, die im Frühjahr 2020 vorgenommen wurde. Parallel zur beantragten Laufzeitverlängerung

flammte dann COVID-19 auf und die Folgen werden auch das Konsortium bis zum Projektende begleiten, da sich die Rahmenbedingungen permanent ändern.

4.1.3 Lessons learned?

Einleitend wurde in eigener Sache betont, dass das aQua-Institut als privatwirtschaftlich geführtes Institut kein typischer Player im Sinne der überwiegend systemisch eingebundenen und agierenden Akteure ist, und dass auch dieses Projekt mit seinen implementierungsbezogenen Erkenntnisinteressen eher untypisch für ein Versorgungsforschungsprojekt ist. Dementsprechend ist der hier gegebene Einblick in die Konzeption, Planung und Durchführung des DEMAND-Projekts auch keine Blaupause für die Konzeption, Planung und Durchführung anderer Innovationsfondsprojekte. Wenn wir dennoch einige zentrale Erfahrungswerte hervorgehoben haben, dann weil wir glauben, dass bestimmte Probleme und Fragestellungen auch in anderen Projekten zumindest situativ auftauchen können. Wir haben am Beispiel von DEMAND aufgezeigt, wie wir bestimmte Herausforderungen in diesem spezifischen Projekt gelöst haben. Auch dies ist also nur ein mögliches Vorgehen und darf nicht als einziger „richtiger" Weg verstanden werden.

308

Dennoch: Soweit mit Projekten des Innovationsfonds das Ziel verbunden ist, erfolgreiche Projekte in die Regelversorgung zu überführen – wiewohl es in der bisherigen Anlage des Fonds nur das Ziel, aber kein Konzept gab – sind diese Ziele im DEMAND-Projekt erreicht oder eher übererfüllt, weil SmED außerhalb des Projektkontextes bereits in der Regelversorgung angekommen ist. Das mag man mit einem strengen klinisch-wissenschaftlichen Blick bzw. mit Verweis auf noch ausstehende Evaluationsergebnisse hinsichtlich eines Für-oder-Wider des Einsatzes der Softwareunterstützung kritisch sehen. Dabei wird gerne übersehen, dass solche Ergebnisse im Forschungsdesign gar nicht angekündigt wurden: Faktisch ist DEMAND eine explorative Studie, die primär untersucht, welche Steuerungseffekte sich ergeben, wenn man eine vormals nicht-standardisierte und auf subjektivem Erfahrungswissen gründende Einschätzung durch eine evidenzbasierte und standardisierte Ersteinschätzung ersetzt, die mit Unterstützung einer Software umgesetzt wird, die ihrerseits als Medizinprodukt registriert ist. Und das zweite große Erkenntnisinteresse galt seit jeher der Implementierung und damit auch jenen Kontextfaktoren, die eine erfolgreiche Umsetzung unter realen Versorgungsbedingungen fördern oder hemmen.[191]

309

Mit Verabschiedung des Digitale-Versorgung-Gesetzes (DVG) ist die Laufzeit des Innovationsfonds nun um weitere fünf Jahre verlängert (2020 bis 2024).[192] Die

310

---

191 Schrappe/Pfaff: Versorgungsforschung vor neuen Herausforderungen. In: Das Gesundheitswesen 11/2016, S. 691.
192 Müller: Sektorenübergreifende Versorgung: Weitere fünf Jahre Förderung durch den Innovationsfonds. 2019. Online: www.vdek.com/magazin/ausgaben/2019-06/innovationsfonds.html [abgerufen am 28.4.2020].

damit einhergehenden Änderungen, wie zum Beispiel die Reduzierung des Fördervolumens auf jährlich 200 Mio. EUR, mögen an anderer Stelle thematisiert werden. Sichtbar ist allerdings: Die Frage der Translation von erfolgreichen Projekten in die Regelversorgung rückt nun explizit in den Vordergrund.[193] In der Konsequenz heißt das, dass Projekte sich zukünftig mehr mit Gesichtspunkten der Implementierung in realen Versorgungskontexten auseinandersetzen müssen. Und dies ist dann vielleicht doch der Punkt, an dem wir uns in der Lage sehen, abschließend zwei oder drei allgemein nützliche Ratschläge geben zu können.

- **Berücksichtigung von real verfügbaren Ressourcen**: Eine im Projektrahmen finanzierte, im klinischen Subkontext (oder anderen begrenzten Settings) umgesetzte und als effektiv evaluierte Versorgungsleistung wird nur dann in die Regelversorgung gelangen, wenn die dafür notwendigen Ressourcen auch in der Realität zur Verfügung stehen – ganz gleich, ob es dabei um handelndes Personal, physisch-technische Ausstattung oder medizinische Leistungen im engeren Sinne geht. Tatsächlich können im Projektrahmen oft Ressourcen mobilisiert werden, die in einer regelhaften Versorgung nicht oder nur mit unvertretbar hohem Aufwand verfügbar sind. Damit ist ausdrücklich nicht allein die Finanzierungsfrage gemeint, denn Geld allein kann nicht jedes strukturelle Defizit ersetzen.
- **Berücksichtigung realer versorgungspolitischer Interessen**: In einem temporären Projektrahmen lassen sich oft fruchtbare Kooperationen schmieden, die unter Realbedingungen eher die Ausnahme als die Regel sind, weil dem versorgungspolitische (z. B. sektorale oder berufsständische) Interessen entgegenstehen – im DEMAND-Projekt seien Modellstandorte genannt, in denen die Notarztpraxen des KV-Systems mit den Notaufnahmen der Krankenhäuser seit jeher gut zusammenarbeiten. Wer glaubt, dass z. B. eine Intervention, die möglicherweise eine Ambulantisierung einer vormals stationären Versorgung zur Folge hat, einhellig von den Krankenhäusern bejubelt wird, hat die ökomischen Verteilungskämpfe zwischen den beiden deutschen Versorgungssektoren nicht verstanden. Und wer meint, dass eine innovative und als effektiv evaluierte Delegation ärztlicher Leistungen auf z. B. das Pflegepersonal von den ärztlichen Berufsständen gefeiert wird, weiß nicht, welches großes Gewicht den berufsständischen Eigeninteressen zukommt. Meint: Am Ende können Projekte nur erfolgreich in die Regelversorgung eingehen, die übergeordnete Stakeholderinteressen jenseits von temporären Projektallianzen berücksichtigen.
- **Offenheit für gesundheitspolitische Weichenstellungen**: Das Beispiel COVID-19 zeigt aktuell sehr deutlich, welche Relevanz politische Richtungsentscheidungen im Gesundheitsweisen haben, welche Dynamik dies entfaltet und in welcher Art und Weise auch die Wissenschaft hier genötigt sein kann, mindestens Kompromisse einzugehen. Bereits 2017 hatte sich das Deutsche Netzwerk für

---

[193] Krack u. a.: Der Innovationsfonds an der Schwelle zur Regelversorgung (?). In: Gesundheitsökonomie & Qualitätsmanagement 04/2019, S. 175 ff.

evidenzbasierte Medizin in einem offenen Brief an den Vorsitzenden des G-BA für mehr Transparenz des Vergabeverfahrens ausgesprochen[194] – dahinter stand der unausgesprochene Vorwurf, dass der Innovationsfonds scheinbar nicht nur rein wissenschaftliche Aspekte in seine Vergabeentscheidungen einbezieht. 2019 hat das Netzwerk dann erneut in einer Stellungnahme für eine „wissenschaftliche Weiterentwicklung" des Innovationsfonds im Sinne einer stärkeren Ausrichtung an den Prinzipien der evidenzbasierten Medizin (EbM) plädiert.[195] Man muss sich dazu nicht in Widerspruch begeben, aber der Innovationsfonds bewegt sich in seiner jetzigen Ausrichtung – sei es beabsichtigt oder nur faktisch – (auch) an der Schnittstelle zwischen Politik und Wissenschaft. Das zeigen der Blick auf Themenvorgaben oder die vorsichtige Öffnung zu leistungsträgerübergreifenden Problemstellungen (z. B. der Pflege). In unserer Sichtweise ist das sehr angemessen, denn der politische Kontext von Interventionen gehört *„zu den wichtigsten Kontext-Faktoren, die die Versorgungsforschung […] untersucht"*[196]. Und es ist dieser (auch) politische Charakter, der es ermöglicht, Projekte durchzuführen, die Kontextfaktoren und Implementierungsaspekte fokussieren – und für die bereits im Vorfeld klar ist, dass sie die strengen methodischen Vorgaben des klinischen Experimentaldesigns nicht erfüllen können.

Danksagung

Das aQua-Institut bedankt sich bei allen projektbeteiligten Konsortialpartnern (Zentralinstitut für die kassenärztliche Versorgung in Deutschland; Deutsches Krankenhausinstitut e. V.; Institut und Poliklinik für Allgemeinmedizin des Universitätsklinikums Hamburg-Eppendorf; Abteilung Allgemeinmedizin und Versorgungsforschung des Universitätsklinikums Heidelberg; AOK Baden-Württemberg; AOK Nordost; Verband der Ersatzkassen e. V.; den Kassenärztlichen Vereinigungen der Regionen: Baden-Württemberg, Bayern, Berlin, Brandenburg, Bremen, Hessen, Nordrhein, Rheinland-Pfalz, Schleswig-Holstein, Thüringen, Westfalen-Lippe) sowie allen weiteren kooperierenden Krankenkassen und Krankenhäusern.

---

194 DNebM: Innovationsfonds. Mehr Transparenz im Vergabeverfahren! 2017. Online: www.ebm-netzwerk.de/pdf/stellungnahmen/offener-brief-innofonds.pdf [abgerufen am 29.5.2018].

195 DNebM: Den Innovationsfonds wissenschaftsbasiert weiterentwickeln! 2019. Online: www.ebm-netzwerk.de/de/veroeffentlichungen/pdf/stn-20190502-innovationsfonds.pdf [abgerufen am 20.6.2020].

196 Schrappe/Pfaff: Versorgungsforschung vor neuen Herausforderungen. In: Das Gesundheitswesen 11/2016, S. 693.

Literatur

Ärzteblatt.de: Positives Zwischenfazit für den Innovationsfonds. 2019. Online: www.aerzteblatt.de/nachrichten/102029/Positives-Zwischenfazit-fuer-den-Innovationsfonds [abgerufen am 28.4.2020].

Augurzky, B. u. a.: Notfallversorgung in Deutschland. Projektbericht im Auftrag der Kassenärztlichen Bundesvereinigung. Essen 2018.

Blettner, M. u. a.: Überlegungen des Expertenbeirats zu Anträgen im Rahmen des Innovationsfonds. In: Zeitschrift für Evidenz, Fortbildung und Qualität im Gesundheitswesen 130/2018, S. 42–48.

Christ, M./Bingisser, R.: Telefontriage in der Schweiz: Patienten sind zufrieden. In: Deutsches Ärzteblatt 31-32/2017: A-1472. Online: https://www.aerzteblatt.de/archiv/192752/Telefontriage-in-der-Schweiz-Patienten-sind-zufrieden [abgerufen am 22.6.2020].

DNebM (Deutsches Netzwerk Evidenzbasierte Medizin): Innovationsfonds. Mehr Transparenz im Vergabeverfahren! Offener Brief an den Innovationsausschuss beim Gemeinsamen Bundesausschuss. 2017. Online: http://www.ebm-netzwerk.de/pdf/stellungnahmen/offener-brief-innofonds.pdf [abgerufen am 29.5.2018].

DNebM (Deutsches Netzwerk für evidenzbasierte Medizin): Den Innovationsfonds wissenschaftsbasiert weiterentwickeln! 2019. Online: www.ebm-netzwerk.de/de/veroeffentlichungen/pdf/stn-20190502-innovationsfonds.pdf [abgerufen am 20.6.2020].

GKV-SV (Spitzenverband Bund der Krankenkassen): Positionspapier des GKV-Spitzenverbandes: Zukunft des Innovationsfonds. 2019. Online: www.gkv-spitzenverband.de/media/dokumente/presse/publikationen/20190319_Positionspapier_Innovationsfonds_barrierefrei.pdf [abgerufen am 29.4.2020].

Haas, C. u. a.: Gutachten zur ambulanten Notfallversorgung im Krankenhaus – Fallkostenkalkulation und Strukturanalyse. Hamburg 2015.

Hecken, J: Erfolge des Innovationsfonds – Übersicht erfolgreicher Vorhaben und deren Merkmale. 21. Gesundheitspolitisches Symposium der vdek-Landesvertretung Sachsen-Anhalt: 2020. Online: www.vdek.com/LVen/SAH/Politik/Termine/_jcr_content/par/publicationelement_1355292644/file.res/Vortrag Prof. Hecken.pdf [abgerufen am 22.6.2020].

Herrmann, T. u. a.: Instrumente und Methoden zur Ersteinschätzung von Notfallpatienten. Bestandsaufnahme und Konzeptentwicklung für die kassenärztliche Notfallversorgung. Göttingen 2017.

Ismail, S.A./Gibbons, D.C./Gnani, S.: Reducing inappropriate accident and emergency department attendances: A systematic review of primary care service interventions. British Journal of General Practice 617/2013, S. e813–e820.

Köster, C. u. a.: Ambulante Notfallversorgung. Analyse und Handlungsempfehlungen. Göttingen 2016.

Krack, G. u. a.: Der Innovationsfonds an der Schwelle zur Regelversorgung (?) – Verbandsmitteilungen des Ausschusses der Krankenversicherung der Deutschen Gesellschaft für Gesundheitsökonomie e. V. In: Gesundheitsökonomie & Qualitätsmanagement 4/2019, S. 175–178.

Midtbø, V./Raknes, G./Hunskaar, S.: Telephone counselling by nurses in Norwegian primary care out-of-hours services: a cross-sectional study. In: BMC Family Practice 18:84/2017, S. 1–12.

Müller, E-C.: Sektorenübergreifende Versorgung: Weitere fünf Jahre Förderung durch den Innovationsfonds. 2019. Online: www.vdek.com/magazin/ausgaben/2019-06/innovationsfonds.html [abgerufen am 28.4.2020].

Pfaff, H./Schrappe, M.: Einführung in die Versorgungsforschung. In: Pfaff, H. u. a. (Hrsg.): Lehrbuch Versorgungsforschung. Systematik – Methodik – Anwendung. Stuttgart 2011, S. 2–39.

Riessen, R. u. a.: Positionspapier für eine Reform der medizinischen Notfallversorgung in deutschen Notaufnahmen. Medizinische Klinik – Intensivmedizin und Notfallmedizin 5/2015, S. 364–375.

Schmiedhofer, M.H. u. a.: Inanspruchnahme zentraler Notaufnahmen: Qualitative Erhebung der Motivation von Patientinnen und Patienten mit nichtdringlichem Behandlungsbedarf. In: Gesundheitswesen 10/2017, S. 835–844.

Schmitt, J. u. a: Priorisierung und Konsentierung von Begutachtungs-, Förder- und Evaluationskriterien für Projekte aus dem Innovationsfonds: Eine multiperspektivische Delphi-Studie. In: Gesundheitswesen 8-9/2015, S. 570–579.

Schrappe, M./Pfaff, H.: Versorgungsforschung vor neuen Herausforderungen: Konsequenzen für Definition und Konzept. In: Das Gesundheitswesen 11/2016, S. 689–694.

Stegmaier, P./Neugebauer: RCT negieren den Kontext. In: Monitor Versorgungsforschung 06/2017, S. 12–13.

SVR (Sachverständigenrat zur Begutachtung der Entwicklung im Gesundheitswesen): Sektorenübergreifende Ausgestaltung der Notfallversorgung. In: Sachverständigenrat zur Begutachtung der Entwicklung im Gesundheitswesen: Bedarfsgerechte Steuerung der Gesundheitsversorgung. 2018, S. 547–610.

Zi (Zentralinstitut für die kassenärztliche Versorgung): Zu viele Patienten in Notfallambulanzen – Steuerung notwendig. 2015. Online: www.zi.de/cms/presse/2015/22-september-2015/ [abgerufen am 2.8.2017].

4.2 Herausforderungen bei der Umsetzung und Translation von Innovationsfondsprojekten

Katrin Tomaschko

An den Beispielen VESPEERA und TeleDerm

Abstract: Der Innovationsfonds beinhaltet einige Webfehler, die die realitätsnahe Umsetzung von geförderten Vorhaben und somit deren Fortführung und Skalierung nach Ablauf der Förderphase erschweren. Dazu gehören beispielsweise die Evaluation der Vorhaben unter Laborbedingungen, falsche Anreize durch eine Vollfinanzierung und die fehlende Agilität bei der Umsetzung. Wie es trotzdem gelingen kann, Vorhaben realitätsnah durchzuführen und anschließend flächendeckend in die Versorgung zu integrieren und was die Hinderungsgründe sind, wird anhand der Beispiele VESPEERA und TeleDerm dargestellt.

4.2.1 Ist der Innovationsfonds ein geeignetes Instrument für eine nachhaltige Versorgungsverbesserung?

Die zeitweilige finanzielle Förderung von innovativen Versorgungsformen, verbunden mit dem Ziel, diese dauerhaft in die Versorgung zu implementieren, wurde bereits zwischen den Jahren 2004 und 2008 mit der Anschubfinanzierung gemäß § 140d SGB V für die integrierte Versorgung erprobt. Danach hatte jede Krankenkasse ein Prozent der Gesamtvergütung einzuhalten, soweit die einbehaltenen Mittel zur Umsetzung von nach § 140b geschlossenen Verträgen erforderlich waren. Nach Auslaufen der Anschubfinanzierung 2008 wurden viele Verträge beendet, da sie ohne finanzielle Incentivierung nicht wirtschaftlich waren. Die Zahl der Neuverträge ging deutlich zurück. Des Weiteren war aufgrund unzureichender Vorgaben zur Evaluation keine Aussage darüber möglich, ob die vertraglichen Vereinbarungen tatsächlich zu einer Verbesserung der Versorgung und der Überwindung von Sektorengrenzen geführt hatten.[197] Aus diesem Fehler hat man gelernt. Im Nachfolgeversuch „Innovationsfonds" nimmt die Evaluation eine herausragende Stellung ein. Ob der Innovationsfonds ein geeignetes Instrument zur Verbesserung der Versorgung ist, muss sich jedoch daran messen, ob die Vorhaben über die geförderte Pilotphase hinausgehend fortgeführt und skaliert werden[198] – und ob die positiven Ergebnisse der Projektevaluation auf den Regelbetrieb übertragen werden können.

4.2.1.1 Innovationskraft Krankenkassen

313 Die gesetzlichen Krankenkassen (GKV) in Deutschland waren und sind innovativ – und zwar auch ohne Innovationsfonds. Sie verstehen sich als aktive Versorgungsgestalter und nicht nur als „Zahlmeister"; das zeigt sich auch im Wettbewerb untereinander. Krankenkassen haben viele Möglichkeiten der Versorgungsgestaltung und nutzen diese, beispielsweise in Form der hausarztzentrierten Versorgung (HZV) oder anderer Selektivverträge. Krankenkassen wollen und sollen sich voneinander unterscheiden. Bestünde der Unterschied nur im Beitragssatz, wäre das innovationshinderlich. Der Wettbewerb wäre reduziert auf einen Beitragswettbewerb – Innovationen werden jedoch insbesondere durch einen Versorgungswettbewerb vorangetrieben. Dieser Versorgungswettbewerb wird durch den Innovationsfonds nicht gefördert. Neben den finanziellen Mehrbelastungen in Höhe eines jährlich dreistelligen Millionenbetrags, die der GKV für andere innovative Versorgungsmodelle fehlen, führt insbesondere die Klarstellung des Förderers im Hinblick auf die Nutzbarkeit des § 630a BGB (Behandlungsvertrag) als mögliche Rechtsgrundlage zu einer Verwässerung des Wettbewerbsgedankens.

4.2.1.2 Evaluation unter Laborbedingungen

314 Der Evaluation der geförderten Vorhaben steht zweifelsfrei ein hoher Stellenwert zu. Allerdings steht die Evaluation dem Projekterfolg oft selbst im Wege, da Ärzte

---

197 Hermann: Kommentar zum Innovationsfonds: Motor für Prozessinnovationen? In: Monitor Versorgungsforschung 3/2016, S. 29.
198 Hermann/Tomaschko: Der Innovationsfonds – die Perspektive der AOK Baden-Württemberg. In: Amelung u. a. (Hrsg.): Innovationsfonds. Impulse für das deutsche Gesundheitssystem. Berlin 2017, S. 26–29.

und andere an der Versorgung beteiligte Akteure aufgrund der zeitaufwendigen Zusatzanforderungen, die beispielsweise mit Befragungen einhergehen, die Teilnahme scheuen. Auch Patienten sind oft nicht gewillt, seitenlange Studienaufklärungen zu lesen. Die Evaluation gibt folglich nur bedingt Aufschluss darüber, wie die Intervention angenommen wird. Darüber hinaus führt die in einigen Vorhaben angebotene finanzielle Incentivierung von Teilnehmern zu einer weiteren Verzerrung der Ergebnisse. Randomisierte Kontrollgruppen stehen oftmals im Widerspruch zum Anspruch der als Rechtsgrundlage geforderten Verträge nach § 140a SGB V und erschweren das Generieren von ausreichend hohen Fallzahlen, da sie die Teilnahmebereitschaft von Ärzten und Patienten weiter reduzieren.

Evaluationsqualität und Versorgungsrealität in Einklang zu bringen, ist kein leichtes Unterfangen. Doch was nützt das beste Evaluationsdesign, wenn die Ergebnisse nicht oder nur bedingt auf den Regelbetrieb übertragen werden können? Die durch den Innovationsfonds geförderten neuen Versorgungsformen beinhalten Prozessinnovationen. Diese sind in den meisten Fällen keine Selbstläufer; sie gelingen nur durch verbindliche Strukturen, ein hohes Maß an Steuerung und durch eine enge Begleitung. Während der Förderphase trägt ein ganzes Konsortium von Institutionen und Projektmitarbeitern zum Gelingen des Vorhabens bei. Überführt man solche Versorgungsansätze in die Regelversorgung, insbesondere EBM und Bundesmantelvertrag, sind die Ergebnisse nicht ohne Weiteres übertragbar, da wesentliche Elemente der Gestaltung wegbrechen.[199] Die Fortführung und Skalierung der geförderten Vorhaben in großen, gut organisierten Selektivverträgen bietet die beste Chance für eine Übertragbarkeit der evaluierten Ergebnisse, da hier Möglichkeiten und Strukturen der Zusammenarbeit aufgebaut werden können, die dem Projektmanagement der Förderphase ähnlich sind.

4.2.1.3 Falsche Anreize

Durch die Vollfinanzierung der Vorhaben gehen die Krankenkassen bei einer Beantragung kein finanzielles Risiko ein. Das hat zur Folge, dass viele „*Leuchttürme*" beantragt und gefördert werden, die bei näherer Betrachtung den Grundsätzen der Wirtschaftlichkeit widersprechen. Würde der Innovationsfonds lediglich eine Teilfinanzierung gewähren und müssten die verbleibenden Kosten von den beantragenden Krankenkassen selbst getragen werden, würde man den existierenden Wettlauf um Fördergelder einschränken. In der Folge würden ggf. weniger Vorhaben beantragt; die Wahrscheinlichkeit, dass diese Vorhaben nach Ablauf der Förderung von den Krankenkassen selektivvertraglich fortgeführt würden, wäre jedoch deutlich höher – schließlich haben die Krankenkassen in dieses Versorgungsmodell bereits investiert.

---

199 Hermann: Kommentar zum Innovationsfonds: Motor für Prozessinnovationen? In: Monitor Versorgungsforschung 3/2016, S. 29.

4.2.1.4 Fehlende Agilität

317 Eine agile Weiterentwicklung der Intervention während des Förderzeitraums ist nicht vorgesehen und stünde den hohen Anforderungen an die Evaluation zumeist im Wege. Oft liegen zwischen Veröffentlichung der Förderbekanntmachung und Projektstart zwei Jahre. Wohlgemerkt handelt es sich hierbei nicht um den Interventionsbeginn, sondern um den Beginn der geförderten Vorprojektphase. Die zu evaluierende Intervention beginnt in vielen Projekten erst ein weiteres Jahr später, also drei Jahre, nachdem die Förderbekanntmachung veröffentlicht wurde. Durch das zweistufige Antragsverfahren ab 2020 wird sich der Beginn der Projekte noch weiter nach hinten verschieben. Zwischen der Idee und der Umsetzung liegen zukünftig drei bis vier Jahre. In dieser Zeit dreht sich die Welt weiter: Es gelten ggf. neue gesetzliche Rahmenbedingungen, durch andere Vorhaben konnte der Erfahrungsschatz erweitert werden und es existieren neue technische Möglichkeiten. Eine an die sich ändernden Bedingungen agile Anpassung der bereits geförderten Projekte ist jedoch kaum möglich. Zwar können Änderungen von Interventions- oder Evaluationselementen beantragt werden, allerdings bleibt diese Möglichkeit aufgrund der überaus kurzen Interventionsphasen und der sehr langen Bearbeitungsphasen beim Förderer bzw. Projektträger eher theoretischer Natur. Oftmals wird der Änderungsantrag erst beschieden, wenn sich die Interventionsphase auf den letzten Metern befindet. Pragmatische Evaluationskonzepte sind nicht vorgesehen; über allem steht die möglichst kontrollierte randomisierte Studie, die zwar wünschenswert, aufgrund der Komplexität der Ansätze aber oft schwierig ist und agile Anpassungen unmöglich macht. Folglich werden oftmals Vorhaben fortgeführt und evaluiert, die nach Ablauf der Förderphase keine Chance auf Fortführung haben, die in modifizierter Form immer noch relevant sein könnten.

318 Wie kann es trotz der aufgeführten Webfehler des Innovationsfonds gelingen, geförderte Pilotvorhaben realitätsnah durchzuführen und anschließend flächendeckend in die Versorgung zu integrieren? Und was sind die Hinderungsgründe? Diese Fragen werden im Folgenden anhand der Beispielsprojekte VESPEERA und TeleDerm erörtert.

4.2.2 Versorgungskontinuität sichern: Patientenorientiertes Einweisungs- und Entlassmanagement in Hausarztpraxen und Krankenhäusern – VESPEERA

4.2.2.1 Projektinhalte und -ziele

319 Durch die Optimierung der sektorenübergreifenden Versorgung im Einweisungs- und Entlassmanagement und den Aufbau von Kommunikationsstrukturen zwischen Krankenhäusern und Hausarztpraxen war es das Ziel des Vorhabens

VESPEERA,[200] Versorgungslücken und Informationsbrüche zwischen Krankenhäusern und vor- und nachbehandelnden Hausarztpraxen zu reduzieren. Zur Durchführung wurde der Rahmenvertrag Entlassmanagement nach § 39 Abs. 1a SGB V um zwei Verträge ergänzt: Über eine Erweiterung des bereits 2008 abgeschlossenen Vertrags zur hausarztzentrierten Versorgung nach § 73b SGB V mit insgesamt 1,7 Mio. teilnehmenden Versicherten erfolgte die leistungsrechtliche Einbindung der Hausärzte. Teilnehmende Krankenhäuser wurden über einen Vertrag nach § 140a SGB V, der neu ausgeschrieben wurde, eingebunden. Die neue Versorgungsform umfasste ein strukturiertes Assessment vor geplantem stationärem Aufenthalt, welches mittels eines von der Abteilung Allgemeinmedizin und Versorgungsforschung des Universitätsklinikums Heidelberg entwickelten Softwaretools (CareCockpit) von der Versorgungsassistentin in der Hausarztpraxis (VERAH) durchgeführt wurde. Die durch die VERAH erhobenen und dokumentierten Parameter wurden in einen Einweisungsbrief überführt, der neben medizinischen auch soziale Angaben umfasste. Beispielsweise wurde im Rahmen des Assessments erfragt, ob eine Patientenverfügung vorliegt und wie sich die häusliche Situation des Patienten darstellt. Diese Angaben sollten das Krankenhaus bei der Aufnahme des Patienten und bei einer aktiven Entlassplanung unterstützen. Darüber hinaus erhielten die Patienten eine Broschüre mit Hinweisen zur stationären Aufnahme. Krankenhäuser sollten den Entlassbrief um den Hospital Score[201] zur Identifikation von Patienten mit erhöhtem Rehospitalisierungsrisiko ergänzen. Außerdem wurde vor Entlassung des Patienten ein Telefonat zwischen Krankenhaus und Hausarztpraxis vertraglich vereinbart, um mögliche Lücken in der Versorgung, beispielsweise durch eine Entlassung vor dem Wochenende, aufzufangen. Nach Entlassung erfolgte ein erneutes Assessment zur Behandlungsplanung in der Hausarztpraxis, durch das geänderte Erfordernisse in der Versorgung sowie weitere Parameter, wie beispielsweise das individuelle Schmerzempfinden und eine ggf. vorliegende Depression, erfasst wurden. Patienten mit einem hohen Risiko, erneut hospitalisiert zu werden, konnten anschließend in ein dreimonatiges telefonisches, softwaregestütztes Monitoring überführt werden, welches von der VERAH durchgeführt wurde und zum Ziel hatte, Verschlechterungen des Gesundheitszustands rechtzeitig zu erkennen.[202]

Die Inhalte der Interventionselemente wurden in gemeinsamen Treffen mit Vertretern aller Stakeholdergruppen (Hausarztpraxen, Krankenhäuser, Kranken-

320

---

200 VESPEERA wurde von einem Konsortium, bestehend aus der AOK Baden-Württemberg, der Abteilung Allgemeinmedizin und Versorgungsforschung des Universitätsklinikums Heidelberg, der Hausärztlichen Vertragsgemeinschaft AG, dem aQua-Institut für angewandte Qualitätsförderung und Forschung im Gesundheitswesen GmbH, dem Gesundheitstreff Mannheim und dem IMBI des Universitätsklinikums Heidelberg beantragt.
201 Donzé u. a.: International Validity of the HOSPITAL Score to Predict 30-Day Potentially Avoidable Hospital Readmissions. JAMA Intern Med. 2016;176(4):496–502.
202 Forstner u. a.: Improving continuity of patient care across sectors: study protocol of the process evaluation of a quasi-experimental multi-centre study regarding an admission and discharge model in Germany (VESPEERA). BMJ Open 2019;9:e031245.

kasse, Patienten) und auf Basis wissenschaftlicher Erkenntnisse entwickelt.[203] Darüber hinaus fanden mehrere Feedbacktreffen statt, in denen auf regionaler Ebene der Austausch zwischen Krankenhausmitarbeitern und Hausarztpraxen befördert wurde. Auch an dieser Stelle wurde die Intervention reflektiert und Optimierungspotenziale diskutiert.

4.2.2.2 Herausforderungen bei der Umsetzung

321 Die Zusammenarbeit mit den Hausarztpraxen funktionierte aufgrund der bestehenden selektivvertraglichen Strukturen im Rahmen der hausarztzentrierten Versorgung sehr gut. Trotzdem nahmen weniger Hausarztpraxen und Patienten als angenommen an VESPEERA teil. Zum einen stellte der der mit der Evaluation einhergehende zusätzliche Aufwand einen Hinderungsgrund aus Praxissicht dar. Zum anderen erfolgte in den Hausarztpraxen eine nicht eingeplante, jedoch inhaltlich sinnvolle Vorselektion von Patienten: teilnehmende Hausärzte berichteten, dass sie vornehmlich ältere, chronisch kranke Patienten in VESPEERA einschrieben, weil dort der größte Vorteil aus Patientensicht gesehen wurde.

322 Bezüglich der Implementierung in den Kliniken stand das Konsortium vor deutlich größeren Schwierigkeiten, die jedoch wichtige Erkenntnisse für zukünftige Projekte und die Translation liefern und die in den folgenden Absätzen beschrieben werden.

4.2.2.2.1 SGB V-konforme Teilnahme der Krankenhäuser

323 Um den Anforderungen des § 140a SGB V gerecht zu werden, erfolgte eine öffentliche Ausschreibung, auf die sich elf Krankenhausträger mit 25 Standorten meldeten. Alle teilnahmebereiten Krankenhäuser flossen in die Kalkulation der Fallzahlen für die Antragsstellung im Mai 2016 ein. Die Bescheidung von VESPEERA erfolgte allerdings erst im Juni 2017. Dieser unerwartet lange Zeitraum zwischen Beantragung und Bescheidung führte zu geänderten Rahmenbedingungen, die die Umsetzung des Vorhabens im Folgenden erschweren: Zum einen endete die Bindungsfrist der Angebote für die Teilnahme der Krankenhäuser Ende 2016, also zu einem Zeitpunkt, an dem noch völlig unklar war, ob das Vorhaben gefördert wird. Die Krankenhäuser waren folglich nicht mehr an ihr Angebot gebunden, als die Förderzusage erfolgte. Zum anderen trat der Rahmenvertrag Entlassmanagement fast gleichzeitig in Kraft. Um den gesetzlichen Anforderungen des Rahmenvertrages gerecht zu werden, mussten zahlreiche Prozesse in den Krankenhäusern verändert werden. Zusätzliche prozessuale Änderungen für ein Projekt, das sich lediglich an eine Teilgruppe von Patienten richtet – nämlich

---

203 Straßner u a.: Interventions to Improve Hospital Admission and Discharge Management: An Umbrella Review of Systematic Reviews. In: Qual Manag Health Care 2020;29(2), S. 67–75.

die durch den Hausarzt eingeschriebenen VESPEERA-Teilnehmer – waren kaum mehr möglich. In der Folge zogen viele Krankenhäuser ihre Teilnahmebereitschaft zurück. Andere Krankenhäuser entschieden sich, lediglich mit wenigen Fachabteilungen an VESPEERA teilzunehmen. Oftmals wurden hierfür aus Kliniksicht geeignete Fachabteilungen, wie z. B. die Urologie oder die Orthopädie, ausgewählt. Allerdings werden urologische bzw. orthopädische Patienten in der Regel von Fachärzten und nicht von den teilnahmeberechtigten Hausärzten überwiesen. Aufgrund der geänderten Voraussetzungen wären eine Ausdehnung des Vorhabens auf weitere ländliche Landkreise mit festen Zuweisungsstrukturen von Hausärzten an das Krankenhaus vor Ort oder die Einbeziehung von Fachärzten zielführend gewesen. Beide Maßnahmen hätten eine Verlängerung der Interventionszeit erfordert, was vom Förderer jedoch nicht bewilligt wurde.

4.2.2.2.2 Vielzahl von Akteuren und fehlende elektronische Vernetzung

Im Gegensatz zu den Hausarztpraxen mit festen Ansprechpartnern und überschaubaren Beschäftigtenzahlen sind in Krankenhäusern eine Vielzahl von Personen in die Aufnahme, Behandlung und Entlassung des Patienten eingebunden: aufgrund des Schichtdienstes wechselnde Ärzte und Pflegepersonal, Mitarbeiter in der Patientenaufnahme und ggf. Mitarbeiter des Sozialdiensts, die eine wesentliche Rolle bei der Entlassplanung spielen. Entlassprozesse werden in den einzelnen Krankenhäusern unterschiedlich gehandhabt, hinzukommen unterschiedliche Krankenhausinformationssysteme, die teilweise von den IT-Mitarbeitern der Krankenhäuser modifiziert wurden und technische Erweiterungen über mehrere Krankenhausträger hinweg erschweren. Erleichtert würde die Umsetzung von komplexen Interventionen zwischen niedergelassenen Ärzten und Krankenhäusern durch in die jeweiligen Systeme integrierte Möglichkeiten des strukturierten, elektronischen Austausches. Die Implementierung einer Vernetzungslösung mit tiefer Integration wird momentan von der AOK Baden-Württemberg und ihren Vertragspartnern vorbereitet. Im Zeitraum der Interventionsphase von VESPEERA von 2018 bis 2019 waren die technischen Voraussetzungen für einen solchen Austausch nicht gegeben und hätten aufgrund der Zeitvorgaben auch nicht umgesetzt werden können. Die Nutzung einer nicht in die Verwaltungssysteme implementierten Parallellösung wurde aufgrund der Heterogenität der beteiligten Krankenhäuser und der Vielzahl an beteiligten Mitarbeitern (Ärzte, Pflege, Sozialdienst, Patientenaufnahme) verworfen.

4.2.2.2.3 Komplexe Intervention

VESPEERA stellte eine komplexe Intervention dar, die eine Einschreibung der Patienten zu zwei verschiedenen Zeitpunkten ermöglichte. Idealerweise wurden die Patienten vor einem geplanten Aufenthalt vom zuweisenden Hausarzt eingeschrieben. Aufgrund der unerlaubten Zuweisung nach § 31 Musterberufsordnung Ärzte und einer möglichst versorgungsrealistischen Umsetzung der Intervention war eine Einschreibung in VESPEERA auch möglich, wenn Patienten zur Behandlung ein nicht teilnehmendes Krankenhaus aufsuchte. Da insbesondere bei Patienten mit ungeplantem stationärem Aufenthalt großes Potenzial in der hausärztlichen Intervention nach Entlassung gesehen wurde, konnten die Patienten auch nach Entlassung in VESPEERA eingeschrieben werden. Dagegen war aus technischen Gründen eine Einschreibung im Krankenhaus nicht möglich. Die Vielzahl an Möglichkeiten sorgte teilweise für Missverständnisse in der Ärzteschaft, die viel Kommunikation erforderten.

4.2.2.3 Lessons learned

326 Die Ergebnisse der begleitenden Evaluation stehen noch aus; mit entsprechenden Veröffentlichungen kann in der ersten Jahreshälfte 2021 gerechnet werden. Folgende Erkenntnisse lassen sich jedoch bereits festhalten:

- Komplexe Interventionen mit der Möglichkeit, Patienten zu unterschiedlichen Zeitpunkten in die Studie einzuschließen, stehen aufgrund der hohen Arbeitsbelastung von Ärzten in der Versorgungsrealität vor besonderen Herausforderungen. Darüber hinaus erschwert die gleichzeitige Umsetzung von Studie und neuer Versorgungsform die Akzeptanz, da für die Evaluation zeitaufwendige Zusatzerhebungen notwendig sind.
- Die Umsetzung von Selektivverträgen im Einweisungs- und Entlassmanagement und die damit einhergehenden Prozessveränderungen für ein überschaubares Kollektiv sind aufgrund der Vielzahl von Akteuren in Krankenhäusern (Aufnahme, unterschiedliche betreuende Ärzte und Pfleger, ggf. Sozialdienst) schwierig umzusetzen. Zumindest zum aktuellen Zeitpunkt scheint die Umsetzung des Rahmenvertrages Entlassmanagement die Ressourcen in den Krankenhäusern so zu binden, dass den Rahmenvertrag ergänzende Initiativen kaum umgesetzt werden können.
- Trotz der hinter den Erwartungen zurückgebliebenen Fallzahlen wird in der besonderen Vorbereitung eines geplanten stationären Aufenthalts und in der strukturierten Nachbetreuung nach Entlassung durch die Hausarztpraxis großes Potenzial gesehen, Drehtüreffekte zu vermeiden.
- Die Feedbacktreffen, die regional stattfanden und zum Ziel hatten, Hausarztpraxen und Klinikmitarbeiter zusammenzubringen, wurden von den Teilnehmern als Mehrwert gesehen. Die Treffen wurden dazu genutzt, sich grundsätzlich regional zu vernetzen und die Zusammenarbeit zu verbessern.

4.2.2.4 Herausforderungen bei der Translation

327 Nach Ablauf der vom Innovationsfonds geförderten Interventionsphase wurde die Intervention auf das Wesentliche reduziert und wird seitdem auf eigene Kosten

der AOK Baden-Württemberg in den Interventionspraxen fortgeführt. Was beinhaltet diese Reduktion auf das Wesentliche? Zum einen wurde der Vertrag nach § 140a SGB V mit den Krankenhäusern nicht verlängert. Für diesen Teil der Intervention ist nun ausschließlich der Rahmenvertrag Entlassmanagement maßgeblich. Zum anderen konnten die mittels Software erhobenen Informationen im Rahmen des Assessments und Monitorings aufgrund des Wegfalls der Evaluation deutlich reduziert werden, was zu einer besseren Umsetzung in den Hausarztpraxen führte.

Die Vorgaben, die durch den Rahmenvertrag gegeben werden, gehen über das zum Zeitpunkt der Antragsstellung angenommene Maß hinaus und machen eine selektivvertragliche Zusatzvereinbarung aus inhaltlichen Gründen entbehrlich. Als zielführend wird die Ergänzung des Rahmenvertrags Entlassmanagement um die hausärztliche Komponente erachtet. Durch qualifiziertes nicht-ärztliches Personal, wie beispielsweise die VERAH oder die NäPA, kann unter Zuhilfenahme von softwaregestützten Tools, die das nicht-ärztliche Praxispersonal bei der Erhebung von Daten unterstützen, eine Entlastung des Arztes erfolgen. Es wird angenommen, dass insbesondere das Assessment nach Entlassung sowie das im Bedarfsfall durchgeführte dreimonatige Telefonmonitoring die Hausarztpraxis dabei unterstützen, vermeidbare Wiedereinweisungen zu reduzieren. Ob dieses Ziel tatsächlich erreicht wird, kann abschließend noch nicht beurteilt werden, da die begleitende Evaluation noch nicht abgeschlossen ist. Im Falle positiver Evaluationsergebnisse könnte die hausärztliche Intervention flächendeckend in den Vertrag zur hausarztzentrierten Versorgung der AOK Baden-Württemberg, da im HZV-Vertrag bereits ein softwaregestütztes Tool für die VERAH sowie Schulungs- bzw. Qualitätszirkelstrukturen für das nicht-ärztliche Praxispersonal etabliert sind. Die größte Herausforderung bei einer Translation in die Regelversorgung wäre die Etablierung von dort bisher nicht vorgesehenen begleitenden, qualitätsfördernden Maßnahmen, wie beispielsweise Qualitätszirkel für nicht-ärztliches Praxispersonal. 328

4.2.3 Implementierung teledermatologischer Konsile in die hausärztliche Versorgung – eine kontrollierte Studie mit qualitativ-quantitativer Prozessevaluation (TeleDerm)

4.2.3.1 Projektinhalte und -ziele

Aufgrund des steigenden Versorgungsbedarfs bei Hauterkrankungen sowie einem zunehmend erschwerten Zugang zu fachspezialistischer Versorgung u. a. durch Terminmangel in der ambulanten Dermatologie bieten telekonsiliarische Lösungen großes Potenzial, den Zugang und die Wartezeit bis zum Vorliegen eines Befundes deutlich zu reduzieren. In der Folge können Verzögerungen einer ggf. notwendigen 329

Behandlung vermieden werden. Darüber hinaus zeigen internationale Studien, dass in vielen Fällen durch Telekonsile ein Präsenzbesuch beim Dermatologen entfallen und der Patient abschließend beim Hausarzt diagnostiziert und ggf. auch behandelt werden kann. Dadurch werden Kapazitäten für relevante und dringliche Fälle beim Dermatologen geschaffen und der Hausarzt in seiner Lotsenfunktion gestärkt. In vielen europäischen Ländern sind dermatologische Telekonsile flächendeckend etabliert. Zur Untersuchung, ob die internationalen Erfahrungen auf die hausärztliche Versorgung in Deutschland übertragen werden können, wurde das Vorhaben TeleDerm[204] 2016 zur Förderung durch den Innovationsfonds vorgeschlagen und vom 1.5.2017 bis zum 31.10.2020 mit max. 2,2 Mio. EUR gefördert. Neben einer umfänglichen Prozessevaluation sollte im Rahmen eines cluster-randomisierten Versorgungsforschungsdesigns in acht Landkreisen insbesondere die Frage beantwortet werden, ob die Anzahl der Präsenzbesuche bei Dermatologen durch die Etablierung von Telekonsilen reduziert werden kann.[205] In den vier Interventionslandkreisen wurden bis zum 30.6.2019 (Ende der geförderten Interventionsphase) rund 500 Telekonsile von 41 Praxen mit 52 Hausärzten und sieben Dermatologen durchgeführt. Aktuell wird TeleDerm in den Interventionspraxen auf Kosten der AOK Baden-Württemberg fortgeführt und der flächendeckende Rollout in Baden-Württemberg vorbereitet.

4.2.3.2 Herausforderungen bei der Umsetzung

330 TeleDerm wurde im Rahmen des Vertrages zur hausarztzentrierten Versorgung der AOK Baden-Württemberg umgesetzt. Die Implementierung in einen bestehenden Vertrag brachte viele Vorteile, da etablierte Strukturen, beispielsweise für die Ansprache der Ärzte, die Durchführung von Schulungen und die Abrechnung genutzt werden konnten. So gelang es, innerhalb kurzer Zeit die für die Studie erforderlichen Hausarztpraxen zu rekrutieren. Die Vergütung der Hausärzte erfolgte in Form eines Strukturzuschlags auf die kontaktunabhängige Pauschale, um keine Anreize zur Mengenausdehnung durch eine vergütete Einzelleistung zu geben. Im Fokus stand folglich schon während der Studienphase eine möglichst realitätsnahe Durchführung unter Alltagsbedingungen.

331 Für die Verwaltung der telemedizinischen Daten wurde eine Plattform des niederländischen Anbieters KSYOS genutzt, der langjährige Erfahrung in der Bereit-

---

204 TeleDerm wurde von einem Konsortium, bestehend aus dem Institut für Allgemeinmedizin und Interprofessionelle Versorgung der Universitätsklinik Tübingen, der AOK Baden-Württemberg, dem Telemedizinischen Zentrum KSYOS/Niederlande, der Fachhochschule Reutlingen (Medizinische Informationssysteme), dem Institut für Klinische Epidemiologie und angewandte Biometrie der Universitätsklinik Tübingen, dem Fachbereich Health Services Management der LMU München und dem aQua-Institut für angewandte Qualitätsförderung und Forschung im Gesundheitswesen GmbH beantragt.
205 Koch u. a.: Improving cooperation between general practitioners and dermatologists via telemedicine: study protocol of the cluster-randomized controlled TeleDerm study. Trials 2018; 19:583.

stellung teledermatologischer Dienstleistungen vorweisen kann. Teilnehmende Hausarztpraxen übermittelten Patientendaten und das durch ein Auflichtmikroskop oder eine Kamera erhobene Bildmaterial für die Erbringung der teledermatologischen Konsile an einen Server, von dem die Informationen von an der Studie teilnehmenden Dermatologen abgerufen wurden. Befunde der Dermatologen wurden mittels Webformular dokumentiert und anschließend dem Hausarzt bereitgestellt. Das verwendete System funktionierte im Pilotvorhaben gut, allerdings gab es Limitationen, die für einen flächendeckenden, dauerhaften Betrieb als hinderlich erachtet wurden. Hierunter fallen beispielsweise die fehlende Integration in das Praxisverwaltungssystem, was ein wiederholtes Einloggen des Arztes in das Fremdsystem und das manuelle Eingeben aller anamnestischer Angaben mit sich brachte, sowie zu wenige Pflichtfelder in der Maske der Konsilanfrage. Des Weiteren zeigte sich, dass der technische Standard in den europäischen Nachbarländern hin zur Nutzung von mobilen Lösungen geht. USB-gebundene Auflichtmikroskope sind in der Handhabung wenig flexibel, Bildaufnahmen bei Haus- oder Pflegeheimbesuchen sind deshalb so gut wie nicht möglich. Aufwändige Bildspeicherungen in separaten Bildarchiven sind ebenfalls fehleranfällig.

4.2.3.3 Lessons learned

Auch bei TeleDerm stehen die Ergebnisse der begleitenden Evaluation noch aus und werden im Herbst/Winter 2020 finalisiert. Folgende Erkenntnisse lassen sich jedoch bereits festhalten:

- Digitale Lösungen, die einen greifbaren Mehrwert für Patienten bieten – beispielsweise, weil lange Wartezeiten auf einen Termin beim Facharzt und Wegzeiten entfallen – haben eine hohe Akzeptanz bei Hausärzten und Patienten.
- In der Hausarztpraxis etablierte Telekonsile stärken den Hausarzt als Lotsen, sorgen für eine gesteuerte und zielgerichtete Inanspruchnahme von Fachärzten und führen dazu, dass auch ältere, nicht technik-affine Menschen von der digitalen Innovation profitieren.
- Telekonsile zwischen Fachgruppen fördern den interdisziplinären Austausch und führen durch kurzfristige Befundungen zu einem Lerneffekt bei Hausärzten und damit zu einer nachhaltigen Verbesserung der hausärztlichen Versorgung.
- Die modulare Erweiterung von bestehenden Verträgen (beispielsweise HZV, große Selektivverträge) um innovative Versorgungselemente verringert Reibungsverluste, die bei Abschluss von neuen Verträgen mit ggf. unbekannten Partnern zwangsläufig zu verzeichnen sind. Bestehende Partnerschaften und Strukturen erleichtern eine Implementierung in den Versorgungsalltag, da bereits bekannte Abläufe und Verfahren, beispielsweise zur Abrechnung, genutzt werden können.
- Vom Innovationsfonds geförderte Vorhaben, die digitale Innovationen nutzen, stehen vor der Herausforderung, die digitalen Lösungen innerhalb einer

in der Regel sehr kurzen Projektvorphase in den Versorgungsalltag zu implementieren. Das hat zur Folge, dass oftmals webbasierte Parallellösungen zum Einsatz kommen, deren Nutzung für den Dauerbetrieb nach Ablauf der Förderung aufgrund der fehlenden Implementierung in die Praxisverwaltungssysteme weniger geeignet ist.

4.2.3.4 Herausforderungen bei der Translation

333 Gemeinsam mit ihren Vertragspartnern HÄVG und MEDI bereitet die AOK Baden-Württemberg momentan den flächendeckenden Rollout von TeleDerm im Rahmen der hausarztzentrierten Versorgung in Baden-Württemberg vor. TeleDerm wird als Fachanwendung der „*Elektronischen Arztvernetzung*" umgesetzt, ein großangelegtes Projekt, welches zum Ziel hat, die 7.500 an der HZV und den Facharztverträgen teilnehmenden Ärzte in Baden-Württemberg elektronisch zu vernetzen. Aktuell nehmen bereits mehr als 2.000 Ärzte an der Vernetzung teil, Tendenz steigend. Durch diese Vernetzungslösung, die einen strukturierten Austausch von Daten auf Grundlage internationaler Standards (CDA, HL7) ermöglicht, soll zukünftig auch TeleDerm in der Fläche implementiert werden. Für den Rollout wurden die Erkenntnisse des Pilotprojekts aufgegriffen und weiterentwickelt. Der große Vorteil gegenüber der Förderphase ist die zur Verfügung stehende Zeit, die nun eine gründliche Vorbereitung der Entwicklung ermöglicht: So wird beispielsweise der anamnestische Fragebogen zur Konsilerstellung auf Grundlage von Diskussionen in Nutzerworkshops mit Hausärzten und Dermatologen entwickelt und durchläuft anschließend das Ballotierungsverfahren von HL7. Die größte Herausforderung bei der Translation von TeleDerm in die flächendeckende Versorgung stellt die Implementierung der Telekonsile in die Praxisverwaltungssysteme dar, die eine Zusammenarbeit mit vielen Akteuren erfordert. Weiterhin erfordert die mobile Lösung eine Medizinproduktezertifizierung. Darüber hinaus müssen Vergütungsstrukturen geschaffen werden, die die Nutzung von TeleDerm für Ärzte attraktiv machen, gleichwohl aber berücksichtigen, dass digitale Lösungen, die Präsenzbesuche nicht vollumfänglich ersetzen, auch wirtschaftlich sein müssen.

334 Auch wenn die Ergebnisse der begleitenden Evaluation noch ausstehen und noch nicht abschließend beurteilt werden kann, ob dermatologische Telekonsile aus gesundheitsökonomischer Sicht vorteilhaft sind, stellen sie eine umsetzbare und zukunftsweisende Innovation dar, die es ermöglicht, den Hausarzt als Lotsen zu stärken und eine gesteuerte Inanspruchnahme von Fachärzten zu befördern. Durch das Ballotierungsverfahren von HL7 und die Nutzung internationaler Standards sind die im Rahmen der Translation erarbeiteten Dokumente öffentlich zugänglich und können in andere Versorgungsvorhaben übernommen werden.

4.2.4 Fazit

Die Vorhaben VESPEERA und TeleDerm wurden in enger Zusammenarbeit von Wissenschaftlern, Ärzten und Mitarbeitern der AOK Baden-Württemberg entwickelt. Besonderes Augenmerk wurde dabei auf die Durchführung unter Alltagsbedingungen sowie eine realitätsnahe Ausgestaltung der Vergütung gelegt, um die Chancen auf eine Fortführung nach Ablauf der Förderphase zu erhöhen. Insbesondere bei VESPEERA zeigten sich die Einschränkungen, die mit einer Förderung einhergehen können, und die die Umsetzung von komplexen Vorhaben erschweren: Ohne Förderung durch den Innovationsfonds wäre VESPEERA frühzeitig modifiziert und an die geänderten Rahmenbedingungen und Erkenntnisse angepasst worden. Das war mit den Innovationsfondsmodalitäten jedoch nicht vereinbar, sodass eine Anpassung erst nach Ablauf der geförderten Interventionsphase durchgeführt werden konnte. Weniger komplexe Interventionen, die wie TeleDerm auf einer einzigen Intervention (hier: Telekonsile) beruhen, sind mit den Regularien des Innovationsfonds deutlich besser vereinbar. Gleichwohl wird auch im Falle von TeleDerm die Intervention nicht einfach fortgeführt, sondern in zahlreichen Nutzerworkshops weiterentwickelt. Die Erkenntnisse aus der Förderphase waren hilfreich – doch erst jetzt hat man die Zeit, die man für die Entwicklung von zukunftsfähigen integrierten technischen Lösungen benötigt.

Ob der Innovationsfonds ein geeignetes Instrument zur großflächigen und dauerhaften Etablierung von Innovationen darstellt, wird sich erst in den kommenden Jahren zeigen. Aufgrund der Webfehler bei der Ausgestaltung – Stichwort Vollfinanzierung und fehlende Agilität – ist anzunehmen, dass viele Vorhaben zeitlich begrenzte „Leuchttürme" bleiben und nicht fortgeführt werden. Darüber hinaus führt das Problem der limitierten Übertragbarkeit der Erkenntnisse auf die Regelversorgung dazu, dass vom Innovationsfonds geförderte Vorhaben vor allem dann eine Chance auf erfolgreiche Fortführung und Skalierung haben, wenn Krankenkassen bereit sind, diese Prozessinnovationen in selektivvertraglichen Strukturen umzusetzen. Hierfür braucht es bereits während des Förderzeitraums starke Krankenkassen, die nicht auf die Rolle des Datenlieferanten und Juniorpartners reduziert werden, sondern aktiv Einfluss auf die Ausgestaltung und Umsetzung des Vorhabens nehmen. Hilfreich wäre hierfür eine Abkehr von der Zulässigkeit der Nutzung des § 630a BGB als mögliche Rechtsgrundlage. Zum einen verliert der Innovationsfonds dadurch als Wettbewerbsinstrument, zum anderen können durch die fehlende Transparenz in den Abrechnungsdaten der Krankenkassen sekundärdatenbasierte Evaluationsergebnisse anderer Fördervorhaben verzerrt werden, was den Erkenntnisgewinn weiter schmälert. Darüber hinaus sollte eine Verlängerung des Innovationsfonds über 2024 hinaus vom Gesetzgeber nur in Betracht gezogen werden, wenn zahlreiche geförderte Vorhaben bzw. darin enthaltene Prozessinnovationen den Sprung in die Nachhaltigkeit geschafft haben. Es bleibt zu hoffen, dass das der wichtigste Messparameter der übergeordneten und dem Bundestag vorzulegenden Evaluation des Innovationsfonds sein wird.

Literatur

Donzé J. u. a.: International Validity of the HOSPITAL Score to Predict 30-Day Potentially Avoidable Hospital Readmissions. JAMA Intern Med. 2016;176(4):496–502.

Forstner J. u. a.: Improving continuity of patient care across sectors: study protocol of the process evaluation of a quasi-experimental multi-centre study regarding an admission and discharge model in Germany (VESPEERA). BMJ Open 2019;9:e031245.

Hermann, C.: Kommentar zum Innovationsfonds: Motor für Prozessinnovationen? In: Monitor Versorgungsforschung 3/2016, S. 29.

Hermann, C./Tomaschko, K.: Der Innovationsfonds – die Perspektive der AOK Baden-Württemberg. In: Amelung, E. u. a. (Hrsg.): Innovationsfonds. Impulse für das deutsche Gesundheitssystem. 1. Aufl. Berlin 2017, S. 26–29

Koch, R. u. a.: Improving cooperation between general practitioners and dermatologists via telemedicine: study protocol of the cluster-randomized controlled TeleDerm study. Trials 2018; 19: 583.

Straßner C. u. a.: Interventions to Improve Hospital Admission and Discharge Management: An Umbrella Review of Systematic Reviews. In: Qual Manag Health Care 2020;29(2):67–75.

4.3 Mut zu echter Innovation: Die Einführung von Gesundheitslotsen in Deutschland

Georg Galle/Michael Brinkmeier

Abstract: Der Schlaganfall hat aufgrund der besonderen sozioökonomischen Relevanz des Krankheitsbildes einen hohen Stellenwert im Innovationsfonds. Ziel des Schlaganfall-Lotsen Projekts STROKE OWL ist die Verbesserung der Nachsorge. Die Förderung des großen Modellprojekts durch den Innovationfonds bietet die Chance, den Nachweis für die Wirksamkeit der Case Management-Intervention zu erbringen. Dabei sehen sich die Innovationsfondsprojekte durchaus mit Implementierungsbarrieren konfrontiert. Strukturelle Defizite des Fonds sind letztlich der Struktur des Gesundheitswesens insgesamt geschuldet und damit systemimmanent. Für die Überführung der Lotsen-Intervention in die Regelversorgung wird es entscheidend sein, die Versorgung künftig sozialgesetzbuchübergreifend zu organisieren. Im Sinne einer patientenzentrierten Versorgung ist die Neuausrichtung von einem derzeit anbieterorientierten System hin zu einem nachfrageorientierten System das übergeordnete Ziel.

4.3.1 Einleitung

337 Die Geburt des folgenden Buchbeitrags fand im Landkreis Gütersloh statt, was uns Autoren in diesen bewegten Zeiten sinnieren lässt, ob wohl eine geneigte Leserschaft, die dieses Buch im Jahre 2030 in der Hand hält, mit Gütersloh immer noch denselben Erstgedanken verbinden wird wie der Rest der Welt im Frühsommer 2020. Es macht wenig Freude, den Menschen als einer der – im wahrsten Sinne des Wortes – frühen fleischgewordenen Hotspots der Corona-Ausbrüche in Erinnerung zu bleiben. Da gäbe es doch schönere regionale Markenzeichen wie Familien-

unternehmen von Weltrang (meist ganz ohne Fleischbezug), ein architektonisch gelungener Theaterneubau oder im immateriellen Bereich die längsten Nachnamen im deutschsprachigen Raum. Oder, und damit kommen wir zum Thema, man wird vielleicht in zehn Jahren eine gesundheits- und sozialpolitische Innovation mit Gütersloh beziehungsweise der Region Ostwestfalen-Lippe – vulgo OWL – verbinden: Die flächendeckende Einführung von Gesundheitslotsen in Deutschland.

Das ist tatsächlich kein fiebriger Wunschtraum, sondern ein ganz reales Ziel der Stiftung Deutsche Schlaganfall-Hilfe und ihrer vielen Partner im Innovationsprojekt STROKE OWL: Wir wollen erreichen, dass in zehn Jahren Menschen mit komplexem Versorgungsbedarf überall in Deutschland die Gewissheit haben können, jemanden an ihrer Seite zu wissen, der sie durch ihre oft schwierigste Zeit im Leben lotst: Einen Case- und Care-Manager, einen Lotsen. Wir wollen am Beispiel Schlaganfall zeigen, dass es sich lohnt, die Verbreitung von Lotsen voranzutreiben – zuallererst für die Betroffenen selbst, aber auch für das Versorgungssystem und zuletzt für die Gesamtgesellschaft.

Damit ist das Ziel schon einmal grob abgesteckt – wir kommen später noch darauf zurück. Vorher werden Sie in diesem Beitrag näheres über die qualitativ wie quantitativ sehr relevante Krankheit Schlaganfall und über die Versorgungrealität erfahren, damit das inhaltliche Anliegen von STROKE OWL deutlich wird. Mit der Beschreibung dieses wichtigen Innovationsfondsprojektes geht die Nennung der wesentlichen operativen Herausforderungen einher. Ziemlich sicher werden sich viele von Ihnen darin mit ihren eigenen Projekterfahrungen wiederfinden.

Im letzten Abschnitt möchten wir den Weg in die Regelversorgung mit Lotsen beschreiben. Wir spoilern bestimmt nicht, wenn schon an dieser Stelle verraten wird, dass die inhaltlich-operative Ausgestaltung der Lotsentätigkeit (also das, was man in seinem Projekt eigentlich in der Hauptsache machen will) leider nur die halbe Miete in Richtung Regelversorgung ist. Allzu viele wirklich gute Versorgungsideen finden sich deswegen auf den von niemandem gepflegten Projektfriedhöfen wieder. Wenn man das vermeiden und wirklich innovativ sein will, muss man den Stier bei den Hörnern packen, das dritte Heckensche Gebot *„Du sollst in drei Monaten regelversorgen"* beiseitelassen und darauf hinarbeiten, für die Innovation, von der man selbst überzeugt ist, auch diejenigen zu überzeugen, die den großen Rahmen setzen können: Das darf dann schon mal der Deutsche Bundestag sein.

Damit sich der Kreis schließt, werden Sie am Ende als Sahnehäubchen sogar erfahren, dass das Ganze natürlich auch etwas mit COVID-19 zu tun hat. Aber fangen wir mit der Krankheit Schlaganfall an.

4.3.2 Bedeutung und Hintergrund des Schlaganfall-Lotsen-Projekts

4.3.2.1 Sozioökonomische Relevanz des Schlaganfalls

342 Die gesellschaftliche und volkswirtschaftliche Relevanz des Krankheitsbildes Schlaganfall wird anhand von wenigen epidemiologischen Daten und Fakten deutlich. Der Schlaganfall zählt in Deutschland und in den westlichen Industrienationen zu den häufigsten Erkrankungen und steht hier an zweiter Stelle der Todesursachen nach der koronaren Herzkrankheit.[206] Im Jahr 2016 starben in Deutschland etwa 56.000 Menschen an einer zerebrovaskulären Erkrankung, zu denen als wichtigstes Krankheitsbild der Schlaganfall gehört.[207] Die Überlebenden weisen häufig schwere Behinderungen sowie massive Funktionseinschränkungen in den Aktivitäten des täglichen Lebens auf. Viele Erkrankte sind von bleibenden neurologischen Symptomen betroffen. Diese äußern sich insbesondere in Lähmungen, Sprachstörungen, kognitiven Beeinträchtigungen und Depressionen. Neben der hohen Bedeutung in der Todesstatistik ist der Schlaganfall damit hauptsächlich für dauerhafte Behinderung und Pflegebedürftigkeit im Erwachsenenalter. Nach Hochrechnungen des Robert Koch-Instituts hatten 1,76 Mio. Menschen in Deutschland schon einmal einen Schlaganfall. Insgesamt leben hier ca. 700.000 Menschen, die durch einen Schlaganfall beeinträchtigt sind.[208]

343 Die sozioökomische Relevanz des Schlaganfalls wird in den kommenden Jahren und Jahrzehnten sogar noch steigen. Als Krankheit des höheren Alters nehmen die Inzidenzen im Alter zu.[209] Die demografische Entwicklung wird damit zu einem kontinuierlichen Anstieg der Schlaganfallpatienten in Deutschland führen.[210] Schlaganfälle zeichnen sich durch einen langwierigen Krankheitsverlauf mit einem hohen Re-Infarktrisiko aus. Dementsprechend hat der Schlaganfall eine hohe Implikation für die Kosten im Gesundheitssystem. Weltweit zählt der Schlaganfall zu den Erkrankungen mit den weitreichendsten sozialmedizinischen Folgen. Die durchschnittlichen Gesamtkosten für die Versorgung (direkte Krank-

---

206 Robert Koch-Institut [RKI]: Gesundheit in Deutschland. 2015, S. 45. Online: https://www.rki.de/DE/Content/Gesundheitsmonitoring/Gesundheitsberichterstattung/GesInDtld/gesundheit_in_deutschland_2015.pdf?__blob=publicationFile [abgerufen am 15.6.2020].
207 Statistisches Bundesamt: Statistisches Jahrbuch 2019, S. 138–139. Online: https://www.destatis.de/DE/Themen/Querschnitt/Jahrbuch/jb-gesundheit.pdf?__blob=publicationFile [abgerufen am 15.6.2020].
208 Robert Koch-Institut [RKI]: Gesundheit in Deutschland. 2015, S. 45. Online: https://www.rki.de/DE/Content/Gesundheitsmonitoring/Gesundheitsberichterstattung/GesInDtld/gesundheit_in_deutschland_2015.pdf?__blob=publicationFile [abgerufen am 15.6.2020]
209 Die Prävalenz für die Altersgruppe 70+ liegt nach Erkenntnissen des Robert Koch-Instituts zwischen 7 % und 9 %. Robert Koch-Institut [RKI]: Gesundheit in Deutschland. 2015, S. 46. Online: https://www.rki.de/DE/Content/Gesundheitsmonitoring/Gesundheitsberichterstattung/GesInDtld/gesundheit_in_deutschland_2015.pdf?__blob=publicationFile [abgerufen am 6.6.2020].
210 Foerch u. a.: Die Schlaganfallzahlen bis zum Jahr 2050. In: Deutsches Ärzteblatt 105(26)/2008, S. 467–473.

heitskosten) eines einzelnen Schlaganfallpatienten liegen in Deutschland im ersten Jahr nach dem Schlaganfall bei knapp 20.000 EUR und für das weitere Leben bei ca. 40.000 EUR. Kolominsky-Rabas u. a. schätzen die finanzielle Gesamtbelastung durch den Schlaganfall in Deutschland auf 7,1 Mrd. EUR pro Jahr.[211] Davon entfallen 40 % auf die ambulante Behandlung, 22 % auf die stationäre Behandlung, 21 % auf die Rehabilitation und 17 % auf die Pflege. Der Sachverständigenrat für die Konzertierte Aktion im Gesundheitswesen kam bereits im Jahr 2001 zu dem Schluss, dass trotz zahlreicher Bemühungen zur Verbesserung der Versorgungsqualität, z. B. durch den Ausbau von Stroke Units, Defizite in der Patientenversorgung und speziell in der strukturierten Nachsorge verbleiben.[212] Diese Defizite sind auch 20 Jahre nach Erstellung des Gutachtens nicht adäquat behoben. Es fehlen Nachsorgeprogramme, qualitativ hochwertige Leitlinien und strukturierte Behandlungspfade in der Nachsorge ebenso wie Disease-Management-Programme.[213] Im Rahmen der Förderung durch den Innovationsfonds hat das Krankheitsbild Schlaganfall dementsprechend einen hohen Stellenwert. Neben STROKE OWL werden noch andere Schlaganfall-Projekte wie z. B. SANO (Ludwigshafen) oder das StroCare-Projekt (Hamburg) aus Mitteln des Innovationsfonds gefördert. Weitere derzeit aktive Projekte im Bereich der Schlaganfall-Nachsorge sind das PostStroke-Manager-Projekt in Leipzig sowie das SOS-Care-Projekt des Universitätsklinikums Dresden.

4.3.2.2 Sektorale Trennung kennzeichnet Status quo der Versorgung

Das Projekt STROKE OWL der Stiftung Deutsche Schlaganfall-Hilfe setzt an der mangelnden Koordination der Versorgung an. Die im Jahr 1993 von Liz Mohn gegründete Stiftung tritt neben der Beratung von Schlaganfall-Betroffenen und deren Angehörigen für grundsätzliche strukturelle Verbesserungen der Versorgung von Schlaganfallpatienten ein. So hat die Stiftung Deutsche Schlaganfall-Hilfe die Einführung von Stroke Units, also Schlaganfall-Akutstationen, in Deutschland maßgeblich vorangetrieben. Gemeinsam mit der Deutschen Schlaganfall-Gesellschaft entwickelte die Stiftung ein Zertifizierungsverfahren für diese Stationen. Deutschlandweit existieren heute mehr als 330 Stroke Units (Stand Juni 2020).[214]

Die akutstationäre Versorgung weist insbesondere aufgrund dieser spezialisierten Schlaganfallstationen einen hohen Standard auf und setzt damit weltweit Maß-

---

211 Kolominsky-Rabas u. a.: Lifetime cost of ischemic stroke in Germany. 2006, S. 1181. Online: https://www.ahajournals.org/doi/pdf/10.1161/01.STR.0000217450.21310.90 [abgerufen am 6.6.2020].
212 Sachverständigenrat für die Konzertierte Aktion im Gesundheitswesen [SVR]: Gutachten 2000/2001 Bedarfsgerechtigkeit und Wirtschaftlichkeit. Bd. III, S. 101 ff.
213 aQua-Institut: Versorgungsqualität bei Schlaganfall. Konzeptskizze für ein Qualitätssicherungsverfahren. 2015.
214 Deutsche Schlaganfall-Gesellschaft: Stroke Units. 2020. Online: https://www.dsg-info.de/stroke-units/stroke-units-uebersicht.html [abgerufen am 6.6.2020].

stäbe. Rund 40 % der Schlaganfallpatienten werden nach dem akutstationären Aufenthalt in die post-akut-stationäre Rehabilitation verlegt oder erhalten eine ambulante Rehabilitationsmaßnahme.[215] Im Anschluss daran erfolgt die Nachsorge hauptsächlich durch den Hausarzt.

346 Die Versorgung von Schlaganfallpatienten steht beispielhaft für die medizinische Versorgung in Deutschland, die durch eine starke sektorale Trennung gekennzeichnet ist. Zwischen der stationären, ambulanten und rehabilitativen Versorgung bestehen Schnittstellen, da jeder dieser Sektoren für sich steht. Darüber hinaus existieren auch innerhalb der Versorgungssektoren Schnittstellen zwischen den verschiedenen Behandlern. Diese Sektorierung führt unweigerlich dazu, dass an den Übergängen der unterschiedlichen Versorgungssektoren Probleme entstehen, die erhebliche Auswirkungen auf die Kontinuität und Qualität der Versorgung haben. Die drei hauptsächlichen Schnittstellenprobleme sind die Kommunikation und Kooperation zwischen den Akteuren der verschiedenen Sektoren, die Versorgung mit Heil- und Hilfsmitteln sowie die Wissensvermittlung an Patienten und Angehörige.[216]

4.3.3 STROKE OWL legt Basis für die strukturelle Verbesserung der Schlaganfall-Nachsorge

347 Leitidee des Schlaganfall-Lotsen-Projekts STROKE OWL ist es, die Versorgung von Schlaganfallpatienten durch eine flächendeckende Implementierung und Evaluation eines sektorenübergreifenden Versorgungsmanagements entscheidend zu verbessern. Modellregion des Projekts ist zunächst Ostwestfalen-Lippe (OWL). Die Leitidee wird auch im Projektnamen deutlich. STROKE OWL ist ein Akronym und steht für *„Sektorübergreifend organisierte Versorgung komplexer chronischer Erkrankungen: Schlaganfall-Lotsen in Ostwestfalen-Lippe"*.

348 Die Verbesserung der Versorgung erfolgt dabei im Wesentlichen durch die Leitprinzipien und Grundsätze des Case- und Care-Managements.[217] Die Schlaganfall-Lotsen, die man auch als Case- und Care-Manager bezeichnen kann, begleiten die Patienten fallbezogen koordinierend für ein Jahr nach dem Schlaganfallereignis. Das von der Stiftung Deutsche Schlaganfall-Hilfe entwickelte Case- und Care-Management wurde bereits in einem Vorgängerprojekt erprobt. Dieses vom Ministerium für Gesundheit, Emanzipation, Pflege und Alter des Landes

---

215 Institut für Epidemiologie und Sozialmedizin Universität Münster: Qualitätssicherungsprojekt Schlaganfall Nordwestdeutschland. 2019, S. 18. Online: https://www.medizin.uni-muenster.de/fileadmin/einrichtung/qsnwd/berichte/2018/gesamtbericht_2018.pdf [abgerufen am 6.6.2020].
216 Bode: Schnittstellenmanagement bei der Versorgung chronisch Kranker. 2019, S. 12 ff.
217 Zu den Grundsätzen des Care- und Case-Managements, siehe Monzer: Case Management Grundlagen. 2018. Zu den Case-Management Netzwerkstrukturen, siehe Löcherbach/Wendt (Hrsg.): Care und Case Management. Transprofessionelle Versorgungsstrukturen und Netzwerke. Stuttgart 2020.

Nordrhein-Westfalen (MGEPA) von 2012 bis 2015 geförderte Projekt konnte anhand der ermittelten Daten (339 eingeschlossene Patienten) die Praktikabilität des neuen Versorgungsmodells aufzeigen. Modellprojekte in anderen Regionen, wie das SOS-Care-Projekt in Ost-Sachsen, bestätigten die Erfahrungen.[218] Die MGEPA-Pilotstudie begründete die Notwendigkeit der Durchführung einer großen Versorgungsstudie, um die patientenrelevanten, medizinischen und ökonomischen Effekte auf die Versorgungsqualität zu untersuchen. Zusammenfassend wurde im Projektabschlussbericht festgehalten:

„*Leistungserbringer und Kostenträger sehen die Schlaganfall-Lotsen als geeignete Versorgungsform zur Optimierung der Schlaganfallversorgung. Für die perspektivische Weiterentwicklung der Lotsen-Tätigkeit empfehlen die Leistungserbringer eine Erweiterung der Einschlusskriterien. In der ambulanten Nachsorge besteht ein hoher Bedarf an Koordinierung und interdisziplinärem Informationsaustausch. Für die Bewertung der Nachhaltigkeit werden eine Kohortenstudie und die Erhebung von gesundheitsökonomischen Parametern empfohlen.*"[219]

Die Einführung des Innovationsfonds im Jahr 2015 bot schließlich die Gelegenheit, die gesammelten Erfahrungen in einem groß angelegten Modellprojekt konsequent umzusetzen. Ohne den Fonds hätte sich die Finanzierung des Großprojekts mit Sicherheit ungleich schwieriger gestaltet. Insofern hat der Gesetzgeber mit dem Innovationsfonds in der Tat einen bedeutenden Beitrag zur Verbesserung des Innovationsklimas im deutschen Gesundheitswesen geleistet. Das Instrument bietet innovativen Versorgungsformen grundsätzlich die Chance, den *Proof of Concept* ihrer Intervention zu erbringen und damit die Regelversorgung im Gesundheitswesen fundiert zu verbessern.[220] Dass der Innovationsfonds aber auch strukturelle Defizite aufweist, ist nicht zuletzt der Struktur des Gesundheitswesens geschuldet und damit systemimmanent. Wir gehen später noch darauf ein.

4.3.3.1 Zielsetzung und methodisches Vorgehen

Primäres Outcome des Projekts STROKE OWL ist die Senkung der Schlaganfall-Rezidivrate nach Erstinfarkt in der Interventionsgruppe durch den konsequenten Einsatz eines strukturierten Case- und Care-Managements. Weitere Ziele sind die Verbesserung der Lebensqualität, Zufriedenheit und Teilhabe der Patienten sowie

---

218 Barlinn u. a.: Koordinierte Schlaganfallnachsorge durch Case Management auf der Basis eines standardisierten Behandlungspfades. In: Der Nervenarzt 87(8)/2016, S. 860–869.
219 Stiftung Deutsche Schlaganfall-Hilfe: Abschlussbericht (unveröffentlicht) zum 31. Juli 2015 des Projekts „Etablierung einer sektorenübergreifenden optimierten Schlaganfall-Versorgung in der Region Ostwestfalen-Lippe. Einführung eines qualitätsgesicherten Case Managements". 2015.
220 Blettner u. a.: Überlegungen des Expertenbeirats zu Anträgen im Rahmen des Innovationsfonds. In: Zeitschrift für Evidenz, Fortbildung und Qualität im Gesundheitswesen 130/2018, S. 43.

der Vergleich der Behandlungskosten zwischen der Interventions- und der Kontrollgruppe. Die Interventionsgruppe umfasst rund 1.600 Schlaganfallpatienten aus der Region Ostwestfalen-Lippe. Hier betreuen 17 Schlaganfall-Lotsen die Betroffenen über 12 Monate durch alle Phasen der Versorgung, von der Akutstation bis in die Nachsorge. Nach den heutigen Projekterfahrungen kann sich ein Lotse um 70 bis 80 Betroffene gleichzeitig kümmern.[221] Die Aufnahme der Patienten erfolgt auf der Stroke Unit. Kooperationspartner des Projekts sind sechs Akutkrankenhäuser mit zertifizierten Stroke Units und die neurologischen Rehakliniken in Ostwestfalen-Lippe, die Kassenärztliche Vereinigung Westfalen-Lippe sowie verschiedene Ärztenetze in der Region.

351 Die Primärdaten (medizinische Daten und Daten zur Lebensqualität) werden von den Schlaganfall-Lotsen durch eine eigens für das Projekt entwickelte digitale Belotsungsakte („Lotsen-App") erhoben.[222] Sekundärdaten für die Interventions- und Kontrollgruppe stellen die am Projekt beteiligten Krankenkassen zur Verfügung. Die Kontrollgruppe wird durch GKV-Routinedaten von Schlaganfallpatienten aus den Vergleichsregionen Münsterland und Sauerland gebildet. Das Evaluationskonzept wurde von der Universität Bielefeld, Fakultät für Gesundheitswissenschaften (Prof. Dr. Wolfgang Greiner), ausgearbeitet, wobei inhaltlich auf die bereits genannte MGEPA-Vorläuferstudie der Stiftung Deutsche Schlaganfall-Hilfe zurückgegriffen werden konnte.

352 Die Datenanalyse erfolgt in Form eines Matched-Pairs-Designs. Jedem Interventionspatienten aus Ostwestfalen-Lippe wird ein Kontroll-Versicherter aus einer der beiden Vergleichsregionen zugeordnet. Die Zuordnung erfolgt auf Basis von zuvor definierten Matchingvariablen, wie Alter, Geschlecht, Schlaganfall-ICD-Code und Komorbiditäten. Beide Gruppen werden primär anhand der aufgetretenen Rezidive verglichen. Diese treten hauptsächlich im ersten Jahr nach dem Schlaganfall auf und sind über die GKV-Daten gut identifizierbar. Im Rahmen der gesundheitsökonomischen Evaluation werden u. a. Ausgaben für stationäre Aufenthalte, ambulante Behandlungen, Arzneimittel, Heil- und Hilfsmittel, Rehabilitation (soweit von der Krankenkasse getragen) und Krankengeld einbezogen.

4.3.3.2 Prozess des Case- und Care-Managements

353 Die Arbeitsweise des Schlaganfall-Lotsen zeichnet sich dadurch aus, dass er eine beratende und koordinierende Funktion einnimmt.[223] Er verantwortet die Koordination und Kontinuität der Versorgung von der Akutbehandlung über die

---

221 Brinkmeier: Vom Integrator der Versorgung zum Steuermann des Systems: Wie man mit Schlaganfall-Lotsen Innovationen triggert. In: Hahn/Kurscheid (Hrsg.): Intersektorale Versorgung. 2020, S. 242.
222 Die Lotsen-App wurde von dem STROKE OWL Konsortialpartner „OFFIS – Institut für Informatik" in Oldenburg entwickelt.
223 Siehe zum Folgenden Stiftung Deutsche Schlaganfall-Hilfe: Projektantrag STROKE OWL (unveröffentlicht). 2016.

Rehabilitation bis hin zur Nachsorge. Dabei übernimmt der Case- und Care Manager die Aufgaben in der Regel nicht selbst, sondern ist für eine effiziente Organisation und Koordination der Behandlungen, Leistungen sowie beteiligten Akteure zuständig. Die komplexe Intervention folgt dem Case Management-Regelkreis von Klärungsphase, Assessment, Serviceplanung, Linking, Monitoring, Evaluation und Re-Assessment.

Mit dieser Arbeitsweise können Schlaganfall-Lotsen in erheblichem Maß zu einer Entlastung des Systems beitragen, indem z. B. Versorgungsangebote koordiniert und somit zeitnah in Anspruch genommen und Doppeluntersuchungen vermieden werden. Die Versorgung des Patienten wird durch den Schlaganfall-Lotsen optimiert und die Unterstützung kann zu einer schnelleren Genesung des Patienten führen. Des Weiteren können durch die Sekundärprävention, die Kontrolle und die Minimierung der Risikofaktoren sowie einer Verbesserung der Compliance Rezidive verhindert werden.

4.3.3.3 Projektlaufzeit und Sicherstellung einer ausreichenden Finanzierung

Der STROKE OWL Projektantrag wurde im Rahmen der zweiten Förderwelle im Juli 2016 eingereicht. Der positive Förderbescheid lag schließlich im Juni 2017 vor.[224] Offizieller Start des zunächst auf drei Jahre befristeten Projekts war Oktober 2017. Im Projektverlauf erwies sich, dass sowohl die Vorbereitungsphase bis zum Beginn des Patienteneinschlusses als auch die Patientenrekrutierung deutlich mehr Zeit beanspruchten, als ursprünglich vorgesehen war. 2019 wurde deshalb beim DLR Projektträger eine zwölfmonatige Laufzeitverlängerung auf den maximalen Förderzeitraum von vier Jahren beantragt; Ende der Förderzeit ist nunmehr September 2021. Die Genehmigung der Laufzeitverlängerung erfolgt seitens des Innovationsausschusses stets unter dem Vorbehalt der Kostenneutralität, also ohne Bereitstellung zusätzlicher Fördermittel. Das bedeutet, dass Finanzierungslücken von den einzelnen Projektpartnern aus Eigenmitteln geschlossen werden müssen. Stehen keine entsprechenden Gelder zur Verfügung, kann dies das Scheitern für die Projekte bedeuten. Die Sicherstellung der Finanzierung war und ist somit eine zentrale Herausforderung für alle Innovationsfondsprojekte.

Erschwerend kommen die finanziellen Startvoraussetzungen hinzu. So wurde das beantragte Fördervolumen bei den Innovationsfondsprojekten der zweiten Förderwelle noch vor Projektstart pauschal um 15 % gekürzt. Von ursprünglich beantragten 8,3 Mio. EUR Fördermitteln wurden bei STROKE OWL letztlich nur 7,1 Mio. EUR bewilligt. Die Projekte stehen damit von Beginn an unter erheblichem finanziellen Druck. Vor dem Hintergrund der bei vielen Projekten erforderlich gewordenen Laufzeitverlängerung ist eine wesentliche Forderung, einen

---

224 Das Innovationsfonds-Projekt STROKE OWL hat das Förderkennzeichen: 01NVF17025.

größeren finanziellen Spielraum durch flexiblere Nachfinanzierungsmöglichkeiten zu schaffen. Andernfalls drohen vielversprechende Projekte kurz vor dem Ziel kostenseitig auf der Strecke zu bleiben.

4.3.3.4 Konsortialprojekt STROKE OWL und die zentrale Rolle der Krankenkassen im Innovationsfonds

357 STROKE OWL ist ein Konsortialprojekt, bei dem die Stiftung Deutsche Schlaganfall-Hilfe als Konsortialführer auftritt. Konsortialpartner sind die Universität Bielefeld, Fakultät für Gesundheitswissenschaften, das OFFIS – Institut für Informatik sowie die beiden Krankenkassen IKK classic und Techniker Krankenkasse. Dazu kommen folgende Krankenkassen als Kooperationspartner: AOK Nord-West, BARMER, DAK-Gesundheit, die Arbeitsgemeinschaft der Betriebskrankenkassen in Ostwestfalen-Lippe und die BKK Miele. Vertragliche Grundlage für den Einschluss der Versicherten dieser Kassen ist ein Selektivvertrag nach § 140a SGB V, auf den später noch eingegangen wird.[225] Die Vielzahl der bei STROKE OWL beteiligten Krankenkassen ist auch unter den Innovationsfondsprojekten eine Besonderheit und schafft erst die Voraussetzungen dafür, dass die Evaluation auf einer maximalen Datenbasis erfolgen kann und damit zu aussagekräftigen Ergebnissen führen wird.

358 Die Verhandlungen mit den Krankenkassen im Vorfeld waren allerdings zeitaufwendig und sind ein wesentlicher Grund dafür, dass die Vorbereitungsphase der Projekte deutlich mehr Zeit in Anspruch nahm als ursprünglich geplant. Als wenig hilfreich erwies sich im Innovationsfonds die Unterscheidung zwischen Konsortialpartner- und Kooperationspartner-Krankenkassen. Während die Konsortialpartner-Krankenkassen Anspruch auf Mittel aus dem Innovationsfonds haben, müssen die Kooperationspartner-Krankenkassen ihre Aufwände selbst finanzieren. Da insbesondere die IT-Leistungen für die Bereitstellung der GKV-Routinedaten ressourcen- und kostenseitig zu Buche schlagen, ist eine Zurückhaltung der Kassen bei der Beteiligung an den Projekten nicht verwunderlich. Dies gilt es im Innovationsfonds künftig zu berücksichtigen und eine adäquate Vergütung der Aufwände für die Datenbereitstellung einzuplanen.

359 Die enge Einbindung möglichst vieler Krankenkassen in die Innovationsfondsprojekte ist umso wichtiger als die Kassen künftig die wesentlichen Entscheider darüber sein werden, ob Projekte nach dem offiziellen Förderende eine Zwischen- oder Überbrückungsfinanzierung erhalten. Die positive Entscheidung der Krankenkassen kann hier schon ein Präjudiz dafür sein, ob bei einem Projekt perspektivisch der Transfer in die Regelversorgung gelingt. Vor dem Hintergrund, dass zum formalen Projektende die finalen Evaluationsberichte voraussichtlich noch nicht vorliegen und damit eine evidenzbasierte Entscheidungsgrundlage

---

225 Die Kassenärztliche Vereinigung Westfalen-Lippe ist ebenfalls Partner des STROKE OWL Selektivvertrags.

fehlt, bezeichnete der ehemalige Vorsitzende des Innovationsfonds-Expertenbeirats Prof. Holger Pfaff die Zwischenfinanzierung als die *„echte Evaluation"*.[226]

4.3.4 Herausforderungen und Implementierungsbarrieren

Die Verabschiedung des GKV-Versorgungsstärkungsgesetzes (2015) und nachfolgend des Digitale-Versorgung-Gesetzes (2019) sind Ansätze für das deutsche Gesundheitswesen, die eine enorm große Dynamik hinsichtlich der Entwicklung neuer Versorgungsformen und Versorgungsforschungsvorhaben ausgelöst haben. Mit der Einführung des Innovationsfonds ging aber keine grundsätzliche Änderung der Strukturen des Gesundheitssystems einher. Die Innovationsfondsprojekte müssen somit unter den bestehenden Strukturen und Rahmenbedingungen arbeiten, die allerdings für Innovationen im System oft keine adäquaten Voraussetzungen bieten. Die Projekte werden damit zum Spiegelbild von Strukturproblemen des deutschen Gesundheitssystems und offenbaren grundsätzliche Herausforderungen und Implementierungsbarrieren. Das STROKE OWL-Projekt war hier mit ganz verschiedenen Problemstellungen konfrontiert, die nur mit enormer Kraftanstrengung überwunden werden konnten. Die nachfolgenden Beispiele sollen deshalb dazu dienen, einen Diskurs über die Nachjustierung von (gesetzlichen) Regelungen, Vorgaben und Abläufen anzustoßen.

4.3.4.1 Instrument Selektivvertrag

In der Projektvorbereitungsphase waren die Entwicklung des umfangreichen Datenübermittlungs- und Datenschutzkonzeptes sowie der Abschluss des Selektivvertrags die wesentlichen Herausforderungen, die zu einer zeitlichen Verzögerung des Beginns des Patienteneinschlusses geführt haben. Nach dem offiziellen Projektstart im Oktober 2017 wurde fast neun Monate mit den Krankenkassen über einen Vertrag verhandelt, bis im Juni 2018 die ersten Patienten in das Projekt eingeschlossen werden konnten. Diese Erfahrung der langwierigen Verhandlungen teilen im Übrigen viele Projekte im Innovationsfonds.

Als Strukturproblem erwies sich, dass bei der Entwicklung des Innovationsfonds auf die Schaffung einer eigenen Rechtsgrundlage für die Projekte verzichtet wurde. Den Vertragspartnern ist freigestellt als Grundlage für ihre Zusammenarbeit einen Selektivvertrag nach § 140a SGB V, einen Vertrag über Modellvorhaben zur Weiterentwicklung der Patientenversorgung nach § 63 SGB V oder eine andere vertragliche Basis zu wählen. Diese Instrumente sind aber in Teilen ungeeignet für die komplexen Anforderungen, die an die Innovationsfondsprojekte gestellt werden. Im Innovationsfonds werden neue Versorgungsformen nicht einfach in das bestehende System implementiert, sondern müssen wissenschaftlich begleitet

---

226 Stegmaier: Ist die Zwischenfinanzierung die echte Evaluation? In: Monitor Versorgungsforschung 6/2019, S. 24.

und ausgewertet werden. So ist es beispielsweise in einem Forschungsprojekt wie STROKE OWL aus wissenschaftsethischen Gründen zwingend erforderlich, dass Patienten ohne Angabe von Gründen und Sanktionen jederzeit aus dem Projekt ausscheiden können, wohingegen sie als Versicherte, die Leistungen auf selektivvertraglicher Basis erhalten, die Versorgung nicht einfach abbrechen können. Die Vorgaben eines Selektivvertrags und der Aufsichtsbehörden der GKV sind hier inkompatibel zu den Anforderungen von Forschungsprojekten. Eine wesentliche Forderung bleibt es deshalb, den Projekten ein adäquates Vertragsinstrument zur Verfügung zu stellen. Entscheidend wird hierbei sein, dass die neue Rechtsgrundlage über das SGB V (Gesetzliche Krankenversicherung) hinausgeht und andere für die Lotsenintervention hoch relevante Gesetzbücher, wie das SGB VI (Gesetzliche Rentenversicherung), SGB IX (Rehabilitation und Teilhabe) und SGB XI (Pflegeversicherung) einbezieht; dazu unten mehr.

4.3.4.2 Zuständigkeit der Aufsichtsbehörden

363 Als administratives Hemmnis für die Durchführung der Innovationsfondsprojekte erweist sich auch die Zuständigkeit der verschiedenen Aufsichtsbehörden der gesetzlichen Krankenversicherung. Während die Ersatzkassen an die Vorgaben des Bundesamts für Soziale Sicherung (BSA) – vormals Bundesversicherungsamt (BVA) – gebunden sind, steht die AOK NordWest unter der Landesaufsicht des MAGS NRW. Hier wirken sich die Strukturschwächen des deutschen Gesundheitswesens unmittelbar erschwerend auf die Projektarbeit aus. Im Projekt STROKE OWL musste beispielweise der Antrag nach § 75 SGB X (Übermittlung von Sozialdaten für die Forschung) zunächst beim BSA gestellt und genehmigt werden und anschließend erneut den Genehmigungsprozess beim MAGS durchlaufen. Da sich die Behörden durch die Vielzahl an Innovationsfondsprojekten mit einer Flut von Anträgen konfrontiert sahen, dauerten die Bearbeitungszeiten entsprechend lange. Für alle beteiligten Akteure wäre hier ein vereinfachtes Verfahren wünschenswert. Im Sinne des Abbaus von Implementierungsbarrieren muss es das Ziel sein, die Prüfung und Genehmigung von Anträgen zu erleichtern und damit gleichzeitig die Aufsichtsbehörden zu entlasten.

4.3.4.3 Zugang zu GKV-Routinedaten

364 Erfolgskritisch für die Evaluation zahlreicher Innovationsfondsprojekte ist die Nutzung von GKV-Routinedaten. Im Projekt STROKE OWL werden sowohl von den Interventionspatienten als auch von den Versicherten der Kontrollgruppe Daten der Krankenkassen benötigt. Die Ergebnisse vieler Studien sind wesentlich von der Auswertung der GKV-Routinedaten abhängig. Dennoch wurden im Innovationsfonds keine einheitlichen Regelungen für die Nutzung und den Zugang zu diesen Daten getroffen. Vielmehr muss jedes Projekt separat mit den beteiligten Krankenkassen verhandeln und eigene vertragliche Grundlagen schaf-

fen. Da eine möglichst breite Datenbasis, das heißt die Beteiligung vieler Kassen, die Qualität und Aussagekraft der Evaluation erhöht, potenzieren sich die bereits erwähnten administrativen Aufwände.

Die Nutzung der Routinedaten bietet generell große Chancen für die Gesundheitsforschung, auf die der Sachverständigenrat zur Begutachtung des Gesundheitswesens in seinen Jahresberichten und Sondergutachten wiederholt hingewiesen hat. Im Rahmen des Innovationsfonds sind die Projekte aber auf die Bereitschaft der Kassen zur Datenlieferung angewiesen. Zur Steigerung der Qualität der Evaluationen sollten die Krankenkassen künftig dazu verpflichtet sein, ihre Daten zur Verfügung zu stellen – das gilt für den Innovationsfonds, aber auch für alle anderen Forschungsprojekte. Im Gegenzug muss für die Kassen sichergestellt werden, dass für die nicht unbeträchtlichen Aufwände zur Datenbereitstellung entsprechende Mittel zur Verfügung stehen. Dieser Aufsatz wird in einer Zeit geschrieben, in der die COVID-19-Pandemie allen drastisch vor Augen führt, welche Bedeutung der schnelle Zugang zu verlässlichen Gesundheitsdaten für Staat und Gesellschaft und in letzter Konsequenz für die Rettung von Menschenleben hat. Noch bestehende Hindernisse für die Nutzung der Daten durch die Forschung sollten deshalb in verantwortungsvoller Weise schnellstmöglich beseitigt werden. Das Digitale-Versorgung-Gesetz (DVG) ist ein erster Schritt in Richtung der Erweiterung der Nutzung von Sozialdaten der Krankenkassen. Ein *Use & Access Committee* als unabhängige Instanz und zentraler Ansprechpartner könnte künftig den Zugang zu den Daten vereinfachen.

4.3.4.4 Vorlage des Evaluationsberichts

Der Zeitpunkt des Vorliegens der Endevaluation stellt eine weitere Herausforderung für viele Innovationsfondsprojekte dar. Formal muss mit dem Förderzeitraumende auch der Evaluationsbericht abgeliefert werden. Das ist in vielen Fällen aber nicht möglich, weil zu diesem Zeitpunkt die GKV-Routinedaten noch gar nicht zur Verfügung stehen. Die Daten liegen erst mit einer erheblichen zeitlichen Verzögerung von ca. neun Monaten vor. Somit kann zum Projektende häufig nur eine Zwischenevaluation erstellt werden. Nach Förderzeitraumende dürfen für die Erstellung des finalen Evaluationsberichts aber keine Fördermittel verwendet werden. Die Problematik ist bekannt und rein formalen Förderrichtlinien geschuldet. Projekte geraten dadurch unnötig unter finanziellen Druck. Warum es auch im vierten Jahr des Innovationsfonds hier noch keine Abhilfe gibt, ist schwer nachzuvollziehen. Eine pragmatische Lösung wäre es, die Mittel für die Endevaluation auch nach Förderzeitraumende nutzen zu dürfen oder aber den Zeitraum entsprechend auszudehnen.

4.3.5 Auf dem Weg in die Regelversorgung

367 Nun geht es um die Frage: Wie erfolgt nach Ende des Projektes der Weg in die Regelversorgung? Der Einfachheit halber setzen wir einmal gedanklich voraus, dass die operative Lotsentätigkeit als gut funktionierend anerkannt worden ist, die gesundheitlichen Outcomes erzielt wurden und zwischen Krankenkassen und Projektpartnern ein gemeinsames Verständnis darüber herrscht, wieviel in etwa die Lotsentätigkeit wert ist. Natürlich steckt hinter diesen drei Punkten bereits viel Arbeit, nämlich die, die in den Innovationsprojekten inhaltlich vorgesehen ist. In einer idealen Welt würde man dann schnell zur Tat schreiten können. In Wirklichkeit ist der Weg in die Regelversorgung aber sehr viel komplexer. Am Beispiel von STROKE OWL beschreiben wir im Folgenden, warum das eingangs genannte Ziel einer umfassenden Lotsenversorgung in zehn Jahren nur erreicht werden kann, wenn man konsequent vom Ende her denkt, die Interessen aller Beteiligten auf einer übergeordneten Ebene zusammen bindet und sich eine gewisse Offenheit bewahrt, was den besten Weg zum Ziel betrifft.

4.3.5.1 Ein Selektivvertrag als finales Ziel?

368 Da der Innovationsfonds aus Mitteln der gesetzlich Versicherten gespeist wird, sind die Krankenkassen entscheidend für die Frage nach der künftigen Regelversorgung. Der Löwenanteil einer zukünftigen regelhaften Versorgung mit Lotsen wird aus dem GKV-Bereich getragen werden müssen – der Löwenanteil, aber eben nicht alles. Denn von einem stringenten Versorgungsmanagement profitieren auch die Träger der Sozialgesetzbücher XI (Pflege), VI (Rente), IX (Rehabilitation und Teilhabe) und die kommunalen Kassen, um nur die wichtigsten zu nennen. Wie eine Mischfinanzierung und die damit verbundene Steuerung des Lotsensystems als Zielzustand genau aussehen könnte, wird hier nicht weiter eingegangen; sie ist an anderer Stelle beschrieben.[227] Wichtig ist an dieser Stelle, dass man sich den Weg zu einem Bundeslotsenfonds und zu einer regional verankerten operativen Steuerung als die beiden Kernelemente einer funktionierenden bundesweiten Lotsenversorgung nicht verbaut. Andernfalls würde es über kurz oder lang den gesetzlichen Krankenkassen missfallen, die anderen Nutznießer als gesundheitsökonomische Trittbrettfahrer dulden zu müssen.

369 Als vorteilhaft dürfte sich der Umstand erweisen, dass der Nutzen der Lotsentätigkeit allein schon aus SGB V-Sicht die Lotsenkosten, die sich je nach Schweregrad beim Schlaganfall etwa zwischen 500 und 1000 EUR pro Fall bewegen werden, überwiegt. Dies erleichtert es den Krankenkassen, direkt im Anschluss an das Innovationsfondsprojekt für einen begrenzten Zeitraum die Lotsentätigkeit fortführen zu lassen und mit den Erkenntnissen aus STROKE OWL und den anderen

---

227 Brinkmeier: Vom Integrator der Versorgung zum Steuermann des Systems: Wie man mit Schlaganfall-Lotsen Innovationen triggert. In: Hahn/Kurscheid (Hrsg.): Intersektorale Versorgung. 2020, S. 245 ff.

Projekten weiter zu entwickeln. Eine Fortführung der bestehenden Selektivverträge liegt hier nahe, trotz der oben beschriebenen Unzulänglichkeiten. Mit dem Gesetzentwurf zur Verbesserung der Gesundheitsversorgung und Pflege (Versorgungsverbesserungsgesetz – GPVG) hat das Bundesgesundheitsministerium im August 2020 einen Vorschlag für erweiterte Möglichkeiten für Selektivverträge eingebracht. Spielräume für die Einführung von Versorgungsinnovationen sollen künftig erweitert werden, indem die Krankenkassen die Möglichkeit erhalten, durch den Innovationsfonds geförderte Projekte auf freiwilliger selektivvertraglicher Basis weiterzuführen. Dieses Vorhaben ist sehr zu begrüßen, darf aber nur einen Übergangszustand darstellen, denn eine Regelversorgung ist ein Selektivvertrag natürlich nicht.

Eine selektivvertragliche Übergangslösung bietet aber den Vorteil, sich die Zeit nehmen zu können, die man für die Einführung einer sozialen Innovation wie der der Lotsen braucht. Denn mit vorschnellen Festlegungen kann man sich den Weg zu einer ordnungspolitisch korrekten Verankerung in den Sozialgesetzbüchern schnell verbauen. Das Lotsenprinzip soll jedoch im Gegenteil durch seine Möglichkeit, komplette Patient Journeys zu steuern, einen wesentlichen Teil dazu beitragen, den bestehenden sozial- und gesundheitspolitischen Wildwuchs wieder in Form zu bringen und nicht noch unübersichtlicher zu machen. 370

Da sich eine systematisch korrekte Abbildung des Lotsenprinzips über alle relevanten Sozialgesetzbücher hinziehen muss, wäre es demnach falsch, eine „SGB-Insellösung" wie z. B. im SGB V oder SGB V+XI anzustreben. Denn dies würde die Lebenswirklichkeit aus Sicht der Betroffenen nicht abbilden, da Fünfer-, Elfer- oder Fünf-Elfer-Lotsen am Ende vor allem unter den ökonomischen Rahmenbedingungen der entsprechenden Kostenträger ihre Tätigkeiten ausüben müssen und nicht wirklich patientenzentriert handeln können. Anderseits sagt einem die politische Erfahrung, dass die gleichzeitige Konsentierung von mehr als zwei mitsprechenden Interessengruppen meistens nicht gelingt oder – schlimmer noch – in einem politischen Kuhhandel endet. So funktioniert es also nicht. 371

4.3.5.2 Die Lösung ist sozialgesetzbuchübergreifend

Wie aber dann? Tatsächlich sollte der erste Anker im SGB V ausgeworfen werden, indem man dort festschreibt, dass bestimmte Indikationen, die auf einer Positivliste stehen, einen Rechtsanspruch auf eine Lotsenleistung haben. Auf dieser Positivliste befinden sich diejenigen Indikationen, die in Innovationsfondsprojekten erfolgreich für Case- und Care-Management evaluiert worden sind. Außerdem wird dort der indikationsspezifische Lotsengradkorridor festgelegt, den man sich ähnlich wie bei den Pflegegraden vorstellen kann. So erreicht man durch diese Positivliste (wir vermeiden bewusst andere naheliegende Worte, die Sie aus dem SGB V kennen, um Sie nicht gedanklich zu kontaminieren) ein vom G-BA und den Kostenträgern steuerbares Aufwachsen sinnvoller Lotseneinsatzfelder. 372

373 Das reicht aber noch nicht. Ein zweiter, durchaus herausfordernder Schritt muss gleichzeitig vollzogen werden. Der Rechtsanspruch der von einer komplexen Versorgungssituation Betroffenen darf sich nicht gegen ihre jeweilige Krankenkasse richten, sondern gegen eine regional verankerte Institution, die von den Kostenträgern nach bestimmten Schlüsseln pauschaliert finanziell ausgestattet wird. Welche Rechtsform diese Institution hat und wie die vor Ort tätigen Lotsen wiederum im Rechtsverhältnis zu ihr stehen, ist eine Debatte, die man zwar führen muss, aber bitte nicht typisch deutsch. Denn hier braucht es keinen (ex ante) gesamtstaatlichen monolithischen Perfektionismus, sondern es ließe sich mit (regionaler) Vielfalt durchaus leben. Wirklich entscheidend – wirklich entscheidend! – ist etwas ganz anderes: die Entkoppelung der Lotsentätigkeit für die einzelne Person von deren personenscharfer Finanzierung durch die Krankenkasse. Denn nur durch die Einführung einer fiskalischen Zwischenebene erreicht man das angestrebte Doppelziel, nämlich einerseits Kostenträger aus anderen Sozialgesetzbüchern mit ins Boot zu holen und, damit verbunden, eine sozialrechtliche Geldwaschanlage zum Laufen zu bringen, die die Lotsentätigkeit von den formalen Vorbelastungen, die das Geld aus den verschiedenen Herkunftstöpfen an sich kleben hat, befreit. Denn diese Vorbelastungen kosten nicht nur Zeit und Nerven, sondern wirken nekrotisch auf jedes Innovationsbestreben.

374 Stellt die Krankenkasse Geld für Lotsentätigkeiten bereit, kann sie zwar, wie oben beschrieben, auf die Steuerung des Inputs – also der konkreten Lotsenleistung an der Einzelperson – verzichten, muss dafür jedoch das Outcome steuern können. Dies kann z. B. über klassische Dashboardsystematiken erfolgen, wo ein Kostenträger sein summarisches Outcome in einer bestimmten Region oder Indikation per Benchmark vergleicht und die Ergebnisse in die Folgeverhandlungen über die Lotsenbudgets einbringt. Das ist viel leichter als eine Einzelfallsteuerung und führt am Ende zum gleichen Effekt. Das Gute an solch einer Systematik ist, dass man damit sukzessiv beliebige andere Kostenträger aus anderen Sozialgesetzbüchern hinzuschalten kann. Alle Kostenträger haben einen genauen Überblick über die Ergebnisse des Case Managements und können diese zu ihrem Anteil am Lotsenfonds in Beziehung setzen.

375 Diese Regelung bringt einen weiteren großen Vorteil mit sich: Das bestehende Versorgungssystem bleibt in seiner Governance unberührt. Alle Leistungserbringer können „ganz normal" weiterarbeiten, auch an ihren Budgets ändert sich nichts zum Negativen. Das Einzige, was sich für sie ändert, ist die Pflicht, mit den Lotsen im Austausch zu stehen. Dass dies für alle Akteure entlang der Versorgungskette von Vorteil ist, zeigt sich in STROKE OWL wie auch in anderen Lotsenprojekten sehr eindrucksvoll.

376 Abgesehen vom Diskurs über die Systematik als solche: Was muss gesetzgeberisch begleitend getan werden? Das Einziehen einer vereinigenden Zwischenebene muss seine gesetzliche Entsprechung finden, und zwar beginnend im Sozialgesetzbuch I. Hier muss der allgemeine und umfassende Anspruch festgeschrieben werden:

„Menschen mit komplexen Versorgungsbedarf haben Anspruch auf ein Case- und Care-Management". Achtung: Daraus folgt noch kein einklagbarer Anspruch. Dieser muss – wie oben beschrieben – in die verschiedenen Sozialgesetzbücher eingeschraubt werden (ohne, um im Bild zu bleiben, hinter der Wand liegende Versorgungsleitungen anzubohren). Wohl aber zeigt diese Aussage des SGB I den politischen Willen auf, den es in der Folge umzusetzen gilt, und es dient als Klammer, um bei einer so komplexen Versorgungslage wie dem Schlaganfall **einen** Lotsen zur Seite gestellt zu bekommen, und nicht mehrere Lotsen mit verschiedenen römischen Rückennummern.

Hinzu kommt ein Pull-Effekt von anderer Seite, der den Wunsch nach einer übergreifenden Lotsensystematik vergrößert, und zwar von Seiten der Sozialen Arbeit. Hier entstand das Case Management, und hier sind bereits viele Case Manager und noch mehr Case Managerinnen in ganz unterschiedlichen Funktionen beschäftigt. Diese Beschäftigungen sind aber oft prekär, was im Wesentlichen darin begründet ist, dass es auch in der Sozialen Arbeit an einer umfassenden gesetzlichen Definition des Case Managements mangelt. Da es von dieser Seite ebenfalls Änderungsbestrebungen gibt, liegt es nahe, auf eine harmonisierte gesetzliche Lösung hinzuarbeiten.

Dies wiederum liegt im Interesse der Betroffenen. Kaum eine schwere oder chronische Erkrankung ist unabhängig von sozialen Auswirkungen, und umgekehrt gehen soziale Probleme (z. B. Arbeitslosigkeit) nicht selten mit gesundheitlichen (z. B. Alkoholabhängigkeit) einher. Lotsen müssen dem Menschen als Ganzes helfen können und alle relevanten Angebote koordinieren. Sie müssen es aber auch *tun dürfen*, und darum bedarf es einer umfassenden gesetzlichen Regelung.

Im Grunde lebt damit wieder die Gemeindeschwester von früher auf, jedoch nicht zwingend als Schwester, dafür mittlerweile digital unterstützt und mit Zugriff auf alle in der Zwischenzeit entstandenen Angebote des Sozialstaates. So ein Kümmerer (nennen wir ihn oder sie erstmal so) ist dann die zentrale Instanz, die mit Verstand (Case) und Herz (Care) Menschen in schwieriger Lage eine professionelle Begleitung bietet. Diese Erstinstanz kann nicht nur in mehr oder weniger plötzlich auftretenden Notsituationen eine Anlaufstelle sein, sondern auch in Situationen, die das ganze Dorf, den ganzen Stadtteil oder eben alle betreffen. Wir werfen die Hypothese in den Raum, dass die gerade in den ersten Wochen der COVID-19-Pandemie herrschende Verwirrung darüber, an wen man sich denn nun mit seinen vielen konkreten, gesundheitsbezogenen Fragen und Anliegen wenden könne, in einem durch ortsnahe Kümmerer unterstützten öffentlichen Gesundheitsdienst viel besser hätte aufgefangen werden können (Wer das nicht glaubt, darf gerne unsere Schlaganfall-Lotsen fragen, welche Rückmeldungen sie in jenen Wochen von ihren Patienten erhalten haben.). Wir verbinden dies mit dem eindringlichen Plädoyer, das Gesundheits- und Sozialwesen auf kommunaler Ebene zumindest koordinativ zu verknüpfen und endlich damit aufzuhören, wie das Kaninchen auf die Laokoon-Schlange zu starren.

380 Es wird eine Weile dauern – möglicherweise ein bis zwei Wahlperioden – bis im Bundestag ein Lotsen- oder Kümmerergesetz in diesem Sinne verabschiedet wird. Aber es wird kommen – weil die Logik des Wandels vom derzeit anbieterorientierten hin zu einem nachfrageorientierten System angesichts des stets zunehmenden Komplexitätsgrades unseres Sozialstaates zwingend ist. Im Übrigen ist dies auch kein parteipolitisches, sondern ein rein komplexitätsgetriebenes Problem, und damit von Koalitionskonstellationen unabhängig. Bis es soweit ist, gibt es für uns alle noch viel zu tun, um das Lotsenprinzip zu stärken. Es lohnt sich, dabei mitzumachen.

Literatur

aQua-Institut: Versorgungsqualität bei Schlaganfall. Konzeptskizze für ein Qualitätssicherungsverfahren. Göttingen 2015.

Barlinn, J. u. a.: Koordinierte Schlaganfallnachsorge durch Case Management auf der Basis eines standardisierten Behandlungspfades. Ergebnisse einer monozentristischen Pilotstudie. In: Der Nervenarzt 87(8)/2016, S. 860–869.

Blettner, M. u. a.: Überlegungen des Expertenbeirats zu Anträgen im Rahmen des Innovationsfonds. In: Zeitschrift für Evidenz, Fortbildung und Qualität im Gesundheitswesen 130/2018, S. 42–48.

Bode, S.: Schnittstellenmanagement bei der Versorgung chronisch Kranker. Eine empirische Analyse am Beispiel des Innovationsfondsprojekts STROKE OWL (unveröffentlichte Masterarbeit, Universität Bielefeld). Bielefeld 2019.

Brinkmeier, M.: Vom Integrator der Versorgung zum Steuermann des Systems: Wie man mit Schlaganfall-Lotsen Innovationen triggert. In: Hahn, U./Kurscheid, C. (Hrsg.): Intersektorale Versorgung. Best Practices – erfolgreiche Versorgungslösungen mit Zukunftspotenzial. Heidelberg 2020, S. 233–250.

Deutsche Schlaganfall-Gesellschaft: Stroke Units. 2020. Online: https://www.dsg-info.de/stroke-units/stroke-units-uebersicht.html [abgerufen am 6.6.2020].

Foerch, C. u. a.: Die Schlaganfallzahlen bis zum Jahr 2050. In: Deutsches Ärzteblatt 105(26)/2008, S. 467–473.

Hacke, W.: Neurologie. 13. überarb. u. erw. Aufl. Heidelberg 2010.

Institut für Epidemiologie und Sozialmedizin Universität Münster: Qualitätssicherungsprojekt Schlaganfall Nordwestdeutschland. Gesamtauswertung 2018. Münster 2019. Online: https://www.medizin.uni-muenster.de/fileadmin/einrichtung/qsnwd/berichte/2018/gesamtbericht_2018.pdf [abgerufen am 6.6.2020].

Kolominsky-Rabas, P. L. u. a.: Lifetime Cost of Ischemic Stroke in Germany: Results and National Projections from a Population-Based Stroke Registry. The Erlangen Stroke Project. In: Stroke 37(5)/2006, S. 1179–1183. Online: https://www.ahajournals.org/doi/pdf/10.1161/01.STR.0000217450.21310.90 [abgerufen am 6.6.2020].

Löcherbach, P./Wendt, W. R. (Hrsg.): Care und Case Management. Transprofessionelle Versorgungsstrukturen und Netzwerke. Stuttgart 2020.

Monzer, M.: Case Management Grundlagen. 2. überarb. Aufl. Heidelberg 2018.

Robert Koch-Institut [RKI]: Gesundheit in Deutschland. Berlin 2015. Online: https://www.rki.de/DE/Content/Gesundheitsmonitoring/Gesundheitsberichterstattung/GesInDtld/gesundheit_in_deutschland_2015.pdf?__blob=publicationFile [abgerufen am 15.6.2020].

Sachverständigenrat für die Konzertierte Aktion im Gesundheitswesen [SVR]: Gutachten 2000/2001 Bedarfsgerechtigkeit und Wirtschaftlichkeit. Bd. III. Online: https://www.svr-gesundheit.de/index.php?id=157 [abgerufen am 6.6.2020].

Statistisches Bundesamt: Statistisches Jahrbuch 2019. Gesundheit. 2019. S. 127–162. Online: https://www.destatis.de/DE/Themen/Querschnitt/Jahrbuch/jb-gesundheit.pdf?__blob=publicationFile [abgerufen am 15.6.2020].

Stegmaier, P.: Ist die Zwischenfinanzierung die echte Evaluation? In: Monitor Versorgungsforschung 6/2019, S. 22–24.

Stiftung Deutsche Schlaganfall-Hilfe: Abschlussbericht (unveröffentlicht) zum 31. Juli 2015 des Projekts „Etablierung einer sektorenübergreifenden optimierten Schlaganfall-Versorgung in der Region Ostwestfalen-Lippe. Einführung eines qualitätsgesicherten Case Managements. GW03-176 A-F. Gütersloh 2015.

Stiftung Deutsche Schlaganfall-Hilfe: Projektantrag STROKE OWL (unveröffentlicht). Gütersloh 2016.

4.4 Managing Healthcare Transformation

Florian Brandt/Sonja Laag

Erfolgsfaktoren für den Transfer von Innovationsfondsprojekten in die Regelversorgung am Beispiel von Lotsenkonzepten

Abstract: Die ersten Innovationsfondsprojekte sind inzwischen beendet. Deren Transfer in die Regelversorgung steht daher weit oben auf der umsetzungspraktischen und politischen Agenda. Eine nachhaltige Weiterentwicklung der GKV kann jedoch nur gelingen, wenn die beteiligten Akteure transferorientiert handeln. Vom Projektkonsortium ist eine objektive Bewertung der Projektelemente gefordert. Weiterhin ist zu beantworten, welche GKV-Regelwerke wie angepasst werden müssen. Aufgabe von Gesetzgebung und Politik ist die Schaffung verbindlicher Transferprozesse und finanzieller Planungssicherheit.

4.4.1 Der Transfer in die Regelversorgung als Bestimmungsfaktor für den Projekterfolg

Versorgungsinnovationen sind ein geeignetes Mittel, um den aktuellen Herausforderungen des Gesundheitswesens zu begegnen.[228] Daher führte der Gesetzgeber mit dem Innovationsfonds ein gesundheitspolitisches Instrument ein, das

---

[228] Brandt/Znotka: Influencing factors and outcomes of entrepreneurial activities in German healthcare organizations – a qualitative study. In: International Journal of Healthcare Management. 2019. Online: DOI: 10.1080/20479700.2019.1698851 [abgerufen am 21.9.2020].

Projekte fördert, die auf eine Weiterentwicklung der Gesundheitsversorgung in der gesetzlichen Krankenversicherung abzielen.[229] Der Erfolg solcher Projekte bemisst sich letztendlich an der Frage, ob eine dauerhafte und überregionale Verbesserung der Versorgung gelingt oder zumindest angestoßen werden konnte. Eine lediglich vorübergehende Verbesserung während des Förderzeitraums, die zudem regional auf eine Pilotregion begrenzt ist, reicht somit nicht aus. Dies ergibt sich bereits aus der Zielsetzung des Innovationsfonds, denn im Kontext des Innovationsfonds von einem erfolgreichen Projekt zu sprechen, setzt im Grunde eine nachhaltige Weiterentwicklung der Regelversorgung voraus.[230] Der Entwicklung und Umsetzung entsprechender Transferkonzepte kommt damit eine zentrale Bedeutung zu. Andernfalls würde das Nutzenpotenzial der geförderten Versorgungsinnovationen im Anschluss an die Projektförderung nicht voll ausgeschöpft und es bestünde die Gefahr der „Degeneration" von mühsam aufgebauten Projekterzeugnissen (z. B. Infrastruktur, personelle Ressourcen, technologische Entwicklungen).[231]

382 Dies soll jedoch nicht darüber hinwegtäuschen, dass es regelmäßig nicht sinnvoll sein wird, die geförderten Projekte eins zu eins in die kollektivvertragliche Versorgung zu übertragen. Vielmehr sollten nur diejenigen Projektelemente beziehungsweise Wirkansätze überführt werden, für die im Rahmen einer projektbegleitenden Evaluation (diese ist bei einer Förderung durch den Innovationsfonds vorausgesetzt)[232] ein Mehrwert für die Versorgung nachgewiesen wurde.[233]

383 Da sich die ersten Projekte im letzten Jahr der Förderung befinden oder der Förderzeitraum sogar bereits abgelaufen ist, besteht nunmehr der dringende Bedarf, sich mit der Überführung solcher Projekte in die Regelversorgung zu befassen. Zentrales Anliegen dieses Beitrags ist daher entsprechende Handlungsbedarfe für die jeweiligen Projektbeteiligten, aber auch für Politik und Gesetzgebung, aufzuzeigen und die Entwicklung eines systematischen, transparenten und nachhaltigen Transferkonzepts anzustoßen. Durch den Einbezug zweier Best-Case-Beispiele wird ein konkreter Praxisbezug gewährleistet. Beide Projekte befinden sich im letzten Jahr der Förderung und befassen sich mit der Umsetzung eines Lotsenkonzepts.

---

229 Deutscher Bundestag: Gesetzentwurf der Bundesregierung, Entwurf eines Gesetzes zur Stärkung der Versorgung in der Gesetzlichen Krankenversicherung (GKV-Versorgungsstärkungsgesetz – GKV VSG), Drucksache 18/4095. Berlin 2015.
230 Gilbers: Innovationsfonds: Problemfall bleibt die Translation. In: Monitor Versorgungsforschung. 3/2019, S. 28–33.
231 Brandt: Auf lange Sicht – Faktoren für Erfolg und Misserfolg von Innovationsfondsprojekten. In: KU Gesundheitsmanagement. 2/2020, S. 40–42.
232 § 92a Abs. 1 S. 3 SGB V.
233 Gilbers: Innovationsfonds: Problemfall bleibt die Translation. In: Monitor Versorgungsforschung. 3/2019, S. 28–33.

4.4.2 Wie der Transfer in die Regelversorgung gelingen kann

Damit ein Transfer erfolgreicher Versorgungsinnovationen in die Regelversorgung gelingen kann, ist eine Erörterung der diesbezüglichen Einfluss- und Erfolgsfaktoren geboten. Daher werden im Folgenden wesentliche Faktoren herausgearbeitet und entsprechende Handlungsfelder für die betroffenen Akteure aufgezeigt. Betroffene Akteure sind sowohl das Projektkonsortium, d. h. die in den einzelnen Projekten engagierten Organisationen bzw. Personen, als auch Entscheidungsträger in Gesetzgebung und Politik.

384

4.4.2.1 Transferorientiert projektieren: Handlungsfelder für das Projektkonsortium

Wie bereits beschrieben, bedarf es vor Beginn eines Transferprojekts einer kritischen und möglichst objektivierten Bewertung der einzelnen Elemente hinsichtlich Versorgungsnutzen und Praxistauglichkeit. Der projektbegleitenden Evaluation kommt hierbei eine zentrale Bedeutung zu. Bei der Entwicklung des Evaluationskonzepts ist darauf zu achten, dass alle Perspektiven des Leistungsdreiecks der GKV (Patient–Leistungserbringer–Kostenträger) angemessen berücksichtigt werden. Hierbei sollten sowohl medizinische und ökonomische Endpunkte als auch die Patientenorientierung sowie die Akzeptanz unter den Leistungserbringern untersucht werden:[234]

385

- Am Anfang sollte eine differenzierte Beschreibung des intendierten Wirkmodells bzw. der angestrebten Versorgungsziele stehen, d. h.: Welche medizinischen (z. B. Vermeidung von Folgeerkrankungen) und ökonomischen (z. B. Vermeidung von Krankheitskosten) Effekte werden von der Intervention erwartet und warum? Eine Überführung in die Regelversorgung ist regelmäßig nur dann sinnvoll, wenn ein signifikanter Wirksamkeitsnachweis erbracht wurde und der Effekt der Intervention hinreichend groß ist.
- Die Patienten stehen als Endnutzer der Intervention im Fokus, da sie über deren tatsächliche Nutzung, respektive deren praktische Versorgungsrelevanz, entscheiden. Die Messung der Patientenperspektive über PROMs (*Patient Reported Outcome Measures*) ist daher das Fundament einer jeden patientenorientierten Evaluation. Ergänzend ist es empfehlenswert, Aspekte der Nutzerfreundlichkeit und des Nutzerverhaltens zu berücksichtigen.
- Die Akzeptanz unter den Leistungserbringern spielt insofern eine wichtige Rolle, als dass Versorgungsinnovationen regelmäßig in gewachsene Routinen eingreifen und hierbei mitunter auf Widerstand stoßen. Die Integrierbarkeit in den Versorgungsalltag hat somit einen maßgeblichen Einfluss auf die langfristige „Überlebensfähigkeit" einer Versorgungsinnovation. Vor diesem Hin-

---

234 Blettner u. a.: Überlegungen des Expertenbeirats zu Anträgen im Rahmen des Innovationsfonds. In: Zeitschrift für Evidenz, Fortbildung und Qualität im Gesundheitswesen. 130/2018, S. 42–48.

tergrund ist auch zu beachten, dass bei der Auswahl der teilnehmenden Leistungserbringer ein repräsentativer Mix hergestellt wird, der die spätere Versorgungsrealität möglichst genau abbildet und nicht aufgrund eines *Selection Bias* zu Fehlinterpretationen und mangelnder Generalisierbarkeit führt.

386 Nur bei Berücksichtigung der genannten Punkte ist im Nachgang eine fundierte und ganzheitliche Transferentscheidung möglich. Projektelemente die sich als unwirksam hinsichtlich der Versorgungsziele oder als praxisuntauglich herausstellen, sollten entsprechend angepasst bzw. reduziert werden.

387 Ergänzend empfiehlt es sich genau herauszuarbeiten, welchen Charakter die Projektinnovation im Kern hat (Leistungsinnovation, Prozessinnovation oder Strukturinnovation) und, damit zusammenhängend, inwiefern eine Anpassung der GKV-Regelwerke zur Überführung erforderlich ist. Für einige Projekte wird eine Anpassung der Gebührenkataloge (EBM, DRG) genügen, während für andere Projekte eine Anpassung von Richtlinien (z. B. des G-BA) oder gar eine Anpassung von Gesetzestexten (z. B. des SGB V) erforderlich sein wird.[235]

4.4.2.2 Transferorientiert fördern: Handlungsfelder für Gesetzgebung und Politik

388 Zunächst ist bei Innovationen eine Unterscheidung nach drei Kostenformen sinnvoll: F&E-Kosten, Transferkosten und Routinekosten. Während die F&E-Kosten vom Innovationsfonds und die Routinekosten von der regulären GKV-Vergütung abgedeckt werden, entsteht bezüglich der Transferkosten eine Finanzierungslücke.[236] Der Transferzeitraum beginnt bereits während der Förderphase, da die letzten Projektmonate der Analyse und Interpretation der Evaluationsdaten gewidmet sind. Leistungen, die nicht mehr in die Evaluation einfließen, sind nicht förderfähig.[237] Somit besteht die Finanzierungslücke faktisch aus zwei Teilen:[238]

- Finanzierungslücke nach Einschluss des letzten Patienten bis zum Ende der geförderten Projektlaufzeit (Finanzierungslücke 1)
- Finanzierungslücke nach Ende der geförderten Projektlaufzeit bis zur Überführung in die Regelversorgung (Finanzierungslücke 2)

---

235 Bohm/Dudey: Zur Transmission von Ergebnissen erfolgreicher Innovationsfonds-Projekte in die GKV-Versorgung. In: G+G Wissenschaft (GGW). 19(3)/2019, S. 22–30.
236 Pfaff: Die evidenzbasierte Modernisierung der Gesundheitsversorgung im Blick – 7 Thesen zum Innovationsfonds. In: Magazin für Politik, Recht und Gesundheit im Unternehmen (BKK Magazin). 3/2018, S. 54–63.
237 Gemeinsamer Bundesausschuss (G-BA): FAQ-Liste für Antragsteller zu den Förderbekanntmachungen des Innovationsausschusses beim Gemeinsamen Bundesausschuss. Version vom 12. Dezember 2019, Nr. 2.10. Online: https://innovationsfonds.g-ba.de/downloads/media/181/2019-12-12_FAQ.pdf [abgerufen am 20.3.2020].
238 Berger u. a.: Übertragbarkeit neuer Versorgungsformen in die Regelversorgung – Chancen und Herausforderungen des Innovationsfonds. In: G&S Gesundheits- und Sozialpolitik. 74 (1)/2020.

389 Das Digitale-Versorgung-Gesetz (DVG) hat einen ersten Schritt gemacht, um die Folgezeit der Förderphase (d. h. Finanzierungslücke 2) zu systematisieren.[239] So hat es einen standardisierten Prozess geschaffen, nach dem der Innovationsausschuss (= durchführendes Organ des Innovationsfonds) spätestens drei Monate nach Eingang des Evaluationsberichts Empfehlungen zur Überführung der neuen Versorgungsform in die Regelversorgung beschließt und die Organisation feststellt, die für die Überführung zuständig ist. Wird der G-BA als zuständige Organisation festgestellt, hat dieser wiederum zwölf Monate Zeit, um die entsprechenden Regelungen zur Aufnahme in die Regelversorgung zu beschließen.[240]

390 Die Finanzierung der Transferkosten ist Gegenstand eines Meinungsstreits. Zum einen wird die These vertreten, dass das Fehlen einer entsprechenden Finanzierung dafür verantwortlich sein könnte, dass gute Innovationen nicht den Weg in die Fläche gefunden haben. Zum anderen gibt es die Auffassung, dass sich erfolgreiche Projekte auch ohne eine standardisierte Transferförderung durchsetzen und individuelle Wege der Eigen- oder Fremdfinanzierung finden werden.[241] In jedem Fall empfiehlt sich eine Weiterentwicklung des förderrechtlichen Rahmens unter Berücksichtigung der folgenden Punkte:

- Auch für das Projektkonsortium besteht bis zum Vorliegen der Evaluationsergebnisse am Ende des Förderzeitraums keine Evidenz bezüglich des Nutzens der neuen Versorgungsform. Da für eine nahtlose Fortsetzung der Versorgungsform bereits vor Ende des Förderzeitraums über den Abschluss von Anschlussverträgen entschieden werden muss, geschieht dies unter Unsicherheit. Bei eher risikofeindlichen Entscheidungsträgern (z. B. aufgrund geringer Finanzrücklagen) verringert dies die Chancen eines Anschlussprojekts. Daher sollten alle Leistungen während des Förderzeitraums, auch solche, die nicht mehr in die Evaluation einfließen, vollumfänglich förderfähig sein.
- Der Innovationsausschuss gibt zwar Transferempfehlungen ab, diese haben als solche jedoch keinen verbindlichen Charakter. Im Sinne eines zügigen Transfers von wirksamen Innovationen sollten verbindliche Vorgaben zum Umgang mit den Empfehlungen durch die rahmensetzenden Organe (z. B. Bundesregierung oder G-BA) geschaffen werden.
- Diejenigen Projektelemente, die in den Empfehlungen des Innovationsausschusses positiv bewertet werden, sollten in der Pilotregion auf der Grundlage von regionalen Selektivverträgen fortgeführt werden. Die Selektivverträge sollten bis zur Etablierung der neuen Versorgungsform in der Regelversorgung

---

239 Deutscher Bundestag: Gesetzentwurf der Bundesregierung. Entwurf eines Gesetzes für eine bessere Versorgung durch Digitalisierung und Innovation (Digitale-Versorgung-Gesetz – DVG). Drucksache 19/13438. Berlin 2019.
240 § 92b Ab. 3 SGB V.
241 Deutsche Gesellschaft für Gesundheitsökonomie: Der Innovationsfonds an der Schwelle zur Regelversorgung (?). In: Gesundheitsökonomie & Qualitätsmanagement 24/2019, S. 175–178.

als abgeschlossen gelten. Weiterhin sollte ein Beitritt für alle in der Region tätigen Krankenkassen verpflichtend sein.
- Zur Finanzierung der Transferkosten sollte über die Einführung eines Transferfonds nachgedacht werden. Hierzu könnten auch freie Mittel aus dem Innovationsfonds verwendet werden. Wird in diesem Rahmen zunächst ein Anschlussprojekt des Projektkonsortiums gefördert, das dem ursprünglichen Projekt in Inhalt und Umfang sehr ähnlich ist, ist eine angemessene Beteiligung des Projektkonsortiums denkbar.

4.4.3 Beispiele des Projekttransfers: Zwei Lotsenprojekte stellen sich vor

391   Der Innovationsfonds fördert unter anderem zwei Projekte, die eine systematische Etablierung von Patientenlotsen in verschiedenen Versorgungsbereichen zum Ziel haben. Dies ist zum einen das onkologische Lotsenprojekt PIKKO (Patienteninformation, Kommunikation und Kompetenzförderung in der Onkologie) und zum anderen das geriatrische Lotsenprojekt RubiN (Regional ununterbrochen betreut im Netz). Im Folgenden werden der Hintergrund, die Projektinhalte und -ziele sowie der aktuelle Stand der Transferplanung und -umsetzung dargestellt.

4.4.3.1 Zum Nutzen von Lotsenkonzepten

392   Patientenlotsen sind besonders qualifizierte Versorgungskoordinatoren, die als zentrales Drehkreuz in das Behandler-Netzwerk eingebettet sind. Sie bieten Orientierung in der oft unübersichtlichen Versorgungslandschaft und helfen Patienten, die auf Unterstützung beim Management ihrer Erkrankung angewiesen sind. Insbesondere Patienten mit einem komplexen und/oder langfristigen Versorgungsbedarf (z. B. onkologische oder geriatrische Patienten) können stark von einem Lotsenkonzept profitieren, da es dabei hilft, die starke Segmentierung im Gesundheitswesen zu überwinden.[242] Daneben können Patientenlotsen einen wichtigen Beitrag zur Patientensicherheit leisten. Zu ihren Aufgaben gehört es, über Behandlungsmöglichkeiten und auch mögliche Nebenwirkungen zu informieren, mit dem Patienten über aufgetretene Nebenwirkungen zu sprechen und ggf. moderierend zu unterstützen.[243]

---

[242] IGES Institut: Studie zum Versorgungsmanagement durch Patientenlotsen. Abschlussbericht für die Beauftragte der Bundesregierung für die Belange der Patientinnen und Patienten. Berlin 2018. Online: https://www.iges.com/sites/iges.de/myzms/content/e6/e1621/e10211/e22175/e23322/e23323/e23325/attr_objs23366/IGES_Versorgungsmanagement_durch_Patientenlotsen_042018_ger.pdf [abgerufen am 18.3.2020].
[243] Keinki/Hübner: Verbesserung der Patientensicherheit durch Onkolotsen. In: Loth/Hager (Hrsg.): Patient & Sicherheit – Neue Chancen durch Kompetenz und Kommunikation im Behandlungsprozess. Heidelberg 2019, S. 153–165.

4.4.3.2 Das onkologische Lotsenprojekt PIKKO

Neue Therapien haben in den vergangenen Jahren zu großen Fortschritten bei der Behandlung onkologischer Erkrankungen geführt. Durch diesen Fortschritt gelten viele Krebserkrankungen inzwischen als chronische Erkrankungen. Für Betroffene führt dies faktisch zur Situation „Leben mit Krebs".[244] Immer längere Behandlungszeiten gehen jedoch auch mit akuten Nebenwirkungen, Herausforderungen im Therapiemanagement, einer hohen psychischen Belastung und mit massiven Verlusten der Lebensqualität einher. Dies erfordert eine stärkere Ausrichtung am Patienten und die Aktivierung patienteneigener Ressourcen (z. B. Gesundheitskompetenz, Selbstwirksamkeit). Der nationale Krebsplan greift diesen Bedarf mit dem Handlungsfeld „Stärkung der Patientenorientierung" bereits auf.[245] In der Versorgungsrealität sehen sich Patienten allerdings unübersichtlichen Versorgungsstrukturen und einer unzureichenden Integration psychosozialer und informativer Unterstützungsangebote gegenüber. Somit besteht ein dringender Bedarf an Angeboten, die mehr Transparenz schaffen und Betroffenen eine Orientierung im Kampf gegen Krebs bieten.[246] Im Versorgungskonzept PIKKO wird die onkologische Versorgung daher um einen zusätzlichen Beratungs- und Informationspfad ergänzt. Im Zentrum steht ein Patientenlotse, der Betroffene auf dem Weg durch die Krebstherapie begleitet und sie niederschwellig mit allen wesentlichen Informationen versorgt. Ergänzend können Patienten psychosoziale Beratungsleistungen bei ambulanten Krebsberatungsstellen in Anspruch nehmen (z. B. Psychoonkologie oder Sozialberatung) und sich zudem selbständig über eine eigens entwickelte digitale onkologische Wissensdatenbank informieren. Diese strukturierten Angebote sollen die patienteneigenen Ressourcen stärken, eine informierte und selbstbestimmte Beteiligung an der Therapie ermöglichen und damit die Lebensqualität und Patientensicherheit erhöhen.[247]

---

244 Allemani u. a.: Global surveillance of cancer survival 1995-2009: analysis of individual data for 25.676.887 patients from 279 population-based registries in 67 countries (CONCORD-2). In: The Lancet. 385(9.972)/2015, S. 977–1.010.
245 Bundesministerium für Gesundheit: Nationaler Krebsplan – Handlungsfelder, Ziele, Umsetzungsempfehlungen und Ergebnisse. Bonn 2017. Online: https://www.bundesgesundheitsministerium.de/fileadmin/Dateien/5_Publikationen/Praevention/Broschueren/Broschuere_Nationaler_Krebsplan.pdf [abgerufen am 18.3.2020].
246 Gaisser: Bedarf und Bedürfnisse von Krebspatienten. In: Gaisser/Weg-Remers (Hrsg.): Patientenzentrierte Information in der onkologischen Versorgung: Evidenz und mehr. Berlin/Heidelberg 2020, S. 3–15; Mazor u. a.: Toward patient-centered cancer care: patient perceptions of problematic events, impact, and response. In: Journal of Clinical Oncology. 30(15)/2012, S. 1.784–1.790; Ross u. a.: Cancer patients' evaluation of communication: A report from the population-based study „The Cancer Patient's World". In: Supportive Care in Cancer. 21(1)/2013, S. 235–244.
247 Husson/Mols/van de Poll-Franse: The relation between information provision and health-related quality of life, anxiety and depression among cancer survivors: a systematic review. In: Annals of Oncology. 22(4)/2011, S. 761–772.

394 PIKKO ist ein saarländisches Gemeinschaftsprojekt und wird von August 2017 bis Dezember 2020 mit 3,6 Mio. EUR vom Innovationsfonds gefördert.[248] Im Rahmen einer begleitenden Evaluation wird die Patientenperspektive gezielt berücksichtigt und der patientenbezogene, aber auch der ökonomische, Nutzen von einem unabhängigen wissenschaftlichen Institut untersucht. Ziel ist es, einen Beitrag zur Steigerung der Lebensqualität, Stärkung patienteneigener Ressourcen (v. a. Gesundheitskompetenz und Selbstwirksamkeit), Reduzierung der psychischen Belastung und Optimierung der Patientensicherheit für Betroffene zu leisten.[249]

4.4.3.3 Das geriatrische Lotsenprojekt RubiN

395 Ältere Patienten mit mehreren chronischen und akuten Erkrankungen stellen aufgrund der Komplexität und des größeren Zeitbedarfs oft eine Herausforderung für die behandelnden Ärzte und ihre Praxisteams dar. Noch schwieriger wird es, wenn soziale Kontextfaktoren berücksichtigt werden müssen, was in der Hausarztpraxis nur im Ansatz möglich ist. Diese aber spielen für den Erhalt der bestmöglichen Selbstständigkeit und Autonomie eine wesentliche Rolle in der Versorgung älterer Menschen.[250] Ein multiprofessionelles Care- und Casemanagement (CCM) soll nach einem ausführlichen geriatrischen Assessment die Versorgung aus medizinischen, pflegerischen und sozialen Maßnahmen koordinieren.

396 RubiN steht für „Regional ununterbrochen betreut im Netz". Das Projekt begann im Juli 2018 in acht Praxisnetzen, die von ihren Kassenärztlichen Vereinigungen als Praxisnetze nach § 87b SGB V zertifiziert sind.[251] Durch die Zertifizierung sind besondere Managementkompetenzen nachgewiesen. Fünf der acht Praxisnetze sind Interventionsnetze (Herzogtum-Lauenburg, Ammerland/Oldenburg, Siegerland, Lippe/Detmold, Leipzig). Die beim Praxisnetz angestellte Case Managerin (CM) kontaktiert den Patienten, wenn hierfür eine Anforderung vom Hausarzt vorliegt. In den drei Interventionsregionen (Lingen, Köln, Bünde) werden zum Vergleich nur die geriatrischen Assessments erhoben, aber kein CM angeboten.

397 RubiN ist ein Gemeinschaftsprojekt in vier Bundesländern und fünf KV-Bereichen. Das Projekt wird mit 8,1 Mio. EUR vom Innovationsfonds gefördert.[252] In der

---

248 Gemeinsamer Bundesauschuss (G-BA): PIKKO – Patienteninformation, -kommunikation und Kompetenzförderung in der Onkologie. Online: https://innovationsfonds.g-ba.de/projekte/neue-versorgungsformen/pikko-patienteninformation-kommunikation-und-kompetenzfoerderung-in-der-onkologie.97 [abgerufen am 18.3.2020].
249 Weitere Informationen unter: https://www.pikko.de/ [abgerufen am 28.4.2020].
250 Lübke: Brauchen alte Menschen eine andere Medizin? – Medizinische Einordnung spezieller Behandlungserfordernisse älterer Menschen. In: Versorgungs-Report 2012, Gesundheit im Alter, S. 51-66.
251 Kassenärztliche Bundesvereinigung (KBV): Praxisnetze. Online: https://www.kbv.de/html/praxisnetze.php [abgerufen am 28.4.2020].
252 Gemeinsamer Bundesauschuss (G-BA): RubiN – Regional ununterbrochen betreut im Netz. Online: https://innovationsfonds.g-ba.de/projekte/neue-versorgungsformen/rubin-regional-ununterbrochen-betreut-im-netz.174 [abgerufen am 28.4.2020].

Interventionsgruppe sind je Praxisnetz 640 Teilnehmer eingeschlossen (also insgesamt 3.200 Teilnehmer) sowie 400 Teilnehmer in der Kontrollgruppe (1.200 Teilnehmer). Die Forschungsfrage ist, ob ein multiprofessionelles geriatrisches Care- und Casemanagement (CCM) den Erhalt der Selbstständigkeit Zuhause fördert.[253]

4.4.3.4 Der aktuelle Stand der Transferplanung und -umsetzung

Beide Projekte befinden sich derzeit im letzten Jahr der Projektförderung und die Beteiligten beschäftigen sich bereits intensiv mit der Transferplanung und -umsetzung. Für das Projekt PIKKO wurden Anschlussverträge zwischen den Projektpartnern (Krankenkassen und Leistungserbringer) geschlossen, die eine nahtlose Weiterführung des Projekts im Rahmen der regulären selektivvertraglichen Versorgung ermöglichen. Somit werden Krebspatienten im Saarland auch weiterhin durch einen Patientenlosten unterstützt. Im Projekt RubiN ist die Anschlussfrage bislang ungeklärt. Eine Überbrückung durch Selektivverträge nach § 140a SGB V ist hier herausfordernd, da für alle fünf Regionen unterschiedliche Krankenkassen als Partner gewonnen werden müssten (z. T. Kassen, die nicht am Projekt teilnehmen). Geprüft wird die Option eines Folgeantrags im Innovationsfonds (Patientencoaching durch Digital-Case Manager, die älteren Menschen im Umgang mit digitalen Anwendungen coachen).

Darüber hinaus haben sich zwischenzeitlich mehrere Akteure aus der „Lotsenszene" zusammengeschlossen und arbeiten proaktiv an der Entwicklung und Etablierung eines übertragbaren Lotsenkonzepts für die kollektivvertragliche Versorgung. Ziel ist zunächst die Definition einheitlicher Standards, die, unabhängig von der medizinischen Indikation einzelner Patientengruppen, die Grundlage für den Einsatz von Patientenlosten bilden sollen. Gegenstand der Abstimmungsprozesse sind z. B. die folgenden Punkte:

- Welche Ausgangsqualifikation (z. B. Ausbildung, Studium, Berufserfahrung) sollten angehende Patientenlosten mitbringen?
- Welche Zusatzqualifikation (z. B. zertifiziertes Curriculum, Inhalte, Umfang) sollten angehende Patientenlosten durchlaufen?
- Wo sollten Patientenlosten angesiedelt sein (z. B. Klinik, Arztpraxis)?
- Welche Leistungen sollten Patientenlosten erbringen (Leistungsinhalt und -umfang)?
- Wann besteht Anspruch auf einen Patientenlosten?
- Wie lange wird eine „Lotsenleistung" benötigt?
- Welche Kennzahlen können zur Abschätzung der Kosten herangezogen werden?
- Welcher (quantifizierbare) Nutzen steht den Kosten gegenüber?
- Welche ökonomischen Auswirkungen ergeben sich hieraus für die GKV?

---

253 Weitere Informationen unter: https://www.rubin-netzwerk.de/ [abgerufen am 28.4.2020].

400 In der Folge findet perspektivisch eine Ergebnisverwertung im Rahmen eines entsprechenden Gesetzgebungsverfahrens statt.

4.4.4 Fazit

401 Der Innovationsfonds trägt zur Entstehung neuer Kooperationen und Netzwerke bei. Hieraus entwickeln sich regelmäßig weitergehende Initiativen und Ansätze mit einem hohen, über die eigentlichen Projekte hinausgehenden, Innovationspotenzial. Von seinem Wesen her ist der Innovationsfonds ein Such- und Lernprozess. Als solcher liefert er Erkenntnisse darüber, was funktioniert und was nicht funktioniert. Der Transfer einer Innovation in die Regelversorgung sollte daher nicht zum Selbstzweck erfolgen, sondern sich streng an der Erreichung vorab definierter Ziele ausrichten. Auch von einem Transfer abzusehen widerspricht nicht dem Grundgedanken des Innovationsfonds. Zu erwarten ist, dass es in den meisten Fällen nicht um ein „Ganz oder gar nicht" geht, sondern sich die „Wahrheit der Transfermöglichkeit" im Sinne der Versorgungsverbesserung vielschichtiger darstellt. Der wichtigste Erfolgsfaktor ist die Zielformulierung und die damit verbundene Einordnung des Projektes in mögliche „Transferregimes" (1. Einordnung, Gebührenkatalog, 2. Richtlinien oder 3. neu zu entwickelnde Transferformate).

402 Die im Beitrag skizzierten Struktur- und Prozessprojekte PIKKO und RubiN fallen in die dritte Kategorie. Weitere Erfolgsfaktoren in dieser Kategorie sind eine *„systematische Erkenntnis- und Erfahrungsauslese"* der projektübergreifenden Komponenten (vgl. Aufzählung in Abschnitt 4.4.3.4) und deren weitergehende Analyse. Wenn z. B. eine gemeinsame Ausgangsqualifikation aller Lotsenprojekte identifiziert ist, wer könnte diese anbieten und wie kann sie für die flächendeckende Versorgung i. S. d. Qualitätssicherung zertifiziert werden? Müssen dafür neue Strukturen geschaffen werden? Hier setzen die Projekte derzeit erste Schritte auf Neuland. Gleiches gilt auch für den G-BA und den Gesetzgeber. Das Ziel des Innovationsfonds ist auch die Förderung der Zusammenarbeit über Versorgungssektoren und Berufsgruppen hinweg. Insbesondere in der Transferkategorie 3 wird versucht, was seit drei Jahrzehnten nicht gelingt. Das derzeit gesetzlich festgelegte Transferverfahren wird aufgrund der Finanzierungslücken nicht ausreichen. Der wichtigste Erfolgsfaktor wird hier die Bereitstellung von Fördermitteln zur (teilweisen) Finanzierung der Transferphase sein. Diese benötigt im Rahmen einer Transferforschung gleiche Aufmerksamkeit wie die ursprünglichen Projekte.

Literatur

Allemani u. a.: Global surveillance of cancer survival 1995–2009: analysis of individual data for 25.676.887 patients from 279 population-based registries in 67 countries (CONCORD-2). In: The Lancet. 385(9.972)/2015, S. 977–1.010.

Blettner u. a.: Überlegungen des Expertenbeirats zu Anträgen im Rahmen des Innovationsfonds. In: Zeitschrift für Evidenz, Fortbildung und Qualität im Gesundheitswesen. 130/2018, S. 42–48.

Berger u. a.: Übertragbarkeit neuer Versorgungsformen in die Regelversorgung – Chancen und Herausforderungen des Innovationsfonds. In: G&S Gesundheits- und Sozialpolitik. 74(1)/2020.

Bohm/Dudey: Zur Transmission von Ergebnissen erfolgreicher Innovationsfonds-Projekte in die GKV-Versorgung. In: G+G Wissenschaft (GGW). 19(3)/2019, S. 22–30.

Brandt: Auf lange Sicht – Faktoren für Erfolg und Misserfolg von Innovationsfondsprojekten. In: KU Gesundheitsmanagement. 2/2020, S. 40–42.

Brandt/Znotka: Influencing factors and outcomes of entrepreneurial activities in German healthcare organizations – a qualitative study. In: International Journal of Healthcare Management. 2019. Online: DOI: 10.1080/20479700.2019.1698851 [abgerufen am 21.9.2020].

Bundesministerium für Gesundheit: Nationaler Krebsplan – Handlungsfelder, Ziele, Umsetzungsempfehlungen und Ergebnisse. Bonn 2017. Online: https://www.bundesgesundheitsministerium.de/fileadmin/Dateien/5_Publikationen/Praevention/Broschueren/Broschuere_Nationaler_Krebsplan.pdf [abgerufen am 18.3.2020].

Deutsche Gesellschaft für Gesundheitsökonomie: Der Innovationsfonds an der Schwelle zur Regelversorgung (?). In: Gesundheitsökonomie & Qualitätsmanagement. 24/2019, S. 175–178.

Deutscher Bundestag: Gesetzentwurf der Bundesregierung. Entwurf eines Gesetzes zur Stärkung der Versorgung in der Gesetzlichen Krankenversicherung (GKV-Versorgungsstärkungsgesetz – GKV VSG), Drucksache 18/4095. Berlin 2015.

Deutscher Bundestag: Gesetzentwurf der Bundesregierung. Entwurf eines Gesetzes für eine bessere Versorgung durch Digitalisierung und Innovation (Digitale-Versorgung-Gesetz – DVG), Drucksache 19/13438. Berlin 2019.

Gemeinsamer Bundesauschuss (G-BA): PIKKO – Patienteninformation, -kommunikation und Kompetenzförderung in der Onkologie. Online: https://innovationsfonds.g-ba.de/projekte/neue-versorgungsformen/pikko-patienteninformation-kommunikation-und-kompetenzfoerderung-in-der-onkologie.97 [abgerufen am 18.3.2020].

Gemeinsamer Bundesauschuss (G-BA): RubiN – Regional ununterbrochen betreut im Netz. Online: https://innovationsfonds.g-ba.de/projekte/neue-versorgungsformen/rubin-regional-ununterbrochen-betreut-im-netz.174 [abgerufen am 28.4.2020].

Gilbers: Innovationsfonds: Problemfall bleibt die Translation. In: Monitor Versorgungsforschung. 3/2019, S. 28–33.

Husson/Mols/van de Poll-Franse: The relation between information provision and health-related quality of life, anxiety and depression among cancer survivors: a systematic review. In: Annals of Oncology. 22(4)/2011, S. 761–772.

IGES Institut: Studie zum Versorgungsmanagement durch Patientenlotsen. Abschlussbericht für die Beauftragte der Bundesregierung für die Belange der Patientinnen und Patienten. Berlin 2018. Online: https://www.iges.com/sites/iges.de/myzms/content/e6/e1621/e10211/e22175/

e23322/e23323/e23325/attr_objs23366/IGES_Versorgungsmanagement_durch_Patientenlotsen_042018_ger.pdf [abgerufen am 18.3.2020].

Kassenärztliche Bundesvereinigung (KBV): Praxisnetze. Online: https://www.kbv.de/html/praxisnetze.php [abgerufen am 28.4.2020].

Keinki/Hübner: Verbesserung der Patientensicherheit durch Onkolotsen. In: Loth/Hager (Hrsg.): Patient & Sicherheit – Neue Chancen durch Kompetenz und Kommunikation im Behandlungsprozess. 2019, S. 153–165.

Lübke: Brauchen alte Menschen eine andere Medizin? – Medizinische Einordnung spezieller Behandlungserfordernisse älterer Menschen. In: Versorgungs-Report 2012. Gesundheit im Alter. S. 51-66.

Mazor u. a.: Toward patient-centered cancer care: patient perceptions of problematic events, impact, and response. In: Journal of Clinical Oncology. 30(15)/2012, S. 1784–1790.

Pfaff: Die evidenzbasierte Modernisierung der Gesundheitsversorgung im Blick – 7 Thesen zum Innovationsfonds. In: Magazin für Politik, Recht und Gesundheit im Unternehmen (BKK Magazin). 3/2018, S. 54–63.

PIKKO Projekthomepage: https://www.pikko.de/ [abgerufen am 28.4.2020].

Ross u. a.: Cancer patients' evaluation of communication: A report from the population-based study „The Cancer Patient's World". In: Supportive Care in Cancer. 21(1)/2013, S. 235–244.

RubiN Projekthomepage: https://www.rubin-netzwerk.de/ [abgerufen am 28.4.2020].

4.5 Der steinige Weg vom Einzelprojekt zur systematischen Vergütung

Linda Kerkemeyer/Ralph Lägel/Volker Amelung

Abstract: Der Gesetzgeber hat mit dem Innovationsfonds ein wichtiges Instrument geschaffen, um neue Versorgungsformen zu erproben. Nun geht es darum, die Erkenntnisse aus den Projekten in die Regelversorgung zu überführen. Dabei sollte stets der Grundgedanke des Innovationsfonds im Fokus stehen: Es geht um die Modernisierung von Prozessen und Strukturen – nicht um die Verankerung einzelner Versorgungskonzepte in der Regelversorgung. Die Clusterung in Themenfelder bietet hierfür einen sinnvollen Ansatz. In dem vorliegenden Beitrag werden mögliche Themenfelder identifiziert und Vergütungsmodelle skizziert.

4.5.1 Innovationen und Regelversorgung – wie passt das zusammen?

403 Unter Innovationen versteht man Neuheiten bzw. Neuerungen sowie die damit einhergehenden Veränderungen für ein etabliertes System. Innovationen können durch neuartige Entwicklungen, Erfindungen, Konzepte, Ideen oder Lösungen für bestehende Probleme entstehen. Sie gelangen in Form von neuen Produkten oder Dienstleistungen in die verschiedenen Märkte. Typische Innovationstreiber im Gesundheitswesen sind der medizinisch-wissenschaftliche Fortschritt, neue Entwicklungen in den Bereichen Pharmazie und Medizintechnik sowie die Digitalisie-

rung, die unter dem Begriff Digital Health vielfältige Möglichkeiten in Diagnostik, Monitoring, Therapieunterstützung, Vernetzung und weiteren Anwendungsbereichen eröffnet. Die traditionellen Strukturen des Systems, wie beispielsweise Krankenhäuser, Reha-Einrichtungen oder die ambulanten Einzelpraxen, haben sich in den letzten Jahrzehnten hingegen wenig verändert.

Das deutsche Gesundheitssystem ist jedoch aktuell mit einer Vielzahl unterschiedlicher Herausforderungen konfrontiert. Dazu gehören beispielsweise die Zunahme multimorbider Patientinnen und Patienten mit komplexen Versorgungsherausforderungen, ein temporär steigender Versorgungsbedarf durch den demografischen Wandel, die sehr unterschiedlichen Versorgungssituationen in Ballungsräumen und strukturschwächeren Regionen sowie bereits seit Langem bestehende Schwachstellen des Systems aufgrund der historisch gewachsenen Sektorentrennung. Um dauerhaft eine bedarfsgerechte, flächendeckende, gut erreichbare Versorgung sicherzustellen und darüber hinaus die Qualität der Gesundheitsversorgung weiter zu verbessern, muss das System so gestaltet sein, dass Möglichkeiten für kontinuierliche Anpassungen und Verbesserungen bestehen.[254]

In der Vergangenheit war das deutsche Gesundheitssystem allerdings von einem deutlichen Beharrungsvermögen geprägt. Anstatt neue technologische Möglichkeiten zu nutzen, wurden in vielen Bereichen wider besseres Wissen alte Strukturen fortgeführt. So gehört Deutschland zu den wenigen industrialisierten Ländern, in denen bislang keine flächendeckende Einführung von elektronischen Patientenakten oder elektronischen Rezepten erfolgt ist. Die noch immer hohe Leistungsfähigkeit des deutschen Gesundheitswesens darf also keinesfalls darüber hinwegtäuschen, dass wir bei genauerer Betrachtung einen erheblichen Mangel an Struktur- und Prozessinnovationen zu verzeichnen haben.

Es war deshalb ein richtiger und wichtiger Schritt, dass der Gesetzgeber 2015 mit dem Gesetz zur Stärkung der Versorgung in der gesetzlichen Krankenversicherung (GKV-Versorgungsstärkungsgesetz – GKV-VSG) die Grundlage für den Innovationsfonds gelegt hat.[255] Das Ziel, das damit verknüpft wird, ist eine qualitative Weiterentwicklung der Versorgung in der gesetzlichen Krankenversicherung in Deutschland.[256] Der Innovationsfonds fördert neue Versorgungsformen, die über die bisherige Regelversorgung hinausgehen. Als Regelversorgung gelten alle gesundheitlichen Versorgungsleistungen, die sich im Leistungskatalog der gesetzlichen Krankenversicherung (SGB V) wiederfinden. Darüber hinaus können einzelne Krankenkassen zusätzlich zu den gesetzlich festgeschriebenen Leistungen sogenannte Satzungsleistungen gewähren, beispielsweise besondere

---

254 Amelung/Ozegowski: Hält der Innovationsfonds, was er verspricht? Ein Zwischenfazit. In: BARMER GEK Gesundheitswesen aktuell 2017, S. 148–173.
255 Amelung/Wolf: Innovationsförderung in der GKV. In: Gesundheits- und Sozialpolitik, 2-3/2013, S. 111–117.
256 Gemeinsamer Bundesausschuss Innovationsfonds. o. J. Online: https://innovationsfonds.g-ba.de [abgerufen am 27.8.2020].

Präventions- oder Rehabilitationsmaßnahmen. Zudem gibt es für Krankenkassen die Möglichkeit, sogenannte Selektivverträge (z. B. Besondere Versorgung nach § 140a SGB V) direkt mit einzelnen Leistungserbringern oder Gruppen von Leistungserbringern bzw. Leistungsanbietern abzuschließen. Vertragspartner können zum Beispiel Arztnetze, medizinische Versorgungszentren sowie pharmazeutische Unternehmen und Hersteller von Medizinprodukten sein. Neu im Sinne des Innovationsfonds sind somit Vorhaben, die bisher nicht zum regelhaften Leistungsumfang des SGB V gehören.

407   Die durch den Innovationsfonds geförderten neuen Versorgungsformen sollen insbesondere auf eine Verbesserung der sektorenübergreifenden Versorgung ausgerichtet sein. Aus versorgungspolitischer Sicht ist eine (bessere) Verzahnung zwischen den Akteuren notwendig, um den Patientinnen und Patienten eine ganzheitliche, kontinuierliche Versorgung zu ermöglichen und einen gezielten Mitteleinsatz ohne Verschwendung an den Schnittstellen zu gewährleisten.

408   Zentrale und unabdingbare Voraussetzung ist hierbei das Denken in Versorgungskonzepten, die den Blick aus der Vogelperspektive über den gesamten Prozess hinweg mit der Perspektive der Patientinnen und Patienten, die sich im Zuge der Bewältigung ihrer Erkrankung durch diesen Prozess bewegen, sinnvoll in Übereinstimmung bringen. Ein ganzheitliches Versorgungskonzept beschreibt also einen patientenorientierten, kontinuierlichen Behandlungsprozess über alle Sektoren hinweg und unter Einbeziehung möglichst aller an der Versorgung beteiligten Behandler, der ggf. um einen Patienten-Selbstmanagement-Ansatz ergänzt wird.

409   Solche Versorgungskonzepte, die auch als *Patient Journey* bezeichnet werden, beinhalten zumeist komplexe Interventionen. Eine Intervention kann als komplex definiert werden, wenn eines oder mehrere der folgenden Merkmale erfüllt sind:[257,258]

- Vielzahl interagierender Komponenten
- hohe Anzahl involvierter Akteure, wie (Patienten-)Gruppen, Leistungserbringer, Institutionen, weitere Beteiligte unterschiedlicher sozialer, wirtschaftlicher, kultureller, ökologischer oder politischer Kontexte und Settings
- Interdisziplinarität und Multisektoralität
- mehrere Indikationen mit entsprechend intendierten Outcomes
- Lernfähigkeit und Anpassungsvermögen der Intervention durch Rückkopplungs-/Feedbackschleifen
- Beeinträchtigung der Wirksamkeit der Intervention durch das Verhalten derjenigen, die die Intervention erbringen bzw. erhalten

---

257   Craig u. a.: Developing and evaluating complex interventions: the new Medical Research Council guidance. In: BMJ, a1655. Online: https://doi.org/10.1136/bmj.a1655 [abgerufen am 22.9.2020].
258   Bertram u. a.: Entwicklung und Evaluation komplexer Interventionen weiterdenken. In: Gesundheits- und Sozialpolitik, 72(6), S. 44–51. Online: https://doi.org/10.5771/1611-5821-2018-6-44 [abgerufen am 22.9.2020].

Dies dürfte auf viele der vom Innovationsfonds geförderten Projekte zutreffen. Gleichwohl stellt sich die Frage, wie mit den in diesem Rahmen entwickelten und zumeist auf hohem Niveau evaluierten Versorgungskonzepten umgegangen werden soll. Die gewonnenen Erkenntnisse sind wertvoll – doch wie können und sollten sie Eingang in die Regelversorgung finden?

4.5.2 Generische Themenfelder für die Übertragung in die Regelversorgung

Die Innovationsfondsprojekte bewegen sich in den bestehenden ambulanten und stationären Strukturen des Gesundheitssystems entsprechend der gesetzlichen Rahmenbedingungen und der dazugehörigen systematischen Vergütung. Bei der Überführung in die Regelversorgung sollte daher der Fokus nicht auf dem unmittelbaren und vollumfänglichen Transfer der einzelnen Versorgungskonzepte liegen, sondern er muss sich auf die Identifizierung generischer Elemente beziehen. Ist es das Ziel, Strukturen und Prozesse des Systems als solches zu verbessern, kann es nicht darum gehen, Einzelprojekte eins zu eins in die Regelversorgung zu überführen – vielmehr dienen die Innovationsfondsprojekte als Blaupause, um Elemente zu identifizieren, die die allgemeine Regelversorgung verbessern können. Entsprechend muss eine inhaltliche Gruppierung der in den Innovationsfondsprojekten adressierten Themen bzw. Bausteine erfolgen, sodass die einzelnen in den Projekten erprobten Versorgungselemente in generische Themenfelder einsortiert werden. Mit Blick auf die laufenden Innovationsfondsprojekte lassen sich derzeit Hauptthemenfelder wie z. B. Patientenstratifizierung (Triage, Screening etc.), Case Management (Lotse, Integrator, „Kümmerer", agnes^{zwei} etc.), digitale Lösungen im Sinne von eHealth und mHealth (Apps, Telekonsile etc.) sowie Lösungen für spezifische Patientengruppen ausmachen (vgl. Abb. 38).

Somit ist die Vielzahl der geförderten Projekte zwar formal sehr groß, de facto lassen sie sich aber in vier größere Themenfelder und einige wenige Randthemen gliedern (z. B. IGiB-StimMT – Strukturmigration im Mittelbereich Templin oder INVEST Billstedt/Horn).

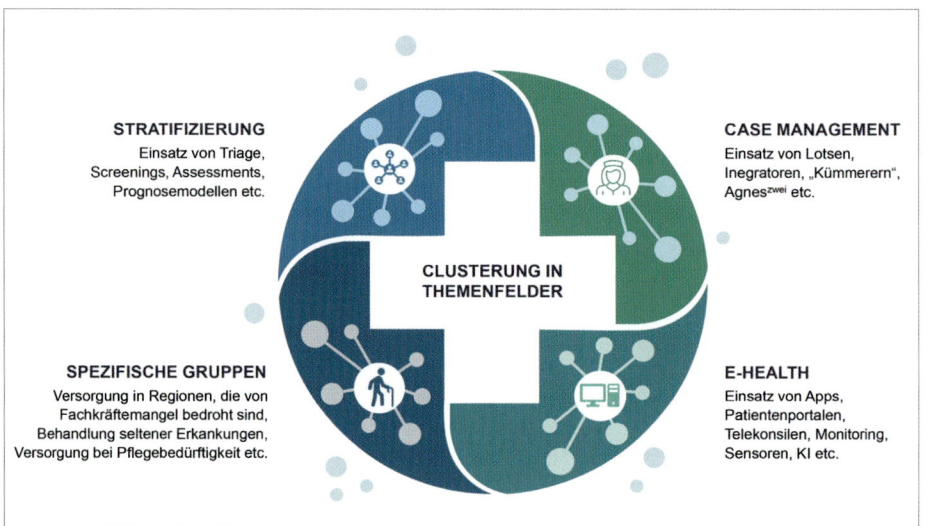

Abb. 38: Clusterung in Themenfelder
Quelle: Eigene Darstellung.

413 Aufgrund ihrer Komplexität beinhalten die Einzelprojekte teilweise nicht nur ein Versorgungselement, sodass sie häufig mehreren Themenfeldern zugeordnet werden können. Darüber hinaus stellt der Aufbau der erforderlichen Kooperationsstrukturen zwischen den Sektoren sowie den beteiligten medizinischen und nichtmedizinischen Gesundheitsberufen ein Kernelement vieler Projekte dar.

4.5.2.1 Stratifizierung von Patientenkollektiven

414 Bei der Stratifizierung von Patientenkollektiven geht es darum, nicht mit allen Patienten(gruppen) auf dieselbe Weise zu verfahren, sondern die richtige Therapie für den richtigen Patienten sicherzustellen. Teilweise wird in diesem Zusammenhang auch der aus dem Militärkontext stammende Begriff der Triage verwendet.

415 So plausibel der Gedanke erscheint, so kritisch ist die Umsetzung eines Stratifizierungskonzepts. Das deutsche Gesundheitssystem ist stark sozialpolitisch geprägt. Alle Bürger sollen gleichermaßen Zugang zu Gesundheitsleistungen erhalten, unabhängig von Einkommen, Geschlecht, Wohnort, Sozialstatus etc. Grundlage hierfür ist das Grundgesetz und die ihm zugrunde liegenden Werte. Die daraus mündenden Solidaritätsprinzipien (Junge für Alte, Reiche für Ärmere, Gesunde für Kranke und Kinderlose für Familien) sind in der deutschen Gesellschaft fest verankert. Allerdings führen diese grundsätzlich guten und richtigen Werte auch dazu, dass die begrenzten Ressourcen im Gesundheitswesen nicht immer zielgenau eingesetzt werden.

Stratifizierung setzt voraus, dass am Anfang der Versorgungskette eine Selektion (Assessment) stattfindet. Dies bedingt auch, dass Ressourcen an den Anfang der Behandlung verschoben werden (z. B. aufwendige diagnostische Verfahren, Tests mit Fragebögen usw.), um Patienten je nach Schweregrad der Erkrankung bzw. Anforderung in die für sie geeigneten Programme einzusteuern. Diese an sich nachvollziehbare Logik läuft den traditionellen Vergütungsstrukturen jedoch zuwider, die nicht auf die Vermeidung von Ausgaben ausgerichtet sind, sondern eher nach dem Mengen-Prinzip funktionieren. In mehreren Innovationsfondsprojekten wird erprobt, wie hier andere Anreize gesetzt werden können.

416

Beispiel

Aktivierung der Gesundheitskompetenz von Versicherten mit erhöhtem Risiko für Diabetes mellitus Typ 2 mithilfe von Coaching in der Vertragsarztpraxis (Dimini – Diabetes mellitus? – Ich nicht!)

Dimini richtet sich an Patientinnen und Patienten mit einem erhöhten Risiko für Diabetes mellitus Typ 2. Die Betroffenen werden bei einem Besuch in der Hausarztpraxis frühzeitig einem Screening unterzogen (FINDRISK), in dem anhand von zehn Fragen das Diabetes-Risiko ermittelt wird. Ist ein erhöhtes Risiko nachgewiesen, erhalten die Betroffenen eine bedarfsgerechte Lebensstilintervention. Diese Intervention zielt darauf ab, eine Verhaltensänderung hinsichtlich Ernährung und körperlicher Aktivität herbeizuführen. Dabei werden die Betroffenen in Form eines Coachings von ihrem Hausarzt begleitet. Mit diesen präventiven Maßnahmen soll die Gesundheitskompetenz von Risikopersonen aktiviert werden, um so das Auftreten von Diabetes mellitus Typ 2 zu verzögern oder zu verhindern.[259,260]

417

4.5.2.2 Lotsenmodelle

Kaum ein anderes Thema ist derart prominent im Innovationsfonds vertreten wie sogenannte Lotsenkonzepte.[261] Unabhängig davon, ob es sich um Schlaganfall-, Parkinson-, onkologisch erkrankte oder geriatrische Patienten handelt, geht es im Kern stets um das Gleiche: Komplexe Versorgungssituationen erfordern eine Person, die die Vielzahl der notwendigen Leistungen und Entscheidungen sinnvoll und vor allem patientenorientiert koordiniert. Gerade in einem fragmentierten Gesundheitssystem ist die patientenindividuelle Zusammenführung der Maßnah-

418

---

259 Gemeinsamer Bundesausschuss: Dimini – Aktivierung der Gesundheitskompetenz von Versicherten mit erhöhtem Risiko für Diabetes mellitus Typ 2 mittels Coaching in der Vertragsarztpraxis (Dimini – Diabetes mellitus? – Ich nicht!). o. J. Online: https://innovationsfonds.g-ba.de/projekte/neue-versorgungsformen/dimini-aktivierung-der-gesundheitskompetenz-von-versicherten-mit-erhoehtem-risiko-fuer-diabetes-mellitus-typ-2-mittels-coaching-in-der-vertragsarztpraxis-dimini-diabetes-mellitus-ich-nicht.98 [abgerufen am 27.8.2020].
260 Steinbach: Diabetes-Prävention: Dimini unterstützt Sie, den Diabetes zu vermeiden. o. J. Online: https://www.dimini.org/ [abgerufen am 27.8.2020].
261 Ex u. a.: Mit Patientenlotsen Managed Care ermöglichen. In: Monitor Versorgungsforschung, 13(4/2020), S. 33–38. Online: https://doi.org/10.24945/mvf.04.20.1866-0533.2236 [abgerufen am 22.9.2020].

men dringend erforderlich und ohne einen Lotsen (Integrator, Case Manager, Koordinator, „Kümmerer") kaum noch leistbar.

419 Lotsentätigkeiten sind keine ärztlichen Leistungen. Die Anbindung der Lotsen kann daher auf sehr unterschiedliche Weise erfolgen. Bedingung für ein Lotsenkonzept ist, dass folgende Punkte definiert werden:

- Wer kann die Aufgaben übernehmen? (Qualifikation, Anbindung)
- Was muss getan werden? (Leistungsumfang)
- Wie lange ist der Lotse durchschnittlich pro Patient tätig? (Dauer der patientenorientierten Koordination)
- Welche Kosten müssen kalkuliert werden?
- Für welche Indikationen ist eine Lotsenfunktion erforderlich?

420 An der Sinnhaftigkeit von Lotsenkonzepten besteht kaum ein Zweifel, wenngleich sichergestellt sein muss, dass es dabei nicht zu einer unangemessenen und unwirtschaftlichen Leistungsausweitung kommt. Offen ist jedoch derzeit noch, welche Konzepte sich in der Praxis bewähren und wie eine systematische Überführung der Grundidee in die Regelversorgung erfolgen kann.

421 **Beispiel**

Regional ununterbrochen betreut im Netz (RubiN)

RubiN beschreibt die Zusammenarbeit von ärztlichen und nicht-ärztlichen Akteuren in einem Versorgungsnetzwerk für geriatrische Patienten. Um eine sektorenübergreifende Versorgung sicherzustellen, werden Patienten ab dem 70. Lebensjahr von qualifizierten Fachkräften im Sinne eines Care und Case Managements betreut. Die Beauftragung dieser Versorgungskoordinatoren erfolgt durch den betreuenden Hausarzt. Die Versorgungskoordinatoren erfassen die gesamte Lebenssituation des Patienten im häuslichen Umfeld und entwickeln gemeinsam mit ihm und seinen (pflegenden) Angehörigen einen individuellen Versorgungsplan. Abhängig von der Region werden Versorgungsangebote vor Ort einbezogen und die Patienten entsprechend in diese Angebote eingesteuert.[262,263,264]

4.5.2.3 E-Health und M-Health-Lösungen

422 Nahezu alle Innovationsfondsprojekte beinhalten wenigstens eine E-Health-Komponente. Die Bandbreite reicht von vergleichsweise einfachen Apps über die Anbindung digitaler Medizinprodukte bis hin zu hochintegrierten Systemen. Neben Apps bilden vor allem elektronische Patientenakten und indikationsspezi-

---

262 Gemeinsamer Bundesausschuss: RubiN – Regional ununterbrochen betreut im Netz. o. J. Online: https://innovationsfonds.g-ba.de/projekte/neue-versorgungsformen/rubin-regional-ununterbrochen-betreut-im-netz.174 [abgerufen am 27.8.2020].
263 RubiN – Ein Innovationsfondsprojekt in den Regionen Ammerland, Herzogtum Lauenburg, Leipzig, Lippe und Siegen. o. J. Online: https://www.rubin-netzwerk.de/ [abgerufen am 27.8.2020].
264 Laag u. a.: Transferorientiert fördern: Ein RubiN auf Rezept. In: Gesundheits- und Sozialpolitik, 73(6): S. 36–42. Online: https://doi.org/10.5771/1611-5821-2019-6-36 [abgerufen am 27.8.2020].

fische Plattformen Schwerpunkte in den geförderten Projekten. Wichtig ist dabei, dass der Innovationsfonds kein Instrument zur primären Erstattung von Medizinprodukten darstellt. Sie können eine wichtige Rolle spielen, müssen aber stets in eine Versorgungskette eingebettet sein.

Weiterhin ist zu beachten, dass es im Innovationsfonds nicht darum geht, Parallelstrukturen aufzubauen. Grundsätzliche Digitalisierungserfordernisse im Gesundheitssystem, wie z. B. die Einführung einer allgemeinen elektronischen Patientenakte, können und sollten nicht auf dieser Ebene umgesetzt und evaluiert werden.

> **Beispiel**
> *Rücken-innovative Schmerztherapie mit e-Health für unsere Patienten (Rise-uP)*
> Rise-uP richtet sich an Patienten, die unter unspezifischen akuten (Schmerzdauer bis sechs Wochen) oder subakuten (Schmerzdauer sechs bis zwölf Wochen) Rückenschmerzen leiden. Durch den Einsatz von eHealth- und mHealth-Technologien sollen die Empfehlungen der Nationalen Versorgungsleitlinie Kreuzschmerz umgesetzt werden. In der Hausarztpraxis erfolgt zuerst die Bestimmung des Chronifizierungsrisikos, das für den weiteren Behandlungsverlauf maßgeblich ist. Eine elektronische Patientenakte (TherapieNavigator) ermöglicht den telemedizinischen Austausch von Patientendaten zwischen dem behandelnden Hausarzt und einem Schmerzspezialisten. Bei Bedarf kann der Hausarzt über ein Telekonsil die Einschätzung des Schmerzmediziners einholen. Die Patienten verwenden zusätzlich die Kaia Rücken-App, die Elemente der multimodalen Schmerztherapie beinhaltet.[265,266,267,268]

4.5.2.4 Lösungen für spezifische Patientengruppen

Eine Reihe weiterer Projekte bezieht sich einerseits auf sehr spezifische Patientenkollektive, andererseits auf besondere Versorgungsherausforderungen. Bearbeitet werden hier beispielsweise Themen wie Versorgungslücken durch Fachärztemangel, Unterversorgung an sozialen Brennpunkten und in ländlichen Regionen und die Verbesserung der Versorgung von Menschen mit seltenen Erkrankungen. Hier bietet der Innovationsfonds ein zusätzliches Fördergleis neben bestehenden Programmen des Bundesministeriums für Bildung und Forschung, des Bundesministeriums für Gesundheit und von spezifischen Stiftungen.

---

265 Gemeinsamer Bundesausschuss: Rise-uP – Rücken innovative Schmerztherapie mit e-Health für unsere Patienten. o. J. Online: https://innovationsfonds.g-ba.de/projekte/neue-versorgungsformen/rise-up-ruecken-innovative-schmerztherapie-mit-e-health-fuer-unsere-patienten.72 [abgerufen am 27.8.2020].
266 Technische Universität München: Rücken-innovative Schmerztherapie mit e-Health für unsere Patienten.o. J. Online: https://www.riseup-schmerznetz.org/ [abgerufen am 27.8.2020].
267 Priebe u. a.: Multimodale Schmerztherapie mit e-Health. In: Digitale Transformation von Dienstleistungen im Gesundheitswesen VI, S. 157–168. Online: https://doi.org/10.1007/978-3-658-25461-2_9 [abgerufen am 27.8.2020].
268 Gemeinsamer Bundesausschuss: DELIVER-CARE – Delegation und Vernetzung bei chronisch-inflammatorischen Erkrankungen. o. J. Online: https://innovationsfonds.g-ba.de/projekte/neue-versorgungsformen/deliver-care-delegation-und-vernetzung-bei-chronisch-inflammatorischen-erkrankungen. [abgerufen am 27.8.2020].

426 **Beispiel**

Delegation und Vernetzung bei chronisch-inflammatorischen Erkrankungen (DELIVER-CARE)

DELIVER-CARE erprobt die Delegation von ärztlichen Tätigkeiten an medizinische Fachangestellte (MFA) im Rahmen der Versorgung von Patienten mit chronisch-entzündlichen Erkrankungen. In einer von den MFA durchgeführten strukturierten Sprechstunde, kurz MFA-Sprechstunde, werden in einer engmaschigen Verlaufskontrolle Symptome vermerkt, Komorbiditäten erfasst und besondere Ereignisse dokumentiert. Die MFA wird somit zur primären Ansprechperson beim Auftreten besonderer Vorkommnisse, z. B. hinsichtlich Nebenwirkungen von Medikamenten. Die Befunde werden sowohl mit den Patienten als auch mit dem behandelnden Facharzt erörtert. Die Patienten erhalten auf diese Weise eine bedarfsgerechte Betreuung, eine effektive medikamentöse Therapie und einen besseren Zugang zur fachärztlichen Versorgung.

4.5.3 Denken in Versorgungssystematiken, Gebührenordnungsziffern und Komplexpauschalen

427 Bei der Übertragung der Innovationsfondsprojekte in die Regelversorgung besteht die größte Herausforderung darin, die Versorgungskonzepte bzw. die generischen Versorgungsbausteine in den bestehenden vertraglichen Rahmenbedingungen und den damit verbundenen Vergütungssystematiken zu verankern.

428 Eine Möglichkeit besteht darin, die Finanzierung eines Versorgungskonzeptes über einen Selektivvertrag sicherzustellen. Da der überwiegende Teil der Innovationsfondsprojekte bereits während der Projektlaufzeit auf einem Selektivvertrag basiert, könnte dieser nach Ende der Förderphase fortgesetzt werden. Allerdings bewegt man sich mit diesem Ansatz weiterhin in dem Denkmodell, die einzelnen Konzepte in der bestehenden Form in die Regelversorgung zu überführen. Die mit dem Innovationsfonds intendierte Hebelwirkung bleibt hier begrenzt.

429 Als zweite Möglichkeit kommt eine Finanzierung von Versorgungsbausteinen über bereits bestehende Abrechnungssystematiken infrage. Im ambulanten Sektor wären für die Vergütung von Innovationen einzelne und kombinierte EBM-Ziffern ebenso denkbar wie gebündelte Zahlungen (*Bundled Payments*). Im stationären Sektor wäre parallel dazu eine Vergütung über neu zu entwickelnde DRGs möglich.

430 Daneben bieten sich noch weitere Finanzierungsoptionen an. Die Stratifizierung von Patientenkollektiven, wie sie in der neuen Versorgungsform Dimini umgesetzt werden, könnte über § 25 SGB V in die Regelversorgung aufgenommen werden. Demnach haben GKV-Versicherte ab dem vollendeten 35. Lebensjahr alle drei Jahre einen Anspruch auf eine Gesundheitsuntersuchung, den sogenannten Check-up 35. Diese allgemeinen Gesundheitsuntersuchungen dienen zur Erfassung und Bewertung gesundheitlicher Risiken und Belastungen sowie zur Früherkennung von bevölkerungsmedizinisch bedeutsamen Krankheiten wie z. B. Diabetes mellitus Typ 2 und eine darauf abgestimmte präventionsorientierte Beratung.

Lotsenmodelle wie das Care- und Case-Management im Projekt RubiN beinhalten die Betreuung von Personen mit komplexen Versorgungsanforderungen. Dieses Vorgehen ist vergleichbar mit der Koordination von Leistungen im Rahmen der in § 37b SGB V festgeschriebenen Spezialisierten ambulanten Palliativversorgung (SAPV), sodass sich auch die Vergütung an der SAPV orientieren könnte. 431

Für E-Health- und M-Health-Lösungen, wie sie in Rise-uP Anwendung finden, bietet das Digitale-Versorgung-Gesetz (DVG) einen ersten Weg in die Regelversorgung. Das DVG schreibt für GKV-Versicherte einen Anspruch auf digitale Gesundheitsanwendungen (DiGA) fest, d. h. auf die Versorgung mit Medizinprodukten der Risikoklasse I oder IIa, deren Hauptfunktion wesentlich auf digitalen Technologien basiert. Die DiGA dienen dabei zur Erkennung, Überwachung, Behandlung oder Linderung von Krankheiten, Verletzungen oder Behinderungen. Dabei wird die DiGA entweder vom Patienten oder vom Leistungserbringer und Patienten gemeinsam genutzt. 432

Eine weitere Option der Finanzierung für E-Health- und M-Health-Lösungen könnte zudem die Anerkennung als Hilfsmittel nach § 33 SGB V und die Aufnahme in das Hilfsmittelverzeichnis sein. Daneben könnten e-Health- und m-Health-Technologien auch als neue Untersuchungs- und Behandlungsmethoden gemäß § 135 SGB V zulasten der GKV in der vertragsärztlichen Versorgung genutzt werden. Dafür ist es erforderlich, dass der Gemeinsame Bundesausschuss (G-BA) den diagnostischen und therapeutischen Nutzen der neuen Methode sowie deren medizinische Notwendigkeit und Wirtschaftlichkeit anerkennt. 433

Lösungen für spezifische Patientengruppen wie in DELIVER-CARE müssen ggf. im Einzelfall betrachtet werden. Die erprobte Delegation ärztlicher Leistungen an weitergebildete MFAs in der Facharztpraxis könnte als Erweiterung in die bestehende Delegations-Vereinbarung zum Bundesmantelvertrag-Ärzte aufgenommen werden. Analog zu den derzeitigen Rahmenbedingungen könnte weiterhin vorab eine Genehmigung durch die Kassenärztliche Vereinigung erforderlich sein. Die Delegationsleistungen werden dann über den EBM vergütet. 434

4.5.4 Fazit

Die Modernisierung der Strukturen und Prozesse im Gesundheitswesen ist entscheidend, um die Versorgung langfristig und auf hohem Niveau sicherzustellen. Dem hat der Gesetzgeber mit der rechtlichen Verankerung des Innovationsfonds Rechnung getragen. Die praktische Umsetzung der Erkenntnisse in die bestehende Versorgungslandschaft obliegt dagegen den Akteuren im System. 435

Die Projekte wurden mit viel Aufwand initiiert. Nun gilt es zu analysieren, welche Form der Verstetigung überhaupt geeignet ist. Die Erfahrung aus den ersten Wellen der Förderung zeigt, dass der Fokus dabei nicht auf der Überführung von Einzelprojekten liegen kann. Vielmehr sollte eine Themen-Clusterung stattfinden, 436 um übergreifende Prinzipien wie beispielsweise Lotsenkonzepte in die Regelversorgung zu transferieren. Vor diesem Hintergrund erscheint auch eine stärkere Vernetzung zwischen den Projekten sinnvoll. Die Förderung konkurrierender Projekte stellt zudem eine Möglichkeit dar, um eine bessere Vergleichbarkeit im Vorgehen und hinsichtlich der Ergebnisse zu schaffen.

437 Aus der Erfahrung aus vieler Projekte, die sich aktuell auf der Zielgraden befinden, wird außerdem deutlich, dass Fragen rund um die Fortführung nach dem Ende der Förderphase frühzeitig geklärt werden sollten. Da zwischen dem Abschluss der Intervention (*Last-Patient-Out*) und dem Vorliegen der Evaluationsergebnisse in der Regel mindestens ein Jahr vergeht, ist eine Zwischenfinanzierung notwendig, bevor eine durch die Regelversorgung finanzierte Weiterführung oder ggf. eine patientenkonforme Beendigung möglich ist.

438 Die mit dem DVG eingeführte Beschränkung auf maximal 20 zu fördernde Projekte pro Jahr führt dazu, dass vor allem große Projekte gefördert werden. Dies schafft vielfach zu komplexe Sachverhalte, was wiederum die Differenzierung der in den Projekten gewonnenen Erkenntnisse erschwert. Kleinere Projekte sind dagegen dynamischer und bringen schnellere Ergebnisse. Dies würde dafür sprechen, mehr kleinere Vorhaben zu fördern und sich nicht auf 20 Projekte zu begrenzen. Auch sollte ein kleinerer Topf für hochinnovative oder disruptive Projekte etabliert werden. Die aktuell geförderten Projekte sind zwar spannend, aber häufig nicht wirklich gewagt – vielfach weiß man schon vorher, dass die Veränderung sinnvoll ist.

439 Grundsätzlich sollte der Innovationsfonds zu einem Forschungs- und Entwicklungsinstrument für das Gesundheitswesen weiterentwickelt und verstetigt werden. Dies gewährleistet einen fortlaufenden Erkenntnisgewinn und ermöglicht den systematischen Zugang von Innovationen in die Regelversorgung. Innovation bleibt nur lebendig, wenn sie als agiler, iterativer Prozess gestaltet wird. Darin liegt die Aufgabe der Zukunft.

Literatur

Amelung, V. u. a. (Hrsg.): Die Zukunft der Arbeit im Gesundheitswesen. Berlin 2020.
Amelung, V./Ozegowski, S.: Hält der Innovationsfonds, was er verspricht? Ein Zwischenfazit. In: BARMER GEK Gesundheitswesen aktuell 2017, S. 148–173.
Amelung, V./Wolf, S.: Innovationsförderung in der GKV. In: Gesundheits- und Sozialpolitik, 2-3/2013, S. 111–117.
Bertram, N. u. a.: Entwicklung und Evaluation komplexer Interventionen weiterdenken. In: Gesundheits- und Sozialpolitik, 72(6), S. 44–51. Online: https://doi.org/10.5771/1611-5821-2018-6-44 [abgerufen am 22.9.2020].
Craig, P. u. a.: Developing and evaluating complex interventions: the new Medical Research Council guidance. In: BMJ, a1655. Online: https://doi.org/10.1136/bmj.a1655 [abgerufen am 22.9.2020].

Literatur

Ex, P./Behmer, M./Amelung, V.: Mit Patientenlotsen Managed Care ermöglichen. In: Monitor Versorgungsforschung, 13(04/2020), S. 33–38. Online: https://doi.org/10.24945/mvf.04.20.1866-0533.2236 [abgerufen am 22.9.2020].

Gemeinsamer Bundesausschuss: Innovationsfonds. o. J. Online: https://innovationsfonds.g-ba.de [abgerufen am 27.8.2020].

Gemeinsamer Bundesausschuss: Dimini – Aktivierung der Gesundheitskompetenz von Versicherten mit erhöhtem Risiko für Diabetes mellitus Typ 2 mittels Coaching in der Vertragsarztpraxis (Dimini – Diabetes mellitus? – Ich nicht!). o. J. Online: https://innovationsfonds.g-ba.de/projekte/neue-versorgungsformen/dimini-aktivierung-der-gesundheitskompetenz-von-versicherten-mit-erhoehtem-risiko-fuer-diabetes-mellitus-typ-2-mittels-coaching-in-der-vertragsarztpraxis-dimini-diabetes-mellitus-ich-nicht.98 [abgerufen am 27.8.2020].

Gemeinsamer Bundesausschuss: RubiN – Regional ununterbrochen betreut im Netz. o. J. Online: https://innovationsfonds.g-ba.de/projekte/neue-versorgungsformen/rubin-regional-ununterbrochen-betreut-im-netz.174 [abgerufen am 27.8.2020].

Gemeinsamer Bundesausschuss: Rise-uP – Rücken innovative Schmerztherapie mit e-Health für unsere Patienten. o. J. Online: https://innovationsfonds.g-ba.de/projekte/neue-versorgungsformen/rise-up-ruecken-innovative-schmerztherapie-mit-e-health-fuer-unsere-patienten.72 [abgerufen am 27.8.2020].

Gemeinsamer Bundesausschuss: DELIVER-CARE – Delegation und Vernetzung bei chronisch-inflammatorischen Erkrankungen. o. J. Online: https://innovationsfonds.g-ba.de/projekte/neue-versorgungsformen/deliver-care-delegation-und-vernetzung-bei-chronisch-inflammatorischen-erkrankungen.267 [abgerufen am 27.8.2020].

Laag, S. u. a.: Transferorientiert fördern: Ein RubiN auf Rezept. In: Gesundheits- und Sozialpolitik, 73(6): S. 36–42. Online: https://doi.org/10.5771/1611-5821-2019-6-36 [abgerufen am 27.8.2020].

Priebe, J. A.: Multimodale Schmerztherapie mit e-Health. In: Digitale Transformation von Dienstleistungen im Gesundheitswesen VI, S. 157–168. Online: https://doi.org/10.1007/978-3-658-25461-2_9 [abgerufen am 27.8.2020].

RubiN – Ein Innovationsfondsprojekt in den Regionen Ammerland, Herzogtum Lauenburg, Leipzig, Lippe und Siegen. Online: https://www.rubin-netzwerk.de/ [abgerufen am 27.8.2020].

Steinbach, M.: Diabetes-Prävention: Dimini unterstützt Sie, den Diabetes zu vermeiden. Online: https://www.dimini.org/ [abgerufen am 27.8.2020].

Technische Universität München: Rücken-innovative Schmerztherapie mit e-Health für unsere Patienten. o. J. Online: https://www.riseup-schmerznetz.org/ [abgerufen am 27.8.2020].

5 Innovationsförderung und Transfer in anderen Ländern

5.1 Innovationsförderung in nordeuropäischen Ländern durch Health Technology Assessment (HTA)

Uwe Preusker

> **Abstract:** Die nordeuropäischen Länder haben mit der intensiven Nutzung von Health Technology Assessments einen Weg eingeschlagen, technologische, pharmazeutische und medizinische Behandlungs- und Versorgungsinnovationen möglichst schnell und zuverlässig auf ihren Nutzen und die Kosteneffektivität zu überprüfen. Sie geben damit den Nutzern solcher Innovationen im Gesundheitswesen wichtige Entscheidungskriterien an die Hand, die sie bei ihren Nutzungs- und Beschaffungsaktivitäten einsetzen können. Andererseits wird versucht, bei eher negativer Beurteilung vor der Beschaffung und Nutzung zu warnen. Die Befolgung solcher Empfehlungen der länderspezifischen HTA-Institute liegt allerdings bei den Entscheidungsträgern vor Ort bzw. in den Regionen. Auf der Ebene der Versorgungsinnovationen haben die nordeuropäischen Länder eine Vielzahl von kleineren und umfassenderen Reformen realisiert, die im letzten Jahrzehnt verstärkt in Richtung Zentralisierung und Spezialisierung von Versorgungseinrichtungen gehen. Doch die Suche nach der „besten Lösung" ist noch nicht abgeschlossen. Allerdings scheint es in Nordeuropa im Gegensatz zu vielen anderen Ländern deutlich einfacher zu sein, grundlegende Reformen umzusetzen und diese bei Bedarf auch wieder zu korrigieren.

5.1.1 Ausgangssituation in den nordischen Ländern

Die Gesundheitssysteme der nordeuropäischen Länder sind durchgehend charakterisiert durch ein hohes Maß an Steuerfinanzierung, regionaler Zuständigkeit für die Gesundheitsversorgung sowie zentralstaatlichen gesetzlichen Rahmenvorgaben. Privatwirtschaftlich organisierte Versorger in den Gesundheitssystemen haben überwiegend eine rein komplementäre Funktion – der Kern der Gesundheitsversorgung wird öffentlich organisiert und finanziert. Eine Ausnahme bildet hier die ambulante hausärztliche Versorgung in Dänemark, die vollständig von niedergelassenen Ärztinnen und Ärzten in eigener Praxis (meist Gemeinschafts- bzw. Gruppenpraxen) erbracht wird. Inzwischen gilt in allen nordeuropäischen Gesundheitssystemen die Freiheit der Arzt- bzw. Krankenhauswahl. Allerdings gibt es hier Restriktionen, zum Beispiel im Hinblick auf die Häufigkeit des Wechsels des Arztes bzw. Gesundheitszentrums. Die Nutzung dieser Wahlfreiheit durch die Patienten ist jedoch nach wie vor sehr gering – der politisch erwünschte Effekt eines verstärkten Wettbewerbs zwischen verschiedenen Leistungserbringern ist dadurch nicht eingetreten. Nach wie vor sind Krankenhäuser und ambulante Gesundheitszentren faktisch lokale oder regionale Monopole. Ein wesentlicher Unterschied zum deutschen Gesundheitssystem besteht darin, dass in den nordeuropäischen Gesundheitssystemen die Sektorengrenzen völlig anders definiert sind. So findet die fachärztliche ambulante und stationäre Versorgung in allen Ländern Nordeuropas nahezu ausschließlich oder doch überwiegend in Krankenhäusern statt.

441 Im Hinblick auf die Entwicklung und Nutzung von Innovationen in den nordeuropäischen Gesundheitssystemen lassen sich verschiedene Innovationsbereiche unterscheiden. So werden innovative Pharmazeutika in allen nordeuropäischen Ländern hinsichtlich ihrer Erstattungsfähigkeit bzw. ihres Erstattungspreises in den öffentlichen Gesundheitssystemen stark reguliert. Ihre Nutzung in Krankenhäusern und speziell in Universitätskliniken ist dagegen nach Vorliegen einer landesspezifischen oder europäischen Zulassung möglich. Die dadurch entstehenden Kosten werden über die breit genutzten Fallpauschalen abgerechnet. Die Nutzung von medizintechnischen Innovationen unterliegt dagegen weit geringeren Einschränkungen. Ihre Nutzung ist weitgehend abhängig von der Akzeptanz der medizinischen Profession und wird typischerweise lokal oder regional entschieden. Eine klare Restriktion stellt dabei der Beschaffungsprozess dar, der zunehmend intensiv im Hinblick auf Kostenreduktion genutzt wird. Immer häufiger ist auch ein Health Technology Assessment Teil des Beschaffungsprozesses.

442 Als weiterer Innovationsbereich werden Versorgungsinnovationen angesehen, also neue Wege der medizinisch-pflegerischen Versorgung bestimmter Erkrankungen. Einen vierten Innovationsbereich stellen schließlich Systeminnovationen dar, die auf die Weiterentwicklung des Versorgungssystems insgesamt oder von Teilbereichen sowie deren Finanzierung abzielen. Hier sind in den vergangenen Jahrzehnten in Nordeuropa vor allem solche Reformen zu nennen, die eine Neuordnung ganzer Teilversorgungsbereiche betreffen. Hier ist die Anfang 2002 in Kraft getretene Reform der Zuständigkeit für das gesamte Krankenhauswesen in Norwegen zu nennen. Die Trägerschaft aller Krankenhäuser wurde von regionalen Körperschaften auf den Staat übertagen. Es wurden fünf Gesundheitsregionen in der Rechtsform von nicht börsennotierten regionalen Aktiengesellschaften gebildet, sodass der norwegische Staat als Träger der regionalen Krankenhäuser fungiert. Eine ähnlich umfassende Reform stellte die in Dänemark 2007 realisierte Gebietsreform dar, zu der auch die Neuordnung der Trägerschaft der Krankenhäuser gehörte. Die Trägerschaft der öffentlichen dänischen Krankenhäuser wurde bei fünf neu geschaffenen Regionen anstelle der vorher zuständigen 14 Ämter konzentriert. Inzwischen ist die seinerzeit begonnene Reform mit der starken Konzentration der Krankenhausversorgung in nur wenigen sogenannten Super-Krankenhäusern weitergeführt worden. Zu den Systeminnovationen ist auch die Einführung von Fallpauschalensystemen zu rechnen, wie sie in ganz Nordeuropa inzwischen zur Anwendung kommen. Allerdings werden die Betriebskosten der Krankenhäuser im Gegensatz zum deutschen System in keinem nordeuropäischen Land vollständig über Fallpauschalen finanziert, sondern es gibt überall ergänzende Budgets bzw. Zuweisungen. Auch ist die Nutzung des Fallpauschalensystems nur in Dänemark und Norwegen verbindlich; in Schweden und Finnland dagegen können auch andere Abrechnungssysteme genutzt werden.

Dennoch kommt das Fallpauschalensystem auch in diesen beiden Ländern nahezu flächendeckend zur Anwendung.

Diese zu einem nennenswerten Teil als Trend zu einer stärkeren Zentralisierung zu verstehenden Reformen im Bereich der Gesundheitsversorgung können durchaus als Reaktion auf die wissenschaftliche Kritik an der lange vorherrschenden und in Teilen immer noch dominierenden starken Dezentralisierung der Zuständigkeit im Gesundheitswesen der nordeuropäischen Staaten verstanden werden. Dezentralisierung der Zuständigkeit und Verantwortung, so die zentrale These, würde die Tendenz großer, zentralisierter Organisationen zu geringer Effizienz, langsamem Innovationstempo und einem Mangel an Verantwortung für die Bedürfnisse der Patienten beseitigen oder doch deutlich verringern.[269] Doch diese – für Nordeuropa lange typische – dezentralisierte Verantwortung für die Gesundheitsversorgung hat eben vor allem auch dezentrale Innovationen hervorgebracht, ohne dass es zu einer Implementation auf einer breiteren regionalen oder gar nationalen Eben gekommen wäre. Die politische Reaktion darauf war ein Wechsel hin zu einer Rezentralisierung,[270] der in den oben genannten Beispielen zum Ausdruck kommt.

5.1.2 Health Technology Assessment als Teil des Innovationsprozesses

In allen Ländern Nordeuropas gehört die Nutzung von Health Technology Assessments vor der breiten Einführung – und in den vergangenen Jahren zunehmend auch im Zuge der Beschaffung neuer innovativer Medizintechnologie oder medizinischer bzw. medizintechnischer Behandlungsmethoden ebenso wie zur Überprüfung von traditionellen Behandlungspfaden – zum Standard. Dazu wurden in allen Ländern spezielle Institute eingerichtet, die wichtige neue medizinisch-technische Innovationen auf Wirksamkeit und Kosteneffektivität untersuchen. Diese Strategie verfolgt ein doppeltes Ziel: Einerseits sollen den Gesundheitsfachkräften und den für die Beschaffung verantwortlichen Personen möglichst zeitnah zuverlässige, auf breiter wissenschaftlicher Basis beruhende Informationen über neue medizintechnische Geräte und medizinische Behandlungsverfahren zur Verfügung gestellt werden. Andererseits dient HTA auch dazu, vor Problemen und Gefahren neuer Geräte und Verfahren zu warnen, wenn es aus der internationalen wissenschaftlichen Literatur dafür ausreichend Belege gibt.

Dabei gehört es auch zu den Aufgaben der jeweiligen staatlichen Einrichtungen, wie etwa dem „Swedish Council on Technology Assessment and Assessment of Social Services" (SBU; http://www.sbu.se), die Effektivität und Wirtschaftlichkeit medizinischer Standardmethoden zu untersuchen und zu überprüfen. In den

---

269 Magnussen u. a.: Nordic Health Care Systems – Recent Reforms and Current Policy Changes. Berkshire 2009, S. 23.
270 Magnussen u. a.: Nordic Health Care Systems – Recent Reforms and Current Policy Changes. Berkshire 2009, S. 80.

Bestimmungen zur Gründung der schwedischen Einrichtung SBU etwa heißt es: Die Aufgabe von SBU ist es, die medizinischen Methoden, die im Gesundheitswesen zur Anwendung kommen, kritisch zu bewerten. Ziel ist es, für alle, die über die Art der gesundheitlichen Versorgung der Versicherten zu entscheiden haben, bessere Informationen und Beschlussgrundlagen bereitzustellen. SBU beschreibt seine Aufgabenstellung selbst wie folgt:

„Die SBU, die schwedische staatliche Agentur für medizinische und soziale Bewertung, ist eine Behörde, die unabhängige Gutachten von Methoden und Verfahren innerhalb des Gesundheits- und Sozialwesens, einschließlich der Zahnmedizin, erstellt. Die SBU bewertet auch gesetzliche Leistungen zur Unterstützung und Betreuung von Personen mit bestimmten Behinderungen. Die SBU untersucht unter anderem folgende Fragen:

- *Wie effektiv und sicher ist eine Behandlung oder Methode?*
- *Wie wird der Bedarf für eine Behandlung oder Methode am besten beurteilt?*
- *Wie sollten die verfügbaren Ressourcen verwendet werden, um den größtmöglichen Nutzen daraus zu ziehen?*[271]

446   Allerdings haben sich Organisation und Aufgabenstellung der HTA-Institute mit Ausnahme des schwedischen Instituts in den vergangenen Jahren stark geändert. So beendete das dänische HTA-Institut 2012 Assessments für Medizintechnik. Seine Aufgaben nimmt heute das Forschungs- und Evaluationszentrum Defactum wahr, eine Einrichtung an der Universität Aarhus. Hauptaufgabe ist die Förderung der Effektivität der Gesundheitsversorgung in Dänemark, vor allem durch Forschung und darauf basierende Politikberatung. Health Technology Assessment ist in der Defactum-Abteilung „Public Health and Health Service Research" angesiedelt. Health Technology Assessments von medizintechnischen Geräten für Krankenhäuser finden in stark eingeschränkter Form auch als Bestandteil des für alle fünf Regionen weitgehend zentralisierten Einkaufsprozesses statt.

447   Das finnische HTA-Institut wurde Ende 2016 aufgelöst; seine Aufgaben wurden dem im Jahr 2018 an der Universität Oulu gegründeten „Finnish Coordinating Center for Health Technology Assessment" (FinCCHTA) übertragen. Auch hier steht die Förderung der Effektivität des finnischen Gesundheitssystems im Zentrum der Forschungs- und Review-Aktivitäten. Es koordiniert im Rahmen seiner Aktivitäten die nationalen, auf Krankenhäuser konzentrierten HTA-Aktivitäten, die von den fünf finnischen Universitätskrankenhäusern gemeinsam realisiert werden. Basierend auf den Ergebnissen werden nationale Empfehlungen erarbeitet.

448   In Norwegen ist seit Anfang 2016 das „Norwegian Institute of Public Health" (NIPH) für die Realisierung von Health Technology Assessments zuständig. Dazu gehören Horizon Scanning, vollständige HTA-Reports ebenso wie Single Tech-

---

271   Über die SBU: Online: https://www.sbu.se/contentassets/5ce4969a2df74849af57d7f7d31 a1de3/om-sbu_tyska_jb_ren.pdf [abgerufen am 29.9.2020].

nology Assessments (Rapid Assessments), Early Warnings und Mini-HTAs (siehe Definitionen im untenstehenden Kasten „Definitionen"). Darüber hinaus werden vom NIPH auch nationale Clinical Guidelines erarbeitet und veröffentlicht.

> **Definitionen**[272] 449
> Single (Rapid) Technology Assessment (STA) involves an assessment of effect, safety, and cost-effectiveness. In the case of medical devices and procedures, it may also be relevant to evaluate other consequences or preconditions for effective use. The documentation may be submitted by a manufacturer.
>
> Mini-health-technology assessment (mini-HTA) is a simplified HTA, generally based on systematically summarized research and used locally by the health authorities to support decisions concerning the introduction of a new health technology. A mini-HTA consists of a three-part form as well as guidance. The questions in the form consider circumstances linked to effect, safety, costs, organizational consequences, and ethical aspects linked to the introduction of the new health technology.
>
> Horizon Scanning (identification and notification of new health technologies): Horizon scanning, also known as alerts or early awareness in an international context, encompasses the identification and, where appropriate, assessment of new health technologies at an early developmental stage. Horizon scanning is one of the principal components of the HTA system, and it identifies and provides information on new health technologies at an early stage with the aim of enabling health authorities and health services to make the necessary preparations for the introduction of new health technologies within the specialist health service in due time.
>
> Full Health-Technology Assessment (full HTA) is a more comprehensive systematic assessment of new or established health technologies that evaluates effect, safety, and cost-effectiveness. An HTA often also covers issues related to ethical, legal, organizational, and social consequences.

Aus dieser knappen Beschreibung der HTA-Aktivitäten in den nordeuropäischen Ländern wird deutlich, dass Health Technology Assessment in den unterschiedlichen Ausprägungen und in unterschiedlicher Intensität vielfach auch Bestandteil der Innovationssteuerung ist. Mit den HTA-Reports wird in allen Ländern versucht, möglichst verlässliche Informationen zu Innovationen zur Verfügung zu stellen. Auf diesem Wege soll einerseits für solche Innovationen, die zu einer besseren Versorgung führen, die Möglichkeit verbessert werden, sie in den Standard-Versorgungsprozess zu überführen. Andererseits wird versucht, bei eher negativer Beurteilung vor der Anschaffung und Nutzung zu warnen. Die Befolgung solcher Empfehlungen der länderspezifischen HTA-Institute liegt allerdings bei den Entscheidungsträgern vor Ort bzw. in den Regionen. 450

Wie ebenfalls kurz angesprochen, werden Health Technology Assessments bzw. die publizierten HTA-Ergebnisse der jeweiligen nationalen Institute vor allem auch im Beschaffungsprozess der Krankenhäuser genutzt. Allerdings sind sie neben dem Kosten- und Qualitätsaspekt nur ein zusätzliches Kriterium für die Beschaffungsentscheidung. 451

---

272 Nordic medical device industry associations: Health Technology Assessment (HTA) in the Nordic Countries. Oslo 2017, S. 15.

5.1.3 Systematische staatliche Förderung von Innovationen und öffentlich-private Zusammenarbeit

452 Parallel zu der oben dargestellten Rolle von Health Technology Assessment im Rahmen der Nutzung von Innovationen im Gesundheitssystem gibt es in den nordeuropäischen Ländern seit etlichen Jahren zunehmend eine Politik, die darauf ausgerichtet ist, gezielt Innovationen im Gesundheitswesen zu fördern. Allerdings steht hier neben der breiteren Nutzung im eigenen Land vor allem die Unterstützung des Exports von medizintechnologischen bzw. pharmazeutischen Innovation in die anderen nordischen Länder oder weltweit im Mittelpunkt. Insofern handelt es sich hierbei eher um eine Form der Wirtschaftsförderung, die allerdings auch auf die verstärkte Nutzung von innovativer Technologie über einen vielfach lokalen oder regionalen Rahmen hinaus im gesamten eigenen Gesundheitssystem abzielt. Hintergrund ist die Erfahrung, dass viele Innovationen im Gesundheitsbereich in den nordischen Ländern typischerweise aus den Bedürfnissen lokaler Versorger in Kooperation mit lokal oder regional arbeitenden Unternehmen entstehen und dann auch nur lokal oder regional genutzt werden. Hier sah und sieht man ein erhebliches Potenzial, solche Innovationen landesweit auszurollen, um deren Nutzen dem gesamten System zugänglich zu machen. Andererseits handelt es sich bei vielen Unternehmen, die Innovationen im Gesundheitsbereich entwickeln, um kleine bis maximal mittlere Unternehmen, vielfach ohne überregionale oder gar internationale Erfahrung. Hinzu kommt, dass die lokalen oder regionalen Versorger, aus deren Bedürfnissen heraus und auf deren Anregung und vielfach auch auf Basis ihrer Vorarbeiten bestimmte Innovationen in Kooperation mit Unternehmen entstehen, kein Interesse an einer breiteren Nutzung haben – für sie steht vor allem der Nutzen solcher Innovationen im eigenen lokalen bzw. regionalen Versorgungsbereich im Vordergrund

453 So haben sich im Umfeld der nordeuropäischen Universitätskliniken eine Vielzahl von Innovations-Clustern entwickelt, die in der beschriebenen Weise entstanden sind und arbeiten. Hier setzt eine Vielzahl nationaler Förderprogramme an, die zum Ziel haben, lokal oder regional entstandene Innovationen auf der Ebene des Gesamtsystems zu nutzen. Darauf aufbauend haben sich außerdem immer mehr politische Initiativen entwickelt, die den Export solcher innovativen Lösungen bzw. Technologien zum Ziel haben. Das in Nordeuropa dafür benutzte Schlagwort ist die öffentlich-private Kooperation (public-private collaboration). Unterstützt wird diese Art der Innovationsförderung auch auf der Ebene des „Nordic Council of Ministers", einer überstaatlichen Kooperationsplattform aller nordeuropäischen Staaten (Dänemark, Finnland, Island Norwegen und Schweden).

454 In einer Studie zum Start dieser neuen Form der nordeuropäischen Kooperation heißt es unter anderem:

„Public procurement is, to a large extent, used for procurements of standard products and solutions. None of the countries however indicate having any further *experience of pre-commercial procurement. There is an increasing focus on public private collaboration on innovation. Most of the public private collaboration projects take place either on a regional or a national level (...).*"[273] An anderer Stelle heißt es: „*In addition traditionally procurement culture and budget restrictions often give a narrow focus on cost saving. Public procurements processes are to a limited extent used to strengthen innovation, and adapted processes like pre-commercial procurements, are rarely used in the health sector. This limits innovation and entrepreneurship.*"[274]

Die Studie zeigt aber auch auf, dass es schon seinerzeit eine ganze Reihe von nationalen bzw. regionalen Förderprogrammen und Initiativen für Innovationen im Gesundheitswesen durch öffentlich-private Kooperation gegeben hat – eine Entwicklung, die sich seither noch verstärkt hat. Eine der übergreifenden nordeuropäischen Initiativen auf diesem Gebiet ist „Nordic Innovation", eine Organisation, die gemeinsam von den Wirtschafts- und Innovationsministerien aller nordeuropäischen Staaten getragen wird. Nordic Innovation hat auch im Bereich der Gesundheitsversorgung eine Vielzahl von Programmen, die zum Teil bereits beendet sind, zum Teil aber auch noch laufen. Ein aktuelles Programm trägt den Titel „Health, Demography and Quality of Life" und hat vor allem die Entwicklung einer integrierten Gesundheitsregion „Norden" bis zum Jahr 2030 zum Ziel. Eine aktuell im Rahmen des Projekts entstandene Publikation befasst sich mit der Präsentation von digitalen Lösungen zur Bekämpfung von COVID-19.[275] Darin werden insgesamt zehn Beispiele für digitale Lösungen zur Unterstützung des Personals im Gesundheitswesen, aber auch der Patienten und der Bevölkerung bei der Bewältigung der Corona-Pandemie vorgestellt.

5.1.4 Kritik am Nordischen Innovationsmodell im Gesundheitsbereich

Trotz solcher länderspezifischen und länderübergreifenden nordeuropäischen Initiativen sind Innovationen und ihre Implementierung und dauerhafte Nutzung nach wie vor stark abhängig von lokalen und regionalen Entscheidungsträgern und der finanziellen Situation in den jeweiligen Organisationen – eine Tatsache, die durchaus auch auf Kritik stößt. Solche kritischen Stimmen werden auch und vor allem in wissenschaftlichen Beiträgen vorgetragen, die sich mit dem nordeuropäischen Modell der Förderung und Implementierung von Innovationen befassen. So kritisieren Jacobsen, Moltke und Brix in einem Beitrag zu disruptiven Innovationen in den nordischen Gesundheitssystemen:

---

273 Nordic Council of Ministers: Health Innovation in the Nordic Countries – Public Private Collaboration. Kopenhagen 2010, S. 7.
274 Nordic Council of Ministers: Health Innovation in the Nordic Countries – Public Private Collaboration. Kopenhagen 2010, S. 48.
275 Nordic Innovation: Digitala hälsolösninger fran Norden – COVID-19. Oslo 2020.

„Nevertheless, this study establishes that there is a fundamental shortcoming in the system that supports healthcare innovation: It is strongly biased towards micro-level innovation projects focusing on new products, alternative processes, and new financial solutions. The problem with this approach to support new projects is that the results are created as inventions within the system thus lacking holistic perspectives. This has consequently contributed with increasing costs that are out of proportion with existing budgets."[276]

457 Damit greifen die Autoren die schon lange vorher geübte Kritik an der meist nur lokalen oder regionalen Nutzung von teilweise technologischen, vor allem aber organisatorischen bzw. systemischen Innovationen und den daraus folgenden Kostenkonsequenzen auf, die auf der Systemebene unter anderem durch die weiter oben kurz dargestellten Reformaktivitäten zur Rezentralisierung beseitigt werden sollten. Eine weitere zentrale Reaktion der Politik war, die Beschaffungsprozeduren ebenso wie die Prozesse der Gesundheitsversorgung selbst durch organisatorische Maßnahmen zu optimieren. Optimierung und Rationalisierung – so die Kritik der Autoren – seien die zentralen Ansatzpunkte gewesen, um mit steigenden Anforderungen der Patienten, ständig wachsenden pharmazeutischen und medizintechnischen Möglichkeiten – und im Gegensatz dazu nicht im gleichen Maße wachsenden Finanzierungsmöglichkeiten – fertig zu werden.[277] Ihre Schlussfolgerung:

„New innovation activities in the Nordic health sectors have been dominated by single step activities such as the public-private innovations activities in the Nordic healthcare sector, which in the same way as any other single activity does not contribute to the necessary disruptions in the healthcare system to cope with increased costs in the future."[278]

458 Dass die nordischen Länder mit dieser Problematik nicht alleine stehen, zeigt unter anderem eine Publikation des European Observatory zur Frage, wie sichergestellt werden kann, dass Innovationen in der Erbringung und Organisation von Gesundheitsversorgung tatsächlich auf breiter Basis genutzt werden. Dort heißt es unter anderem:

„Experiences in European countries show that it is possible to improve services through innovation locally, but more needs to be done to ensure that they benefit the population at large."[279]

---

276 Jakobsen/Moltke/Brix: Disruptive Innovation in the Nordic Countries Healthcare Systems. In: Chinese Business Review 2014, Bd. 13, Nr. 3, S. 179.
277 Jakobsen/Moltke/Brix: Disruptive Innovation in the Nordic Countries Healthcare Systems. In: Chinese Business Review, 2014, Bd. 13, Nr. 3, S. 188.
278 Jakobsen/Moltke/Brix: Disruptive Innovation in the Nordic Countries Healthcare Systems. In: Chinese Business Review, 2014, Bd. 13, Nr. 3, S. 188.
279 Nolte: How do we ensure that innovation in health service delivery and organization is implemented, sustained and spread? Copenhagen 2018, S. 5.

Und auch die Einrichtung des Innovationsfonds in Deutschland mit der Zielstellung, auf diesem Wege vor allem die Entwicklung und Implementierung neuer Versorgungsformen zu fördern, weist in die gleiche Richtung.

Die nordeuropäischen Länder haben mit der intensiven Nutzung von Health Technology Assessments einen Weg eingeschlagen, technologische, pharmazeutische und medizinische Behandlungs- und Versorgungsinnovationen möglichst schnell und zuverlässig auf ihren Nutzen und die Kosteneffektivität zu überprüfen. Sie geben damit den Nutzern solcher Innovationen im Gesundheitswesen wichtige Entscheidungskriterien an die Hand, die sie bei ihren Nutzungs- und Beschaffungsaktivitäten einsetzen können. Parallel dazu haben sie auf der Ebene der Organisation ihrer Gesundheitsversorgung eine Vielzahl von kleineren und umfassenderen Reformen realisiert, die im letzten Jahrzehnt verstärkt in Richtung Zentralisierung und Spezialisierung von Versorgungseinrichtungen gehen. Hier sind auch die nordeuropäischen Gesundheitssysteme noch auf der Suche nach der „besten Lösung"; allerdings scheint es in Nordeuropa deutlich einfacher zu sein, grundlegende Reformen umzusetzen, als dies zum Beispiel in Deutschland möglich ist.

Literatur

Jakobsen, H./Moltke, I./Brix, J.: Disruptive Innovation in the Nordic Countries Healthcare Systems. In: Chinese Business Review 2014, Bd. 13, Nr. 3, S. 179/188.

Magnussen, J. u. a.: Nordic Health Care Systems – Recent Reforms and Current Policy Changes. Berkshire 2009, S. 23/80.

Nolte, E.: How do we ensure that innovation in health service delivery and organization is implemented, sustained and spread? Copenhagen 2018, S. 5.

Nordic Council of Ministers: Health Innovation in the Nordic Countries – Public Private Collaboration. Kopenhagen 2010, S. 7/48.

Nordic Innovation: Digitala hälsolösninger fran Norden – COVID-19. Oslo 2020.

SBU: Online: https://www.sbu.se/contentassets/5ce4969a2df74849af57d7f7d31a1de3/om-sbu_tyska_jb_ren.pdf [abgerufen am 23.9.2020].

5.2 Vorbild Katastrophenschutz?

Michael Burkhart/Natalie Marita Eichinger

Warum die Krankenhausfinanzierung Fehlanreize setzt und was das Gesundheitswesen von der Feuerwehr lernen kann

> **Abstract:** Feuerwehren in Deutschland haben folgende wesentliche Eigenschaften: Es werden bewusst Kapazitäten vorgehalten, um im Falle eines Einsatzes sofort in ausreichender Zahl ohne Ansehen der betroffenen Personen auszurücken. Die Einsätze werden von der Gemeinschaft vergütet, d. h. vor der Feuerwehr sind alle Personen gleich. Die Gelder stammen v. a. aus der öffentlichen Hand und dienen insbesondere der Prävention und Vorhaltung von Kapazitäten. Ob und inwieweit diese Prinzipien für das Gesundheitswesen ein Vorbild sein können und ob eine Pro-Kopf-Pauschale eine sinnvolle Maßnahme sein kann, ist Thema dieses Beitrags.

5.2.1 Prävention beim Katastrophenschutz am Beispiel der Feuerwehr

461 Der Risiko- und Krisenmanagement-Ansatz des Bundesamtes für Bevölkerungsschutz und Katastrophenhilfe (BKK) umfasst Vorsorge, Vorbereitung, Bewältigung sowie Nachbereitung und ist damit ganzheitlich aufgestellt.[280] Dabei zeigt sich: Prävention spielt eine ganz wesentliche Rolle, wenn es um die Sicherheit der Bevölkerung in Deutschland geht. Sind präventive Maßnahmen so gewählt und umgesetzt, dass sie das Eintreten von Krisensituationen verhindern und eine effektive Gefahrenabwehr ermöglichen, stellt dies den Idealfall eines erfolgreichen Risiko- und Krisenmanagements dar. Prävention ist daher in den Aufgabenbereichen von Einrichtungen, die für den Katastrophenschutz relevant sind, fest verankert, beispielsweise bei den Feuerwehren über den „vorbeugenden Brandschutz".[281] Unter diesen Begriff fallen alle Maßnahmen, die Brände oder auch das Eintreten anderer Schadensfälle vermeiden bzw. deren Folgen minimieren sollen.[282]

---

280 Bundesamt für Bevölkerungsschutz und Katastrophenhilfe: Risikomanagement. Online: www.bbk.bund.de/DE/AufgabenundAusstattung/Risikomanagement/risikomanagement_node.html;jsessionid=4253604B8D4736E5FC22058927C1FFF1.1_cid508 [abgerufen am 29.6.2020].
281 Hegemann: Organisation des Brandschutzes. So funktioniert Feuerwehr in Deutschland. 2020. Online: www.feuerwehrmagazin.de/wissen/so-funktioniert-feuerwehr-in-deutschland-77805#:~:text=Bremen%20 %E2 %80 %93 %20Wer%20in%20Deutschland%20den, Minuten%20Hilfe%20von%20der%20Feuerwehr.&text=Nirgends%20sonst%20ist%20das %20Helfernetz,wie%20in%20Deutschland%20und%20 %C3 %96sterreich [abgerufen am 26.6.2020].
282 Hegemann: Organisation des Brandschutzes. So funktioniert Feuerwehr in Deutschland. 2020. Online: www.feuerwehrmagazin.de/wissen/so-funktioniert-feuerwehr-in-deutschland-77805#:~:text=Bremen%20 %E2 %80 %93 %20Wer%20in%20Deutschland%20den, Minuten%20Hilfe%20von%20der%20Feuerwehr.&text=Nirgends%20sonst%20ist%20das

Die Organisation der Feuerwehren in Deutschland erfolgt über die Bundesländer, die Vorgaben für Städte und Kommunen machen. Auch die Finanzierung wird über öffentliche Mittel bestritten. Die Bundesbürger müssen sich also weder Sorgen hinsichtlich der Verfügbarkeit von Feuerwehren machen, noch fürchten, für deren Leistungen zur Brandbekämpfung zahlen zu müssen, vorausgesetzt es handelt sich nicht um Vorsatz oder grobe Fahrlässigkeit.

462

Dies bedeutet, dass Feuerwehren unabhängig von der Anzahl der tatsächlich absolvierten Einsätze finanziert werden. In Nordrhein-Westfalen wurden beispielsweise im Jahr 2018 998.282.361 EUR für den Brandschutz auf die Regierungsbezirke Arnsberg, Detmold, Düsseldorf, Köln und Münster aufgeteilt. Die Zuwendungen des Landes betrugen 37.914.600 EUR.[283] In Rheinland-Pfalz belaufen sich die Kosten für die kommunalen Feuerwehren auf etwa 100 Mio. EUR im Jahr. Heruntergerechnet auf den einzelnen Bürger entspricht dies einer Pro-Kopf-Zuwendung von etwa 25 EUR pro Jahr.[284]

463

Prävention und Gefahrenabwehr im deutschen Gesundheitswesen

Was haben die bisherigen Ausführungen mit dem deutschen Gesundheitswesen und der Krankenhausfinanzierung zu tun? Bei genauerer Betrachtung fallen v. a. Parallelen hinsichtlich der Kernaufgaben auf. Behandlung und Prävention stellen zwei der bedeutsamsten Aufträge deutscher Krankenhäuser dar (neben Forschung und Lehre an den Universitätskliniken), die sich, wenn auch in einem anderen Kontext, ebenfalls im bereits angeführten Risiko- und Krisenmanagementzyklus des BBK wiederfinden.[285] Dieser gemeinsame Nenner lässt die Analogie zum Feuerwehrwesen in Deutschland zu, das ganz wesentlich zum Katastrophenschutz und zur Gefahrenabwehr beiträgt. Vor diesem Hintergrund erregt die Finanzierung deutscher Krankenhäuser in besonderem Maße Aufmerksamkeit, da diese trotz sich überschneidender Aufgabenbereiche auf einem gänzlich anderen Modell fußt als der Vergütungsansatz von Feuerwehren.

464

Bei der Finanzierung von Krankenhäusern spielt die Gefahrenabwehr oder Prävention keine vordergründige Rolle. Dabei ist die Gesundheit eines Menschen nicht etwa zufällig oder allein abhängig von der Veranlagung. Im Gegenteil:

465

%20Helfernetz,wie%20in%20Deutschland%20und%20 %C3 %96sterreich [abgerufen am 26.6.2020].

283 Ministerium des Inneren des Landes Nordrhein-Westfalen: Gefahrenabwehr in Nordrhein-Westfalen. Jahresbericht 2018. Online: www.im.nrw/system/files/media/document/file/gab2018.pdf [abgerufen am 29.6.2020], S. 44.

284 Bundesamt für Bevölkerungsschutz und Katastrophenhilfe: Risikomanagement. Online: www.bbk.bund.de/DE/AufgabenundAusstattung/Risikomanagement/risikomanagement_node.html;jsessionid=4253604B8D4736E5FC22058927C1FFF1.1_cid508 [abgerufen am 29.6.2020].

285 Bundesamt für Bevölkerungsschutz und Katastrophenhilfe: Risikomanagement. Online: www.bbk.bund.de/DE/AufgabenundAusstattung/Risikomanagement/risikomanagement_node.html;jsessionid=4253604B8D4736E5FC22058927C1FFF1.1_cid508 [abgerufen am 29.6.2020]

Soziale Faktoren, Umwelteinflüsse und Verhalten sind ebenfalls wichtige Variablen, die den Status der Gesundheit langfristig mitbestimmen und durch geeignete Präventionsmaßnahmen positiv beeinflusst werden.[286] Natürlich hat auch die Politik den fehlenden Schwerpunkt auf Prävention im Gesundheitswesen erkannt und beispielsweise mit dem Präventionsgesetz, das 2015 in Kraft getreten ist, nachjustiert. Dieses richtet sich aber v. a. an Sozialversicherungsträger, Länder und Kommunen und stellt somit keinen direkten Einbezug von Krankenhäusern in die Präventionsarbeit dar.

466 Die Finanzierung von Krankenhäusern ist lediglich auf die Behandlung bereits aufgetretener Krankheiten oder, überspitzt formuliert, existierender Krisenfälle ausgerichtet. Im derzeitigen DRG-System (Diagnosis Related Groups), welches den Kern der Krankenhausfinanzierung ausmacht, liegt der Fokus auf den erbrachten Leistungen im Zuge einer Krankheitsbehandlung. Investitionen in gesundheitsfördernde Maßnahmen sind von Krankenhausseite daher kaum möglich. Hinzu kommt, dass nach wie vor grundsätzlich niedergelassene Ärzte für die ambulante Versorgung zuständig sind. Gerade Hausärzte stellen die erste Anlaufstelle für die Bundesbürger im Gesundheitswesen dar, weshalb Prävention am ehesten in deren Praxen stattfinden kann.[287] Eine repräsentative Umfrage aus dem Jahr 2019 zeigt jedoch gleichzeitig, dass dies aus Sicht der deutschen Bevölkerung in Arztpraxen derzeit zu wenig umgesetzt wird.[288] Problematisch ist der Zugang zu Prävention und Gesundheitsleistungen vor diesem Hintergrund vor allem in ländlichen Regionen, in denen Ärztemangel herrscht. Hier spielen die wenigen Krankenhäuser daher eine besonders wichtige Rolle bei der gesundheitlichen Versorgung der Bevölkerung, da es kaum medizinische Alternativen im Umkreis gibt. Unstrittig ist, dass im Sinne der öffentlichen Daseinsvorsorge heute und in Zukunft sichergestellt sein muss, dass auch Bewohner ländlicher Gebiete uneingeschränkten Zugang zur Gesundheitsversorgung haben. Dies umfasst ebenfalls den Zugang zu Prävention und Vorsorge. Diesem Gedankengang folgend wurde dieses Kapitel zum Anlass genommen, sich mit einer alternativen Form der Krankenhausfinanzierung auseinanderzusetzen, die Krankenhäusern deutlich mehr Ver-

---

286 Robert Koch-Institut: Gesundheit in Deutschland – die wichtigsten Entwicklungen. Gesundheitsberichterstattung des Bundes. Berlin 2016, S. 149. Online: www.rki.de/DE/Content/Gesundheitsmonitoring/Gesundheitsberichterstattung/GesInDtld/gesundheit_in_deutschland_2015.pdf?__blob=publicationFile [abgerufen am 26.6.2020].
287 Bundesärztekammer: Bedeutung der Prävention. Online: www.bundesaerztekammer.de/aerzte/versorgung/praevention/ [abgerufen am 26.6.2020].
288 Asklepios Kliniken GmbH & Co. KGaA: Pauschale für Gesundheit statt Behandlungen bezahlen? Große Offenheit für „Capitation". Hamburg 2019. Online: www.asklepios.com/presse/presse-mitteilungen/konzernmeldungen/201907/2019-07-03-pauschale-fuer-gesundheit-statt-behandlungen-bezahlen~ref=eb4b30af-4bd6-4365-9b67-31ba-ebfb4962~#:~:text=Offenheit%20f%C3 %BCr%20 %E2 %80 %9ECapitation%E2 %80 %9C-,Pauschale%20f%C3 %BCr%20Gesundheit%20statt%20Behandlungen,Gro%C3 %9Fe %20Offen-heit%20f%C3 %BCr%20 %E2 %80 %9ECapitation%E2 %80 %9C&text=Capitation%20ist%20ein%20pauschales%20Verg%C3 %BCtungssystem,%C3 %84rzten%20f% C3 %BCr%20einen%20bestimmten%20Zeitraum [abgerufen am 29.6.2020].

antwortung hinsichtlich Prävention zuschreibt und für eine leistungsunabhängige Vergütung plädiert, wie es auch bei der Feuerwehr der Fall ist.

Die Erläuterung des hier vorgestellten Capitation-Modells ist grundlegend und nimmt vor allem Implikationen für Krankenhäuser in den Blick. Klar ist, dass die Einführung eines völlig neuen Vergütungsansatzes darüber hinaus erhebliche Auswirkungen auf andere Akteure und Teilbereiche des Gesundheitswesens mit sich bringt. Auf diese Aspekte wird im weiteren Verlauf nicht eingegangen, jedoch müssen diese bei der Aufstellung eines Detailkonzepts berücksichtigt werden. Das vorliegende Kapitel dient maßgeblich dazu, eine neue Perspektive auf die Finanzierung im Gesundheitswesen zu eröffnen und einen Denkanstoß für weitere Diskussionen zu geben. 467

5.2.2 Die derzeitige Finanzierung von Krankenhäusern in Deutschland

In Deutschland ist die Krankenhausfinanzierung dualistisch organisiert. Das bedeutet, dass sich die Bundesländer und die Krankenkassen die Kosten teilen. Die Bundesländer sind für die Bereitstellung von Investitionsmitteln zuständig. Die Zuteilung der Gelder kann auf Basis von Modellen zur Einzel- und Pauschalförderung (letzteres meist anhand der Bettenanzahl) oder aber über leistungsbezogene Investitionspauschalen erfolgen. Das Institut für das Entgeltsystem im Krankenhaus (InEK) gibt hierfür jährlich Investitionsbewertungsrelationen (IBR) für die einzelnen DRG-Fallpauschalen aus, womit der Investitionsbedarf eines Krankenhauses berechnet wird. Wie genau jedoch die Investitionsförderung in einzelnen Bundesländern aussieht, können die Landesregierungen frei entscheiden. Sie müssen sich dabei nicht an Bewertungsrelationen halten.[289] 468

Laut einer Analyse für das Jahr 2019 des KV-Spitzenverbands, des Verbands der Privaten Krankenversicherung und der Deutschen Krankenhausgesellschaft liegt der Investitionsbedarf der Krankenhäuser zur Bestandserhaltung bei über 6 Mrd. EUR pro Jahr, wovon die Bundesländer jedoch lediglich die Hälfte finanzieren.[290] Ein Blick in die Vergangenheit zeigt: Die zur Verfügung gestellten Investitionsmittel der Bundesländer sind seit Jahren rückläufig. So investierten die Bundesländer 2017 2,76 Mrd. EUR in Krankenhäuser, 2016 waren es noch 469

---

[289] GKV-Spitzenverband, Deutsche Krankenhausgesellschaft & Verband der Privaten Krankenversicherung: Gemeinsame Pressemeldung. Investitionsbedarf der Krankenhäuser – aktuelle Auswertung bestätigt Unterfinanzierung durch die Bundesländer. Berlin 2019. Online: www.gkv-spitzenverband.de/gkv_spitzenverband/presse/pressemitteilungen_und_statements/pressemitteilung_680448.jsp [abgerufen am 26.6.2020].

[290] GKV-Spitzenverband, Deutsche Krankenhausgesellschaft & Verband der Privaten Krankenversicherung: Gemeinsame Pressemeldung. Investitionsbedarf der Krankenhäuser – aktuelle Auswertung bestätigt Unterfinanzierung durch die Bundesländer. Berlin 2019. Online: www.gkv-spitzenverband.de/gkv_spitzenverband/presse/pressemitteilungen_und_statements/pressemitteilung_680448.jsp [abgerufen am 26.06.2020].

701,2 Mio. EUR mehr. Wird das Jahr 1991 als Vergleich herangezogen, beträgt der Rückgang der Investitionen 51,3 %.[291]

470 Die Krankenkassen bilden die zweite Säule des dualen Finanzierungssystems und kommen für die laufenden Betriebskosten eines Krankenhauses auf. Für die Vergütung von voll- und teilstationären Krankenhausleistungen schreibt der Gesetzgeber im Krankenhausfinanzierungsgesetz ein *„durchgängiges, leistungsorientiertes und pauschalierendes Vergütungssystem"*[292] vor. Umgesetzt ist diese Anforderung im sogenannten DRG-System. Patientenfälle werden abhängig von der Diagnose, dem Schweregrad und der durchgeführten medizinischen Leistung innerhalb einer bestimmten Verweildauer in eine DRG eingestuft, woraus sich der Behandlungsaufwand, ausgedrückt in einer Bewertungsrelation, ergibt. Der finale Betrag, den ein Krankenhaus für eine Behandlung erhält, ergibt sich schlussendlich aus dem Produkt der Bewertungsrelation und dem bundeslandspezifischen Basisfallwert. Für das Jahr 2020 gelten insgesamt 1.292 DRGs[293] für 1.592[294] somatische Krankenhäuser.

471 Schon diese überschaubare Darlegung der DRG-Vergütung verdeutlicht die bereits in Kapitel 5.2.1 beschriebene Hauptproblematik der Krankenhausfinanzierung: Eine Vergütung findet erst beim Vorliegen eines Krankheitsfalls bzw. bei der Notwendigkeit einer medizinischen Leistung statt. Da sich Prävention schon per Definition dadurch auszeichnet, dass sie vor Eintritt eines Behandlungsfalls einsetzt, greift ein leistungsbezogenes Fallpauschalensystem zu kurz.

472 Überträgt man ein solches Vergütungssystem in Gedanken auf die Feuerwehren, so würde dies bedeuten, dass jeder absolvierte Einsatz separat abgerechnet werden müsste. Darüber hinaus könnten Feuerwehren ihre Betriebskosten nur decken, indem es überhaupt zu Brand- und Katastropheneinsätzen kommt – eine absurde Vorstellung, weshalb eine leistungsabhängige Vergütung an dieser Stelle auch nicht umgesetzt ist.

---

291 AOK-Bundesverband GbR: Krankenhaus. Krankenkassen und Bundesländer teilen sich die Klinikfinanzierung. Berlin 2016. Online: www.aok-bv.de/hintergrund/dossier/krankenhaus/index_15352.html#:~:text=Krankenkassen%20und%20Bundesl%C3%A4nder%20teilen%20sich,Prinzip%20der%20%22dualen%20Krankenhausfinanzierung%22 [abgerufen am 26.6.2020].
292 Bundesministerium der Justiz und für Verbraucherschutz: Gesetz zur wirtschaftlichen Sicherung der Krankenhäuser und zur Regelung der Krankenhauspflegesätze (KHG) § 17b Abs. 1 Satz 1. Berlin 2020. Online: www.gesetze-im-internet.de/khg/ [abgerufen am 26.6.2020].
293 GKV-Spitzenverband: aDRG-System. aG-DRG 2020. Bonn 2020. Online: www.gkv-spitzenver-band.de/krankenversicherung/krankenhaeuser/drg_system/g_drg_2020/drg_system_1.jsp [abgerufen am 26.6.2020].
294 Bundesministerium für Gesundheit: Krankenhausfinanzierung. Berlin 2020. Online: www.bundesgesundheitsministerium.de/krankenhausfinanzierung.html [abgerufen am 26.6.2020].

5.2.3 Fallzahl- und OP-Entwicklung in deutschen Krankenhäusern

Ein Blick auf die Entwicklung der Fallzahlen in deutschen Krankenhäusern offenbart, dass die Patientenanzahl über alle Altersgruppen und Fachabteilungen hinweg bis 2016 stetig gestiegen ist. Mit einer Patientenanzahl von 20.063.689 in vollstationären Einrichtungen markiert dieses Jahr den Höhepunkt und stellt eine Steigerung um 11,2 % ausgehend vom Jahr 2008 dar.[295] Auch die Anzahl der durchgeführten Operationen ist in den vergangenen Jahren kontinuierlich gestiegen: Waren es im Jahr 2005 insgesamt noch 12.129.075 Operationen, wurden im Jahr 2015 schon 16.422.693 und 2018 16.974.415 Eingriffe verzeichnet.[296]

473

Gleichzeitig – das zeigt die aktuellste Ausgabe des Berichts *„Gesundheit in Deutschland"* des Robert Koch Instituts aus dem Jahr 2016 – nimmt die durchschnittliche Verweildauer von Patienten in deutschen Krankenhäusern seit 1991 stetig ab. Im Jahr 2005 lag diese noch bei durchschnittlich 8,5 Tagen, 2013 waren es nur noch 7,5 Tage.[297] Die jüngsten Zahlen des statistischen Bundesamtes für 2016 und 2017 weisen sogar eine noch niedrigere Verweildauer von nur noch 7,3 Tagen aus.[298] Gründe hierfür sind einerseits sicherlich der medizinische Fortschritt und der Trend zu minimalinvasiven Eingriffen, andererseits spielen auch ökonomische Aspekte eine Rolle[299]. Grundsätzlich gilt seit der Einführung des DRG-Systems im Jahr 2004: Je größer die Anzahl der Behandlungsfälle in einem Krankenhaus und je niedriger die Verweildauer der Patienten, umso größer der finanzielle Gewinn für die Einrichtung.

474

---

295 Kassenärztliche Bundesvereinigung: Gesundheitsdaten. Die Zahl der Krankenhausaufenthalte ist 2017 leicht gesunken. Berlin 2020. Online: https://gesundheitsdaten.kbv.de/cms/html/17029.php [abgerufen am 29.6.2020].

296 Statistisches Bundesamt: Gesundheitsberichterstattung des Bundes. Operationen und Prozeduren der vollstationären Patientinnen und Patienten in Krankenhäusern (Wohnort/Behandlungsort). Bonn 2020. Online: http://www.gbe-bund.de/oowa921-install/servlet/oowa/aw92/dboowasys921.xwdevkit/xwd_init?gbe.isgbetol/xs_start_neu/&p_aid=i&p_aid=98089090&nummer=662&p_sprache=D&p_indsp=-&p_aid=18040586 [abgerufen am 29.6.2020].

297 Robert Koch-Institut: Gesundheit in Deutschland – die wichtigsten Entwicklungen. Gesundheitsberichterstattung des Bundes. Berlin 2016, S. 314. Online: www.rki.de/DE/Content/Gesundheitsmonitoring/Gesundheitsberichterstattung/GesInDtld/gesundheit_in_deutschland_2015.pdf?__blob=publicationFile [abgerufen am 26.6.2020].

298 Statistisches Bundesamt: Krankenhäuser. Eckdaten der Krankenhauspatientinnen und -patienten. Wiesbaden 2019. Online: https://www.destatis.de/DE/Themen/Gesellschaft-Umwelt/Gesundheit/Krankenhaeuser/Tabellen/entlassene-patienten-eckdaten.html [abgerufen am 29.6.2020].

299 Robert Koch-Institut: Gesundheit in Deutschland – die wichtigsten Entwicklungen. Gesundheitsberichterstattung des Bundes. Berlin 2016, S. 314. Online: www.rki.de/DE/Content/Gesundheitsmonitoring/Gesundheitsberichterstattung/GesInDtld/gesundheit_in_deutschland_2015.pdf?__blob=publicationFile [abgerufen am 26.6.2020].

475 Auch wenn im Jahr 2017 zum ersten Mal ein leichter Rückgang der Fallzahlen auf 19.951.327 zu verzeichnen ist,[300] sieht sich das deutsche Gesundheitswesen nach wie vor mit hohen Fallzahlen im stationären Bereich konfrontiert, was wiederum zu der oft auch öffentlich diskutierten und kritisierten Überbelastung der Strukturen und vor allem des Krankenhauspersonals führt.

476 Um dieser Entwicklung entgegenzuwirken, braucht es einen Finanzierungsansatz, der Krankenhäuser aus ökonomischer Sicht nicht länger von der Behandlungsdurchführung abhängig macht, sondern der den Erhalt der Gesundheit von Patienten in den Vordergrund stellt und Krankenhäuser hierfür auch Verantwortung überträgt.

5.2.4 Pro-Einwohner-Pauschalen als Grundlage einer neuen Krankenhausfinanzierung

477 Die Skizzierung einer möglichen Krankenhausfinanzierung auf Basis von Pro-Einwohner-Pauschalen geht von einer monistischen Finanzierung im Krankenhaussektor aus, die momentan nicht gegeben ist. Die derzeitige dualistische Finanzierung führt zu häufigen Uneinigkeiten darüber, wer für bestimmte Ausgaben verantwortlich ist. Wie im vorherigen Kapitel ausgeführt, kommen die Bundesländer für Investitionskosten auf, während die Krankenkassen laufende Betriebskosten zu decken haben. Bei einigen Ausgaben steht jedoch nicht eindeutig fest, welche Säule aufkommen muss. Ein Beispiel hierfür sind Ausgaben für die Digitalisierung. Digitale Strukturen führen langfristig zu Kosteneinsparungen v. a. im operativen Betrieb, die letztendlich den Krankenkassen zugutekommen. Die Anschaffung des notwendigen technischen Equipments stellt jedoch formal juristisch eine Investition dar, die durch die Länder steuerfinanziert zu tragen wäre. Beide Perspektiven sind nicht von der Hand zu weisen, weshalb eine Einigung schwer zu erzielen ist.

478 Bei einer monistischen Krankenhausfinanzierung durch die Krankenkassen käme es erst gar nicht zu derartigen Zuständigkeitskonflikten. Eine solches Modell liegt bereits in einigen Teilbereichen des Gesundheitswesens vor, etwa in der Altenpflege. Als Folge einer monistischen Struktur verlieren die Bundesländer jedoch nicht nur ihre Pflicht der Investitionsfinanzierung, sondern auch das Recht, maßgebliche Standortentscheidungen von Krankenhäusern, die als bedeutender Bestandteil der öffentlichen Daseinsvorsorge gelten, zu treffen. Dieses Problem ließe sich mit der Einführung einer Pro-Einwohner-Finanzierung lösen.[301]

---

300 Kassenärztliche Bundesvereinigung: Gesundheitsdaten. Die Zahl der Krankenhausaufenthalte ist 2017 leicht gesunken. Berlin 2020. Online: https://gesundheitsdaten.kbv.de/cms/html/17029.php [abgerufen am 29.6.2020].

301 PricewaterhouseCoopers GmbH Wirtschaftsprüfungsgesellschaft: Das deutsche Gesundheitswesen auf dem Prüfstand. Frankfurt 2018, S. 46. Online: www.pwc.de/de/gesundheitswesen-und-pharma/pwc-das-deutsche-gesundheitswesen-auf-dem-pruefstand.pdf [abgerufen am 26.6.2020].

Dem hier vorgestellten Pro-Einwohner-Ansatz liegt folgende Idee zugrunde: Ein Krankenhaus ist für Menschen in einem definierten Umkreis verantwortlich. Für die Gesundheitsversorgung dieser Menschengruppe erhält das Krankenhaus unabhängig von den tatsächlich erbrachten Leistungen einen fixen Pauschalbetrag pro Einwohner (per capita), der über die Krankenkassen bereitgestellt wird. Das Risiko, hohe Ausgaben für Leistungen tragen zu müssen, liegt somit nicht länger bei den Versicherern, sondern bei den Leistungserbringern. Gleichzeitig sind Letztere aber auch nicht mehr darauf angewiesen, Patienten zu behandeln, um Geld zu verdienen. Die Folge: Für Krankenhäuser ist es fortan wirtschaftlich sinnvoll, wenn möglichst wenige Menschen krank werden und sich behandeln lassen müssen – ein völlig anderer Anreiz als er derzeit im DRG-System gesetzt wird. Prävention und eine hohe Behandlungsqualität zahlen sich buchstäblich aus und haben einen direkten Einfluss auf die Finanzen eines Krankenhauses. Je besser ein Krankenhaus seine Patienten also bei der Gesundheitsvorsorge unterstützt, desto seltener muss das Krankenhaus Leistungen erbringen.[302]

479

Dieses Grundkonzept entspricht in Ansätzen der Finanzierung der Feuerwehr. Es werden Kapazitäten in Krankenhäusern für Behandlungsfälle vorgehalten, die bei Bedarf einsatzbereit sind. Gleichzeitig findet die Vergütung durch die Pro-Einwohner-Pauschale leistungsunabhängig statt. Das Geld kann somit nicht nur für die Vorhaltung von Kapazitäten, sondern auch für Prävention und Gesundheitsförderung verwendet werden. Da die Finanzierung der Pauschale von Einwohnern in einem definierten Umkreis abhängt, ergeben sich Besonderheiten, die beim präventiven Katastrophenschutz im klassischen Sinne so nicht vorliegen und auf die daher kurz eingegangen wird.

480

Eine Gefahr dieses Ansatzes, der auch als Capitation bezeichnet wird, besteht darin, dass Einwohner, die einem bestimmten Radius zugeordnet sind, ein anderes Krankenhaus als das für sie zuständige favorisieren. Da die freie Wahl der Bürger für ein Krankenhaus auch in diesem Modell nicht eingeschränkt werden soll, sind an dieser Stelle Mechanismen notwendig, welche die Patienten dazu bringen, ihrem „Heimatkrankenhaus" treu zu sein. Gleichzeitig besteht das Risiko, dass Krankenhäuser Patienten ablehnen, um ihre Profitabilität zu steigern. Beide Aspekte ließen sich mit der Einführung einer Strafgebühr lösen, die dann fällig wird, wenn Patienten ein anderes Krankenhaus als das Verantwortliche aufsuchen. Die eigentlich zuständige Klinik muss in diesem Fall dem tatsächlich behandelnden Krankenhaus einen bestimmten Betrag für dessen Mehraufwand zahlen. Dies wäre ein weiterer Anreiz für Krankenhäuser, ihrer Fürsorgepflicht umfangreich nachzukommen und im Krankheitsfall die bestmögliche Qualität anzubieten.

481

---

302 PricewaterhouseCoopers GmbH Wirtschaftsprüfungsgesellschaft: Das deutsche Gesundheitswesen auf dem Prüfstand. Frankfurt 2018, S. 47. Online: www.pwc.de/de/gesundheitswesen-und-pharma/pwc-das-deutsche-gesundheitswesen-auf-dem-pruefstand.pdf [abgerufen am 26.6.2020].

482 Ein weiterer wichtiger Punkt, der abschließend zur Beschreibung einer möglichen Pro-Einwohner-Finanzierung Erwähnung finden muss, sind die Ausgaben von Krankenhäusern für Forschung und Lehre. Um zu verhindern, dass Krankenhäuser hier signifikante Einsparungen vornehmen, muss es eine Ausnahme von der oben beschriebenen monistischen Finanzierung geben: Diese Teilbereiche sollten nach wie vor als hoheitliche Aufgabe der Bundesländer angesehen und daher auch über Steuereinnahmen finanziert werden.[303]

483 Eine repräsentative Befragung aus dem Jahr 2019 unter 1.000 Bundesbürgern belegt, dass auch die deutsche Bevölkerung einen solchen Capitation-Ansatz akzeptieren würde. 75 % befürworten die Grundidee, dass Patienten mehr Unterstützung dabei erhalten, möglichst lange gesund zu bleiben. Auch sind neun von zehn Deutschen grundsätzlich offen dafür, gemeinsam mit ihrem Arzt aktiv etwas für den Erhalt der eigenen Gesundheit zu tun. Das kommt vielen im derzeitigen Modell deutlich zu kurz: Nur etwa 50 % finden, dass sich Ärzte darum kümmern, dass ihre Patienten gesund leben. 82 % sind sogar der Ansicht, dass Ärzte stärker von kranken Patienten profitieren. Darüber hinaus legt die Befragung Unterschiede bei Alter und Geschlecht offen: Bei den unter 30-Jährigen sind es 85 %, die v. a. mit positiven Effekten einer Capitation-Finanzierung rechnen. Bei den über 60-Jährigen glauben das nur 65 %. Geht es um die Motivation, etwas in die eigene Gesundheit zu investieren, führen Frauen das Feld an. 60 % von ihnen sind hierzu in jedem Fall bereit, bei den Männern sind es deutlich weniger – nur 45 %. Altersbedingte Unterschiede zeigen sich bei dieser Thematik ebenfalls: Über 60-Jährige sind mit 62 % motivierter, für den Erhalt der eigenen Gesundheit aktiv zu werden, als unter 30-Jährige (47 %).[304]

Internationaler Blick: Capitation-Modelle in anderen Ländern

484 Um die Betrachtung einer möglichen Pro-Kopf-Pauschale für Krankenhäuser abzurunden, soll ein kurzer Blick in ausgewählte Länder geworfen werden, die feste Pauschalen im Gesundheitswesen eingeführt haben und deren Erfahrungen hilfreich sind, um ein erfolgreiches Capitation-Modell in Deutschland umzusetzen. Wie eben erwähnt, hat die Bundesrepublik seit vielen Jahren (mit Ausnahme

---

303 PricewaterhouseCoopers GmbH Wirtschaftsprüfungsgesellschaft: Das deutsche Gesundheitswesen auf dem Prüfstand. Frankfurt 2018, S. 47. Online: www.pwc.de/de/gesundheitswesen-und-pharma/pwc-das-deutsche-gesundheitswesen-auf-dem-pruefstand.pdf [abgerufen am 26.6.2020].

304 Asklepios Kliniken GmbH & Co. KGaA: Pauschale für Gesundheit statt Behandlungen bezahlen? Große Offenheit für „Capitation". Hamburg 2019. Online: www.asklepios.com/presse/presse-mitteilungen/konzernmeldungen/201907/2019-07-03-pauschale-fuer-gesundheit-statt-behandlungen-bezahlen~ref=eb4b30af-4bd6-4365-9b67-31baebfb4962~#:~:text=Offenheit%20f%C3%BCr%20%E2%80%9ECapitation%E2%80%9C-,Pauschale%20f%C3%BCr%20Gesundheit%20statt%20Behandlungen,Gro%C3%9Fe%20Offen-heit%20f%C3%BCr%20%E2%80%9ECapitation%E2%80%9C&text=Capitation%20ist%20ein%20pauschales%20Verg%C3%BCtungssystem,%C3%84rzten%20f%C3%BCr%20einen%20bestimmten%20Zeitraum [abgerufen am 29.6.2020].

des Jahres 2017) mit steigenden Fallzahlen zu kämpfen. Die Vielzahl der dadurch notwendig werdenden Behandlungen ist für Krankenhäuser aus rein wirtschaftlicher Sicht lukrativ, belastet jedoch andererseits die vorhandenen Strukturen enorm und lässt Prävention und Gesundheitsförderung außen vor.

USA: Managed Care als Credo im Gesundheitswesen 485

Gerade in den 1990er Jahren wurden in den USA v. a. zwischen Health Maintenance Organizations (HMOs) und Leistungserbringern Pro-Kopf-Pauschalen vereinbart.[305] HMOs sind ein Versicherungsmodell in den USA, das sich im klassischen Sinne dadurch auszeichnet, dass eine HMO i. d. R. selbst Klinken unterhält und Ärzte fest bei sich anstellt, wodurch Finanzierung und Leistung zumindest partiell in einer Organisation zusammenlaufen. Patienten, die in einer HMO versichert sind, kommen daher meist nur in Genuss einer Kostenübernahme, wenn sie Einrichtungen der eigenen HMO aufsuchen, wobei diese strikte Regelung von vielen HMOs in den letzten Jahren zunehmend gelockert wurde.[306]

Die Einschränkung der Wahlfreiheit stellt in den USA ein wichtiges Steuerungselement im Sinne von Managed Care, eines der Prinzipien im amerikanischen Gesundheitswesen, dar. Ziel von Managed Care-Modellen ist es, eine angemessene Behandlungsqualität zu gewährleisten, die Kosten dabei aber möglichst effizient zu gestalten. In den USA geschieht dies, indem Managed Care-Organisationen oft ausschließlich mit ausgewählten Leistungserbringern zusammenarbeiten (eine HMO ist hier ein mögliches Modell) und teils vollumfänglich über die Art der Versorgung ihrer Mitglieder entscheiden. Durch diese Steuerung kann die Kostenentwicklung gezielt beeinflusst werden.[307] 486

Die Pro-Kopf-Pauschalen, die zur Finanzierung der Leistungserbringer ausgehandelt werden, fallen häufig nach ausgewählten Merkmalen der Versicherungsstruktur, wie Alter und Geschlecht, differenziert aus, um dem Risiko, das bei einem reinen Capitation-Modell wie erwähnt vollständig beim Leistungsbringer liegt, Rechnung zu tragen.[308] 487

Die v. a. vor der Jahrtausendwende eingeführten Kopf-Pauschalen-Vereinbarungen zwischen HMOs und Leistungserbringern führten in den USA jedoch zu einem bereits geschilderten Problem: Für Ärzte und Krankenhäuser war es deutlich lukrativer, Patienten nur noch minimal oder gar nicht mehr zu behandeln, um so ihren Profit zu erhöhen. Die stetig sinkenden Pauschalen gerade zum 488

---

305 Janus: Neue Versorgungsformen als „Allheilmittel"? In: Böcken/Janus/Schwenk/Zweifel (Hrsg.): Neue Versorgungsmodelle im Gesundheitswesen: Gestaltungsoptionen und Versichertenpräferenzen im internationalen Vergleich. Gütersloh 2007, S. 30.
306 Amelung: Managed Care. Neue Wege im Gesundheitsmanagement. Wiesbaden 2012, S. 66.
307 Pinkovskiy: The impact of the managed care backlash on health care spending. In: RAND Journal of Economics 2020, 51(1), S. 59–60.
308 Amelung: Managed Care. Neue Wege im Gesundheitsmanagement. Wiesbaden 2012, S. 186–187.

Ende der 1990er Jahre verstärkten diesen Effekt noch, weshalb Capitation-Modelle in den USA an Popularität eingebüßt haben.[309]

489 **Schweiz: Mischfinanzierungen zur Risikokontrolle**
In der Schweiz existiert seit 1996 eine Pflichtversicherung (obligatorische Krankenpflegeversicherung (OKP)) für die gesamte Bevölkerung, die einkommensunabhängig über Kopf-Pauschalen erhoben wird. Für den Pauschalbeitrag kommen in der Regel allein die Versicherten auf, eine Beteiligung des Arbeitgebers gibt es nicht. Die Versicherten können zwischen verschiedenen Versicherungsanbietern innerhalb ihres Kantons frei wählen und grundsätzlich besteht auch Freiheit bei der Wahl des Arztes.[310] Eine Ausnahme von Letzterem stellen, ähnlich wie in den USA, die HMOs dar, die sich ebenfalls in der Schweiz etabliert haben und deren Leistungserbringer im Regelfall eine anhand verschiedener Kriterien aufgesetzte Kopf-Pauschale pro Versicherten erhalten.[311] Hier müssen sich die Versicherten, wenn es um die Regelversorgung geht, also ebenfalls an ein definiertes Ärztenetzwerk binden, erhalten dafür aber einen Prämienrabatt auf ihre Versicherungspauschale. HMOs existieren in der Schweiz lediglich für den ambulanten Bereich. Die stationäre Versorgung wird größtenteils über die Kantone organisiert, die häufig selbst Träger von Kliniken sind. Stationäre Leistungen werden ähnlich wie in Deutschland auf Basis eines DRG-Systems abgerechnet und anteilsmäßig von Versicherern und Kantonen finanziert. Anders als in der Bundesrepublik sind Investitionszuschüsse zudem in den DRGs enthalten.[312] Der ambulante Bereich wird hingegen vollständig durch die Versicherten finanziert.

490 Seit Mitte der 1990er Jahre sind HMOs eine von vielen verbreiteten Versicherungsformen in der Schweiz. Die Möglichkeit, unterschiedliche Versicherungstypen zu etablieren, soll den Wettbewerb zwischen Versicherern fördern. Auch aus diesem Grund macht der Gesetzgeber nur wenige Vorschriften, wie die Zusammenarbeit zwischen Versicherern und Leistungserbringern auszusehen hat und lässt hier großen Spielraum.[313] Für eine Kostenerstattung von Leistungen, die nicht Teil der Grundversorgung sind und somit nicht von der OKP übernommen

---

309 Janus: Neue Versorgungsformen als „Allheilmittel"? In: Böcken/Janus/Schwenk/Zweifel (Hrsg.): Neue Versorgungsmodelle im Gesundheitswesen: Gestaltungsoptionen und Versichertenpräferenzen im internationalen Vergleich. Gütersloh 2007, S. 31–32.
310 Schölkopf/Pressel: Das Gesundheitswesen im internationalen Vergleich. Gesundheitssystemvergleich und europäische Gesundheitspolitik. Berlin 2014, S. 75.
311 Beck: Die Capitation-Finanzierung in der Schweiz. Praktische Erfahrungen. In: GGW 2013, 13(2), S. 25–34. Online: www.wido.de/fileadmin/Dateien/Dokumente/Publikationen_Produkte/GGW/wido_ggwaufs3_0313_Beck.pdf [abgerufen am 26.6.2020].
312 Schölkopf/Pressel: Das Gesundheitswesen im internationalen Vergleich. Gesundheitssystemvergleich und europäische Gesundheitspolitik. Berlin 2014, S. 75.
313 Beck: Die Capitation-Finanzierung in der Schweiz. Praktische Erfahrungen. In: GGW 2013, 13(2), S. 25–34. Online: www.wido.de/fileadmin/Dateien/Dokumente/Publikationen_Produkte/GGW/wido_ggwaufs3_0313_Beck.pdf [abgerufen am 26.6.2020].

werden, können die Schweizer zudem Zusatzversicherungen abschließen, deren Prämien beispielsweise je nach Alter und Geschlecht variieren können.[314]

Da das finanzielle Risiko bei reinen Capitation-Modellen vollständig auf den Leistungserbringer übertragen wird, existieren in der Schweiz Mechanismen, um dieses zu kontrollieren bzw. einzuschränken, ohne dabei eine ähnlich negative Dynamik hervorzurufen, wie es in den USA passiert ist. So kann der Versicherer innerhalb einer HMO als Rückversicherer fungieren und einen Teil des finanziellen Risikos wieder vom Leistungserbringer zurück auf sich transferieren. Darüber hinaus wird die endgültige Höhe der Kopf-Pauschale häufig rückwirkend festgelegt, so dass überdurchschnittlich hohe Behandlungskosten, die im zeitlichen Verlauf aufgetreten sind, in die Pauschale eingerechnet werden. Auch Effizienz- und Qualitätsboni sind häufig Teil der Vergütung.[315]

491

Als wichtige Lehre aus den amerikanischen und schweizerischen Erfahrungen kann gezogen werden, dass Pro-Kopf-Pauschalen durchaus ein geeigneter Vergütungsansatz sind, um Prävention zu unterstützen und Behandlungen im besten Fall gar nicht erst erforderlich zu machen. Gleichzeitig wird deutlich, dass es über die reine Pauschale hinweg Kontrollmechanismen braucht, wie sie beispielsweise die Schweiz mit Rückversicherungen und entsprechenden Bonussystemen eingeführt hat, um eine bedarfsgerechte Versorgung sicherzustellen. Die in Kapitel 5.2.4 vorgestellte Strafgebühr ist ebenfalls ein denkbarer Mechanismus, indem sie bei Krankenhäusern den Anreiz setzt, Patienten zu behandeln, bevor diese ein anderes Krankenhaus aufsuchen. Ein Aussetzen der freien Wahl des Leistungserbringers wäre in diesem Kontext daher ebenfalls kontraproduktiv. Im folgenden Beispiel aus Spanien ist ein ähnlicher Ansatz gewählt worden.

492

Spanien: Das Capitation-Modell in Valencia

493

Auch die spanische Stadt Valencia, die in fünf Stadtteilen Capitation-Modelle eingeführt hat und die Gesundheitsversorgung in Kooperation mit privaten Unternehmen bereitstellt, hat mit dem *„Money follows the patient"*-Prinzip einen Kontrollmechanismus eingeführt, der die Abweisung von Patienten aus ökonomischen Gründen unattraktiv macht.

Jeder Bürger von Valencia ist einem Stadtteil zugeordnet, der auch für die Gesundheitsversorgung seiner Einwohner zuständig ist. Innerhalb der fünf Stadtteile, denen ein Capitation-Modell zugrunde liegt, erhalten Privatunternehmen, die meist sowohl für die Bereitstellung der Infrastruktur als auch für das Angebot an Gesundheitsleistungen zuständig sind, einen festen Pauschalbetrag je Bürger,

494

---

314 Bundesamt für Gesundheit BAG: Die obligatorische Krankenversicherung kurz erklärt. Sie fragen – wir antworten. Bern 2019, S. 15. Online: file:///C:/Users/DE-87500/Downloads/broschuere-sie-fragen-wir-antworten-d.pdf [abgerufen am 7.7.2020].
315 Beck: Die Capitation-Finanzierung in der Schweiz. Praktische Erfahrungen. In: GGW 2013, 13(2), S. 25–34. Online: www.wido.de/fileadmin/Dateien/Dokumente/Publikationen_Produkte/GGW/wido_ggwaufs3_0313_Beck.pdf [abgerufen am 26.6.2020].

der in ihren Zuständigkeitsbereich fällt. Nichtsdestotrotz sind die Valencianer frei in ihrer Entscheidung, welches Krankenhaus sie aufsuchen.[316]

495 Das „Money follows the patient"-Prinzip funktioniert unter dieser Prämisse wie folgt: Gehört ein Patient einem Stadtteil an, dessen Gesundheitsversorgung von einem privaten Anbieter bereitgestellt wird, sucht aber dennoch ein Krankenhaus in öffentlicher Hand auf, so muss die eigentlich zuständige privat betriebene Einrichtung für 100 % der Behandlungskosten aufkommen. Umgekehrt erhält die privat betriebene Einrichtung 80 % bis maximal 85 % der Kosten von der Regierung, wenn ein Patient, der einem öffentlich betriebenen Krankenhaus zugeordnet ist, ein Krankenhaus in privater Hand aufsucht. So sollen alle Einrichtungen motiviert werden, einerseits eine hohe Qualität bereitzustellen, die keinen Grund für einen Wechsel gibt. Sofern eine Behandlung notwendig wird, bleibt ihre Durchführung auch vor dem Hintergrund ökonomischer Aspekte lukrativer als eine Abweisung und das damit verbundene Risiko, dass der betroffene Bürger eine andere Einrichtung aufsucht.[317]

496 Das Capitation-Modell in Valencia, kombiniert mit dem „Money follows the patient"-Prinzip, bringt somit qualitative und wirtschaftliche Aspekte zusammen. Krankenhäuser fokussieren sich einerseits auf wirklich notwendige Behandlungen und sind nicht gezwungen, möglichst viele teure Therapien durchzuführen, um sich zu finanzieren. Gleichzeitig können sich Patienten sicher sein, eine Behandlung zu erfahren, wenn sie notwendig ist, da eine Abweisung von Patienten aus wirtschaftlicher Sicht nicht sinnvoll ist.

497 Trotz dieser beiden Vorteile ergeben sich jedoch auch zwei große Herausforderungen: Erstens sind die Abrechnungsprozesse zwischen öffentlich und privat betriebenen Krankenhäusern kompliziert und aufwändig, weshalb Rechnungen meist nicht innerhalb der vorgesehenen Zeit beglichen werden. Dies führt zu immens hohen Days-Sales-Outstanding-Raten, die sich teilweise über mehrere Jahre erstrecken und auch die jährliche Neuberechnung der Pro-Einwohner-Pauschalen erheblich erschweren.[318]

498 Zweitens geraten zwei der vier Grundaufträge von Krankenhäusern aus dem Fokus: Die Forschung und die Lehre. Beide Aspekte sind elementar, um Innova-

---

316 PwC & UCSF Global Health Group: Innovation roll out. Valencia's experience with public-private integrated partnerships. New York & San Francisco 2016, S. 39. Online: www.pwc.com/gx/en/healthcare/publications/assets/pwc-valencia-ppip-report.pdf [abgerufen am 26.6.2020].

317 PwC & UCSF Global Health Group: Innovation roll out. Valencia's experience with public-private integrated partnerships. New York & San Francisco 2016, S. 39. Online: www.pwc.com/gx/en/healthcare/publications/assets/pwc-valencia-ppip-report.pdf [abgerufen am 26.6.2020].

318 PwC & UCSF Global Health Group: Innovation roll out. Valencia's experience with public-private integrated partnerships. New York & San Francisco 2016, S. 67. Online: www.pwc.com/gx/en/healthcare/publications/assets/pwc-valencia-ppip-report.pdf [abgerufen am 26.6.2020].

tion und Fortschritt, letztendlich also die Zukunftsfähigkeit eines jeden Gesundheitswesens, sicherzustellen.

An dieser Stelle kann wiederum das deutsche Gesundheitswesen Impulse für ausländische Modelle setzen. Im Rahmen einer Pro-Einwohner-Finanzierung, wie sie in diesem Kapitel vorgeschlagen wurde, sollten Investitionen in Forschung und Lehre weiterhin eine hoheitliche Aufgabe der Bundesländer bleiben und eine Ausnahme von der monistischen Finanzierung darstellen. Darüber hinaus existieren in der derzeitigen dualistischen Struktur beispielsweise mit dem G-BA Innovationsfonds zusätzliche Geldtöpfe, um Innovationen im Gesundheitswesen voranzutreiben und langfristig in die Versorgungsstruktur zu implementieren. Durch solche Drittmittel kann sichergestellt werden, dass Forschung und Lehre nicht zugunsten von Profitabilität und Effizienz vernachlässigt werden.

5.2.5 Schlussfolgerung

Ziel dieses Kapitels war es, mit der Skizzierung einer alternativen Form der Krankenhausfinanzierung eine neue Perspektive zu eröffnen und einen Anlass für eine öffentliche Auseinandersetzung mit dem Thema zu schaffen. Dem Capitation-Ansatz, der in Kapitel 5.2.4 vorgestellt wurde, liegt der Gedanke zugrunde, dass das oberste Ziel eines Gesundheitswesens die Erhaltung von Gesundheit und nicht etwa die Krankheitsbehandlung sein sollte. Ein leistungsbezogenes Vergütungssystem, wie es in Deutschland derzeit vorliegt, hat zur Folge, dass Krankenhäuser auf Patienten angewiesen sind, um sich zu finanzieren. Somit tritt das Ziel der Gesundheitserhaltung zugunsten marktwirtschaftlicher Interessen in den Hintergrund. Um an dieser Stelle eine Veränderung herbeizuführen, braucht es ein Vergütungssystem, das verstärkt auf Prävention setzt und es Krankenhäusern ermöglicht, in geeignete Maßnahmen zu investieren. Betont werden muss an dieser Stelle gleichzeitig, dass eine grundlegende Änderung der Krankenhausfinanzierung unmittel- oder mittelbar nahezu alle Teilbereiche des Gesundheitswesens berührt. Daher darf ein wie in diesem Kapitel vorgeschlagenes Capitation-Modell nicht als Einzelmaßnahme verstanden werden, sondern als Teil eines Gesamtpakets, das bei der Etablierung einer solchen gänzlich anderen Form der Finanzierung notwendig würde.

Auch wenn ein Capitation-Modell für Krankenhäuser eine Antwort auf die Forderung nach mehr Prävention sein kann, steht außer Frage, dass sich nicht jede Krankheit durch Prävention verhindern lässt. Daher muss ein Krankenhaus im Fall der Fälle handlungsfähig sein und Versorgungsstrukturen für Krankheitsfälle vorhalten.

Diese Logik geht mit dem grundlegenden Ansatz des Katastrophenschutzes einher, welcher sowohl der Prävention bzw. Gefahrenabwehr zentrale Bedeutung zuschreibt als auch Strukturen und Prozesse zur Behandlung einer eingetretenen Notfallsituation vorsieht. Für diesen Beitrag wurde daher eine entsprechende Analogie zwischen Krankenhäusern und Feuerwehren hergestellt und der unterschiedliche Vergütungsansatz trotz verwandter Aufgabenbereiche thematisiert. Ein Unterschied zwischen den beiden Bereichen besteht in den zusätzlichen Aufträgen v. a. von Universitätsklinken, Forschung und Lehre sicherzustellen. Beide Bereiche müssen daher weiterhin als hoheitliche Aufgabe betrachtet und von den Bundesländern finanziert werden. Der internationale Blick hat darüber hinaus gezeigt, dass es bereits Capitation-Modelle im Gesundheitsbereich gibt, von denen gelernt werden kann und die als Ausgangspunkt für ein deutsches Modell dienen können. Der nächste Schritt muss darin bestehen, die heute existierenden Ideen, Ansätze und Beispiele in eine politische Diskussion zu überführen und ein Konzept für eine Pro-Einwohner-Pauschale zu entwickeln, das die Auswirkungen auf alle relevanten Akteure und weiteren Teilbereiche des Gesundheitswesens berücksichtigt und im deutschen Gesundheitswesen erfolgreich sein kann.

Literatur

Amelung, V. E: Managed Care. Neue Wege im Gesundheitsmanagement. Wiesbaden 2012.

AOK-Bundesverband GbR: Krankenhaus. Krankenkassen und Bundesländer teilen sich die Klinikfinanzierung. Berlin 2016. Online: www.aok-bv.de/hintergrund/dossier/krankenhaus/index_15352.html#:~:text=Krankenkassen%20und%20Bundesl%C3 %A4nder%20teilen%20sich, Prinzip%20der%20 %22dualen%20Krankenhausfinanzierung%22 [abgerufen am 26.6.2020].

Asklepios Kliniken GmbH & Co. KGaA: Pauschale für Gesundheit statt Behandlungen bezahlen? Große Offenheit für „Capitation". Hamburg 2019. Online: www.asklepios.com/presse/pressemitteilungen/konzernmeldungen/201907/2019-07-03-pauschale-fuer-gesundheit-statt-behandlungen-bezahlen~ref=eb4b30af-4bd6-4365-9b67-31baebfb4962~#:~:text=Offenheit% 20f%C3 %BCr%20 %E2 %80 %9ECapitation%E2 %80 %9C-,Pauschale%20f%C3 %BCr% 20Gesundheit%20statt%20Behandlungen,Gro%C3 %9Fe%20Offenheit%20f%C3 %BCr% 20 %E2 %80 %9ECapitation%E2 %80 %9C&text=Capitation%20ist%20ein%20pauschales% 20Verg%C3 %BCtungssystem,%C3 %84rzten%20f%C3 %BCr%20einen%20bestimmten% 20Zeitraum [abgerufen am 29.6.2020].

Beck, K.: Die Capitation-Finanzierung in der Schweiz. Praktische Erfahrungen. In: GGW 2013, 13(2), S. 25–34. Online: www.wido.de/fileadmin/Dateien/Dokumente/Publikationen_Produkte/GGW/wido_ggwaufs3_0313_Beck.pdf [abgerufen am 26.6.2020].

Bundesamt für Bevölkerungsschutz und Katastrophenhilfe: Risikomanagement, Bonn. Online: www.bbk.bund.de/DE/AufgabenundAusstattung/Risikomanagement/risikomanagement_node.html; jsessionid=4253604B8D4736E5FC22058927C1FFF1.1_cid508 [abgerufen am 29.6.2020].

Bundesamt für Gesundheit BAG: Die obligatorische Krankenversicherung kurz erklärt. Sie fragen – wir antworten. Bern 2019. Online: file:///C:/Users/DE-87500/Downloads/broschuere-sie-fragen-wir-antworten-d.pdf [abgerufen am 7.7.2020].

Bundesärztekammer: Bedeutung der Prävention. Berlin. Online: https://www.bundesaerztekammer.de/aerzte/versorgung/praevention/ [abgerufen am 26.6.2020].

Bundesministerium der Justiz und für Verbraucherschutz: Gesetz zur wirtschaftlichen Sicherung der Krankenhäuser und zur Regelung der Krankenhauspflegesätze (KHG). Berlin 2020. Online: www.gesetze-im-internet.de/khg/ [abgerufen am 26.6.2020].

Literatur

Bundesministerium für Gesundheit: Krankenhausfinanzierung. Berlin 2020. Online: www.bundesgesundheitsministerium.de/krankenhausfinanzierung.html [abgerufen am 26.6.2020].

GKV-Spitzenverband: aDRG-System. aG-DRG 2020. Bonn 2020. Online: www.gkv-spitzenverband.de/krankenversicherung/krankenhaeuser/drg system/g_drg_2020/drg_system_1.jsp [abgerufen am 26.6.2020].

GKV-Spitzenverband, Deutsche Krankenhausgesellschaft & Verband der Privaten Krankenversicherung: Gemeinsame Pressemeldung. Investitionsbedarf der Krankenhäuser – aktuelle Auswertung bestätigt Unterfinanzierung durch die Bundesländer. Berlin 2019. Online: www.gkv-spitzenverband.de/gkv_spitzenverband/presse/pressemitteilungen_und_statements/pressemitteilung_680448.jsp [abgerufen am 26.6.2020].

Hegemann, J-E.: Organisation des Brandschutzes. So funktioniert Feuerwehr in Deutschland. Ulm 2020. Online: www.feuerwehrmagazin.de/wissen/so-funktioniert-feuerwehr-in-deutschland-77805#:~:text=Bremen%20 %E2 %80 %93 %20Wer%20in%20Deutschland%20den, Minuten%20Hilfe%20von%20der%20Feuerwehr.&text=Nirgends%20sonst%20ist%20das% 20Helfernetz,wie%20in%20Deutschland%20und%20 %C3 %96sterreich [abgerufen am 26.6.2020].

Janus, K.: Neue Versorgungsformen als „Allheilmittel"? In: Böcken, J./Janus, K./Schwenk, U./ Zweifel, P. (Hrsg.): Neue Versorgungsmodelle im Gesundheitswesen: Gestaltungsoptionen und Versichertenpräferenzen im internationalen Vergleich. Gütersloh 2007, S. 12–37.

Kassenärztliche Bundesvereinigung: Gesundheitsdaten. Die Zahl der Krankenhausaufenthalte ist 2017 leicht gesunken. Berlin 2020. Online: https://gesundheitsdaten.kbv.de/cms/html/17029.php [abgerufen am 29.6.2020].

Ministerium des Inneren des Landes Nordrhein-Westfalen: Gefahrenabwehr in Nordrhein-Westfalen. Jahresbericht 2018. Düsseldorf 2019. Online: www.im.nrw/system/files/media/document/file/gab2018.pdf [abgerufen am 29.6.2020].

Ministerium des Innern und für Sport des Landes Rheinland-Pfalz: Finanzierung des Feuerwehrwesens. Mainz. Online: www.mdi.rlp.de/de/unsere-themen/bevoelkerungsschutz-und-rettungsdienst/feuerwehr/finanzierung-und-finanzielle-foerderung/ [abgerufen am 26.6.2020].

Pinkovskiy, M. L.: The impact of the managed care backlash on health care spending. In: RAND Journal of Economics 2020, 51(1), S. 59–108.

PricewaterhouseCoopers GmbH Wirtschaftsprüfungsgesellschaft: Das deutsche Gesundheitswesen auf dem Prüfstand. Frankfurt 2018. Online: www.pwc.de/de/gesundheitswesen-und-pharma/pwc-das-deutsche-gesundheitswesen-auf-dem-pruefstand.pdf [abgerufen am 26.6.2020].

PwC & UCSF Global Health Group: Innovation roll out. Valencia's experience with public-private integrated partnerships. New York & San Francisco 2016. Online: www.pwc.com/gx/en/healthcare/publications/assets/pwc-valencia-ppip-report.pdf [abgerufen am 26.6.2020].

Robert Koch-Institut: Gesundheit in Deutschland – die wichtigsten Entwicklungen. Gesundheitsberichterstattung des Bundes. Berlin 2016. Online: www.rki.de/DE/Content/Gesundheitsmonitoring/Gesundheitsberichterstattung/GesInDtld/gesundheit_in_deutschland_2015.pdf?__blob=publicationFile [abgerufen am 26.6.2020].

Schölkopf, M./Pressel, H.: Das Gesundheitswesen im internationalen Vergleich. Gesundheitssystemvergleich und europäische Gesundheitspolitik. Berlin 2014.

Statistisches Bundesamt: Gesundheitsberichterstattung des Bundes. Operationen und Prozeduren der vollstationären Patientinnen und Patienten in Krankenhäusern (Wohnort/Behandlungsort). Bonn 2020. Online: http://www.gbe-bund.de/oowa921-install/servlet/oowa/aw92/dboowasys921.xwdevkit/xwd_init?gbe.isgbetol/xs_start_neu/&p_aid=i&p_aid=98089090&nummer=662&p_sprache=D&p_indsp=-&p_aid=18040586 [abgerufen am 29.6.2020].

Statistisches Bundesamt: Krankenhäuser. Eckdaten der Krankenhauspatientinnen und -patienten. Wiesbaden 2019. Online: www.destatis.de/DE/Themen/Gesellschaft-Umwelt/Gesundheit/Krankenhaeuser/Tabellen/entlassene-patienten-eckdaten.html [abgerufen am 29.6.2020].

5.3 Entstehung und Transfer von innovativen Managed Care-Modellen: Internationale Erfahrungen und Fallbeispiele

Franz Benstetter/Lars Erdmann/Stefan Kottmair/Daniel Negele

Abstract: Internationale Fallbeispiele im Versorgungsmanagement zeigen die signifikanten Effizienz- und Qualitätspotenziale innovativer patientenzentrierter Managed Care-Konzepte auf. Auch wenn jedes Gesundheitssystem für sich komplex ist und somit keines der Beispiele eine Eins-zu-eins-Übertragung auf das deutsche Gesundheitssystem erlaubt, ist die Frage nach adäquaten Innovationsanreizen für eine zukunftgerichtete Gesundheitsversorgung von zentraler Bedeutung. Die Fallbeispiele zeigen trotz ihrer Unterschiedlichkeit, dass auch ein Pioniergeist in regulierten Gesundheitsmärkten Top-Down-Rahmenbedingungen benötigt, um Beharrungsstrukturen zu überwinden und eine moderne Versorgung zu ermöglichen.

5.3.1 Einführung

503 Die Herausforderung, mit limitierten Ressourcen eine qualitativ und nachhaltig hochwertige Gesundheitsversorgung zu gestalten und/oder sicherzustellen, vereint staatliche und einzelwirtschaftliche Akteure in den internationalen Gesundheitsmärkten in ihrem Streben und Suchen nach effizienten und effektiven Steuerungs- und somit Managed Care-Instrumenten.

504 Mit Managed Care bezeichnet man im Allgemeinen die Kombination verschiedener Instrumente und Mechanismen zur Steuerung der Leistungen im Gesundheitswesen, die über die reine Kostenträgerfunktion der traditionellen Krankenversicherung mit Einzelvergütung hinausgehen. Zu den Steuerungsinstrumenten und -mechanismen im Versorgungsmanagement gehören beispielsweise die gezielte Auswahl der Ärzte[319] und Krankenhäuser durch die Kostenträger, Gatekeeping-, Vorabgenehmigungs- und Leistungsmanagementprozesse, Disease- und Case Management-Modelle verschiedener und komplexer Indikationen, inte-

---

[319] Aus Gründen der Lesbarkeit wurde im Text die männliche Form gewählt. Gleichwohl beziehen sich die Angaben auf Angehörige aller Geschlechter.

grierte und regionale Versorgungsansätze, Instrumente zur Messung und Vergütung medizinischer Qualität sowie prospektive Vergütungsformen.

Demografischer Wandel, lebensstilbasierte Krankheiten, inadäquat antizipierte Pandemierisiken – wie am Beispiel des Coronavirus ersichtlich – medizinisch-technischer Fortschritt sowie digitale Evolution stellen neue Anforderungen an die Kommunikation, Koordination und Kooperation zwischen den Akteuren in den Gesundheitsmärkten. Diese veränderten Anforderungen sind am Beispiel des Gesundheitsmarkts Deutschland in den aktuellen Strukturen und Prozessen der Gesundheitsversorgung nur unzureichend abgebildet. Daraus resultiert insbesondere im Bereich der Versorgungssteuerung ein Investitionsstau. 505

Trotz einzelner Initiativen, beispielsweise im GKV-Modernisierungsgesetz (GMG) von 2004 zur Anschubfinanzierung sektorenübergreifender Versorgungslösungen, fehlten und fehlen nach wie vor sektorenübergreifend implementierte Struktur- und Prozessinnovationen. Die innovationsbasierten Selektivverträge als Basis des Krankenkassen- und Leistungserbringerwettbewerbs und des Transfers in die Regelversorgung sind i. d. R. mit relativ hohen Investitions- und Transaktionskosten verbunden. Darüber hinaus herrscht Unsicherheit über die direkten Refinanzierungs- und Wettbewerbseffekte. 506

Daher hatte der Gesetzgeber in Deutschland den sogenannten Innovationsfonds mit dem Ziel aufgelegt, eine qualitative Weiterentwicklung der Versorgung in der gesetzlichen Krankenversicherung zu forcieren. Der gemeinsame Bundesausschuss (G-BA) hat den Auftrag, neue Versorgungsformen, die über die bisherige Regelversorgung der gesetzlichen Krankenversicherung hinausgehen, und Versorgungsforschungsprojekte, die auf einen Erkenntnisgewinn zur Verbesserung der bestehenden Versorgung ausgerichtet sind, zu fördern.[320] Die Allgemeinen Förderkriterien wurden in der am 8. April 2016 veröffentlichten Förderbekanntmachung genannt und thematisch spezifiziert. Mit dem Digitale-Versorgung-Gesetz (DVG) hat der Deutsche Bundestag am 7. November 2019 auch die Fortführung des Innovationsfonds von 2020 bis 2024 mit einer jährlichen Fördersumme von 200 Mio. EUR beschlossen. 507

Auch wenn in Deutschland die Implementierung vielfältiger Managed Care-Instrumente – beispielsweise durch Modellvorhaben (§ 63 i. V. m. § 64 SGB V), Disease Management-Programme (§ 137f SGB V), spezialfachärztliche Versorgung (§ 116b SGB V) oder durch Besondere Versorgung (§ 140a SGB V) – durch individuelle Verträge prinzipiell möglich ist, fehlt nach wie vor die kritische Masse und flächendeckende Ausbreitung zukunftsgerichteter Versorgungs- und Steuerungslösungen. Um konkrete Konzepte einer digitalen, datenbasierten und damit auch stärker vernetzten Versorgung vermehrt zu unterstützen, hat das Parlament 2019 und 2020 in Kraft getretene Gesetze beschlossen. Dazu gehören u. a. das Terminservice- und Versorgungsgesetz (TSVG), das Gesetz für eine bessere 508

---

320 § 92a Abs. 1 SGB V.

Versorgung durch Digitalisierung und Innovationen (DVG), das Patientendaten-Schutzgesetz (PDSG) oder auch das Gesetz zum Schutz der Bevölkerung bei einer epidemischen Lage von nationaler Tragweite. Insbesondere sollen damit umfangreiche telemedizinische Versorgungsansätze, ein verpflichtendes digitales Netzwerk (elektronische Patientenakte) und weitere elektronische Hilfestellungen wie Gesundheits-Apps, elektronische Verordnungen etc. gefördert werden und wichtige Gesundheitsdaten gewonnen und genutzt werden.

509 In Deutschland soll damit die Gesetzgebung zumindest z. T. als ordnungspolitischer Motivator und Katalysator fungieren, um einen besseren Innovationstransfer in das Gesundheitssystem zu ermöglichen. Somit gibt es in Deutschland mit dem Innovationsfonds und der aktuellen Gesetzgebung zunehmende Initiativen, um Managed Care-Konzepte zu forcieren. Zu klären ist allerdings die Frage, inwieweit diese Initiativen durch einen adäquaten ordnungspolitischen Rahmen und somit mit entsprechendem Marktdesign künftig begleitet werden sollten. In der Betrachtung von Versorgungsinnovationen in internationalen Gesundheitsmärkten finden sich sowohl Top-Down-Ansätze durch staatliche Innovationsinitiativen als auch Bottom-Up-Ansätze durch individuelle unternehmerische Suchprozesse.

510 Anhand von ausgewählten internationalen Fallbeispielen werden nachfolgend aktuelle Innovationstransfers aufgezeigt, die entweder durch Top-Down-Ansätze und/oder durch entrepreneurbasierte Bottom-Up-Ansätze (in unterschiedlichen ordnungspolitischen Konzepten der Gesundheitsmärkte) entwickelt und implementiert wurden. Mithilfe der internationalen Beispiele soll ansatzweise geprüft werden, welche Voraussetzungen und Potenziale des Innovationstransfers in den beschriebenen Referenzgesundheitsmärkten bestehen und welche Implikationen für den Innovationstransfer in Deutschland abgeleitet werden können. Einzelne der aufgeführten Innovationsbeispiele, insbesondere im Bereich des Utilization Managements, sind gerade in der Implementierungsphase und noch nicht bzgl. ihrer Qualitäts-, Kosten- und Wettbewerbseffekte evaluiert, beinhalten aber innovative digitale Versorgungslösungen, die für den deutschen Gesundheitsmarkt von hoher Relevanz sind.

5.3.2 Internationale Erfahrungen: Vorgehen

511 Um das weite Spektrum der Managed Care-Ansätze in den internationalen Gesundheitsmärkten zu bedienen, gliedern sich die folgenden Ausführungen in die Versorgungsmanagement-Säulen Utilization Management, Disease Management, Qualitätsmanagement, getriggert durch Pay for Perfomance (P4P)-Konzepte, sowie integrierte Versorgung auf der Basis regionaler Gesundheitsbudgets (Capitation-Modelle) (s. Abb. 39).

Internationale Erfahrungen: Vorgehen

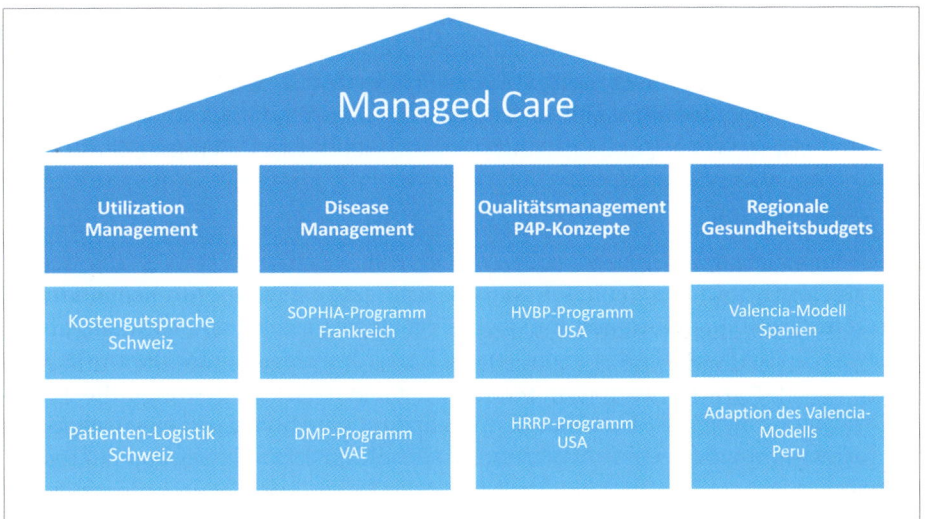

Abb. 39: Säulen des Versorgungsmanagements
Quelle: Eigene Darstellung.

Unter Utilization Management als erste Säule des Versorgungsmanagements versteht man den Analyse-, Bewertungs- und Genehmigungsprozess zur Nutzung spezifischer Prozeduren, Medikamente sowie Heil- und Hilfsmittel, um herauszufinden und zu bestimmen, ob diese Maßnahmen und Produkte medizinisch notwendig und/oder korrekt sind. Zum Utilization Management gehört neben der Datenanalyse der in Anspruch genommenen Gesundheitsleistungen insbesondere der Einsatz von Expertensystemen, um beispielsweise definierte Vorabgenehmigungen kostenintensiver (innovativer) Behandlungen und Medikamente zeitnah, evidenzbasiert und transparent zu ermöglichen. Daher beschreibt das erste Fallbeispiel die Implementierung eines innovativen Kostenübernahmemodells für die Behandlung noch nicht zugelassener Medikamente in der gesetzlichen Pflicht-Krankenversicherung in der Schweiz (Kostengutsprache). Das zweite Fallbeispiel zum Utilization Management beschreibt einen innovativen Lösungsansatz, der in einem „Just-in-time-Behandlungsansatz" (JIT) das Infektionsrisiko bei Epidemien und Pandemien (aktuell Coronavirus) in Arztpraxen und Krankenhäusern minimiert. Dieses Fallbeispiel bezieht sich ebenfalls auf den Schweizer Gesundheitsmarkt.

Die zweite Säule der Managed Care-Ansätze behandelt die Implementierung von systematischen, patientenzentrierten, datenbasierten, telemedizinischen und evaluierten Disease Management-Programmen in Frankreich und den Arabischen Emiraten zur Behandlung chronischer Erkrankungen auf Populationsebene. Zwischen 60 und 80 % der Ausgaben in entwickelten Gesundheitssystemen sind direkt oder indirekt mit chronischen, nichtübertragbaren Erkrankungen (z. B. Diabetes, Herz-Kreislauf-Erkrankungen, chronisch obstruktive Atemwegserkrankungen, bestimmte Formen von Krebs, Rückenschmerzen) verbunden.[321] Diese wiederum sind zu einem relevanten Anteil kausal auf beeinflussbare Risikofaktoren aus dem Bereich des Lebensstils zurückzuführen: ungesunde Ernährung, Bewegungsmangel, Rauchen, ungenügende Stressbewältigung. Daraus ergibt sich ein besonderer Stellhebel für die Reduktion sowohl der Krankheitslast als auch der damit verbundenen Kosten.

514 Die Messung der Struktur-, Prozess- und insbesondere der Ergebnisqualität zur Förderung des Qualitätswettbewerbs in den Gesundheitsmärkten und zur Erhöhung des Patientennutzens wird in den internationalen Gesundheitsmärkten immer wichtiger. Dabei sind die Initiativen zur Qualitätsmessung mit Vergütungssystemen und -anreizen zu verknüpfen, die diesen Qualitätswettbewerb stärken und umsetzen, den sogenannten P4P-Programmen. Diese dritte Säule der internationalen Managed Care-Ansätze beleuchtet am Fallbeispiel akutstationärer P4P-Programme in der US-amerikanischen Medicare-Versorgung den Status quo dieser innovativen, ergänzenden Vergütungsansätze sowie die sich daraus ergebenden Implikationen für Deutschland.

515 Die vierte Säule zeigt die Königsdisziplin der internationalen Managed Care-Ansätze auf, die durch eine systematische, sektorenübergreifende, integrierte Versorgung die Finanzierung anhand von regionalen Gesundheitsbudgets auf Capitation-Basis mit einer qualitativ hochwertigen und effizienten Versorgung verbindet. Diese Modelle integrieren dabei auch Qualitäts-, Disease- und Utilization Management-Konzepte. Anhand der Fallbeispiele sektorenübergreifender Versorgungsmodelle in der Region Valencia (Spanien) sowie einer Adaption in der Region Lima (Peru) werden die regulatorischen Voraussetzungen im ökonomischen und qualitativen Design (Top-Down) sowie die Motivation und Incentivierung der handelnden Akteure (Bottom-Up) mit ihren Implikationen für den Innovationstransfer in Deutschland diskutiert.

516 Im Fazit werden auf Basis der Fallbeispiele generelle Erfolgsfaktoren abgeleitet und Implikationen bzgl. der Rahmenbedingungen und des Pioniergeists der handelnden Akteure für den Innovationstransfer in Deutschland besprochen.

5.3.3 Internationale Fallbeispiele

517 Die folgenden internationalen Fallbeispiele umspannen die Bereiche Utilization Management, Disease Management, P4P-Konzepte sowie Regionale Gesundheitsbudgets/Integrierte Versorgung und werden mit der Struktur „Ausgangslage – Intervention (Lösungsansatz) – Ergebnisse/beabsichtigte Effekte" beschrieben und enden jeweils mit einem Zwischenfazit und Implikationen.

---

321 National Center For Chronic Disease Prevention And Health Promotion (CDC): The Power of Prevention. 2009. Online: www.cdc.gov/chronicdisease/pdf/2009-Power-of-Prevention.pdf [abgerufen am 12.8.2020].

5.3.3.1 Utilization Management

Die beiden Fallbeispiele aus der Schweiz beschreiben Innovationen im Utilization Management, die aktuell als privatwirtschaftliche Geschäftsmodelle implementiert werden. Anhand dieser Beispiele wird abschließend diskutiert, ob und inwiefern solche Lösungen durch staatliche Maßnahmen flankiert werden sollten.

Fallbeispiel: Kostengutsprache (Schweiz)

Ausgangslage

Teure oder für eine Behandlung noch nicht zugelassene Medikamente müssen vom Arzt vor der Verwendung bei der Krankenkasse zur Kostenübernahme beantragt werden. Bei teuren, aber zugelassenen Medikamenten, spricht man von sogenannten In-Label-Anträgen. Bei noch nicht zugelassenen Medikamenten oder bei einer Anwendung außerhalb der Limitation spricht man von Off-Label-Anträgen. Während In-Label-Anträge fast ausschließlich einen rein administrativen Vorgang darstellen, müssen für Off-Label-Anträge ausführliche Begründungen durch den behandelnden Arzt gegeben werden. Diese Aufwände von teilweise mehreren Stunden können aber nur zu einem sehr geringen Anteil von Ärzten abgerechnet werden und die Übernahme der Kosten durch die Krankenkassen ist nicht sichergestellt (ca. 20 % Ablehnungen). Das Format der Off-Label-Anträge sowie die Übermittlung an die Kassen und die weitere Kommunikation sind nicht standardisiert (Mail, Fax, Telefonate) und nur durch die Beteiligten selbst nachvollziehbar (Mail-Archiv, persönliche Notizen etc.).

Der Nachteil für den Patienten liegt in der Ineffizienz des gesamten Prozesses. Zum einen ist die Dauer des Prozesses sehr unterschiedlich und hängt von vielen individuellen Faktoren ab (Qualität des Antrags, Beurteilung durch Vertrauensarzt auf Seiten der Versicherung, Übertragungsmedium (Post, Mail, Fax) etc.). Zudem besteht eine große Ineffizienz durch die dezentralen Abläufe in einem Umfeld, in dem sich der aktuelle Stand der Forschung kontinuierlich ändert. Neue Medikamente werden global entwickelt und getestet, existierende Medikamente werden in neuen Situationen eingesetzt etc. Jeder Arzt muss daher ständig auf dem aktuellen Stand gehalten werden und zudem in der Lage sein, die Begründungen besonders im Off-Label Bereich gemäß der aktuellen Situation zu formulieren.

Lösungsansatz und beabsichtigte Effekte

In diesem Szenario besteht der Managed Care-Ansatz in der Koordination der Prozesse zur Kostenübernahme zwischen Ärzten/Kliniken und den Krankenkassen. Bei einer zentralen Koordination, z. B. über eine webbasierte Plattform, könnten Synergien zwischen den Einzelprozessen im Sinne des Patienten erzielt werden. Folgende Effizienzsteigerungen durch die Nutzung von gemeinsamem Wissen sind dabei denkbar:

- Nutzung des aktuellen Wissensstands bezüglich Therapien,
- Standardisierung, Professionalisierung und erhöhte Transparenz der Anträge und
- Kürzere Durchlaufzeiten, was in manchen Situationen entscheidend für den Patienten sein kann.

522 Durch eine Zentralisierung der Prozessabwicklung können bereits im Antragsprozess direkte Vergleiche zwischen Krankheitsfällen anonymisiert angestellt werden. Dadurch verfügt der Arzt über zusätzliche Informationen von Kollegen mit vergleichbaren Fällen, deren Medikamentenauswahl und deren Begründung (Evidenznachweise). Wichtig ist dabei, dass keine automatische Empfehlung erfolgt, sondern die Entscheidungshoheit immer beim verantwortlichen Arzt bleibt. Durch die Standardisierung können die Prozesse von allen Beteiligten effizienter durchgeführt werden. Neue Erkenntnisse können an zentraler Stelle im Sinne einer kontinuierlichen Verbesserung in den Prozess integriert werden.

523 Bessere Qualität der Anträge und höhere Prozesseffizienz führen zu schnelleren Entscheidungen in Bezug auf die Kostenübernahme und somit zur Entscheidung über die anzuwendende Therapie. Dies kann im wahrsten Sinne des Wortes für den Patienten lebenswichtig sein, da der Verlauf kritischer Erkrankungen entscheidend von einer frühzeitigen Behandlung abhängt.

524 Derzeit wird geprüft, wie eine solche Plattform aufgebaut werden kann, um alle rechtlichen und sicherheitstechnischen Anforderungen zu erfüllen. Die Integration der vielen verschiedenen Stakeholder stellt eine weitere Herausforderung dar. Die unterschiedlichen Infrastrukturen in Kliniken und auf Seiten der Versicherungen verhindern einen voll integrierten Ansatz aus Kosten- und Zeitgründen. Ebenso ist die Finanzierung eine noch ungelöste Frage, da die Beteiligung einzelner Stakeholder von den anderen nicht akzeptiert wird. Die Befürchtungen einer zu großen Einflussnahme weniger Stakeholder erfordert daher eine weitestgehend neutrale Finanzierung. Private Initiativen stehen hier am Start, aber deren Akzeptanz am Markt – und damit der letztendliche Erfolg dieses Ansatzes – ist zum aktuellen Zeitpunkt noch fraglich.

Fallbeispiel: Patienten-Logistik (Schweiz)

Ausgangslage

525 Durch die Coronavirus-Krise wurden international auf breiter Front Behandlungen von Patienten verschoben, um die erwarteten Kapazitäten für Coronavirus-Patienten bereitzuhalten. Davon sind auch und besonders Patienten mit chronischen Erkrankungen betroffen, wie z. B. AMD-Patienten (altersbedingte Makuladegeneration). Diese Patienten benötigen eine regelmäßige Behandlung, um ihre Sehkraft zu erhalten. Die meisten dieser Patienten sind zudem über 60 Jahre alt und zählen somit zur Coronavirus-Risikogruppe.

Nach dem Lockdown nach Ausbruch der Krise entstehen Behandlungsspitzen über einen längeren Zeitraum, von dem auch diese Patienten betroffen sind. Behandlungsspitzen führen im Allgemeinen zu längeren Wartezeiten in den Behandlungszentren und somit zu einem erhöhten Ansteckungsrisiko für ältere Patienten. Da es sich im Fall von AMD-Behandlungen um ambulante Behandlungen handelt, entsteht durch die Anreise oftmals ein zusätzlicher Zeitpuffer, der die Anzahl der Patienten vor Ort weiter erhöht (Frühe Anreise wegen unklarer Verkehrssituation, ältere Menschen mit Unsicherheiten in Bezug auf Anreise etc.).

Lösungsansatz

Ziel des Managed Care-Ansatzes in diesem Szenario ist die Reduktion der Patientenanzahl am Behandlungsort zur Vermeidung von Corona-Infektionen. Dazu kann die Terminvergabe mit der aktuellen Reisesituation über eine zentrale Plattform koordiniert werden. Voraussetzung dafür ist, dass jeder Patient oder zumindest seine Begleitperson über ein Mobiltelefon verfügt.

Die Anreise selbst wird zentral so gesteuert, dass der Patient sehr zeitgenau am Behandlungsort eintrifft. Verzögerungen bei der Anreise oder im Behandlungsablauf, die eine Anpassung des Behandlungstermins erfordern, können durch die Steuerung der Anreise in gewissem Umfang kompensiert werden. Bei der Anreise werden aktuelle Verkehrslagen berücksichtigt und dem Patienten entsprechende zeitliche Vorschläge gemacht. Somit wird vermieden, dass eine viel zu frühe Anreise und somit eine Kumulation von Patienten vor Ort stattfindet.

Der Patient betritt den Behandlungsort erst, wenn eine entsprechende Aufforderung durch die behandelnde Klinik vorliegt. Diese wird über die Plattform zentral gesteuert. Dabei können auch Wege innerhalb der Klinik (z. B. vom Parkplatz zum Behandlungsraum) individuell berücksichtigt werden. Der Patient trifft somit „just in time" am Behandlungsort ein und vermeidet somit den Kontakt mit anderen Patienten. Verzögerungen auf Seiten des Patienten wiederum werden ebenfalls direkt zurückgemeldet und können für eine Optimierung der Reihenfolge von Patienten genutzt werden (z. B. Vorziehen von Patienten). Ebenso kann bei der Planung die Anreise von Patienten auf Basis ihres Wohnortes von Beginn an berücksichtigt werden, um z. B. Stoßzeiten und somit unplanbare Verzögerungen zu vermeiden.

Beabsichtigte Effekte

Die Anreise des Patienten wird aktiv gesteuert und als Puffer genutzt, um Wartezeiten vor Ort zu minimieren und somit das Coronavirus-Infektionsrisiko zu minimieren. Gleichzeitig kann eine langfristige Planung erfolgen, um auch in Zukunft eine kontinuierliche Behandlung einer immer größeren Patientenanzahl sicherstellen zu können. Der Einsatz moderner Technologien, die von den Patienten bereits breit genutzt werden, ist dabei ein zentraler Erfolgsfaktor.

531 Derzeit wird eine entsprechende Lösung im Bereich der Ophthalmologie in der Schweiz konzeptioniert, um das Risiko von AMD-Patienten (Coronavirus-Risikogruppe) zu minimieren. Eine Produktivsetzung ist noch im Jahr 2020 geplant und wird zeigen, ob die Unterstützung angenommen wird und welche Effekte damit erzielt werden können.

Zwischenfazit und Implikationen

532 Die genannten Beispiele sind durch privatwirtschaftliche Initiativen derzeit noch im Aufbau. Versuche einer übergreifenden Finanzierung scheitern bisher an den Partikularinteressen aller Teilnehmer. Somit ist es weiterhin der Patient, der die verschiedenen Dienstleistungen im Fall ernsthafter Erkrankungen koordinieren muss. Durch die Dezentralisierung dieser Prozesse geht dem Gesamtsystem aber viel Wissen verloren. Dagegen steht eine immer größere Anzahl an Erkrankungen und auch medizinischen Entwicklungen, die eine gleichmäßige Behandlungsqualität im Gesundheitssystem verhindern.

533 Ein zentraler Innovationsfonds könnte hier die Basis bilden, um neue Ideen unabhängig von divergierenden Interessen zu testen. Bedenken gibt es in komplexen Systemen immer, aber in den wenigsten Fällen von Seiten der zentral Betroffenen – den Patienten. Diese in den Mittelpunkt aller Überlegungen zu stellen und dabei die Prozesse aus ihrer Sicht End-To-End zu unterstützen, vermag derzeit kein Stakeholder zu leisten. Ein zentraler Innovationsfonds könnte übergreifende Ansätze gezielt unterstützen. Mit einer entsprechenden politischen Verankerung des Fonds (z. B. durch Besetzung der Entscheidungsgremien mit sogenannten Key Opinion Leaders (KOLs) aus den verschiedenen Bereichen wie Kliniken, Pharmaunternehmen aber auch Behörden) wäre eine weitere wichtige Unterstützung entsprechender Initiativen sichergestellt. Nach Erfahrung der Autoren reichen finanzielle Mittel für die Durchsetzung neuer Ideen im gegenwärtigen System mit starken Bewahrungskräften nicht aus. Fachliche und politische Unterstützung sind ein entscheidender Erfolgsfaktor und müssten durch einen zentralen und in Systemen gesetzlicher Krankenversicherungen somit solidarischen Innovationsfonds zusätzlich geleistet werden.

5.3.3.2 Disease Management

534 International gibt es eine Vielzahl von Initiativen, die sich der systematischen Behandlung weltweit steigernder chronischer Erkrankungen aus unterschiedlichen Richtungen nähern.[322] Unterschiede ergeben sich zum einen aus den Rahmenbedingungen der jeweiligen Gesellschafts- und Gesundheitssysteme. Zum anderen gibt es, im Unterschied zu eindeutig spezifizierten therapeutischen Maßnahmen am Einzelpatienten (z. B. Einnahme eines Medikaments, Durchführung einer

---

322 International Diabetes Federation IDF Diabetes Atlas. 2019. Online: https://www.diabetes-atlas.org/en/resources/ [abgerufen am 9.8.2020].

Operation), aufgrund der Komplexität populations- und systembezogener Ansätze keine wissenschaftlich eindeutig belegten, isolierten Wirkmechanismen. Dies führt zu einer evolutiven Entwicklung von Disease Management, die sich schrittweise durch Selektion und Verbesserung von als effektiv identifizierten Interventionselementen ergibt. Internationale Fallbeispiele und Vergleiche sind daher eine wichtige Quelle der Disease Management-Entwicklung.

Nachfolgend werden schlaglichtartig zwei Herangehensweisen an das Disease Management in den Gesundheitssystemen Frankreich und Vereinigte Arabische Emirate (VAE) skizziert und hinsichtlich ihrer zentralen Stoßrichtungen analysiert. Als erfolgreiches Beispiel eines staatlichen Präventionsprogramms werden zusätzlich die qualitativen Outcomes eines finnischen Projekts kurz beschrieben.

Fallbeispiel: Sophia Disease Management (Frankreich)

Ausgangslage

Das staatliche Krankenversicherungssystem in Frankreich initiierte im Jahr 2008 das Disease Management-Programm (DMP) Sophia für Patienten mit Diabetes Typ 1 und 2.[323] Mit der Einführung des für die Teilnehmer freiwilligen Programms reagierte Frankreich auf die steigende Diabetes-Prävalenz im Land und sorgte für die Einbindung der bisher im Management chronischer Erkrankungen vernachlässigten Patienten.[324] Sophia verfolgt das Ziel, das Selbstmanagement sowie die Effizienz und Qualität der Diabetes-Versorgung landesweit zu verbessern.[325]

Intervention

Das französische Diabetiker-Programm setzt vor allem auf die Edukation und das Telecoaching von Patienten. Die Teilnehmer von Sophia erhalten regelmäßig Informationen über ihre Erkrankung sowie praktische Hinweise über Möglichkeiten, ihren Gesundheitszustand zu erhalten bzw. zu verbessern. Dabei kommt der Veränderung des Lebensstils, wie beispielsweise die Anpassung der Ernährung, eine besondere Bedeutung hinzu. Für einen besseren Umgang mit der Erkrankung steht den Teilnehmern speziell ausgebildetes Krankenpflegepersonal (Gesundheitscoaches) telefonisch zur Verfügung. Je nach Bedarf können regelmäßige Telefongespräche vereinbart werden. Um das Coaching zu erleichtern, wurde darüber hinaus ein Webportal entwickelt. Den Patienten ist es damit möglich, ihre Gesundheitsdaten und Testergebnisse einzugeben und zu

---

323 Nolte/Knai: Approaches to chronic disease management in Europe. In: Nolte u. a. (Hrsg.): Assessing chronic disease management in European health systems. Concepts and approaches. Kopenhagen 2014, S. 36.
324 Chevreul u. a.: The burden and treatment of diabetes in France. In: Globalization and Health 10/2014, S. 2–3.
325 Nolte/Knai: Approaches to chronic disease management in Europe. In: Nolte u. a. (Hrsg.): Assessing chronic disease management in European health systems. Concepts and approaches. Kopenhagen 2014, S. 36.

verfolgen.[326] Die Rolle des Koordinators der Versorgung übernehmen der jeweilige Hausarzt des Patienten und Gesundheitscoaches gemeinschaftlich.[327]

Ergebnis

538 Das Pilotprojekt wurde im Jahr 2013 auf das gesamte Land ausgeweitet.[328] Derzeit umfasst es 220 Coaches und circa 800.000 Diabetiker (Stand 2019).[329] Eine Evaluation aus dem Jahr 2019 gibt erste Hinweise auf eine mögliche Verbesserung von Nachbetreuungsuntersuchungen sowie eine mögliche Reduktion der Krankenhausaufenthalte und Diabetes-Komplikationen sechs bis acht Jahre nach der Einschreibung. Sophia Disease Management hat sich als ein unter Ärzten anerkanntes Unterstützungsprogramm zur Änderung des Lebensstils etabliert.[330] Im Jahr 2014 wurde es auf die Asthma-Erkrankung ausgedehnt.[331]

Fallbeispiel: Daman Population Health Management Diabetes/Adipositas (Vereinigte Arabische Emirate)

Ausgangslage

539 Angesichts der extrem hohen Diabetes-Prävalenz in den Vereinigten Arabischen Emiraten (VAE) (circa 20 %, Stand 2007[332]) wurde im Jahr 2008 ein Population Health Management Programm durch die Daman National Health Insurance eingeführt. Zielgruppe des in Abu Dhabi ansässigen Krankenversicherers sind Staatsangehörige der Vereinigten Arabischen Emirate, die an Diabetes Typ 2 leiden. Mit dem Programm soll das Selbstmanagement der chronisch Kranken gefördert werden, um langfristig eine Verbesserung des Gesundheitszustandes der Patienten sowie eine Kostensenkung für das Gesundheitssystem herbeizuführen.[333]

---

326 Le service Sophia diabète en pratique. 2019. Online: https://www.ameli.fr/assure/sante/assurance-maladie/service-sophia-pour-les-personnes-diabetiques/le-service-sophia-diabete-en-pratique [abgerufen am 5.8.2020].

327 Nolte/Knai: Approaches to chronic disease management in Europe. In: Nolte u. a. (Hrsg.): Assessing chronic disease management in European health systems. Concepts and approaches. Kopenhagen 2014, S. 26.

328 Chevreul u. a.: The burden and treatment of diabetes in France. In: Globalization and Health 10/2014, S. 3.

329 Nolte/Knai: Approaches to chronic disease management in Europe. In: Nolte u. a. (Hrsg.): Assessing chronic disease management in European health systems. Concepts and approaches. Kopenhagen 2014, S. 26.

330 L'Assurance Maladie: Nouvelles évaluations du service Sophia. Un impact positif notamment sur les adherents en écart par rapport au suivi recommandé. Note de synthèse. 2019, S. 8 – 11, 17. Online: https://www.ameli.fr/fileadmin/user_upload/documents/Note_de_synthese_sophia_07022019.pdf [abgerufen am 5.8.2020].

331 Nolte/Knai: Approaches to chronic disease management in Europe. In: Nolte u. a. (Hrsg.): Assessing chronic disease management in European health systems. Concepts and approaches. Kopenhagen 2014, S. 26.

332 Sicree u. a.: Prevalence and Projections. In: International Diabetes Federation (Hrsg.): Diabetes Atlas. 2006, S. 36.

333 Kreiser u. a.: Behaviour modification within a population health management programme for diabetics and obese insured in Abu Dhabi, United Arab Emirates Dhabi. In: International Journal of Integrated Care 11/2011, S. 1.

Intervention

Die Daman National Health Insurance baute ein patientenzentriertes Modell auf, in dem Elemente des Telecoachings (monatliche telefonische Betreuung durch geschultes Personal) mit denen der Teilnehmerschulung und des Telemonitorings (im Einzelfall telemetrische Blutzuckermessgeräte) verknüpft werden. Ziele sind die individuelle Umstellung der Lebensgewohnheiten und die Befähigung zum Selbstmanagement. Dabei stehen die Aufrechterhaltung der Patientenmotivation, das Vermitteln von Wissen über Risikofaktoren sowie die Evaluation des Gesundheitszustandes im Vordergrund. Der Teilnehmer, der behandelnde Arzt und der Gesundheitscoach stehen in einem ständigen Austausch, um nachhaltige Ergebnisse entsprechend evidenzbasierter Leitlinien zu erzielen.[334]

540

Ergebnis

Bereits ein Jahr nach Einführung des Programms zeigten sich erste Erfolge in der Reduktion des Blutzuckerwertes HbA1C und des Body-Mass-Indexes der Teilnehmer.[335] Eine Evaluation mit dem Beobachtungszeitraum 2012 bis 2013 berichtet darüber hinaus von einer Absenkung des Gesamtcholesterins und des systolischen Blutdrucks bei Personengruppen, die ihren Lebensstil ändern konnten. Messbare signifikante Verbesserungen der Lebensqualität und der Inanspruchnahme der meisten Screenings blieben jedoch aus.[336] Effekte der Senkung ambulanter und stationärer Kosten konnten bereits ermittelt werden.[337] Die Daman National Health Insurance setzt weiterhin auf das Angebot des vielversprechenden Population Health Management Programms für Diabetes/Adipositas.[338]

541

Ein erfolgreiches, staatlich initiiertes Fallbeispiel für Präventionsprogramme auf Ebene des Gemeinwesens (*community-based*) stellt das Nordkarelien-Projekt in Finnland dar. Ausgangslage des Projektes war eine hohe Mortalitätsrate kardiovaskulärer Erkrankungen in der Provinz Nordkarelien.[339] Als multidimensionale Interventionsstrategie kamen sowohl mediale Aktivitäten zur Edukation im Bereich gesunde Lebensweise, eine Zusammenarbeit mit Arbeitsstätten, Bildungseinrichtungen, Supermärkten und Lebensmittelherstellern sowie Schulungen der

542

---

334 Benstetter/Hornig: Wettbewerbseffekte der Internationalisierung im Gesundheitswesen. In: Pfannstiel/Da-Cruz/Schulte (Hrsg.): Internationalisierung im Gesundheitswesen. Strategien, Lösungen, Praxisbeispiele. Wiesbaden 2019, S. 11.
335 Kreiser u. a.: Behaviour modification within a population health management programme for diabetics and obese insured in Abu Dhabi, United Arab Emirates Dhabi. In: International Journal of Integrated Care 11/2011, S. 1.
336 Alhaboby: Evaluation of the Clinical Efficiency of Diabetes Disease Management Program in Abu Dhabi. Diss. Universität Duisburg-Essen. 2019, S. 105.
337 Benstetter u a.: Health Economics Study: Diabetes Management Program in Abu Dhabi (Daman Health Insurance). Abu Dhabi/VAE 2018.
338 National Health Insurance Company – Daman. Online: https://www.damanhealth.ae/en/about-us [abgerufen am 8.8.2020].
339 Vartiainen: The North Karelia Project: Cardiovascular disease prevention in Finland. In: Global Cardiology Science and Practice 13/2018, S. 1–3.

Ärzte zu gesundheitsbezogenen Verhaltensweisen zum Einsatz.[340] Diese Top-Down initiierten Präventionsmaßnahmen, die nach der Pilotierung in Nordkarelien auf das gesamte Land ausgeweitet wurden, führten unter anderem zu einer Reduktion der Sterblichkeit durch koronare Herzerkrankungen und der Raucherprävalenz in der finnischen Bevölkerung sowie zu einer Senkung des Serumcholesterinspiegels und des systolischen Blutdrucks bei Männern.[341]

Zwischenfazit und Implikationen

543 Die dargestellten Beispiele von Disease Management-Interventionen in Frankreich und den VAE sowie das Präventionsprogramms in Finnland vermitteln einen Eindruck von der Vielfalt möglicher Disease Management- und Präventions-Strategien in unterschiedlichen Gesundheitsmärkten. Einfluss auf die konkrete Ausformung haben Aspekte wie Kostenträgerschaft (private versus gesetzliche Finanzierung), Rolle der Leistungserbringer (Behandler oder Patienten als primäre Zielpunkte der Intervention), Struktur des Gesundheitswesens (zentrale versus regionale Organisation) sowie Stellenwert des Themas Gesundheit in der Gesellschaft.

544 Die internationalen Modelle zeigen, dass Disease Management unter gegebenen Rahmenbedingungen differiert und immer wieder neu entwickelt und angepasst werden muss. Die internationalen Fallbeispiele liefern jedoch hilfreiche Anregungen zur Implementierung von Lösungen und können so einen kontinuierlichen Verbesserungsprozess unterstützen. Innerhalb eines konkreten Projekts ist die regelmäßige begleitende Evaluation mit Kontrollgruppen unverzichtbar. Patientenzentrierte Disease Management-Programme mit Edukation, Telemonitoring und telemedizinischen Interventionen wie zum Beispiel in den VAE setzen auf kontinuierliche digitale Information und zeigen vielversprechende Gesundheits- und Kosteneffekte.

545 Das Beispiel des Disease Management-Programms Sophia in Frankreich zeigt, dass durch einen Top-Down-Ansatz auch moderne patientenzentrierte Disease Management-Programme mit Beteiligung der relevanten Stakeholder, mit internetbasierten Informationsplattformen und mit Telemedizin flächendeckend möglich sind. Demgegenüber lassen die stärker wettbewerblichen Bottom-Up Disease Management-Ansätze in den VAE mehr Spielraum für agilere Weiterentwicklung und Benchmarking von Programmen zu. Gleichzeitig setzen die VAE auch auf einen weitreichenden Rahmen nach Top-Down-Logik, um beispielsweise durch staatlich angeordnete Screening-Programme, elektronische Datenanforderungen und Finanzierungszusagen nutzerzentrierte Disease Management-Programme flächendeckend zu ermöglichen.

---

340 Puska u. a.: The North Karelia Project: From North Karelia to National Action. 2009, S. 60 ff. Online: https://core.ac.uk/download/pdf/12361261.pdf [abgerufen am 4.8.2020].
341 Vartiainen: The North Karelia Project: Cardiovascular disease prevention in Finland. In: Global Cardiology Science and Practice 13/2018, S. 4.

In diesem Sinne bietet der Innovationsfonds eine Chance, Elemente internationaler patientenzentrierter Erfolgsmodelle im Disease Management zu nutzen und für den deutschen Gesundheitsmarkt situations- und bedarfsgerecht weiterzuentwickeln.

5.3.3.3 Pay for Performance

Die aktuell vorherrschenden Vergütungssysteme im ambulanten und stationären Bereich setzen keine adäquaten Anreize, vermeidbare Krankenhauseinweisungen zu reduzieren und generell die medizinische Qualität zu fördern.[342] Die dem Konzept des P4P zugrunde liegende Idee ist es daher, die medizinische Leistungsvergütung um den Aspekt der Qualität zu erweitern. Die ökonomische Logik des P4P geht von der Annahme aus, dass direkte finanzielle Anreize verwendet werden können, um über Verhaltensänderungen Qualitätsverbesserungen bei Leistungserbringern zu erreichen.

Dieser Logik liegt zugrunde, dass Leistungserbringer auf gesetzte finanzielle Anreize reagieren.[343] Zu dieser theoretischen Annahme finden sich in der Literatur divergierende Evidenzen:[344] Während der Einfluss finanzieller Anreize auf Ärzte einerseits bestätigt wurde,[345] finden sich andererseits auch Nachweise, die implizieren, dass finanzielle Anreize nicht regelmäßig Effekte auf die ärztliche Tätigkeit haben.[346]

Das P4P zugrunde liegende Konzept kann auf die Prinzipal/Agent-Theorie zurückgeführt werden.[347] In der Theorie setzt der Prinzipal (hier die Krankenversicherung) den finanziellen Anreiz inkrementell in der Höhe ein, dass der Agent (hier z. B. das Krankenhaus) auf diesen Anreiz reagiert und eine qualitativ höherwertige Leistungserbringung gewährleistet als es ohne den finanziellen Anreiz der Fall gewesen wäre. Dabei muss der Prinzipal berücksichtigen, dass die Höhe des finanziellen Anreizes und die erwarteten Qualitätsgewinne adäquat ausbalanciert sind und gleichzeitig Ausweichstrategien vermieden werden.

---

342 Benstetter: Health Care Economics: The market for physician services. Frankfurt 2002.
343 Dudley u. a.: The impact of financial incentives on quality of health care. In: The Milbank Quarterly 76(4)/1998, S. 653 ff.
344 Kronick u. a.: Introduction. Apple Pickers or Federal Judges: Strong versus Weak Incentives in Physician Payment. In: Health Services Research 50(Suppl 2)/2015, S. 2049.
345 Lagarde/Blaauw: Physicians' responses to financial and social incentives: A medically framed real effort experiment. In: Social Science & Medicine 179/2017, S. 155 f.
346 Rosenthal/Frank: What is the empirical basis for paying for quality in health care. In: Medical Care Research and Review 63(2)/2006, S. 152 ff.
347 Robinson: Theory and Practice in the Design of Physician Payment Incentives. In: The Milbank Quarterly 79(2)/2001, S. 150 ff.

550 Voraussetzung für die Implementierung von P4P-Vergütungssystemen, die international sowohl im ambulanten[348] als auch im stationären Sektor eingesetzt werden,[349] ist eine professionelle Qualitätsmessung, auf der eine qualitätsorientierte Vergütung aufsetzen kann. Das ökonomische Konzept des P4P funktioniert aber nicht ohne modellimmanente Fehlanreize, die bei der Implementierung eines Programms aus theoretischer Perspektive zu beachten sind. Hierbei ist exemplarisch zu nennen, dass finanzielle Anreize im Rahmen von P4P-Vergütungselementen nicht die einzigen Motivatoren darstellen dürfen, um die Qualität der Behandlungsoutcomes zu optimieren. Ansonsten bestünde die Gefahr, dass diese externen finanziellen Anreize die intrinsische Motivation der Leistungserbringer verdrängen.[350] Zudem besteht das Risiko, dass die Installierung qualitätsorientierter Vergütungselemente den Fokus der ärztlichen Tätigkeit auf Bereiche verschiebt, die monetär incentiviert sind und dabei diejenigen Bereiche vernachlässigt werden, die finanziell weniger attraktiv sind, aber für das Wohl der zu behandelnden Patienten trotzdem eine große Bedeutung darstellen.[351]

551 Die empirische Evidenz zu bestehenden P4P-Ansätzen zeigt heterogene Ergebnisse, wobei die Effekte stark vom jeweiligen Programmdesign und der Evaluationsmethodik abhängen. Dabei kommen die meisten Studien zu dem Ergebnis, dass P4P-Programme bislang partiell zum erwarteten Erfolg führen. In den ersten Programmphasen zeigen sich dabei häufig Verbesserungen der Prozessqualität. Oftmals verlieren sich diese Effekte aber im Zeitverlauf.

552 Die Ursprünge des P4P liegen international in den USA und England. Während in den USA der Fokus stärker auf dem akutstationären Versorgungsbereich liegt, setzen P4P-Programme in England v. a. in der ambulanten Versorgung an.[352] Nachfolgend wird anhand ausgewählter akutstationärer P4P-Programme aus dem Medicare-Bereich in den USA der zugehörige Innovationstransfer sowie die bislang gemachten Erfahrungen anhand eines Fallbeispiels dargestellt.

---

348 Eckhardt u. a.: Pay for Quality: Using financial incentives to improve quality for care. In: Busse u. a. (Hrsg.): Improving healthcare quality in Europe. Characteristics, effectiveness and implementation of different strategies. Kopenhagen 2019., S. 357–397.
349 Milstein/Schreyögg: Pay for performance in the inpatient sector: A review of 34 P4P programs in 14 OECD countries. In: Health Policy 120/2016, S. 1125–1140.
350 Wynia: The risks of rewards in health care: How pay-for-performance could threaten, or bolster, medical professionalism. In: Journal General Internal Medicine 24(7)/2009, S. 885 f.
351 Eijkenaar u. a.: Effects of pay for performance in health care: A systematic review of systematic reviews. In: Health Policy 110/2013, S. 120.
352 In mehreren europäischen Ländern sind P4P-Programme im stationären und/oder ambulanten Sektor implementiert. Siehe dazu insbesondere Busse u. a.: Vergütung und Qualität: Ziele, Anreizwirkungen, internationale Erfahrungen und Vorschläge für Deutschland. In: Klauber u. a. (Hrsg.): Krankenhaus-Report 2020. Finanzierung und Vergütung am Scheideweg. Berlin 2020. S. 205–230.

Fallbeispiel: Akutstationäre P4P-Programme (Medicare-Bereich in den USA)
Ausgangslage

Die Stärkung von P4P-Programmen ist im Medicare-Bereich in den USA eng mit der Verabschiedung des Patient Protection and Affordable Care Act (ACA) im Jahr 2010 verknüpft. P4P-Programme existierten aber auch schon zuvor.

Basis der innovativen qualitätsbasierten Vergütungsmodelle für Krankenhäuser sind Qualitätsindikatoren, die eine valide Qualitätsmessung überhaupt erst ermöglichen. Landesweit standardisierte Indikatoren, mit denen sich die Prozessqualität in Krankenhäusern abbilden lässt, sind bereits 2002 eingeführt worden und wurden im Zeitverlauf sukzessive erweitert.

CMS (Center for Medicare & Medicaid Services) agiert im Medicare-Bereich als der zentrale Regulator und war für die Umsetzung der im ACA definierten Maßnahmen verantwortlich. Um neue Vergütungs- und Versorgungsmodelle unter realistischen Bedingungen zu testen, wurde das Center for Medicare und Medicaid Innovation (CMMI) als Think-Tank ins Leben gerufen. Nach erfolgreicher Testphase können CMS-Modelle dann direkt verbindlich ohne die ansonsten benötigte politische Legitimierung eingeführt werden. Dadurch können die Entscheidungswege und -prozesse zugunsten der Einführung und Etablierung zielführender innovativer Modelle entpolitisiert werden.[353]

Intervention

Durch den ACA wurden im akutstationären Versorgungsbereich im Jahr 2012 sowohl das „Hospital Value Based Purchasing"-Programm (HVBP) als auch das „Hospital Readmissions Reduction Program" (HRRP) implementiert. Während das HVBP auf einer Vielzahl von Qualitätsindikatoren der Struktur-, Prozess- und Ergebnisqualität basiert, fokussiert das HRRP auf die Reduktion der Wiedereinweisungen bei definierten Indikationsbereichen. Beide Programme fußen auf einem Anreizdesign, das von einem prozentualen Einbehalt der Krankenhausvergütung ausgeht. Dabei kommt es im HVBP zu einer performancebasierten Umverteilung, im HRRP hingegen richtet sich die Höhe des zukünftigen relativen Einbehalts der Vergütung nach der gemessenen Qualität und ist daher im Gegensatz zum HVBP ein einstufiges Malus-System.

Diese beiden Programme eignen sich deshalb besonders gut zur Beschreibung von Innovationsprozessen und deren Etablierung, die für Transferüberlegungen relevant sein können, da die beiden Programme zwar mit dem ACA den gleichen ordnungspolitischem Impuls hatten, aber jeweils diametrale Ansätze und Anreizdesigns verfolgen. Bei beiden Programmen nehmen alle über Medicare vergüteten Krankenhäuser bundesweit obligatorisch an den P4P-Programmen teil.

---

353 Matthes: Klinikqualität made in USA. G+G digital, Ausgabe 07/2018. Online: https://www.gg-digital.de/2018/07/klinikqualitaet-made-in-usa [abgerufen am 19.6.2020].

558 Neben den beschriebenen ordnungspolitischen und organisatorischen Treibern war auch die evolutorische Einführung einer qualitätsbasierten Vergütung ein relevanter Erfolgsfaktor des Innovationstransfers. Dabei zeigte CMS in der Initial- und Etablierungsphase den Mut, auch kontrovers diskutierte Entscheidungen zu fällen.[354] So schrieb CMS bei den Wiederaufnahmeraten im HRRP die Verantwortung den Krankenhäusern zu, auch wenn andere Leistungsanbieter oder Patientenfaktoren für hohe Wiederaufnahmeraten mitverantwortlich waren. Das CMS zeigte damit exemplarisch die Motivation und den Willen, auch gegen Widerstände der handelnden Akteure und deren Verbände (Ärzte und Krankenhäuser) neue Modelle zu implementieren, auch wenn diese zu Beginn der Einführung methodisch noch nicht fehlerlos entwickelt waren. Dies zeugt von einer gewissen „Trial-and-Error"-Kultur, die für die Einführung innovativer Modelle und den dahinterstehenden Lernprozessen von besonderer Relevanz ist.

Ergebnis

559 Bislang vorliegende Evaluationsstudien zu den genannten beiden P4P-Programmen zeigen, dass das HVBP-Programm zu keinen relevanten Erfolgen führte.[355,356,357] Das HRRP bewirkte hingegen signifikante Optimierungen bzw. Rückgänge der Wiederaufnahmeraten bei den incentivierten Indikationen.[358,359] Der Erfolg des HRRP ist gemäß zahlreicher Studien maßgeblich auf die im Vergleich zum HVBP-Programm einfacher verständliche Anreizlogik zurückzuführen. Außerdem unterstützt der quantitativ höhere finanzielle Anreiz im HRRP die Wirkungen des Programms.[360]

Zwischenfazit und Implikationen

560 P4P-Modelle stellen interessante innovative Vergütungsformen dar, die relevante positive Wirkungen auf die Qualität der Versorgung ausüben können. Die Erfahrungen aus den USA zeigen, dass bei der Einführung und Etablierung solcher Modelle sowohl eine bereits vorhandene valide Basis an Qualitätsindikatoren als auch eine Innovationskultur mit dem Mut, unkonventionelle und ggf. zu Beginn für

---

354 Matthes: Klinikqualität made in USA. G+G digital, Ausgabe 07/2018. Online: https://www.gg-digital.de/2018/07/klinikqualitaet-made-in-usa [abgerufen am 19.6.2020].
355 Figueroa u. a.: Association between the value-based purchasing pay for performance program and patient mortality in US hospitals: observational study. In: BMJ 353/2016, S. 3.
356 Ryan u. a.: The early effects of Medicare´s mandatory hospital pay-for-performance program. In: Health Services Research 50(1)/2015, S. 89 ff.
357 Zuckerman u. a.: Readmissions, Observation, and the Hospital Readmissions Reduction Program. In: New England Journal of Medicine 374/2016, S. 1546 ff.
358 Hoffman/Yakusheva: Association between Financial Incentives in Medicare's Hospital Readmissions Reduction Program and Hospital Readmission Performance. In: JAMA Network Open 3(4)/2020.
359 Ferro u. a.: Patient Readmission Rates For All Insurance Types After Implementation Of The Hospital Readmissions Reduction Program. In: Health Affairs 38(4)/2019, S. 4 ff.
360 Doran u. a.: Impact of Provider Incentives on Quality and Value of Health Care. In: Annual Review of Public Health 38/2017, S. 457 f.

einzelne Akteure im Gesundheitssystem unpopuläre Wege einzuschlagen, nötig sind. Daneben zeigte sich ebenso, dass die Entkopplung der Innovationstransferprozesse von (interessens-)politischen Einflussnahmen ein probates Mittel darstellt, um der evolutorischen Entwicklung der innovativen P4P-Vergütungsformen eine reelle Chance zu geben.

5.3.3.4 Capitation/Regionale Gesundheitsbudgets

561 Jede Vergütungsform medizinischer Leistungen geht mit Anreizwirkungen einher. Die international verbreiteten Fallpauschalen im stationären Bereich reduzieren zwar den Anreiz, einzelne Leistungskomponenten innerhalb eines Falls auszudehnen, induzieren allerdings ökonomisch rational begründete Fallzahlsteigerungen. Der Qualitätsaspekt der medizinischen Versorgung wird über die Vergütungsform nur bedingt integriert.

562 Die Capitation-Vergütung bzw. regionale Gesundheitsbudgets stellen hingegen eine Vergütungsform dar, bei der ein Teil der Versicherungsrisiken auf die Leistungserbringer übergeht. Dabei übernehmen Leistungserbringer sektorenübergreifend für alle anfallenden Leistungen eine wirtschaftliche (Mit-)Verantwortung und teilweise das Risiko bei Hochkostenfällen (Komplexitätsrisiko). Dies gilt sowohl für die direkt von ihnen erbrachten als auch für die von ihnen veranlassten oder nicht vermiedenen Leistungen. Im Idealfall erstreckt sich die Vereinbarung auf alle Versicherten einer definierten Region. Inwiefern es sich um eine vorab vereinbarte Vergütung handelt oder diese im Abgleich mit Benchmarks ermittelt wird, bleibt dabei zunächst offen.

563 Die Zielvision regionaler Gesundheitsbudgets bezieht ebenso adäquate Instrumente und Maßnahmen zur Qualitätsförderung und -sicherung mit ein. Mit derartigen Vergütungsmodellen gehen Anpassungen der Versorgungsstrukturen einher, um die Leistungserbringer in die Lage zu versetzen, die veränderten Anforderungen angemessen abzubilden.[361] Dieses Zusammenfallen von Vergütung und Versorgung, das durch die Implementierung einer sektorenübergreifenden Capitation-Vergütung evident wird, verdeutlicht den sektorenübergreifenden, integrierenden Managed Care-Charakter dieser innovativen Vergütungsform, die in den international unterschiedlichen Ausprägungen auch Ziele der Erhöhung der medizinischen Qualität mit beinhaltet.[362] Ein besonders interessantes Beispiel zur integrierten Lösung von Finanzierungs-, Qualitäts- und Zugangsherausforderungen in Gesundheitsmärkten ist das in der Region Valencia (Spanien) implementierte System von prospektiven regionalen Gesundheitsbudgets.

---

361 Benstetter u. a.: Prospektive regionale Gesundheitsbudgets. Heidelberg 2020, S. 12.
362 Benstetter u. a.: Vergütungsidee am Puls der Zeit. In: f&w 03/2020, S. 24.

Fallbeispiel: Das Valencia-Modell (Spanien)[363]
Ausgangslage

564 In Spanien existieren bereits seit Ende der 1990er-Jahre in der Region um die Stadt Valencia erste Ansätze, über Konzessionsmodelle die Gesundheitsversorgung mithilfe regionaler Capitation-Vergütungsmodelle weiterzuentwickeln. Im sogenannten „Valencia-Modell" sollten die Qualität und Effizienz der Gesundheitsversorgung nach dem Prinzip der Dezentralität anhand einer integrierten und sektorenübergreifenden Versorgung sowie über Wettbewerbselemente verbessert werden. Insgesamt wurden in der Region fünf solcher regionalen Konzessionsmodelle aufgesetzt, die jeweils ca. 200.000 bis 250.000 Einwohner versorgen. Über diese Modelle wurden in den letzten Jahren ca. 20 % der Einwohner der Region Valencia versorgt. Die Entwicklung dieser langfristig ausgelegten Versorgungsmodelle, die i. d. R. eine Vertragslaufzeit von 15 Jahren mit einer Verlängerungsoption haben, und die fachärztliche, stationäre und hausärztliche Versorgung integrieren, ist in Abbildung 40 dargestellt.

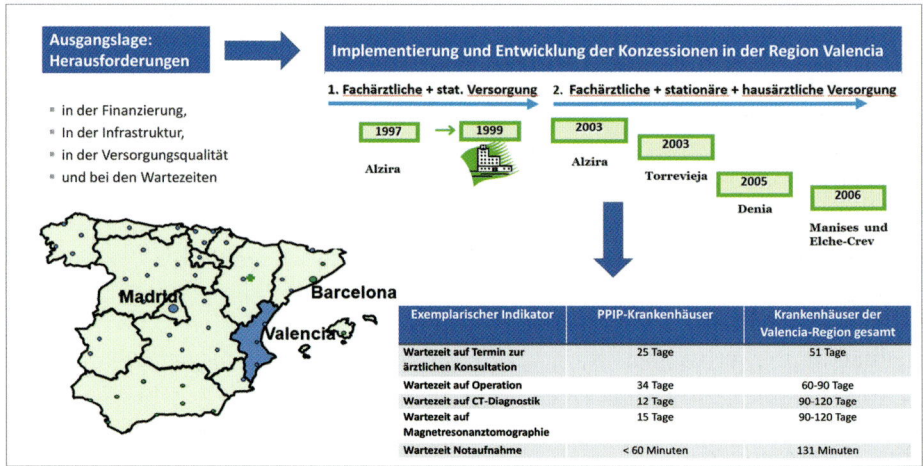

Abb. 40: Das Valencia-Modell
Quelle: Eigene Darstellung.

565 Reformen aufgrund von Gesetzesänderungen im spanischen Gesundheitsmarkt ermöglichen es den autonomen Regionen (hier der Region Valencia), Verträge mit privaten Anbietern und Investoren zu schließen, um durch die Anreize des Capitation-Systems und durch zusätzliche Kompetenzen und Erfahrungen im System der Public Private Integrated Partnerships (PPIP) die bestehenden Kosten-, Zugangs- und Qualitätsherausforderungen des staatlichen Gesundheitssystems zu lösen. In diesen Konzessionsmodellen verantworten die privaten Partner

---
363 Eine ausführlichere Beschreibung des Modells findet sich in Benstetter u. a.: Prospektive regionale Gesundheitsbudgets. 2020.

sowohl das Management als auch die finanzielle Sicherstellung der öffentlichen Gesundheitsversorgung.[364] Der Innovationstransfer im Gesundheitssystem der Region Valencia basierte somit auf einem Top-Down-Ansatz durch die geschaffenen neuen gesetzlichen Rahmenbedingungen. Die innovative Versorgung wurde hingegen mit einem Bottom-Up-Ansatz durch den Umsetzungswillen der handelnden Akteure im spanischen Gesundheitssystem operationalisiert. Dazu gehören die privaten Konsortien zur operativen Umsetzung und Risikoübernahme, wie beispielsweise die Marina Salud SA (DKV Seguros und Ribera Salud) in der Region Denia sowie die staatlichen Akteure der Region Valencia zur Ausschreibung und Vergabe der regionalen Konzessionen, zur Vertragsverhandlung sowie zur Kontrolle der vereinbarten Prozesse und Ziele.

Intervention

Zur Finanzierung der regionalen integrierten Versorgung stellt die Regierung der Region Valencia den privaten Konsortien eine Capitation gemäß der zu versorgenden Einwohnerzahl zur Verfügung. In diese Capitation wird bereits ein Abschlag (ca. 25 %) gegenüber der durchschnittlichen Pro-Kopf-Gesundheitsausgaben der Region Valencia kalkuliert, unter der Annahme, dass die Gesundheitsversorgung in Trägerschaft des privaten Konsortiums effizienter erfolgt. Durch die finanzielle Mitverantwortung und prospektive Übermittlung der Capitation-Summe entstehen für den Konzessionsnehmer Anreize, eben jene Effizienzsteigerung auch zu realisieren. Die Höhe der jährlichen Capitation wird dabei zwischen dem Konzessionsgeber und -nehmer verhandelt.[365]

566

Um vor dem Hintergrund der finanziellen Anreize gleichzeitig die Qualität der Versorgung abzusichern, wurde ein Katalog mit Qualitätsindikatoren definiert. Darüber hinaus wurde zwischen den Gesundheitsregionen ein interregionaler Qualitätswettbewerb induziert, indem durch das Prinzip „*Money follows Patient*" der private Konzessionär z. B. die höheren Behandlungskosten trägt, wenn sich ein Patient in einer öffentlich organisierten Versorgung einer Nachbarregion (ohne Konzessionsmodell) behandeln lässt.[366]

567

Die Motivation und Ziele einer Capitation, eine sektorenübergreifende Versorgung entlang der Patient Journey zu entwerfen, bildet sich im Valencia-Modell auch in der Leistungsorganisation ab. Dazu wurden integrierte Gesundheitszentren geschaffen, die nach dem Motto „ambulant vor stationär" als erste Anlaufstelle der Primärversorgung dienten. Gleichzeitig findet durch die Etablierung integrierter Versorgungspfade eine enge Koppelung zwischen den Gesundheits-

568

---

364 National Health Service: Capitation payments-international examples. 2014. Online: https://assets.publishing.service.gov.uk/government/uploads/system/uploads/attachment_data/file/445741/Capitation_payment_-_international_examples.pdf [abgerufen am 2.8.2020].
365 Benstetter u. a.: Prospektive regionale Gesundheitsbudgets. Heidelberg 2020, S. 30–31.
366 Benstetter u. a.: Prospektive regionale Gesundheitsbudgets. Heidelberg 2020, S. 33.

zentren und dem zum Netzwerk gehörigen Krankenhaus statt. Der sektorenübergreifende Austausch innerhalb des Versorgungsnetzwerks wurde durch die frühzeitige Nutzung einer elektronischen Patientenakte samt weiterer digitaler Unterstützungsinstrumente weiter befördert.[367]

Ergebnis

569 Die Effekte des Valencia-Modells auf Kosten, Wettbewerb und Qualität sind bislang erst ausschnitthaft evaluiert. Daher sind generelle Aussagen zur Überlegenheit des Modells bislang nicht formulierbar. Die vorhandenen Ergebnisse machen aber deutlich, dass innerhalb weniger Jahre durch die Effizienzabschläge signifikante Einsparungen der medizinischen und operativen Kosten realisiert werden konnten. Treibende Faktoren für die Effizienz- und Qualitätseffekte der integrierten Versorgung waren insbesondere die digitale Kommunikation, Prozessoptimierungen sowie Skalenerträge und Fixkostendegression durch Zentralisierung. Voraussetzung dafür waren neue Gestaltungsfreiräume für die 17 Regionalregierungen Spaniens, der Gestaltungswille der regionalen politischen Akteure sowie die Akzeptanz der Bevölkerung zur Implementierung eines solchen PPIP-Versorgungsansatzes.[368]

570 Auch auf die Wartezeiten sowie die Patientenzufriedenheit hatte die Einführung der Capitation in Spanien positive Wirkungen (s. Abb. 40). Die Wartezeiten konnten sowohl bei elektiven operativen Eingriffen als auch bei ärztlichen Konsultation im Vergleich zu nicht in Konzessionsmodellen organisierten Regionen verringert werden.[369] Bezüglich der Patientenzufriedenheit im Krankenhaus nehmen die in PPIP-Modellen organisierten Krankenhäuser Spitzenplätze in der Valencia-Region ein.[370]

571 Nach ähnlicher Logik, nur zeitlich etwas nachgelagert und auf die Spezifika und Herausforderungen des nationalen Gesundheitssystems (gesetzliche Krankenversicherung) adaptiert, wurden auch in Peru Konzessionsmodelle eingeführt. Auch dabei lassen sich, wenn auch dort eine systematische Evaluation der

---

367 Benstetter u. a.: Prospektive regionale Gesundheitsbudgets. Heidelberg 2020, S. 35.
368 Die Vertragslaufzeit des Alzira-Modells, das erste Modell der Valencia-Region, wurde aus politischen Gründen nicht verlängert. Die Rückführung des Alzira-Modells in die öffentliche Hand wird aktuell u. a. in den spanischen Medien und z. B. in der Bevölkerung der Konzessionsregion Torrevieja als Misserfolg eingestuft. Siehe dazu z. B. https://economia3.com/2020/02/12/249208-la-reversion-en-la-ribera-es-un-fracaso-no-queremos-que-torrevieja-pase-por-lo-mismo/ [abgerufen am 10.8.2020].
369 National Health Service Confederation: The search for low-cost integrated healthcare. The Alzira model – from the region of Valencia. 2011. Online: https://www.nhsconfed.org/-/media/Confederation/Files/Publications/Documents/Integrated_healthcare_141211.pdf [abgerufen am 6.8.2020].
370 Sindicatura de Comptes de Comunitat Valenciana: Auditoria Operativa De La Concesion De La Asistencia Sanitaria Integral En El Departemento De Salud De Torrevieja. Ejercicios 2003-2016. 2018. Online: https://www.sindicom.gva.es/web/informes.nsf/0/14C99D556CDEBC1EC125833C0030F2E2/$file/INF-2016-DSTORREVIEJA-09-Final-2018-10-29-signat.pdf [abgerufen am 6.8.2020].

Effekte noch aussteht, positive Wirkungen auf die Wartezeiten und Patientenzufriedenheit identifizieren.[371]

Zwischenfazit und Implikationen

Die geschilderten Ansätze und Erfahrungen zeigen exemplarisch, dass eine sektorenübergreifende Capitation-Vergütung bzw. regionale Gesundheitsbudgets adäquate Mittel darstellen, um Instrumente des Managed Care zur Schaffung einer innovativen, effizienten und qualitätsorientierten Versorgung entlang der Patientenbedarfe zu vereinen. Bei der Implementierung und Etablierung der dahinterstehenden Innovationsprozesse sind sowohl die staatliche und politische Unterstützung (Top-Down) als auch die Motivation der handelnden Akteure (Bottom-Up) zwingend erforderlich. Außerdem stellte sich der Einsatz digitaler Kommunikation und Instrumente als zentraler Erfolgsfaktor heraus. 572

5.3.4 Fazit und Schlussfolgerungen

Service Innovationen (Utilization Management) wie die Kostengutsprache bei Off-Label-Anträgen neuer Medikamente oder die Unterstützung der Patienten bei Anreise und Wartezeit in und nach der Krise in der Schweiz, Disease Management-Ansätze mit den Fallbeispielen Frankreich und Vereinigte Arabische Emirate, P4P-Modelle in den USA sowie prospektive regionale Gesundheitsbudgets mit integrierter Versorgung in Spanien stellen internationale Fallbeispiele dar, wie Effizienz- und Qualitätspotenziale in Gesundheitssystemen gehoben werden können. 573

Um all diese exemplarisch aufgezeigten innovativen Versorgungslösungen in Gesundheitssystemen weitreichend umzusetzen, bedarf es einer Entkoppelung der Innovationstransferprozesse von (interessens-)politischen Einflussnahmen und eines zielführenden regulatorischen Rahmens. Dieser Rahmen nimmt insbesondere die Rolle als initialer Befähiger und Impulsgeber für innovative Ideen und Versorgungsmodelle wahr. 574

Die Schaffung entsprechender Rahmenbedingungen durch die Regulierungsbehörde CMS im Bereich Medicare in den USA oder die Nutzung der regionalen Autonomie durch die Regierung des spanischen Bundeslandes Valencia zeigen beispielhaft, dass langjährige beharrliche Versorgungsstrukturen in relativ kurzer Zeit in agile und patientenzentrierte Qualitäts- und/oder Versorgungslösungen mit sektorenübergreifendem Charakter überführt werden können. 575

Durch einen Innovationsfonds könnten Prozessinnovationen, wie in den aufgezeigten Fallbeispielen in der Schweiz durch eine systematische Einbindung aller relevanter Entscheidungsträger und durch eine partielle Abfederung von regulatorischen Unsicherheiten deutlich schneller und zielgerichteter im Sinne der 576

---

371 Benstetter u. a.: Prospektive regionale Gesundheitsbudgets. Heidelberg 2020, S. 44 ff.

Patienten umgesetzt werden. Mit der Zielsetzung des Innovationsfonds in Deutschland, die Versorgung in der gesetzlichen Krankenversicherung durch eine Überführung erfolgreicher Modellprojekte in die Regelversorgung qualitativ weiterzuentwickeln, bedarf es der Schaffung weiterer gesetzlich fixierter Gestaltungsmöglichkeiten.

577 Mit Gesetzen wie dem TSVG, dem DVG oder dem PDSG sind Anpassungen der bestehenden Richtlinien erfolgt, die zusätzliche Implementierungen innovativer Versorgungsansätze in die Regelversorgung ermöglichen. So werden beispielsweise digitale Unterstützungslösungen wie die elektronische Patientenakte für die Versicherten zeitnah nutzbar gemacht. Allerdings zeigen aktuelle Tendenzen des sich derzeit im parlamentarischen Prozess befindlichen Versorgungsverbesserungsgesetzes (GPVG) (Stand: Oktober 2020), dass neben der Überführung positiv evaluierter Versorgungsprozesse und -lösungen aus dem Innovationsfonds in die Regelversorgung ein weiterer Transformationspfad geebnet werden soll. Insbesondere soll die Weiterführung von Projekten aus dem Innovationsfonds mithilfe selektiver Vertragslösungen (Besondere Versorgung nach § 140a SGB V) in der Praxis vereinfacht werden. Dabei erhalten Krankenkassen über eine Genehmigungsfiktion für bewilligte Innovationsfondsprojekte die dafür relevante Rechtssicherheit. Die ursprüngliche Idee des Transfers in die Regelversorgung sollte allerdings dadurch nicht an Bedeutung verlieren.

578 Damit komplexere Projekte wie P4P-Programme oder sektorenübergreifende Versorgungsprojekte mit prospektiven Regionalbudgets eine Perspektive in der Regelversorgung haben, müssen ausgefeilte Rahmenbedingungen für die (schrittweise) Implementierung geschaffen werden. Der Innovationsfonds ist eine wichtige Plattform für die Testung und Implementierung weitergehender Managed Care-Instrumente. Daher ist in Zukunft nicht nur eine Fokussierung auf sektorenübergreifende und patientenzentrierte Versorgungsmodelle mit einer Stärkung des Patientenselbstmanagements besonders bedeutend, sondern auch die systematische Weiterentwicklung des ordnungspolitischen Rahmens, der hilft, Beharrungsstrukturen zu überwinden, und der weitere Anreize für Pioniergeist schafft.

Literatur

Alhaboby, D.A.: Evaluation of the Clinical Efficiency of Diabetes Disease Management Program in Abu Dhabi. Diss. Universität Duisburg-Essen. 2019, S. 105.
Benstetter, F.: Health Care Economics: The market for physician services. Frankfurt/Main 2002.
Benstetter, F. u. a.: Health Economics Study: Diabetes Management Program in Abu Dhabi (Daman Health Insurance). Unveröffentlichtes Manuskript im Rahmen eines Vortrags am 9.5.2018 in Abu Dhabi. Abu Dhabi/VAE. 2018.
Benstetter, F./Hornig, S.: Wettbewerbseffekte der Internationalisierung im Gesundheitswesen, In: Pfannstiel, M.A./Da-Cruz, P./Schulte, V. (Hrsg.): Internationalisierung im Gesundheitswesen. Strategien, Lösungen, Praxisbeispiele, Wiesbaden 2019, S. 1–32.

Literatur

Benstetter, F. u.a.: Prospektive regionale Gesundheitsbudgets. Heidelberg 2020.

Benstetter, F. u. a.: Vergütungsidee am Puls der Zeit. In: f&w 03/2020, S. 23–25.

Busse, R. u. a.: Vergütung und Qualität: Ziele, Anreizwirkungen, internationale Erfahrungen und Vorschläge für Deutschland. In: Klauber u. a. (Hrsg.): Krankenhaus-Report 2020. Finanzierung und Vergütung am Scheideweg. Berlin 2020, S. 205–230.

Cashin, C. u. a.: Health provider P4P and strategic health purchasing. In: World Health Organization (Hrsg.): Paying for Performance in Health Care. Implications for health system performance and accountability. Maidenhead/New York 2014, S. 3–22.

Chevreul, K. u. a.: The burden and treatment of diabetes in France. In: Globalization and Health 10/2014, 6.

Doran, T. u. a.: Impact of Provider Incentives on Quality and Value of Health Care. In: Annual Review of Public Health 38/2017, S. 449–465.

Dudley, R. A. u. a.: The impact of financial incentives on quality of health care. In: The Milbank Quarterly 76(4)/1998, S. 649–686.

Eckhardt, H. u. a.: Pay for Quality: using financial incentives to improve quality for care. In: Busse, R. u. a. (Hrsg.): Improving healthcare quality in Europe. Characteristics, effectiveness and implementation of different strategies. 2019, S. 357–397.

Eijkenaar, F. u. a.: Effects of pay for performance in health care: A systematic review of systematic reviews. In: Health Policy 110/2013, S. 115–130.

Ferro, E. G. u. a.: Patient Readmission Rates For All Insurance Types After Implementation Of The Hospital Readmissions Reduction Program. In: Health Affairs 38(4)/2019, S. 585–593.

Figueroa, J. u. a.: Association between the value-based purchasing pay for performance program and patient mortality in US hospitals: observational study. In: BMJ 353/2016, i2214.

Hoffman, G. J./Yakusheva, O.: Association Between Financial Incentives in Medicare's Hospital Readmissions Reduction Program and Hospital Readmission Performance. In: JAMA Network Open 3(4)/2020, e202044.

International Diabetes Federation: IDF Diabetes Atlas. 2019. Online: https://www.diabetesatlas.org/en/resources/ [abgerufen am 9.8.2020].

Kreiser, T. u. a.: Behaviour modification within a population health management programme for diabetics and obese insured in Abu Dhabi, United Arab Emirates Dhabi. In: International Journal of Integrated Care 11/2011.

Kronick, R. u. a.: Introduction. Apple Pickers or Federal Judges: Strongversus Weak Incentives in Physician Payment. In: Health Services Research 50(Suppl 2)/2015, S. 2049.

Lagarde, M./Blaauw, D.: Physicians' responses to financial and social incentives: A medically framed real effort experiment. In: Social Science & Medicine 179/2017, S. 147–59.

L'Assurance Maladie: Nouvelles évaluations du service Sophia. Un impact positif notamment sur les adherents en écart par rapport au suivi recommandé. Note de synthèse. 2019, S. 8–11, 17. Online: https://www.ameli.fr/fileadmin/user_upload/documents/Note_de_synthese_sophia_07022019.pdf [abgerufen am 5.8.2020].

Le service Sophia diabète en pratique. 2019. Online: https://www.ameli.fr/assure/sante/assurance-maladie/service-sophia-pour-les-personnes-diabetiques/le-service-sophia-diabete-en-pratique [abgerufen am 5.8.2020].

Matthes, N.: Klinikqualität made in USA. G+G digital, Ausgabe 7/2018. Online: https://www.gg-digital.de/2018/07/klinikqualitaet-made-in-usa [abgerufen am 21.6.2020].

Milstein, R./Schreyögg, J.: Pay for performance in the inpatient sector: A review of 34 P4P programs in 14 OECD countries. In: Health Policy 120/2016, S. 1125–1140.

National Health Insurance Company – Daman. Online: https://www.damanhealth.ae/en/about-us [abgerufen am 8.8.2020].

National Health Service: Capitation payments-international examples. 2014. Online: https://assets.publishing.service.gov.uk/government/uploads/system/uploads/attachment_data/file/445741/Capitation_payment_-_international_examples.pdf [abgerufen am 2.8.2020].

National Health Service Confederation: The search for low-cost integrated healthcare. The Alzira model – from the region of Valencia. 2011. Online: https://www.nhsconfed.org/-/media/Confederation/Files/Publications/Documents/Integrated_healthcare_141211.pdf [abgerufen am 6.8.2020].

National Center For Chronic Disease Prevention And Health Promotion (CDC): The Power of Prevention. 2009. Online: www.cdc.gov/chronicdisease/pdf/2009-Power-of-Prevention.pdf [abgerufen am 12.8.2020].

Nolte, E./Knai, C.: Approaches to chronic disease management in Europe. In: Nolte, E. u. a. (Hrsg.): Assessing chronic disease management in European health systems. Concepts and approaches. 2014, S. 23–72.

Puska, P. u. a.: The North Karelia Project: From North Karelia to National Action. 2009, S. 60 ff. Online: https://core.ac.uk/download/pdf/12361261.pdf [abgerufen am 4.8.2020].

Robert Koch Institut (RKI): SARS-CoV-2 Steckbrief zur Coronavirus-Krankheit-2019 (COVID-19). 2020. Online: https://www.rki.de/DE/Content/InfAZ/N/Neuartiges_Coronavirus/Steckbrief.html#doc13776792bodyText4 [abgerufen am 14.8.2020].

Robinson, J. C.: Theory and Practice in the Design of Physician Payment Incentives. In: The Milbank Quarterly 79(2)/2001, S. 149.

Rosenthal, M. B./Frank, R. G.: What is the empirical basis for paying for quality in health care. In: Medical Care Research and Review 63(2)/2006, S. 135–157.

Ryan, A. M. u. a.: The early effects of Medicare's mandatory hospital pay-for-performance program. Health Services Research 50(1)/2015, S. 81–97.

Sicree, R. u. a.: Prevalence and Projections. In: International Diabetes Federation (Hrsg.): Diabetes Atlas. 2006, S. 36.

Sindicatura de Comptes de Comunitat Valenciana: Auditoria Operativa De La Concesion De La Asistencia Sanitaria Integral En El Departemento De Salud De Torrevieja. Ejercicios 2003–2016. 2018. Online: https://www.sindicom.gva.es/web/informes.nsf/0/14C99D556CDEBC1EC125833C0030F2E2/$file/INF-2016-DSTORREVIEJA-09-Final-2018-10-29-signat.pdf [abgerufen am 6.8.2020].

Vartiainen, E.: The North Karelia Project: Cardiovascular disease prevention in Finland. In: Global Cardiology Science and Practice 13/2018, S. 13.

Wynia, M. K.: The risks of rewards in health care: How pay-for-performance could threaten, or bolster, medical professionalism. In: Journal General Internal Medicine 24 (7)/2009, S. 884–887.

Zuckerman, R. B. u. a.: Readmissions, Observation, and the Hospital Readmissions Reduction Program. In: New England Journal of Medicine 374/2016, S. 1543–1551.

6 Ungenutzte Potenziale digitaler Health-Innovationen und Perspektiven

6.1 Innovationsförderung Digitaler Gesundheitsanwendungen aus Unternehmersicht

Timo Schinköthe/Lena-Sophie Fink

Abstract: Unternehmen haben unterschiedliche Innovationsprozesse. Viele von diesen lassen sich nicht mit Fördervorgaben vereinbaren. So ist zum Beispiel ein agiler Entwicklungsprozess nicht mit dem typischerweise geforderten Gantt-Modell darstellbar. Die enge Einschränkung der anzuwendenden Arbeitsprozesse und Prozessplanung verhindert den Zugang zu Innovationsförderung für viele innovative Unternehmen und birgt im Gegenzug sogar das große Risiko der Förderung von Pseudo-Innovationen. Unternehmen mit intrinsischer Innovationskultur bleiben hierdurch häufig von Fördermaßnahmen ausgeschlossen und es kommt zu Förderung von Unternehmen mit opportunistischer Innovationskultur. Dies führt letzten Endes dazu, dass geförderte Pilotprojekte als solche verenden und nur äußerst selten in wahre Produkte überführt werden.

6.1.1 Überblick

Um das Problem der Innovationsförderung aus unternehmerischer Sicht zu verstehen, ist es hilfreich zu wissen, wie Innovation innerhalb von Unternehmen organisiert und gestaltet wird. Um dies näher beleuchten zu können ist es zunächst einmal wichtig die Unternehmen selbst hinsichtlich ihrer Innovation zu unterscheiden. Grob kann man untergliedern in Unternehmen deren Innovationszyklus von äußeren Anlässen abhängig ist und solche, die unabhängig sind.

Eine klassische Abhängigkeit besteht immer dann, wenn der Verkaufszyklus von festen Ereignissen abhängt. Bestes Beispiel ist hierbei die Unterhaltungsindustrie. Die Firma Apple beispielsweise macht mit seinen iPhones im letzten Quartal eines jeden Jahres etwa 8 % mehr Umsatz, als im Durchschnitt der übrigen Quartale.[372] Dieses Umsatzhoch ist maßgeblich durch das Weihnachtsgeschäft beeinflusst. Um den Zwischenhandel entsprechend bedienen zu können und den Markt vorzubereiten, werden Innovationen in diesem Bereich daher üblicherweise im dritten Quartal eines Jahres präsentiert.

Sind Produktentwicklungszyklen unabhängig von solchen Einflüssen, so sind es andere Faktoren, die eine Weiterentwicklung bestimmen. Gerade kleine und mittelständige Unternehmen entwickeln Innovationen eher weniger strukturiert.

---

372 Statistika: Umsatz von Apple nach Produktgruppe bis Q2 2020. 2020. Online: https://de.statista.com/statistik/daten/studie/327274/umfrage/quartalsumsatz-von-apple-nach-produktgruppe/ [abgerufen am 23.9.2020].

Auslöser können neue Ideen bzw. Erkenntnisse aus dem Unternehmen selber oder das Erkennen von Marktbedürfnissen sein. Sowohl der Start der Innovationsentwicklung wie auch die Entwicklungsgeschwindigkeit hängt von unterschiedlichsten Faktoren wie z. B. den vorhandenen finanziellen wie personellen Ressourcen, den Fähigkeiten des eigenen Teams oder der Marktsituation ab. Auch lässt sich der Prozess der Innovationsentwicklung häufig nur schwer vorbestimmen, da im Vorhinein nicht alle aufkommenden Herausforderungen zu antizipieren sind. Und nicht ohne Grund existiert seit langem der Slogan „Softwareentwicklung dauert immer doppelt so lange wie man geplant hat, auch wenn man das mit eingeplant hat".

582 Versucht man nun unternehmerische Innovationsentwicklung mit öffentlicher Innovationsförderung zu vereinen, so ergeben sich diverse Herausforderungen, die im Folgenden betrachtet werden sollen.

6.1.2 Das Gantt-Problem

583 Heutige Arbeitsmethoden innerhalb von Entwicklungsprojekten lassen sich vornehmlich in zwei Kategorien unterteilen. Die klassische Wasserfall-Methode (engl. Waterfall Method) basiert auf der stufenweisen Planung der Projektphasen. Wesentlicher Vorteil der Wasserfall-Methode ist eine sehr gute Übersicht über den Projektverlauf und die stringente Vorplanung. Es ist jederzeit nachvollziehbar, an welchem Punkt das jeweilige Projekt steht. Die Wasserfall-Methode hat insbesondere bei komplexen Entwicklungsvorhaben eine sehr wichtige Bedeutung als auch dort, wo während des Projektes wenig neue Informationen hinzukommen, die ein Überdenken der ursprünglichen Planung zur Folge hätten. Weitgehend durchgesetzt hat sich jedoch die sogenannte agile Entwicklung. Der Begriff „agil" stammt ursprünglich aus der Softwareentwicklung und meint eine Dynamisierung, um durch erhöhte Flexibilität den Entwicklungsprozess zu Vereinfachen. Der Vorteil einer agilen Entwicklung liegt in erster Linie darin, dass man Erkenntnisse, die sich während des Entwicklungsprozesses ergeben, direkt mit in den Prozess einfließen lassen kann. Die Entwicklung verläuft daher nicht linear wie bei der Wasserfall-Methode, sondern iterativ. Hierbei wird die individuelle Kreativität wie auch die Fähigkeiten der Mitarbeiter stärker in den Mittelpunkt gestellt. In der agilen Entwicklung hat die Eigenverantwortung aller beteiligten Mitarbeiter einen hohen Stellenwert.

584 Warum sich die agile Entwicklung gegenüber einer Entwicklung auf Basis der Wasserfall-Methode bei innovativen Entwicklungsansätzen durchgesetzt hat, lässt sich gut an der Umsetzung von Softwareprojekten verdeutlichen.

585 Der CHAOS-Report der Standish Group untersucht seit Jahrzenten den Anteil erfolgreich abgeschlossener Software-Entwicklungsprojekte. Der erste Report wurde 1994 veröffentlicht und zeigte eine Quote von 16 % erfolgreich abgeschlossener Software-Entwicklungsprojekte. Über die Jahre pendelte sich diese

Quote bei 13 % ein, sofern bei der Entwicklung die Wasserfall-Methode zur Anwendung kam. Bei einer agilen Entwicklung lag der Anteil erfolgreich abgeschlossener Entwicklungen hingegen bei 42 % („Go with the Flow"). Aus Unternehmersicht ist es keine schwere Entscheidung zwischen einer Methode zu wählen, die zu 87 % versagt oder einer, bei der die Erfolgschance bei nahezu 50 % liegt. Eine beinahe Verdreifachung erfolgreich finalisierter Entwicklungen sind der Grund dafür, dass viele Unternehmen seit Jahren auf agile Abläufe setzen.

Hierbei wird allerdings das anfangs erwähnte Problem der öffentlichen Innovationsförderung deutlich. Je nach Laufzeit der Fördermaßnahmen, müssen die Anträge für drei bis fünf Jahre im Voraus dezidiert durchgeplant werden. Die Darstellung muss hierbei in aller Regel mittels Gantt-Diagrammen erfolgen. In seinem Buch „Organizing for Work" aus dem Jahre 1919 veröffentlichte Henry L. Gantt vor über 100 Jahren eine neue Art der Darstellung von Arbeitsprozessen, welche er selber als „Progress Charts" bezeichnete.[373] Diese heute als Gantt-Diagramm bekannte Darstellungsform ist dazu gedacht, Abläufe der Wasserfall-Methode grafisch zu veranschaulichen. Agile Prozesse können mit Gantt-Diagrammen nicht abgebildet werden. Die Arbeitsweise moderner Unternehmen, die nicht mehr nach den Vorstellungen aus der Zeit der Industrialisierung von vor über 100 Jahren arbeiten, gehen somit nur schwer einher mit den Antragsanforderungen öffentlicher Fördereinrichtungen.

Aus diesem Grund forderte das Zentrum für Europäische Wirtschaftsforschung in seinem „ZEW policy brief" bereits 2012 das es an der Zeit wäre, die traditionelle starre Förderkultur durch eine flexiblere zu ersetzen. Eine flexible Projektförderung sollte sich am Projektverlauf orientieren und während des Verlaufs dynamisch Förderanpassungen vornehmen.[374]

6.1.3 Intrinsische oder opportunistische Innovationskultur

Die Innovationskultur von Unternehmen kann man im Allgemeinen in eine intrinsische und eine opportunistische unterteilen. Bei der intrinsischen Innovationskultur geht es aus Unternehmersicht darum, die eigenen Produkte und damit das eigene Unternehmen durch stetige Weiterentwicklung im Markt und damit auch wirtschaftlich voranzubringen. Diese Innovationskultur ist langfristig angelegt und orientiert sich an Marktbedürfnissen und nicht an öffentlichen Förderanreizen.

Bei der intrinsischen Innovationskultur kommen die Impulse für Innovationen entweder durch das Erkennen ungedeckter Bedürfnisse im Markt oder durch die Entdeckung neuer Lösungswege bzw. neuer Produktansätze. Startpunkt und Fortschritt der Innovation sind zeitlich schwer bis gar nicht steuerbar, da sie von

---

373 Gantt: Organizing for work (B. and H. Harcourt (ed.)). 1919. Online: https://archive.org/details/cu31924013854132 [abgerufen am 23.9.2020].
374 Rammer/Klingebiel: ZEWpolicy brief Public Funding of Innovation Projects. 2012.

diversen inneren und äußeren Faktoren abhängen. Ist eine Innovationsmöglichkeit erkannt, so wird dieser zeitnah genutzt. Der Produktentwicklung bzw. -weiterentwicklung folgt die Validierung, Evaluation und Akzeptanztestung. Sind klinische Überprüfungen notwendig, so werden diese ebenfalls in enger zeitlicher Abfolge durchgeführt.

590 Die intrinsische Innovationskultur ist meist nur sehr schwer mit öffentlicher Innovationsförderung in Einklang zu bringen. Die Innovation muss zum Zeitpunkt der Förderausschreibung genau in dem Stadium sein, welches laut Ausschreibungsbedingungen auch förderwürdig ist. Sollte man in der glücklichen Lage sein, dass eine laufende Innovationsentwicklung genau im richtigen Stadium ist, so muss man diese dann künstlich anhalten, um die Zeit zwischen Beantragung und Bewilligung abwarten zu können.

591 Obwohl eine intrinsische Innovationskultur für ein Unternehmen die gesündeste Art des Wachsens und des Vorankommens ist, ist diese Kultur kaum in der Lage von öffentlichen Fördermöglichkeiten zu profitieren.

592 Dem gegenüber steht die opportunistische Innovationskultur, die erst durch die Förderaufrufe generiert wird. Ziel der opportunistischen Innovationskultur ist es, die Förderkriterien in der eigenen Weiterentwicklung sowohl inhaltlich wie auch zeitlich möglichst genau abzubilden, um die Wahrscheinlichkeit der Förderbewilligung zu erhöhen. Es wird ein Anreizsystem generiert, das in das normale Marktgeschehen eingreift und nicht mehr das nachhaltige Wachstum des Unternehmens im Fokus hat. Dies birgt die Gefahr, dass Pseudo-Innovationen vorangetrieben werden, die nur dazu da sind, einzelne Unternehmen mit der notwendigen Liquidität zu versehen, ohne dass zu erkennen ist, dass es für die entwickelten Innovationen einen natürlichen Markt gibt.

6.1.4 Unternehmerische Innovation

593 Der Begriff der unternehmerischen Innovation geht auf Joseph A. Schumpeter zurück, der mit seinem Buch „Theorie der wirtschaftlichen Entwicklung" im Jahr 1911 den wirtschaftswissenschaftlichen Grundstein für die Innovationsforschung legte. Innovation umfasste für Schumpeter die folgenden fünf Fälle:

1. Herstellung eines neuen Produktes oder einer neuen Produktqualität
2. Einführung einer neuen, noch unbekannten Produktionsmethode (muss jedoch nicht auf einer Erfindung basieren)
3. Erschließung eines neuen Absatzmarktes, auf dem ein Industriezweig noch nicht „eingeführt" war (unabhängig davon, ob dieser Markt schon vorher existierte oder nicht)
4. Erschließung einer neuen Bezugsquelle von Rohstoffen oder Halbfabrikaten
5. Durchführung einer Neuorganisation (wie z. B. Schaffung oder Abschaffung einer Monopolstellung)

Im Mittelpunkt standen für Schumpeter die „dynamischen Unternehmer", die solche Innovation verfolgen und umsetzen.[375] Aufbauend auf Schumpeter untergliederten Haustein und Maier Innovationen in „Grundlegende Innovationen" (Basic Innovation), „Verbesserungs-Innovationen" (Improvement Innovation) und „Pseudo-Innovationen". Gerade die Abgrenzung der Pseudo-Innovationen war hierbei von besonderer Bedeutung. Als Pseudo-Innovationen werden demnach auch all die Veränderungen gewertet, deren Ziel nicht die ökonomische Nachhaltigkeit ist. Solche Innovationen werden als eine „echte Gefahr für die Ökonomie" gewertet[376]

594

Grundsätzlich lässt sich insbesondere in der Start-Up Szene ein deutlicher Trend hin zu einer opportunistischen Innovationskultur mit staatlich getriebenen Pseudo-Innovationen erkennen.[377] Die gezielte Förderung von Verbundprojekten birgt zudem das Risiko, dass auf der einen Seite nicht nur Pseudo-Innovation vorangebracht wird, sondern auf der anderen Seite auch eine künstliche Nachfrage durch die zeitgleiche Förderung der Abnehmer solcher Innovationen generiert wird. Eine solche Förderkultur birgt das große Risiko der Pilot-Projekt Falle (siehe 6.1.6).

595

6.1.5 Das Problem der Förderung digitaler Versorgungsformen

Die medizinische Versorgung erfährt einen rasanten Wechsel hin zur Digitalisierung. Mit dem Digitale-Versorgung-Gesetz (DVG) wurden hierzu ganz neue Möglichkeiten geschaffen. Das DVG definierte erstmals eine neue Klasse an verschreibungsfähigen Medizinprodukten. Die sogenannten Digitalen Gesundheitsanwendungen, kurz DiGA, sind eHealth-Medizinprodukte der Risikoklasse I oder IIa, welche primär zur Anwendung am Patienten gedacht sind und die in das DiGA-Verzeichnis nach § 139e SGB V aufgenommen werden. Das Besondere an DiGA's ist die verpflichtende Kostenübernahme durch die Krankenkassen, sofern diese durch den Arzt verschrieben wird, als auch die Abrechenbarkeit des durch die DiGA entstehenden ärztlichen Arbeitsaufwandes.

596

Am 15. Mai 2019 wurde der erste Referentenentwurf zum DVG veröffentlicht. Bereits am 7. November verabschiedete der Deutsche Bundestag das Gesetz, welches dann im Januar 2020 in Kraft trat. Durch das DVG hat der Gesetzgeber eine klare gesetzliche Grundlage dafür geschaffen, wie innovative, patientenzentrierte, digitale Anwendungen gestaltet sein müssen und welche regulatorischen, technologischen, datenschutzrechtlichen und medizinischen Anforderungen

597

---

375 Döring: Schumpeter und die Theorie unternehmerischer Innovation. Sofia Diskussionsbeiträge 12-3. 2012.
376 Haustein/Maier: Basic improvement and pseudo-innovations and their impact on efficiency. In: Technological Forecasting and Social Change 3/1980, S. 243–265.
377 Böhm u. a. Die Rolle von Startups im Innovationssystem. 2019, S. 97. Online: https://www.e-fi.de/fileadmin/Innovationsstudien_2019/StuDIS_12_2019.pdf [abgerufen am 23.9.2020].

erfüllt sein müssen, damit solche Produkte verschrieben werden können und von den Krankenkassen erstattet werden müssen. Ein Kernelement im DVG zur Förderung von Innovationen war die Schaffung der „vorläufigen Aufnahme" nach § 39e (4) SGB V. Hierdurch wurde die Möglichkeit geschaffen, dass innovative digitale Gesundheitsanwendungen, welche die regulatorischen, technologischen, datenschutzrechtlichen und qualitativen Voraussetzungen einer DiGA erfüllen, aber noch nicht über eine ausreichenden Nutzennachweis verfügen, diesen durch die vorläufige Aufnahme in der Praxis nachholen können.

598 Parallel hierzu, aber erst nach Verabschiedung des DVG wurde am 12. Dezember 2019 die Förderbekanntmachung des Innovationsfonds im Themenfeld „Möglichkeiten der Qualitätssicherung digitaler Versorgungsangebote" veröffentlicht. Hier hieß es: „In diesem Themenfeld werden Forschungsprojekte gefördert, die Möglichkeiten und Grenzen darstellen und Instrumente entwickeln, die es ermöglichen, Qualitätssicherung im Bereich der digitalen Versorgungsangebote (...) zu etablieren und umzusetzen". Ausdrücklich wurde hierbei auf digitale Gesundheitsanwendungen nach § 33a SGB V verwiesen. Abgabefrist der Anträge war der 31. März 2020.

599 Was vielversprechend klang, zeigte seine Probleme im Detail. Mit der Verabschiedung des DVG's standen noch verschiedene Schritte aus. Um in das DiGA-Verzeichnis aufgenommen zu werden, musste durch das Bundesinstitut für Arzneimittel und Medizinprodukte (BfArM) erst noch ein Online-Portal zur Einreichung erstellt werden (DiGA-Portal). Damit das BfArM das DiGA-Portal erstellen konnte, musste zunächst die DiGA-Verordnung (DiGAV) vom Bundesministerium für Gesundheit erstellt werden, welches definieren sollte, wie das DiGA-Portal gestaltet sein muss und welche Anforderungen DiGA-Hersteller erfüllen müssen. Die DiGAV wurde am 8. April 2020 finalisiert und das DiGA-Antragsportal nahm am 27. Mai 2020 den Betrieb auf. Beide Zeitpunkte lagen folglich hinter der Abgabefrist der Förderbekanntmachung.

600 Da es demzufolge zur Abgabefrist am 31. März 2020 noch keine DiGA's gab, konnte auch keine auf DiGA-basierende Versorgungsform für dieses Themenfeld eingereicht werden. Dieses Problem hätte man lösen können, indem der Innovationsfond dieselben oder vergleichbare Qualitätsanforderungen an die digitalen Versorgungsformen gesetzt hätte, wie es die DiGAV macht. Folglich wurde bei der Bekanntmachung, welche die „Qualität digitaler Versorgungsformen" zum Ziel hatte, zwar auf DiGA's Bezug genommen, aber letztlich eine Parallelwelt geschaffen, die losgelöst von den gesetzlichen Anforderungen steht. Die Chance den vom Gesetzgeber entwickelten Weg für neue digitale Angebote mit Fördermitteln zu unterstützen, wurde nicht nur verfehlt, sondern letztlich konterkariert.

601 Da die Anforderungen des Innovationsfonds für „digitale Versorgungsangebote" nicht auf die der „digitalen Gesundheitsanwendungen" abgestimmt wurde, entsteht die Gefahr, dass durch den Eingriff der Fördermaßnahme, die klare Abgrenzung von professionellen Gesundheitsanwendungen zu Lifestyle-Produkten ver-

wässert und damit dem Image der DiGA's direkt zu Beginn durch eine falsche Innovationsförderung geschadet wird. Dies kann den Marktzugang für wirkliche DiGA's erschweren bzw. Marktsegmente selektiv versperren und somit zu einer Belastung digitaler Innovation in der Medizin werden.

6.1.6 Die Pilot-Projekt Falle

602 In seinem Positionspapier vom 19. März 2019 stellte der GKV-Spitzenverband dar, dass die Überleitung von erfolgreichen Pilotprojekten in die GKV-Versorgung unterstützen werde.[378] Angesprochen auf den Innovationsfond und dessen Pilotprojekte äußerte der Generalsekretär der Deutschen Krebsgesellschaft sich im Jahre 2016 in einem Interview wie folgt: *„Die spannende Frage lautet: Welche Projekte aus dem Innovationsfonds kommen später wirklich in der Regelversorgung an?"*[379] Auch mehrere Jahre später bleibt diese Frage weiterhin spannend.

603 Bis heute wurden und werden 150 Projekte durch den Innovationsfond gefördert. Obwohl viele der Projekte aus den ersten Förderperioden heute schon abgeschlossen sein sollten, sind laut Datenbankabfrage 148 Projekte noch laufend.[380] Lediglich zwei der 29 in 2016 geförderten Projekte sind abgeschlossen und die Erstellung eines Abschlussberichtes läuft. Bei diversen Projekten ist, trotz der nach den Allgemeinen Nebenbestimmungen des Innovationsausschusses bestehenden jährlichen Berichtspflicht, nicht zu erkennen, ob sie überhaupt begonnen wurden. Beispielhaft sei hier das ReVOn Register genannt. Im Jahre 2017 wurde die „Deutsche Stiftung für Versorgungsforschung in der Onkologie" der Deutschen Gesellschaft für Hämatologie und Onkologie (DGHO) für den Aufbau des Registers über „Patientenbezogener Nutzen neuer Arzneimittel in der Onkologie" gefördert. Bis heute ist dieses Register weder aufrufbar noch in einem der üblichen Studienportale aufgelistet (gesucht in Deutsches Register klinischer Studien des BfArM; EU Clinical Trials Register; U.S. NIH ClinicalTrials.gov). Auch innerhalb der DGHO wurde über dieses Register nicht mehr berichtet.

604 Viele der geförderten Projekte haben das Ziel, digitale Anwendungen zu entwickeln oder zu validieren. Bis heute hat es nahezu keines der geförderten Projekte geschafft, von der Pilot-Phase in die Regelversorgung zu kommen.

---

378   GKV-Spitzenverband: Positionspapier des GKV-Spitzenverbandes. 2019.
379   DKG: Innovationsfonds. 2016. Online: https://www.krebsgesellschaft.de/deutsche-krebsgesellschaft-wtrl/deutsche-krebsgesellschaft/gesundheitspolitik/innovationsfonds.html [abgerufen am 23.9.2020].
380   Gemeinsamer Bundesausschuss. (2020). Förderprojekte – Neue Versorgungsformen. 2020. Online: https://innovationsfonds.g-ba.de/projekte/neue-versorgungsformen/ [abgerufen am 23.9.2020].

6.1.7 Geht es auch anders?

605 Ja! Es gibt sicherlich viele Bereiche, bei denen öffentliche Innovationsförderung sinnvoll und wichtig ist, aber der Innovationswandel in der Medizin kann und sollte ohne öffentliche Intervention funktionieren. Es existieren ausreichend viele kapitalstarke Akteure in der Medizin, die nicht nur eigene Innovationen voranbringen, sondern auch kleinere oder junge Unternehmen dabei unterstützen, eigene Innovationen voranzubringen.

606 Wir haben bei der Entwicklung von CANKADO von Beginn an auf die Zusammenarbeit mit solchen Partnern gesetzt. CANKADO nahm seinen Ursprung 2011 als universitäres Forschungsprojekt. Grundlegend war die Idee, herauszufinden, wie das Internet dazu genutzt werden kann, Interaktionen zwischen Patienten mit Krebs und Ärzten bzw. Pflegekräften zu unterstützen bzw. neue Interaktionsformen zu entwickeln. Schnell wurde klar, dass sich dies nur erforschen lässt, wenn auch eine eigene Online-Plattform entwickelt wird.

607 Zur Entwicklung einer solchen Plattform fanden sich mehrere industrielle Partner, die sowohl die Entwicklung wie auch die Erforschung finanziell, aber auch operativ unterstützten. Im Laufe der Jahre haben so mittlerweile 18 industrielle Partner jeweils einen Teil der Forschung und Entwicklung unterstützt. Es entstand ein System, was nicht mehr nur für Patienten mit Krebs ausgelegt ist, sondern welches von Mangelernährung über Kardiologie, Transplantationsmedizin, Diabetologie bis hin zu therapierefraktärer Epilepsie reicht. Im Rahmen von klinischen Studien konnte unter anderem gezeigt werden, dass schwere Nebenwirkungen von Krebstherapien um bis zu 59 % verringert werden können[381] oder dass kardiologische QTc-Befundungszeiten um 99 % verkürzt werden können.[382]

608 In einem funktionierenden Markt kann und sollte Innovation von den Marktakteuren selber betrieben und vorangebracht werden. Nur so kann sichergestellt werden, dass Innovationen in einer nachhaltigen Art und Weise vorangetrieben, Fehlanreize sowie Pseudo-Märkte vermieden und ein gesunder darwinistischer Marktdruck mit stetiger Weiterentwicklung gedeihen kann. Ein öffentlicher Eingriff in einen gesunden Markt birgt hingegen viel mehr Risiken, als dass es Nutzen erzeugt. Daher sollte sich jede öffentliche Intervention stets an der Einschätzung des Roman Herzog Institutes orientieren: „Ein Eingriff des Staates in das Innovationsgeschehen ist aus theoretischer Sicht nur zu rechtfertigen, wenn ein Marktversagen vorliegt."[383]

---

381 Degenhardt u. a.: Documentation patterns and impact on observed side effects of the CANKADO ehealth application. In: Journal of Clinical Oncology, 15/2020, S. 2083–2083.
382 Fink u. a.: Substantial ninety-nine percent reduction of turnaround time for QTc diagnostics using smartphone-based tele-cardiology. In: Journal of Clinical Oncology 15/2020, S. e14155–e14155.
383 Hülskamp/Koppel: Förderung unternehmerischer Innovation in Deutschland. 2006. Online: https://www.romanherzoginstitut.de/publikationen/detail/foerderung-unternehmerischer-innovation-in-deutschland.html [abgerufen am 23.9.2020].

Literatur

Böhm, M. u. a.: Die Rolle von Startups im Innovationssystem. Eine qualitativ-empirische Untersuchung Studien zum deutschen Innovationssystem. Expertenkommission Forschung und Innovation (EFI). 2019. Online: https://www.e-fi.de/fileadmin/Innovationsstudien_2019/StuDIS_12_2019.pdf [abgerufen am 23.9.2020].

Degenhardt; T. u. a.: Documentation patterns and impact on observed side effects of the CANKADO ehealth application. In: Journal of Clinical Oncology, 15/2020, S. 2083–2083.

DKG: Innovationsfonds. 2016. Online: https://www.krebsgesellschaft.de/deutsche-krebsgesellschaft-wtrl/deutsche-krebsgesellschaft/gesundheitspolitik/innovationsfonds.html [abgerufen am 23.9.2020].

Döring, T.: Schumpeter und die Theorie unternehmerischer Innovation. Kernaussagen, kritische Abgrenzung zu anderen Ansätzen sowie Bausteine für eine Weiterentwicklung. Sofia Diskussionsbeiträge 12-3. 2012.

Fink, L.-S. u. a.: Substantial ninety-nine percent reduction of turnaround time for QTc diagnostics using smartphone-based tele-cardiology. In: Journal of Clinical Oncology 15/2020, S. e14155–e14155.

Gemeinsamer Bundesausschuss: Förderprojekte – Neue Versorgungsformen – G-BA Innovationsfonds. Online: https://innovationsfonds.g-ba.de/projekte/neue-versorgungsformen/ [abgerufen am 23.9.2020].

Gantt, H. L.: Organizing for work (B. and H. Harcourt (ed.)). 1919. Online: https://archive.org/details/cu31924013854132 [abgerufen am 23.9.2020].

GKV-Spitzenverband: Positionspapier des GKV-Spitzenverbandes. 2019.

Haustein, H. D./Maier, H.: Basic improvement and pseudo-innovations and their impact on efficiency. In: Technological Forecasting and Social Change 3/1980, S. 243–265.

Hülskamp, N./Koppel, O.: Förderung unternehmerischer Innovation in Deutschland. 2006. Online: https://www.romanherzoginstitut.de/publikationen/detail/foerderung-unternehmerischer-innovation-in-deutschland.html [abgerufen am 23.9.2020].

Rammer C./Klingebiel R.: ZEWpolicy brief Public Funding of Innovation Projects.: Is it Time for a More Flexible Approach? Traditional public funding of projects Flexible public funding of projects. 2012.

Statistika: Umsatz von Apple nach Produktgruppe bis Q2 2020. 2020. Online: https://de.statista.com/statistik/daten/studie/327274/umfrage/quartalsumsatz-von-apple-nach-produktgruppe/ [abgerufen am 23.9.2020].

6.2 Der Healthy Hub und das DVG

Elmar Waldschmitt

Digital Health zwischen Regel- und Selektivversorgung

> **Abstract:** Der Digital Health-Markt führte lange Zeit ein Nischendasein. Fünf gesetzliche Krankenkassen wollen mit dem Healthy Hub einen substantiellen Beitrag zur Entwicklung dieses Marktes in Deutschland liefern. Unter dem Motto „Wir bringen Euch in die GKV." hat der Hub gut 240 Start-ups begutachtet und etliche in den ersten Gesundheitsmarkt gebracht. Das DVG hat Kernelemente des Healthy Hub-Konzepts aufgegriffen und in die Regelversorgung überführt. Hat sich die Mission damit erledigt? Nein, denn das DVG eröffnet dem Healthy Hub auch in der Selektivversorgung neue Möglichkeiten.

6.2.1 Was tun mit dem Digitalen? Digital Health in der Zeit vor dem Digitale-Versorgung-Gesetz

609 Vor nicht allzu langer Zeit hätte der Titel dieses Aufsatzes in Deutschland keinen Sinn gemacht. Der unübersichtliche und heterogene Bereich „Digital Health" war für Versicherte gesetzlicher Krankenversicherungen lediglich als Selbstzahler, über Selektivverträge der Krankenkassen oder „IKT-basierte Selbstlernprogramme nach § 20 SGB V"[384] – kurz Online-Präventionsprogramme – zugänglich.

610 Es existierten keine Digital Health-Angebote für Versicherte der gesetzlichen Krankenversicherung (GKV), die sie in Form von Gesundheits-Apps oder digitalen therapeutischen Therapiebegleitern im Rahmen der Regelversorgung in Anspruch hätten nehmen können.[385] Dies hat sich mit der Verabschiedung des Digitale-Versorgung-Gesetz (DVG[386]) geändert. Sobald die ersten digitalen Gesundheitsanwendungen (DIGA[387]) im Verzeichnis nach § 139e SGB V erscheinen, werden digitale Gesundheitsanwendungen im Rahmen der Regelversorgung als neue Sachleistung verfügbar. Damit gibt es neben der Selektivversorgung einen weiteren Zugangsweg für Apps & Co. in die Versorgung.

---

384 IKT = Informations- und Telekommunikationstechnologie. Zentrale Prüfstelle für Prävention, Information für Anbieterinnen und Anbieter von IKT-basierten Selbstlernprogrammen nach § 20SGB V.
385 Eine Zusammenfassung über Zugangswege, Vertrags- und Vergütungsformen liefert die Bertelsmann Stiftung in ihrer Analyse „Transfer von Digital-Health-Anwendungen in den Versorgungsalltag". Hier insbesondere: Knöppler, Karsten und Patricia Ex: Transfer von Digital-Health-Anwendungen in den Versorgungsalltag Teil 5: Vertrags- und Vergütungsformen in der gesetzlichen Krankenversicherung – Gegenstand, Verfahren und Implikationen, Bertelsmann Stiftung, Gütersloh 2017.
386 Gesetz für eine bessere Versorgung durch Digitalisierung und Innovation (Digitale-Versorgung-Gesetz – DVG).
387 Die Verwendung der Begriffe „DIGA" und „Digitale Gesundheitsanwendung/en" folgt in diesem Text der Definition des § 33a SGB V.

Warum aber hat sich der Markt für Digital Health in Deutschland so zögernd entwickelt? Hier muss man differenzieren, denn mit Blick auf den jeweiligen Zielmarkt ergeben sich unterschiedliche Schlussfolgerungen. Im klassischen Geschäftskundenmarkt, dem B2B-Markt, hat die Digitalisierung bereits vor vielen Jahren eingesetzt und leistungsfähige Produkte und Dienstleistungen im Gesundheitswesen hervorgebracht. Hierbei sind in erster Linie digitale Produkte und Lösungen für die Bereiche Administration und Prozesse, Analytics/BIG Data, Plattformen und Telemedizin zu nennen. Zielkunden sind Leistungserbringer, Kostenträger und Unternehmen der Gesundheitswirtschaft.[388]

Im Markt für Endanwender hat sich ebenfalls eine erstaunliche Anzahl von digitalen Angeboten gebildet. Die ersten Gesundheits-Apps zielten jedoch eher auf die lebensstilorientierte Zielgruppe gesunder Menschen und beinhalteten eine große Anzahl an Informations-, Fitness- und Lifestyle-Anwendungen teils mit Integration von sog. Fitness-Trackern. Diese Anwendungen verfolgen das Ziel, die Nutzer in ihrem gesunden Lebensstil zu unterstützen oder beim sportlichen Wettbewerb untereinander anzuspornen. Solche Apps – oft verbunden mit sog. Fitness-Trackern – zahlten die Nutzer überwiegend aus eigener Tasche und tun dies noch heute. Digitale Lösungen für kranke Menschen, die einer bestimmten Versorgung bedürfen, taten sich ungleich schwerer. Aber auch hier entstanden im zweiten Gesundheitsmarkt einige Lösungen wie diverse Tagebuch-Anwendungen, die insbesondere chronisch kranken Menschen dabei helfen, mit ihrer Erkrankung besser zurechtzukommen.

Während im Ausland therapeutische Apps und andere digitale Anwendungen aus dem Boden schossen, der digitale Consumer-Markt sich zum veritablen Wachstumsmarkt entwickelte und sich Start-up Unternehmer über üppige Finanzierungen freuen durften, fehlte den deutschen Anbietern in ihrem Heimatmarkt ein wirkungsvoller Zugang in die Versorgung und damit den Investoren der Grund für ihre Investments.[389] Gute Ideen für digitale therapeutische Anwendungen gab es indes auch hier.

Die schleppende Entwicklung des Digitalmarktes hierzulande und der unzureichende Zugang in die Versorgung waren ein Grund für fünf gesetzliche Krankenkassen – BIG direkt gesund, HEK Hanseatische Krankenkasse, IKK Südwest, mhplus Krankenkasse und SBK Siemens Betriebskrankenkasse – sich zur Initiative „Healthy Hub" zusammenzuschließen. Die Initiative sollte einen substantiellen Beitrag liefern, diesem interessanten Zukunftsmarkt in Deutschland auf die Beine zu helfen. Nicht zuletzt wählten die Kassen deshalb für dieses Unterfangen den Slogan „Wir bringen Euch in die GKV" – gerichtet an die große Zahl junger innovativer Anbieter von Digital Health Lösungen hierzulande. Mit der Gründung des Healthy Hub im Jahr 2017 zeigt sich auch ein Stück des Selbstverständnisses dieser Kassen, einen Markt mitzugestalten, statt ihn hinzunehmen.

---

388 Deloitte Consulting GmbH: Digitalisierung des Gesundheitsmarktes. 2019, S. 4 ff.
389 Deloitte Consulting GmbH: Digitalisierung des Gesundheitsmarktes. 2019, S. 72 ff.

615 Wie stellt sich die gesetzliche Krankenversicherung bislang aus der Perspektive eines jungen Technologieunternehmens, eines Start-ups, dar? Aus der Perspektive beispielsweise eines App-Anbieters spielen die Krankenkassen als Torwächter des Systems eine entscheidende Rolle. Mit ihnen kann man die Erstattungshürde nehmen und die ersten Schritte in die Versorgung gehen. Die Kassen stehen aber auch für die Komplexität und Behäbigkeit des deutschen Gesundheitssystems.

616 In Vorträgen vor Start-up-Publikum vergleicht der Verfasser die GKV gerne mit der härtesten Nuss der Welt. Die Macadamia-Nuss, so heißt es, habe die härteste Schale aller Nüsse. Handelsübliche Nussknacker versagen beim Knackversuch einer Macadamia. Anderes haushaltsübliches Werkzeug – Hammer, Schraubendreher, Türstopper – helfen auch nicht weiter, wenn es gilt, an den schmackhaften Kern ohne Verletzungen und Zerstörung desselben zu kommen.

617 So etwa muss man sich die „Welt der Krankenversicherung" in den Augen vieler Start-ups aus dem Gesundheitsbereich vorstellen. Ein schwer zu knackendes Gebilde: undurchsichtig, schwierig, zeitraubend, eher Fragen als Antworten produzierend, heterogen, im Wettbewerb untereinander stehend und vielschichtiger, als man denkt. Aber auch äußerst attraktiv, da die GKV die Tür zur Versorgung von gut 70 Mio. Menschen aufzuschließen vermag.

Die GKV auf Kriegsfuß mit Digital Health?

618 Die gesetzliche Krankenversicherung startete nicht „legacy free"[390] in die Welt der Digitalisierung. In den rund 140 Jahren ihrer Existenz hat sich ein gewachsener regulatorischer Besitzstand aufgebaut, der nur beschränkt kompatibel mit den Eigenheiten von Digital Health ist.

619 Ein wesentliches Strukturmerkmal des deutschen Gesundheitswesens hat sich dabei als äußerst hinderlich für den ersehnten Kick-off der digitalen Gesundheit erwiesen: Prozesse, Strukturen, Vergütung und gesetzliche Rahmenbedingungen unseres Gesundheitswesens sind nach den Erfordernissen der einzelnen Sektoren ausgerichtet. Der Konflikt mit Digital Health liegt deshalb gerade dort, da sich digitale Lösungen in aller Regel keinem Sektor oder einer der bisherigen Leistungsarten eindeutig zuordnen lassen. Digitale Gesundheitsanwendungen werden regelmäßig aus der Kunden- und Patientenperspektive entwickelt. Diese Perspektive betrachtet weniger die Spezifika und regulatorischen Anforderungen der Sektoren als handlungsleitend als die Bedürfnisse der Kunden und des Versorgungsprozesses. Meist geht eine Produktinnovation gleichzeitig auch mit einer Prozessinnovation einher. In dieser besonderen Perspektive liegt aber auch der „Reiz der Disruption" solcher Lösungen. Indem sich digitale Anwendungen über

---

[390] „Legacy free" aus dem Englischen „ohne Erbe, Altlast". Der Begriff stammt ursprünglich aus der Welt der Personal Computer und bezeichnet neue Geräte, die ohne veraltete Schnittstellen auskamen. So wurden Ende der 1990er Jahre die über viele Jahre im Gebrauch stehenden seriellen und parallelen Schnittstellen in PCs beispielsweise nach und nach durch die USB-Schnittstelle ersetzt.

Sektorengrenzen hinwegsetzen, aber auch Prozesse innerhalb der Sektoren verändern, eröffnen sie neue Behandlungsmöglichkeiten und -wege, die bislang nur schwer umzusetzen oder gar unmöglich waren.

620 Krankenkassen dürfen finanzielle Mittel nur für die ihnen zugewiesenen Aufgaben aufwenden. Digitale Lösungen für Versorgungsprobleme stellen die Kassen deshalb regelmäßig vor die Herausforderung, die „Grenzen des Rechtsrahmens auszuloten, (und) die gegebenen Möglichkeiten der Rechtsauslegung auszuschöpfen."[391] Sowohl für Kassen als auch Hersteller digitaler Lösungen ist dies regelmäßig eine Herausforderung, da weder Kassen noch Aufsichten immer einheitlich agieren. Damit einher geht die „Binsenweisheit", dass eine einmal gefundene Rechtsgrundlage für die Erstattung einer digitalen Anwendung noch längst nicht gleichbedeutend damit ist, diese Anwendung auch in die Versorgung gebracht zu haben und reale Umsätze zu erzielen. Hier sind meist aufwändige Verträge mit Leistungserbringern, Managementgesellschaften und weiteren Institutionen und Akteuren zu schließen. Die Erstattungsfähigkeit ist zunächst nicht mehr als eine theoretische Erlösquelle.

621 Die Komplexität des notwendigen Vorgehens – von den Vorgaben des Vergaberechts ganz zu schweigen – dämpft die Euphorie vieler Start-ups gegenüber einer Zusammenarbeit mit Krankenkassen. Zusätzlich wird sie dadurch getrübt, dass die einzelne Kasse mangels Größe nur begrenzte Fallzahlen in Aussicht stellen kann – mithin kaum „Skalierungsphantasie" für Unternehmer und Investoren besteht. Die Vertriebsaufwände bleiben jedoch hoch. Da fragen sich Unternehmer und Investoren zu Recht, ob der deutsche Gesundheitsmarkt zum Einstieg der richtige ist: komplex und mit begrenzten Wachstumsaussichten.

6.2.2 Der Healthy Hub – Idee, Ziel, Konzept

622 Die Gründung des Healthy Hub ist im Zusammenhang mit genau dieser Gemengelage und den Schwierigkeiten, Altes und Neues miteinander zu verbinden, gegründet worden. Die fünf gesetzlichen Krankenkassen haben hierfür die ARGE Digitale Innovation gegründet – die organisatorische Klammer um den Healthy Hub.

623 Leitend bei der Gründung des Hubs war die Erkenntnis, dass sich nicht nur Start-ups, sondern auch Kassen bisweilen schwer tun mit der Entwicklung oder Nutzung digitaler Innovationen. Zum Zeitpunkt der Gründung des Healthy Hub im Herbst 2017 gab es kaum eine Kasse, die in nennenswertem Umfang Apps und ähnliche digitale Versorgungen anbot. Auch auf Versichertenseite war das Interesse zunächst verhalten. Gleichzeitig gab es große Informationsdefizite, denn es existierten quasi keine oder kaum evidenzbasierte Empfehlungen oder nachvollziehbare, belastbare Nutzenaussagen.

---

391 Bundesversicherungsamt: Der Digitalausschluss im Bundesversicherungsamt. 2019, S. 7.

624 Der Markt für digitale Gesundheitsanwendungen ist angebotsorientiert, eine Nachfrage eher latent als konkret vorhanden. Die Erfahrung zeigt jedoch, dass digitale Angebote durchaus gut angenommen werden, insbesondere wenn sie Gesundheitsbedürfnisse treffen und zielgruppengerecht vermarktet werden. Je besser dies gelingt, desto besser ist die Compliance der Patienten und ihre Nutzenerfahrung mit der digitalen Lösung.

Wir bringen Euch in die GKV

625 Der Healthy Hub wurde von Beginn an für die Verbesserung der Versorgung durch digitale Versorgungslösungen konzipiert. Ein funktionierendes Produkt oder eine gute digitale Versorgungslösung sind jedoch nicht gleichbedeutend mit „digitaler Versorgung".

626 Deshalb hat der Healthy Hub seine Mission mit einem Versprechen aufgeladen: „Wir bringen Euch in die GKV.". Die Kassen des Healthy Hub haben sich dafür entschieden, für jede im Rahmen der Wettbewerbe ausgewählte digitale Gesundheitslösung individuelle Vertrags- und Vorgehensmodelle für den Eintritt in den ersten Gesundheitsmarkt zu entwickeln und diese dann umzusetzen.

627 Im Kern bedeutet das:

- **Markttests durchführen**: Krankenkassen treten als Partner von innovativen Herstellern auf und entwickeln digitale Gesundheitslösungen gemeinsam zur Marktreife in der GKV. Die Pilotanwendungen finden nicht im Labor statt, sondern unter realen Bedingungen. Sie dienen dazu, Erfahrungen für einen möglichst umfassenden Einsatz im Rahmen der GKV zu sammeln. Adressaten sind deshalb vor allem Innovatoren mit digitalen Lösungen, die kurz vor ihrer Einsatzreife in der GKV stehen. Die Einsatzreife wird durch die Kassen vorab überprüft. Im Nachgang des eigentlichen Markttests sollen die Vertrags- und Vorgehensmodelle den Unternehmen beim Rollout ihrer Lösungen in den Gesamtmarkt unterstützen. Im Rahmen der Projekte des Healthy Hub erhalten die Unternehmen ein solides Wissen über die Funktionsweise und Marktzugang in den ersten Gesundheitsmarkt.
- **Nutzen generieren**: Der „Echtbetrieb" einer App oder einer ähnlichen Lösung produziert Daten, die für ihre weitere Entwicklung oder den Einsatz in der Versorgung relevant sind. Oftmals liefern die Pilotprojekte des Healthy Hub überhaupt zum ersten Mal Echtdaten aus dem Betrieb einer solchen Anwendung. Deshalb begleiten die Kassen ihren Einsatz über parallel stattfindende Evaluationen. Einen Großteil der Evaluationen konnte die Kassen über das vom Bundesministerium für Wirtschaft und Energie geförderte HLaN-Projekt[392] und seinen Partner, das Institut für angewandte Gesundheitsforschung (InGef), durchführen.

---

392 Siehe „Health Reality Lab Network." Online: https://www.hlan.network/. [abgerufen am 29.5.2020].

- **Innovationen erschließen**: Ein frühzeitiger Zugang zu innovativen Leistungen sichert diese für die Versicherten der teilnehmenden Krankenkassen. Daneben erlangen die Kassen des Healthy Hub detailliertes Wissen über die Funktionsweise und Nutzung digitaler Anwendungen und der zugrundeliegenden Geschäftsmodelle ihrer Anbieter.

Der Healthy Hub ist idealerweise ein Win-Win-Projekt. Einerseits stehen die guten Ideen, die er im Rahmen der Pilotphase und des anschließenden Roll-outs in den Markt einführt, frühzeitig den Versicherten seiner Kassen zur Verfügung. Andererseits nutzen die Projektpartner die Zusammenarbeit mit dem Healthy Hub, um ihre Produkte und Lösungen in einem größeren Rahmen zu vermarkten. Für Startups hat sich der Healthy Hub oft zum effektiven Türöffner des GKV-Marktes erwiesen.

Am Anfang stand das Zuhören

Für Konzeption und Aufbau des Healthy Hub war es von Bedeutung, dass von Anfang an die Vorstellungen und Wünsche von Digital Health Start-ups Berücksichtigung fanden. Damit hatten die Kassen bereits vor Aufnahme der eigentlichen Tätigkeit des Hubs ein ziemlich genaues Bild über das notwendige Design wesentlicher Elemente und das Alleinstellungsmerkmal des Healthy Hub als Ganzes. Die Digitalunternehmer wurden u. a. gefragt, was sie von einer Zusammenarbeit mit gesetzlichen Krankenkassen erwarteten und unter welchen Bedingungen sie bereit wären, sich einer Initiative anzuschließen. Die Befragung beförderte Erkenntnisse zu Tage, die stilbildend für den Hub wurden.

Ein Wunsch, der sich wie ein roter Faden durch fast alle Gespräche zog, war der nach einem Zugang zu den Versicherten der Kassen. Hierbei schwang die Kritik von Start-ups aus Erfahrungen der jüngeren Vergangenheit mit, dass digitale Angebote der Kassen oft lediglich „ins Schaufenster" gestellt wurden und bei der Versorgung von Versicherten kaum eine Rolle spielten. Offensichtlich waren einige befragte Marktteilnehmer bereits gebrannte Kinder. Die deutliche Botschaft eines Berliner Start-ups lautete denn auch: *„Es muss sich wirklich um echte Versorgung und Anwendung der Produkte gehen. Wir hätten kein Interesse an einer Zusammenarbeit, bei der sich rausstellt, dass es nur um Marketing geht."*

Als weiteres Kriterium für eine Zusammenarbeit nannten die Befragten u. a. Hilfestellung beim Leistungsrecht und Einblick in die mitunter komplexen Versorgungsstrukturen. Dabei stand vor allem der Wunsch im Vordergrund, rechtliche Fragen zu klären und sich mit Leistungserbringern und anderen möglichen Kooperationspartnern zu vernetzen.

Entwicklungszyklen im Digitalmarkt sind kurz und kosten Geld. Finanzierungssicherheit wird im Start-up-Bereich üblicherweise in Monaten denn in Jahren gezählt. Von daher überraschte die Aussage vieler Start-ups nicht, dass im Rahmen der Beteiligung am Healthy Hub auch eine längerfristige Zusammenarbeit möglich sein müsse, die nicht durch Exklusivitätsvereinbarungen geschmälert werde. Dem verständlichen Wunsch nach Exklusivität seitens einiger Krankenkassen stehen Start-ups kritisch bis ablehnend gegenüber, denn sie müssen schnellstmöglich „skalieren", also wachsen und Umsätze generieren. Deshalb hat der Healthy Hub von Anfang an auf Exklusivität verzichtet und bietet den Projektpartnern nach der Testphase längerfristige Anschlussverträge.

633   Neben den spezifischen Bedürfnissen von Start-ups warfen die Kassen auch einen Blick auf die Wettbewerbssituation auf dem Markt für entsprechende Förderprogramme. Es existiert mittlerweile eine große Bandbreite alternativer Konzepte und Initiativen, die Start-ups in Märkte führen und Geschäftsmodelle skalieren sollen. Die Initiativen im Gesundheitsmarkt sind nur einige unter vielen. Etliche internationale Initiativen, etwa das Startup-Bootcamp oder der Plug & Play Accelerator, betreiben sog. Acceleratoren – strukturierte Entwicklungsprogramme für Start-ups – unter anderem für den Bereich Health. Weitere Initiativen bedienen ausschließlich den Gesundheitsmarkt, haben aber jeweils einen anderen Fokus – etwa industrielle oder indikationsbezogene Anwendungen. Die Szene ist vielschichtig und reicht von Inkubatoren wie den Vision Health Pioneers über Company Builder, industrienahe Acceleratoren wie dem bekannten Grants4Apps der Bayer AG bis hin zu Initiativen einiger Krankenkassen oder ihnen nahestehender Organisationen wie der health-i-Intiative der Techniker Krankenkasse oder den Health Starters des ITSC. Flankiert werden diese Initiativen durch Innovationscluster, etwa das MedTech-Cluster Medical Valley in Erlangen-Nürnberg. Nicht jede Initiative ist für jedes Health-Start-up geeignet. Aber die Initiativen werben mit Alleinstellungsmerkmalen, die es Start-ups erlauben sollten, sich einer passenden Initiative anzuschließen. Für den Healthy Hub war am Ende der Wettbewerberanalyse klar: Patientenzugang, ambulante Erprobung, Vergütung, potenzieller Anschlussvertrag und „last but not least" eine Evaluation – das solle den Healthy Hub von den anderen Initiativen unterscheiden.

Wettbewerbe als Kern des Healthy Hub

634   Kern des Healthy Hub sind seine Wettbewerbe, die als Ausschreibungsverfahren konzipiert sind und als solche durchgeführt werden. Bei dem gewählten Verfahren handelt es sich um einen Planungswettbewerb in Verbindung mit einem Verhandlungsverfahren ohne Teilnahmewettbewerb. Dieses Verfahren bietet eine hinreichende Flexibilität hinsichtlich des Ausschreibungsgegenstandes. Abbildung 41 beschreibt den Ablauf eines typischen Wettbewerbs. Typischerweise geht den Wettbewerben („Call") des Healthy Hub eine Akquise- bzw. Werbephase voraus. Die Veröffentlichung der Wettbewerbsbedingungen markiert dann den eigentlichen Start des Wettbewerbs und damit des Vergabeverfahrens. Der Bewerbungsprozess ist komplett online abgebildet. Am Ende der Wettbewerbslaufzeit werden die elektronischen Bewerbungen geöffnet und die Kassen beginnen mit der Bewertung der eingegangenen Bewerbungen. Die Bewertungen erfolgen nach einem einheitlichen internen Schlüssel anhand der

Kriterien Innovationsgrad, Potenzial zur Verbesserung der Versorgung sowie Potenzial zur Verbesserung der Wirtschaftlichkeit.

635

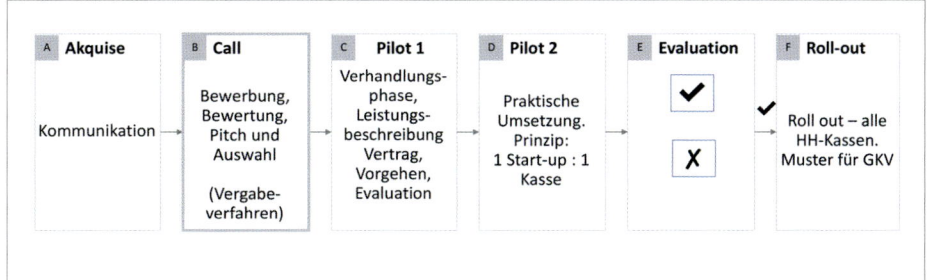

Abb. 41: Der Wettbewerbsprozess des Healthy Hub im Schema
Quelle: Eigene Darstellung.

Die fünfzehn besten Bewerber werden anschließend zum Pitch eingeladen. Das ist der Moment, in dem sich die möglichen Projektpartner zum ersten Mal gegenüberstehen. Nach den Pitches erteilen die Kassen bis zu fünf Bewerbern den Zuschlag und es schließt sich das Verhandlungsverfahren an. Dieses Verfahren wird dann von einer federführenden Kasse und einem Unternehmen durchgeführt. Im Rahmen des Verhandlungsverfahrens erfolgt auch die endgültige Prüfung der digitalen Lösung auf ihre Marktfähigkeit im ersten Gesundheitsmarkt (Pilot I). Regelmäßig sind hier Abstimmungen mit der zuständigen Aufsichtsbehörde notwendig. Laufen diese und die Vertragsverhandlungen erfolgreich, dann schließt sich eine in der Regel ein Jahr dauernde Umsetzungsphase an (Pilot II), in dem die federführende Kasse das Start-up eng begleitet. Es ist auch möglich, dass bereits in der Umsetzungsphase mehrere Krankenkassen des Healthy Hub mit einem Unternehmer zusammenarbeiten. Dies macht Sinn, um eine ggf. notwendige Skalierung zu erreichen. Am Ende dieser Phase haben Start-ups und alle weiteren Kassen des Healthy Hub die Möglichkeit, in eine längerfristige Zusammenarbeit ohne weiteres Vergabeverfahren einzusteigen.

636

Parallel evaluieren die Kassen die Projekte unter verschiedenen Gesichtspunkten. Die eingesetzten Lösungen sind bislang zu unterschiedlich, als dass man bereits von einem standardisierten Evaluationsprozess sprechen könnte. Regelmäßig werden jedoch Nutzerverhalten, Akzeptanz und Zufriedenheit mit der Lösung, Verhaltensänderungen und patientenorientierte Outcomes wie z. B. Angaben zur Lebensqualität erhoben und ausgewertet. Eine Auswertung von Routinedaten findet dort statt, wo dies für eine Nutzenbewertung nötig ist.

637

Zielgruppe der Wettbewerbe sind Anbieter einsatzbereiter, digitaler Lösungen, die mindestens im Prototypenstatus vorliegen. Zu etwa 90 % fühlen sich Start-up-Unternehmer vom Angebot des Healthy Hub angesprochen. Die Konzentration auf solche Bewerber, die ihr Produkt bereits bis zur Einsatzreife hin entwickelt haben, ermöglicht den Kassen, die entsprechende Lösung auch in angemessener

638

Zeit in die Versorgung zu bringen. Der Faktor Zeit spielt regelmäßig eine Rolle, denn insbesondere selektivvertragliche Konstruktionen, bei denen Leistungserbringer oder andere Akteure mit einbezogen werden müssen, sind zeit- und ressourcenaufwändig.

Die Zusammenarbeit mit den Projektpartnern erfolgt nach Spielregeln

639 Jeder Projektpartner wird in der Projektphase von seiner federführenden Kasse betreut und erhält einen persönlichen Ansprechpartner. Die Ansprechpartner arbeiten als interne Projektleiter und greifen im Wesentlichen auf die Ressourcen der eigenen Kasse zur Unterstützung des Start-ups zurück. Die Betreuer der federführenden Kassen befinden sich im regelmäßigen Austausch mit den anderen Kassen und der Hub-Leitung.

640 Die Entscheidung über die Teilnahme von Bewerbern im Programm treffen die beteiligten Kassen mit großer Übereinstimmung. Diese Regelung stellt sicher, dass am Ende der Pilotphase den Bewerbern auch eine realistische Perspektive auf eine weiter reichende Zusammenarbeit mit mehreren Kassen eröffnet werden kann. Dies gelingt nur, wenn von Anfang an ein echtes Interesse an einer Zusammenarbeit besteht.

641 Auch die Aufgabenaufteilung innerhalb der ARGE ist klar geregelt. Die ARGE Digitale Innovation ist die organisatorische Klammer der Kassen um den Hub. Sie übernimmt vor allem die Arbeiten rund um die Wettbewerbe. Die Kassen übernehmen ab Zuschlagserteilung und führen die Piloten sowie die Evaluationen durch. Der Hub betätigt sich nicht als Investor innovativer digitaler Lösungen, die Kassen vergüten jedoch die digitalen Lösungen, die im Rahmen der Projekte Anwendung finden.

Fazit nach zwei Wettbewerben

642 Der Healthy Hub hat im Rahmen seiner Wettbewerbe und seines Formats „Executive Days"[393] bislang rund 240 verschiedene Digital Health-Lösungen begutachtet. 90 % davon stammen von Start-ups. Zehn sog. Use Cases von neun Bewerbern befinden sich gerade unmittelbar vor oder in der Umsetzungsphase oder sind bereits abgeschlossen. Alle Start-ups, mit denen der Healthy Hub bislang zusammenarbeitet, konnten sich über Anschlussverträge mit Kassen des Healthy Hub freuen und sich zudem im ersten Gesundheitsmarkt etablieren. Einige davon befinden sich als DIGA mittlerweile sogar im Fast Track-Verfahren in die Regelversorgung. Die beteiligten Kassen haben sich ein profundes Wissen über die Funktionsweise des Digital Health Markes aneignen sowie Anbieter und zugrundeliegende Geschäftsmodelle kennenlernen können.

---

[393] „Executive Days" ist ein Format des Healthy Hub für Early Stage Start-ups, im Rahmen dessen diese Unternehmen Hilfe, Mentoring und Unterstützung durch das Senior Management der Kassen erhalten.

Im Jahre 2018 konnte der Healthy Hub den dfg-Award in der Kategorie „Exzellentes Management" gewinnen. 643

6.2.3 Zur Weiterentwicklung des Healthy Hub – kein Widerspruch zwischen Regel- und Selektivversorgung

Das DVG öffnet Herstellern von digitalen Gesundheitsanwendungen (DIGA) den Weg in die Regelversorgung. Damit hat das Gesetz eine in der Digital Health – Branche lange gestellte Forderung erfüllt. Die DIGA als Sachleistung wird Teil der Kollektivversorgung. Und Deutschland darf sich zu Recht – wenn auch mit Verspätung – rühmen, „das erste Land (zu sein), in dem digitale Anwendungen verschrieben werden können."[394] Für die Prüf-, Zulassungs- und Preisbildungsverfahren sind maßgeblich das Bundesinstitut für Arzneimittel und Medizinprodukte (BfArM) und der GKV-Spitzenverband (GKV-SV) zuständig. Die Definition der DIGA und die Anspruchsvoraussetzungen auf Versorgung regelt der § 33a SGB V i. V. m. § 134 und § 139e SGB V. Bewusst wurde der Einstieg in die Regelversorgung auf Medizinprodukte der Klassen I und IIa nach MDR[395] begrenzt, also Medizinprodukte der beiden niedrigsten Risikoklassen. 644

Mit dem Nachweis „positiver Versorgungseffekte" durch ein „Erprobungsverfahren" hat der sog. „Fast Track" in die Regelversorgung mindestens zwei Elemente vorgesehen, die Wesenskern des Healthy Hub-Verfahrens sind. Auf der einen Seite ist dies eine schöne Bestätigung für die bisherige Vorgehensweise des Healthy Hub. Auf der anderen Seite ist die Frage berechtigt, ob die Mission mit Inkrafttreten des DVG erfolgreich beendet worden sei. 645

Der Selektivvertrag ist tot – lang lebe der Selektivvertrag!

Neben der Euphorie über den Zugang in die Regelversorgung werden allerdings gerne die weiterhin bestehenden Potenziale der selektivvertraglichen Versorgung mit digitalen Gesundheitsanwendungen übersehen. Die Möglichkeiten des Selektivvertrages sind mit dem DVG ja nicht abgeschafft worden. Im Gegenteil: sie wurden ausgeweitet.[396] So eröffnet zum einen der § 68a SGB V den Kassen 646

---

394 Zitat von Jens Spahn in: Waschinski: Die App kommt bald auch auf Rezept. 2019. Online: https://www.handelsblatt.com/technik/digitale-revolution/digitale-versorgung-gesetz-die-app-kommt-bald-auch-auf-rezept/25270782.html?ticket=ST-833992-VVQqN PSoBYmqYBE7SSkO-ap6 [abgerufen am 28.9.2019].
395 MDR = Medical Device Regulation (EU) 2017/745. Auch wenn die Corona-Krise den Zeitplan für die Inkraftsetzung der MDR verschoben hat, bleibt die MDR letztlich für die Bewertung einer DIGA maßgeblich.
396 Die selektivvertraglichen Möglichkeiten der Kassen werden künftig vermutlich sogar noch weiter gefasst. Das sich derzeit (Anfang Juni 2020) im parlamentarischen Verfahren befindliche Intensivpflege- und Rehabilitationsstärkungsgesetz (IPReG) soll laut drei durch die Regierungsfraktionen eingebrachten Änderungsanträgen deutlich erweiterte Befugnisse und Kooperationsmöglichkeiten der Kassen enthalten. Beispielsweise sollen regionale trägerübergreifende Kooperationen, die Fortführung erfolgreicher Projektstruk-

Möglichkeiten zur Entwicklung digitaler Innovationen mit Dritten – und dazu gehören auch Hersteller digitaler Medizinprodukte. Damit erhalten die Kassen in Stück weit selber die Möglichkeit, zum DIGA-Hersteller zu werden. Die Innovationsförderung nach § 68a SGB V schließt sogar eine Wagniskapitalbeteiligung mit ein. Zum anderen ermöglicht § 68b SGB V den Kassen einen Quantensprung in der Identifikation von Versorgungsbedarfen. Er erweitert ihre Freiräume für die auf Routinedaten basierende Ableitung konkreter individueller Versorgungsbedarfe und ermöglicht ihnen – nach entsprechender Einwilligung - ihren Versicherten individuelle Versorgungsangebote zu unterbreiten. Die Rechtsgrundlage für Einzelverträge mit DIGA-Herstellern bietet der neue § 140a SGB V. Fazit: die Kassen wurden durch das DVG in ihrer versorgenden Rolle eher noch gestärkt.

647 Um das künftige Verhältnis zwischen Regelversorgung und Selektivvertag bei den DIGA bzw. digitalen Versorgungslösungen abschätzen zu können, kommt es aber auch auf die künftigen Geschäftsmodelle und Erwartungen der Hersteller an.

648 Es ist möglich und von der einen oder anderen Seite auch bereits so kommuniziert worden, dass DIGA-Hersteller zwei Versionen ihrer DIGA anbieten werden: eine „Basis"-Version für die Regelversorgung und eine „Premium"-Version, die darüber hinaus gehend selektivvertraglich vermarktet werden soll. Erfolgreich kann diese Strategie dort sein, wo die Premiumversion für Kassen einen echten Mehrwert bietet, etwa indem sie nachweisbar Sektorengrenzen überwindet und Wirtschaftlichkeitspotenziale erschließt. Es ist jedoch nicht ausgemacht, dass diese Strategie aufgeht. So muss sich der DIGA-Hersteller heute bereits fragen, ob er nicht gleich sein Premium-Produkt in die Regelversorgung führen sollte. Das Vergütungsniveau der Premium-Version mit vermutlich besseren Versorgungseffekten dürfte jedenfalls höher sein als das der Basisversion. Auch der eine oder andere Arzt dürfte sich fragen, warum er in der Regelversorgung lediglich eine Basisversion verordnen kann und soll. Vermutlich werden sich verschiedene Vorgehensmodelle herauskristallisieren. Zudem ist es auch möglich, die betreffende DIGA der Regelversorgung auch in einem selektivvertraglichen Kontext einzusetzen.

649 Jenseits der niedrigen Risikoklassen ergeben sich weitere selektivvertragliche Betätigungsfelder der Kassen. Der Markt an digitalen Anwendungen höherer Risikoklassen ist noch vergleichsweise unterrepräsentiert. Dennoch oder gerade deswegen wird kolportiert bzw. von Interessengruppen[397] gefordert, diese digitalen Anwendungen perspektivisch ebenfalls als DIGA in das Fast Track-Verfahren aufzunehmen. Ähnliches gilt für Kombinationsprodukte, bei denen klassische

---

turen aus dem Innovationsfonds, gemeinsame Abschlüsse von Selektivverträgen durch die Kassen bis hin zur Beteiligung von PKVn ermöglicht werden.

397 Pars pro toto: Die Stellungnahme des BVMed zum DVG. Bundesverband Medizintechnologie e. V., BVMed-Stellungnahme zum Gesetzesentwurf der Bundesregierung für bessere Versorgung durch Digitalisierung und Innovation (Digitale-Versorgung-Gesetz – DVG) Deutscher Bundestag, Drucksache 19/13438, Berlin 2019, S. 3.

Medizinprodukte mit einer Software verbunden werden – etwa das Überwachen und Optimieren der Funktion von Implantaten durch softwaregesteuerte Sensoren. Hier ergeben sich heute schon interessante Anwendungsfälle selektivvertraglicher Zusammenarbeit in vergleichsweise eng abgegrenzten Indikationsgebieten bei geringer Fallzahl, aber zu hohen Kosten.

Dass digitale Anwendungen höherer Risikoklassen für die selektivvertragliche Versorgung der Krankenkassen perspektivisch interessant werden, liegt auch an der Regulierung selbst. Regel 11 der MDR ordnet Software, die hilft, eine Entscheidung bei der Diagnose oder Therapie zu fällen, mindestens der Klasse IIa zu. Das BfArM ergänzt hierzu: **650**

„Abhängig von der möglichen gesundheitlichen Konsequenz fehlerhafter Informationen, werden entsprechende Anwendungen künftig bis zur Risikoklasse III eingestuft. Denken Sie etwa an Schädigungen durch falsche Dosierungen bei einer Chemotherapie. In diese Risikoklasse sind ansonsten beispielsweise künstliche Herzklappen oder Hüftendoprothesen eingeordnet." [398]

Die DIGA in der Regelversorgung ist ein Meilenstein. Man hat bisweilen jedoch den Eindruck, dass der Fast Track in die Regelversorgung ein vorgezeichneter Weg sei, den alle DIGA-Hersteller beschreiten werden. Dem ist vermutlich nicht so. Für und Wider sind bei der Vielzahl der Optionen durch die Hersteller genau abzuwägen. Die vertrieblichen Anstrengungen, eine DIGA von der Erstattungsfähigkeit in die tatsächlich stattfindende Versorgung zu bringen, dürften beträchtlich sein. Auch der Wettbewerb durch Nachahmer, der Pioniergewinne rasch aufzehren kann, dürfte kontinuierlich zunehmen. Demnach können Selektivverträge mit Kassen weiterhin eine attraktive Alternative auch für DIGA-Hersteller sein. **651**

Mit dem Blick auf die Potenziale selektivvertraglicher Versorgung mit Hilfe digitaler Anwendungen dürfte sich das Versorgungsmanagement der Kassen künftig stärker am tatsächlichen Versorgungsbedarf orientieren und ganze Krankheitsbilder in den Fokus nehmen als einzelne digitale Anwendungen. Das DVG rückt die DIGA in den Mittelpunkt. Die Versorgungsrealität ist jedoch weiterhin meist analog. Der weiße Fleck des DVG besteht in der fehlenden Berücksichtigung von „Blended Care"-Ansätzen, die analoge und digitale Versorgung miteinander verzahnen. In diese Bresche werden Kooperationen zwischen Kassen, Start-ups, Medtech-Unternehmen und weiteren Leistungserbringern springen und sektorenübergreifende Versorgungsansätze zu realisieren suchen. In diesen hybriden Modellen können digitale Anwendungen ihre eingangs skizzierte Rolle übernehmen – nicht als Solist, sondern als Ensemblemitglied. Dirigenten dieses Konzertes werden immer mehr die Kassen sein. **652**

---

398 So der Präsident des BfArM, Prof. Dr. Karl Broich, im Bitkom-Interview. Weitere Beispiele hierzu liefert ebenso das BfArM in Lauer, Wolfgang und Wiebke Löbker, Unterstützung für (digitale) Innovationen durch das BfArM, S. 21 ff.

653 Die digitale Zukunft ist wie der Blick in die Glaskugel. Der Healthy Hub ist jedoch ein lernendes System, das sich ändernden Bedingungen anpassen kann. Die größeren Möglichkeiten der selektivvertraglichen Versorgung durch das DVG wird auch der Healthy Hub nutzen, um für die Versicherten seiner Kassen attraktive Versorgungslösungen zu erschließen.

654 Der Wettbewerb zwischen kollektiver und selektiver Versorgung wird durch das DVG und nachfolgende Gesetzesinitiativen zum Motor für Versorgungsverbesserungen. Wie groß der DIGA-Kuchen an den Leistungsausgaben der GKV letztlich sein wird, werden die kommenden Jahre zeigen. Es ist dem Gesetzgeber jedenfalls zugute zu halten, mit dem DVG nicht nur die Regelversorgung, sondern auch die selektivvertraglichen Möglichkeiten der Kassen gestärkt zu haben.

Literatur

Broich, K.: Das Innovationsbüro des BfArM – Drei Fragen an Prof. Dr. Karl Broich, Interview des Bundesverband Informationswirtschaft, Telekommunikation und neue Medien e. V. (Bitkom) am 20.7.2017. Online: https://www.getstarted.de/das-innovationsbuero-des-bfarm-drei-fragen-an-prof-dr-karl-broich/.[abgerufen am 21.5.2020].

Bundesverband Medizintechnologie e. V.: BVMed-Stellungnahme zum Gesetzesentwurf der Bundesregierung für bessere Versorgung durch Digitalisierung und Innovation (Digitale-Versorgung-Gesetz – DVG) Deutscher Bundestag, Drucksache 19/13438, Berlin 2019.

Bundesversicherungsamt: Der Digitalausschluss im Bundesversicherungsamt – eine Bestandsaufnahme zum Einsatz digitaler Anwendungen in der Sozialversicherung, Bonn 2019, S. 7. Online: https://www.bundesamtsozialesicherung.de/fileadmin/redaktion/Digitalausschuss/2019-10-31_Bestandsaufnahme_BVA_Digitalisierung_V1.3.pdf. [abgerufen am 26.5.2020].

Deloitte Consulting GmbH: Digitalisierung des Gesundheitsmarktes. Studie im Auftrag des GKV-Spitzenverbandes, Düsseldorf 2019.

Deutscher Bundestag, Gesetz für eine bessere Versorgung durch Digitalisierung und Innovation (Digitale-Versorgung-Gesetz - DVG), Drucksache 19/14867, Berlin 2019.

Deutscher Bundestag: Änderungsanträge 1,2 und 3 der Fraktionen der CDU/CSU und SPD zum Entwurf eines Gesetzes zur Stärkung von intensiv-pflegerischer Versorgung und medizinischer Rehabilitation in der gesetzlichen Krankenversicherung (Intensivpflege- und Rehabilitationsstärkungsgesetz – GKV-IPReG), Drucksache 19/19368, Berlin 2020.

Europäische Union: VERORDNUNG (EU) 2017/745 DES EUROPÄISCHEN PARLAMENTS UND DES RATES vom 5. April 2017 über Medizinprodukte, zur Änderung der Richtlinie 2001/83/EG, der Verordnung (EG) Nr. 178/2002 und der Verordnung (EG) Nr. 1223/2009 und zur Aufhebung der Richtlinien 90/385/EWG und 93/42/EWG des Rates.

Health Reality Lab Network. Online: https://www.hlan.network/ [abgerufen am 29.5.2020].

Knöppler, Karsten und Patricia Ex: Transfer von Digital-Health-Anwendungen in den Versorgungsalltag Teil 5: Vertrags- und Vergütungsformen in der gesetzlichen Krankenversicherung – Gegenstand, Verfahren und Implikationen, Bertelsmann Stiftung, Gütersloh 2017.

Lauer, Wolfgang und Wiebke Löbker, Unterstützung für (digitale) Innovationen durch das BfArM, Vortrag gehalten während der Start-up Sprechstunde des Health Innovation Hub am

20.11.2020, Online: https://hih-2025.de/wp-content/uploads/2019/12/2019_11_20-hih-MDR-Sprechstunde-XXL_BfArM.pdf. [abgerufen am 21.5.2020].

Waschinski, G.: Die App kommt bald auch auf Rezept. 2020 sollen digitale Anwendungen in die Regelversorgung der gesetzlichen Krankenversicherung aufgenommen werden. Ärzte können ihren Patienten dann bestimmte Apps verschreiben. 2019. Online: https://www.handelsblatt.com/technik/digitale-revolution/digitale-versorgung-gesetz-die-app-kommt-bald-auch-auf-rezept/25270782.html?ticket=ST-833992-VVQqNPSoBYmqYBE7SSkO-ap6 [abgerufen am 28.9.2020].

Zentrale Prüfstelle für Prävention: Information für Anbieterinnen und Anbieter von IKT-basierten Selbstlernprogrammen nach § 20SGB V. Stand Dezember 2019. Online: https://www.zentrale-pruefstelle-praevention.de/admin/download.php?dl=pruefung_online_angebote. [abgerufen am 25.5.2020].

7 Erfolgsfaktoren für eine erfolgreiche Übertragung von Innovationen in die Regelversorgung aus Sicht der Akteure

7.1 Transfer positiv evaluierter Innovationsfondsprojekte in die Regelversorgung

Holger Pfaff/Gisela Nellessen-Martens

Erfolgsfaktoren aus Sicht der Wissenschaft

Abstract: Die Herausforderungen, die mit dem Transfer positiv evaluierter Innovationsprojekte in die Regelversorgung verbunden sind, werden regelmäßig unterschätzt. Der Implementierungsprozess ist komplex, und sein Erfolg ist nicht nur von der Innovation abhängig. Der auf die Innovation und die Kontextbedingungen zugeschnittene Implementierungsprozess sowie die Optimierung organisationaler und gesundheitssystemischer Rahmenbedingungen sind für den Erfolg bedeutsam. Auf den Innovation-Kontext-Prozess-Fit kommt es an, für den alle Beteiligten Verantwortung übernehmen und zusammenarbeiten müssen. Dabei sollte die Regel „Implementierung beginnt bei der Evaluation" beachtet werden.

7.1.1 Einleitung und zentrale Begriffe

Die Bürger*innen und die Gesundheitspolitiker sind daran interessiert, in innovative, möglichst wirkungsvolle und erfolgversprechende Versorgungskonzepte und -programme zu investieren. Mit diesem Ziel wurde der Innovationsfonds initiiert. Bei den durch den Innovationsfonds geförderten neuen Versorgungsformen ist ein Transfer in die Regelversorgung möglich, sofern diese positiv evaluiert wurden.

Viele Vertreter*innen aus der Politik, der Praxis und der Forschung glauben, dass mit der positiven Evaluation und mit dem politischen Beschluss, die positiv evaluierten Versorgungskonzepte in der Fläche einzusetzen, die Transferarbeit größtenteils erledigt ist. Doch es stellt sich die Frage, ob dies tatsächlich der Fall ist und unter welchen Bedingungen der Transfer in die Regelversorgung besonders gut gelingt. Dieser Beitrag stellt die Frage in den Vordergrund, welche wissenschaftliche Erkenntnisse hierzu aus verschiedenen Forschungsdisziplinen (z. B. Versorgungs-, Evaluations-, Implementierungs- und Transferforschung) vorliegen und was mögliche Erfolgsfaktoren für den Transfer der Innovationsfonds-Projekte in die Regelversorgung sind.

Hierzu bedarf es zunächst einiger Begriffserläuterungen. Die Begriffe Diffusion, Disseminierung und Implementierung beschreiben ähnliche Prozesse. Nach

Lomas[399] bezeichnet Diffusion den passiven, zufälligen und ungerichteten Wissenstransfer, Disseminierung den aktiv und zielgerichteten Wissenstransfer und von einer Implementierung wird nach Lomas gesprochen, wenn es sich um eine geplante, und auf mehreren Ebenen ansetzende und umfassende Maßnahme zum Wissenstransfer handelt. Der Begriff „Diffusion" wurde u. a. durch die Diffusionstheorie nach Rogers[400] und das Diffusionsmodell nach Mohr[401] geprägt. Im Gesundheitssektor wird vorrangig der Begriff „Implementierung" verwendet.

658 In Bezug auf den Begriff des Transfers gibt es zwei Bedeutungen zu unterscheiden, die in den Begriffen „Aus- und Verbreitung" und „Verstetigung" zum Ausdruck kommen. Sie beschreiben zwei unterschiedliche Transferrichtungen. Es kann zum einen die räumliche Dimension, d. h. der Transfer in die Breite, also die Verbreitung der Maßnahme in Form ihrer Einführung in anderen Einrichtungen oder Regionen, betrachtet werden. Zum anderen ist die zeitliche Dimension von Relevanz. Es geht dabei um die zeitliche Verstetigung einer Maßnahme.[402] Im anglo-amerikanischen Raum werden die Begriffe „Adoption" (Verstetigung), „Scale-up" (lokale, regionale oder fachspezifische Ausbreitung) bzw. „Spread" (flächendeckende Ausbreitung) verwendet.[403]

7.1.2 Erfolgsfaktoren des Innovationstransfers

659 In diesem Kapitel werden ein allgemeines Modell und vier potenzielle Erfolgsfaktoren des Transfers von positiv evaluierten Innovationsfondsprojekten in die Regelversorgung vorgestellt.

7.1.2.1 Allgemeine Einflussfaktoren des Innovationstransfers

660 In der Diffusions- und Implementierungsforschung werden vier zentrale Faktorenbündel benannt, die die Diffusion und Implementierung von Innovationen beeinflussen. Diese sind die Eigenschaften 1) der Innovation, 2) der Organisation und der Anwender (Akteure, Leistungserbringer), 3) des Implementierungsprozesses sowie 4) des externen Kontextes. In Abb. 42 sind diese Determinanten erfolgreicher Implementierungsprozesse in einer Übersicht dargestellt.

---

399 Lomas: Diffusion, dissemination, and implementation: who should do what? In: Annals of the New York Academy of Sciences 703, 1/1993, S. 226-237.
400 Rogers: Diffusion of innovations. 2003.
401 Mohr: Bestimmungsgründe für die Verbreitung von neuen Technologien. 1977.
402 Pfaff/Nellessen-Martens: Interventions- und Transferforschung. In: Razum und Kolip (Hrsg.): Handbuch Gesundheitswissenschaften. 2020, S. 450–466.
403 Wirtz u. a.: DNVF-Memorandum III – Methoden für die Versorgungsforschung, Teil 4 – Konzept und Methoden der organisationsbezogenen Versorgungsforschung. Kapitel 3 – Methodische Ansätze zur Evaluation und Implementierung komplexer Interventionen in Versorgungsorganisationen. In: Das Gesundheitswesen 81, 3/2019, e82–e91.

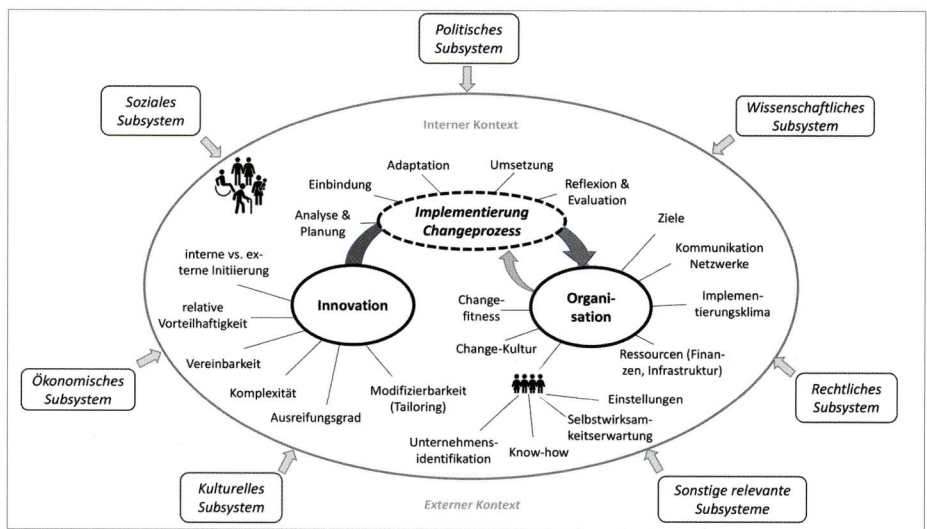

Abb. 42: Einflussfaktoren auf den Implementierungserfolg von Innovationen
Quelle: Eigene Darstellung.

Folgende Eigenschaften der Innovation nehmen auf den Implementierungserfolg Einfluss:[404]

- die relative Vorteilhaftigkeit der Innovation,
- die Vereinbarkeit der Innovation mit Überzeugungen, Zielen und Alltagsroutinen,
- die Komplexität der Innovation,
- der Ausreifungsgrad der Innovation und
- die Modifizierbarkeit der Innovation.

Auf Seiten der **Organisation und der Anwender** wirken sich folgende Faktoren auf den Implementierungserfolg aus:[405]

---

[404] Damschroder u. a.: Fostering implementation of health services research findings into practice. In: Implementation Science 4/2009, S. 50; Wensing/Pfaff/Grol: Health system strategies for implementation. In: Wensing/Grol/Grimshaw (Hrsg.): Improving patient care. 2020; Mohr: Bestimmungsgründe für die Verbreitung von neuen Technologien. 1977; Kliche: Wie bekomme ich neue Ansätze in die Praxis? In: Möbius und Friedrich (Hrsg.): Ressourcenorientiert Arbeiten. 2010, S. 127–140.

[405] Damschroder u. a.: Fostering implementation of health services research findings into practice: a consolidated framework for advancing implementation science. In: Implementation Science 4, 2009, S. 50.; Kliche: Wie bekomme ich neue Ansätze in die Praxis? In: Möbius und Friedrich (Hrsg.): Ressourcenorientiert Arbeiten. 2010, S. 127–140; Rogers: Diffusion of innovations. 2003; Wensing, Pfaff/Grol: Health system strategies for implementation. In: Wensing/Grol/Grimshaw (Hrsg.): Improving patient care. The implementation of change in health care. 2020.

- die Change-Kultur,
- das Implementierungsklima,
- das Know-how sowie die Einstellungen, Selbstwirksamkeitserwartung und/oder organisationale Verbundenheit der Mitarbeiter*innen,
- die Vereinbarkeit der Innovationsziele mit den Zielen der Organisation,
- die Kommunikations- und Vernetzungsstruktur der Organisation zu anderen Einrichtungen und Akteur*innen sowie
- die Verfügbarkeit von relevanten Ressourcen.

663 Weiterhin trägt die Gestaltung des Implementierungsprozesses selbst zum Erfolg bei, u. a.:[406]

- die Adaptation der Innovation an das Setting,
- die Problemanalyse und Planung des Prozesses,
- der Grad der Beteiligung der Betroffenen sowie
- die planmäßige Umsetzung, Reflexion und Evaluation.

664 Die Organisation steht in symbiotischer Beziehung zu ihrer externen Umwelt und je nach Innovation sind unterschiedliche Subsysteme des externen Kontextes für den Implementierungserfolg bedeutsam. So können politische Regulierungen, Richtlinien oder Anreize den Implementierungsprozess beeinflussen. Patientenbedarfe, Patientenverhalten und Wettbewerb zu anderen Organisationen nehmen ebenso Einfluss.[407] Das wissenschaftliche Subsystem kann auf Patienten, Akteure und Entscheider zugeschnittene Forschungsberichte liefern und durch partizipative Evaluationsansätze Einfluss auf die beteiligten Gruppen, ihr Wissen und ihre Einstellung zur Innovation und Implementation nehmen.

7.1.2.2 Transfer-Erfolgsfaktor 1: Kontextabhängigkeit der Wirkung einer Innovation beachten

665 Aufgrund der Vielfalt und Komplexität der uns umgebenden kulturellen, sozialen, organisatorischen, technischen und natürlichen Kontexte bedeutet Innovationstransfer im Kern die Anwendung einer Innovation unter meist unterschiedlichen Kontextbedingungen. Bei einer Verstetigung ändern sich gegebene Kontexte meist über die Zeit hinweg. Bei der Verbreitung trifft die Innovation auf unterschiedliche Settings. Solche Settings unterscheiden sich hinsichtlich natürlicher, kultureller, organisatorischer, politischer, sozialer und technischer Dimensionen.

---

406 Damschroder u. a.: Fostering implementation of health services research findings into practice. In: Implementation Science 4/2009, S. 50. Wensing/Grol/Grimshaw (Hrsg.): Improving patient care. 2020.

407 Damschroder u. a.: Fostering implementation of health services research findings into practice. In: Implementation Science 4/2009, S. 50.; Wensing/Pfaff/Grol: Health system strategies for implementation. In: Wensing/Grol/Grimshaw (Hrsg.): Improving patient care. The implementation of change in health care. 2020; Kliche: Wie bekomme ich neue Ansätze in die Praxis? In: Möbius/Friedrich (Hrsg.): Ressourcenorientiert Arbeiten. Anleitung zu einem gelingenden Praxistransfer im Sozialbereich. 2010, S. 127–140.

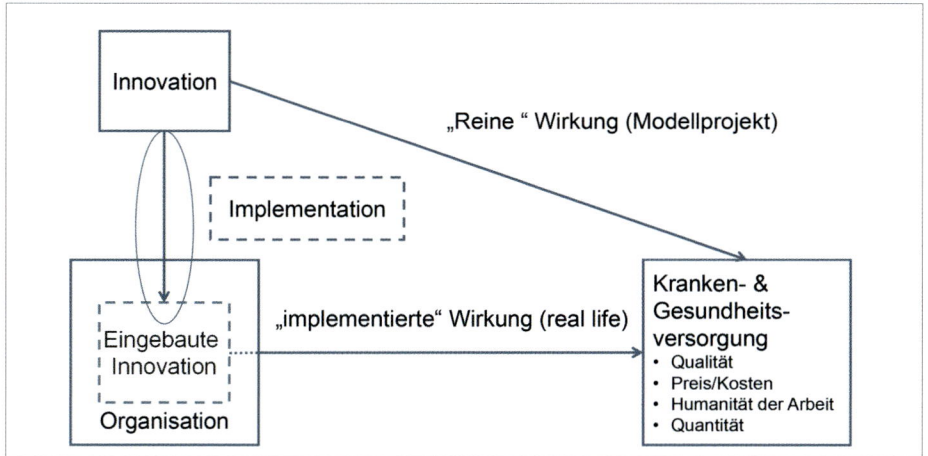

Abb. 43: Organisation als Kontext der implementierten Innovation
Quelle: Eigene Darstellung in Anlehnung an Pfaff et al.[408]

Bei der Verstetigung eines Modellprojektes („Eingebaute Innovation", Abb. 43) muss sich beispielsweise das im subventionierten Forschungsvorhaben pilotierte Konzept unter alltäglichen Bedingungen behaupten. Die Sondersituation des Pilot- oder Modellprojektes – und damit auch ihre „reine" Wirkung (vgl. Abb. 43) – entfällt im Praxisalltag. Die Innovation muss an den neuen Kontext, zum Beispiel den organisatorischen Besonderheiten vor Ort, angepasst werden („Eingebaute Intervention", Abb. 43). Die „Eingebaute Innovation" in der Fläche ist daher oft nicht ganz deckungsgleich mit der getesteten Innovation im Modellprojekt. Da im Praxisalltag den übernehmenden Organisationen zum Beispiel oft geringere finanzielle Mittel und personelle Ressourcen zur Verfügung stehen als den Piloteinrichtungen im Modellprojekt, kann der Fall eintreten, dass die Innovation „verschlankt" wird, indem teure Elemente des Modellprojekts nicht mit übernommen werden, aber dafür der Rest. Die Wirkung der eingebauten Innovation ist damit wahrscheinlich nicht mehr ganz mit der „reinen" Wirkung im Modellprojekt identisch. Wir haben es dann mit einer „implementierten Wirkung" (Real-Life-Wirkung) zu tun (vgl. Abb. 43).

666

Außerdem ist es möglich, dass bei der Verstetigung eines Innovationsfondsprojektes der in Evaluationssituation oft gegebene Hawthorne-Effekt entfällt. Der Hawthorne-Effekt entsteht dadurch, dass in der Modellsituation, die wissenschaftlich evaluiert wird, den Beteiligten eine Sonderrolle zukommt. Diese erfahren mit der Evaluation eine intensive, positiv empfundene Beachtung, die nicht nur das Selbstbewusstsein der Beteiligten hebt, sondern auch positive Sondereffekte erzeugen kann. Diese Reaktivität der Untersuchten entfällt bei der Verstetigung, dann sind Patient*innen nur noch Patient*innen und Mitarbeiter*innen nur noch

667

---

408 Pfaff u. a.: Methoden für die organisationsbezogene Versorgungsforschung. In: Das Gesundheitswesen 71, 11/2009, S. 777–790.

Mitarbeiter*innen und nicht mehr Gegenstand einer „bedeutungsvollen" wissenschaftlichen Untersuchung.

668 Bei der Verbreitung ist die Innovation unmittelbar mit den regionalen, lokalen und trägerabhängigen Bedingungen des Versorgungsalltags konfrontiert. Die Innovation trifft auf unterschiedliche organisationale Bedingungen. Sind in dem Krankenhaus einer Klinikkette, in welchem die evaluierte Innovation eingeführt werden soll, ebenso Visionäre und Protagonisten am Werk wie in der Modelleinrichtung der Klinikkette, in der die positive Evaluation erfolgte? Sind solche Protagonisten auch in den anderen Bundesländern außerhalb des Bundeslandes, in dem das Modellprojekt getestet wurde, vorhanden? Oder müssen zunächst die beteiligten Personengruppen (z. B. Leistungserbringer, Betroffene, Angehörige) von der Innovation überzeugt und zu Protagonisten gemacht werden? Wie stellt sich die Situation für die Mitarbeitenden dar, von denen erwartet wird, dass sie bei einer prozessbasierten Versorgungsinnovation etablierte Handlungsroutinen verlassen? Sind diese in der Lage ihre Tätigkeiten gemäß der Innovation umzustellen?

669 In der Evaluationsforschung wird der Einfluss von Kontextfaktoren im sogenannten Wirk- und Kontextmodell von Programmen beschrieben.[409] In Anlehnung an dieses Modell wird die Wirkung von Programmen von organisationalen und umweltbezogenen (systemischen) Faktoren beeinflusst (vgl. Abb. 44).

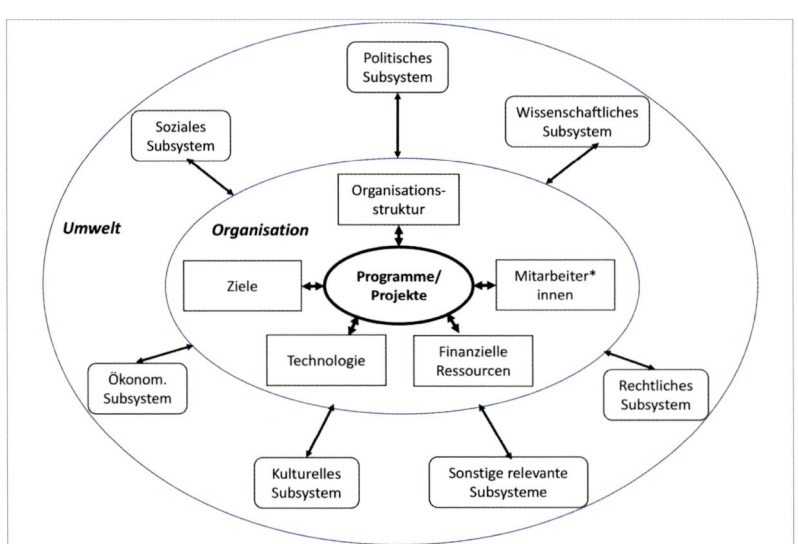

Abb. 44: Kontextmodell von Innovationsprogrammen
Quelle: Eigene Darstellung in Anlehnung an Stockmann.[410]

---

[409] Stockmann: Einführung in die Evaluation. In: Stockmann (Hrsg.): Handbuch zur Evaluation. 2007, S. 24–70.
[410] Stockmann: Einführung in die Evaluation. In: Stockmann (Hrsg.): Handbuch zur Evaluation. Eine praktische Handlungsanleitung. 2007, S. 52.

Dieses Kontextmodell kann für die Beschreibung der Einflussnahme von Kontextfaktoren auf Innovationen im Gesundheitssektor verwendet werden. Organisationale und (gesundheits-)systemische Kontextfaktoren (interne und externe Umwelt) können die Erbringung einer Versorgungsleistung im Modellprojekt oder im modellbasierten Versorgungsalltag beeinflussen. Ändern sich nach der Beendigung der Projektförderung die finanziellen Ressourcen für die Fortsetzung der Innovation in der Modelleinrichtung und/oder in den übernehmenden Einrichtungen, kann dies wie oben beschrieben, Folgen für die Anzahl der zur Verfügung stehenden Mitarbeiter*innen, deren Qualifikation oder der benötigten Ressourcen haben. Dies kann zu Lasten der Prozess- und Ergebnisqualität einer Innovation gehen und kann zusätzlich zur Unzufriedenheit der Mitarbeitenden führen, die diese Innovation tragen und umsetzen müssen. Bei der Implementierung einer gut evaluierten Innovation in eine *neue* Einrichtung, die nicht an der Pilotierung teilgenommen hat, können zudem soziale Abstoßungsreaktionen auftreten, bei denen die neue Einrichtung das andernorts evaluierte Konzept als „Fremdkörper" betrachtet und gewissermaßen abstößt („not-invented-here"-Effekt) (siehe Kap. 7.1.2.4).

670

Als mögliche Störfaktoren bei der Verbreitung von Innovationen im Gesundheitssektor werden neben Finanzierungshürden (z. B. zu geringe Vergütungspauschalen) auch fehlende gesetzliche Grundlagen (rechtliches Subsystem) angeführt.[411] Innovationen, die einen Paradigmenwechsel darstellen und daher mit den vorherrschenden Werten und Grundüberzeugungen (Kultur) in Konflikt geraten, stoßen möglicherweise auf Widerstand bei Mitarbeiter*innen, Bürger*innen oder berufspolitischen Verbänden. Andererseits ist ebenso denkbar, dass Innovationen nicht nur an ihrer Verbreitung und ihrem Fortbestehen gehindert werden, sondern durch z. B. umweltbezogene Kontextfaktoren „gepusht" werden. So werden z. B. in Zeiten einer Pandemie, wie COVID-19, telemedizinische Innovationen eher auf Zustimmung stoßen als in Zeiten, in denen eine persönliche Kontaktaufnahme kein Risiko darstellte.

671

7.1.2.3 Transfer-Erfolgsfaktor 2: Sozialen Innovationscharakter von Versorgungsinnovationen ernst nehmen

Die Bedeutsamkeit sozialer Systeme bei der Erbringung von Versorgungsleistungen kommt in mehreren Modellen der Versorgungsforschung, insbesondere aber im Throughput-Modell zum Ausdruck.[412] Danach ist das Versorgungssystem eine „black box". Sie nimmt von außen Input (Patienten, Gesundheitsdienstleister/

672

---

411 Krack u. a.: Ausschuss Krankenversicherung der dggö – Der Innovationsfonds an der Schwelle zur Regelversorgung (?). In: Gesundheitsökonomie & Qualitätsmanagement 24, 4/2019, S. 175–178.
412 Pfaff: Versorgungsforschung – Begriffsbestimmung, Gegenstand und Aufgaben. In: Pfaff u. a. (Hrsg.): Gesundheitsversorgung und Disease Management. Grundlagen und Anwendungen der Versorgungsforschung. 2003, S. 13–23.

Professionals, Gesundheitstechnologien, sonstige Ressourcen) auf, verarbeitet diesen Input innerhalb des Systems mit Hilfe vorhandener Strukturen und Prozesse (Throughput) in solch einer Weise, dass ein nützlicher Output resultiert.[413] Dieser Output kann einen positiven, negativen oder gar keinen Einfluss auf ausgewählte Outcomes haben.

673 Innovationen können in vielfältigen Systemen auftreten. Wir unterscheiden auf der Basis der soziologischen Systemtheorie von Luhmann technische Systeme, organismische Systeme (z. B. Körper), psychische Systeme und soziale Systeme (vgl. Abb. 45). Die sozialen Systeme wiederum unterteilen sich in drei Formen: Gesellschaft, Organisationen und Interaktionssysteme.[414] In jedem dieser Systeme können Innovationen stattfinden: technische, medizinische, psychische und soziale Innovationen.

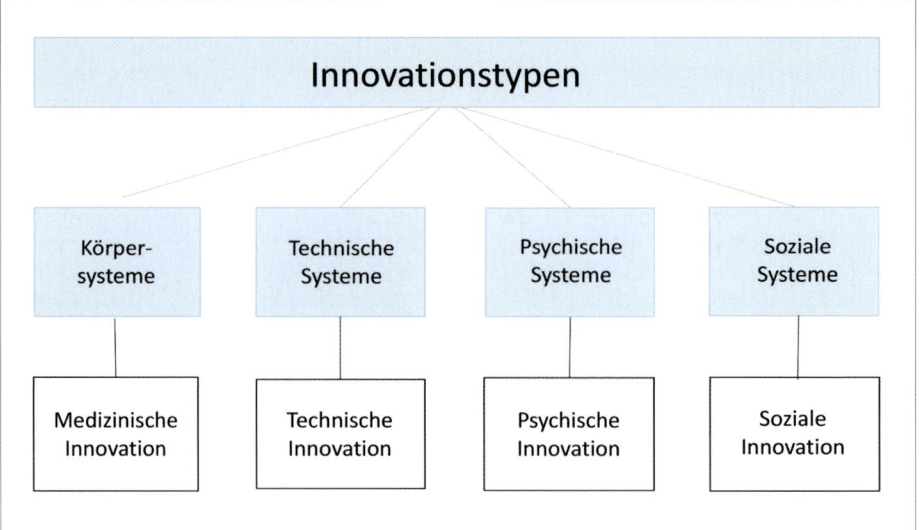

Abb. 45: Typen von Innovationen
Quelle: Eigene Darstellung.

---

413 Schrappe/Pfaff: Versorgungsforschung: Grundlagen und Konzept. In: Pfaff u. a. (Hrsg.): Lehrbuch Versorgungsforschung. Systematik – Methodik – Anwendung. 2017, S. 2–10.
414 Luhmann: Soziale Systeme: Grundriß einer allgemeinen Theorie. 1984.

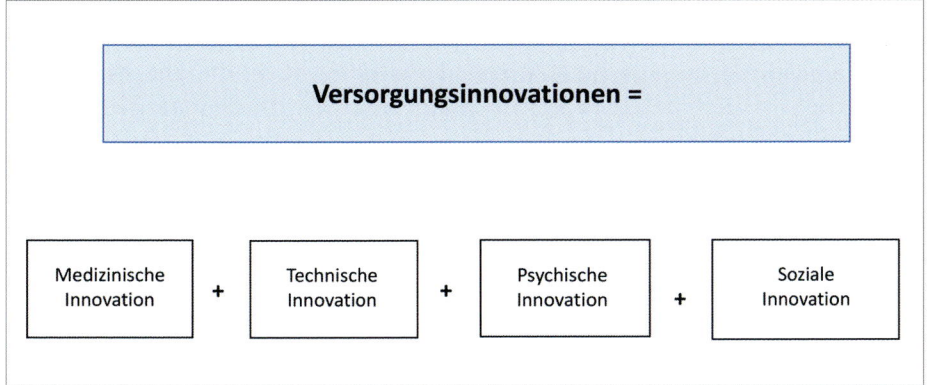

Abb. 46: Versorgungsinnovationen als Summe von Systeminnovationen
Quelle: Eigene Darstellung.

Versorgungsinnovationen stellen meist eine Kombination aus diesen Innovationskomponenten dar (vgl. Abb. 46). Strukturierte Versorgungsprogramme (z. B. DMP) bestehen zum Beispiel aus technischen Innovationen (z. B. Einsatz neuer Messgeräte), organismischen Innovationen (z. B. neue Therapien), psychische Innovationen (z. B. Schulung des Patienten, des Arztes) und sozialen Innovationen (z. B. neue Formen der Interaktion zwischen Arzt und Patient und zwischen Arzt und Arzt). Aufgrund der Komplexität von Versorgungsprozessen und der hohen Arbeitsteilung innerhalb dieser Prozesse stellen technische und körperbezogene Innovationen immer auch Anforderungen an die sozialen Abstimmungs- und Koordinationsprozesse und an die psychischen Anpassungsleistungen (soziale und psychische Systeme).

In komplexen Gesundheits- und Versorgungssystemen setzen daher technische und medizinische Innovationen oft auch eine Änderung sozialer Prozesse und Strukturen (soziale Innovation) voraus.

Aus theoretischer Perspektive ist eine ungenügende Berücksichtigung dieser sozialen Dimension der Innovation ein Grundfehler vieler Transferbemühungen. Es stellt eine Fehlannahme dar zu glauben, man könne eine medizinisch-technische Innovation in ein soziales System einbauen, ohne vorher dieses soziale System in Bezug auf seine Aufnahmebereitschaft zu prüfen und gegebenenfalls durch „soziale Vorbereitungsmaßnahmen" auf diesen Einbau einzustellen. Dies leitet zum dritten Erfolgsfaktor über.

7.1.2.4 Transfer-Erfolgsfaktor 3: Autopoietische Abstoßungsreaktionen verhindern

Wenn Versorgungsinnovationen immer auch soziale Innovationen sind, ergibt sich daraus die Notwendigkeit, die sozialen Systeme, die von der Versorgungsinnovation betroffen sind, genauer „unter die Lupe" zu nehmen. Wie funktionieren soziale Systeme? Ab wann sind sie bereit, innovative Elemente aufzunehmen und Träger von Versorgungsinnovationen zu sein?

678 Um diese Fragen beantworten zu können, sollten Erkenntnisse der soziologischen Systemtheorie herangezogen werden. Aus systemtheoretischer Sicht gehören Versorgungsorganisationen zum Typ der autopoietischen Systeme. Es handelt sich also, im Gegensatz zu den allopoietischen Systemen, um Systeme, die sich selbst schaffen, sich selbst regulieren und ihre eigenen Regeln haben. Vor allem aber sind es geschlossene Systeme, die sich von außen „nichts sagen lassen". Sie können nicht wirklich gezwungen werden, etwas zu tun. Wenn sie von außen unter Druck gesetzt werden, eine Neuerung einzuführen, führt dies im „sozialen Körper" der Versorgungsorganisation gewissermaßen zu Abstoßungsreaktionen bezüglich des Fremdköpers „erzwungene Innovation". Dieser Effekt kann als „autopoietische Abstoßungsreaktion" sozialer Systeme bezeichnet werden. Wir definieren eine autopoietische Abstoßungsreaktion als Vorgang, bei dem eine Innovation, die nicht zum System passt, entweder nicht implementiert wird oder nach der Implementation nicht akzeptiert und angewandt wird. Das Auftreten von autopoietischen Abstoßungsreaktionen ist der Hauptgrund für das Scheitern der Implementation einer Versorgungsinnovation und für Schwierigkeiten beim Transfer einer Versorgungsinnovation in die Fläche. Von außen betrachtet erscheint eine solche Abstoßungsreaktion kontraproduktiv zu sein. Von innen – also aus Sicht des Systems – betrachtet kann sie sehr funktional sein. Sie kann z. B. dazu dienen, das System im Gleichgewicht zu halten und damit seine Funktionsfähigkeit aufrecht zu erhalten.

679 Die zentralen Fragen lauten daher: Kann man „autopoietische Abstoßungsreaktionen" minimieren? Wenn ja, wie? Was kann ein System dazu bewegen, seinen Gleichgewichtszustand aufzugeben, um etwas ändern zu können? Die soziologische Systemtheorie hat mindestens zwei Antworten auf diese Fragen parat: durch (1) Rahmensteuerung und (2) Angebote.

680 Rahmensteuerung bedeutet, dass man dem autopoietischen System nicht den Inhalt der Innovation vorschreibt, aber dem System bzw. den Akteuren in dem System einen Rahmen vorgibt, innerhalb dessen das System den eigenen Weg wählen kann. Bei dem Steuerungsprinzip des Angebots wird das System nicht gezwungen, eine Richtung einzuschlagen. Es wird dem System lediglich das Angebot gemacht, diese Richtung einzuschlagen. Das System entscheidet dann selbst, ob es die Richtung einschlagen will oder nicht. Eine Kombination beider bisher genannten Strategien ist die „Menükarten-Strategie". In diesem Fall setzt die „Menükarte" an sich den Rahmen. Sie enthält Angebote, aus denen ausgewählt werden kann, und begrenzt aber zugleich Qualität und Quantität des Angebots.

681 Eine weitere zentrale Frage lautet: Was passiert innerhalb des Systems, wenn es eine Innovation aufnimmt und sich in diesem Zuge wandelt? Aus der Organisationsentwicklung liegen zahlreiche Erkenntnisse über Change-Prozesse vor. Nach

dem Phasenmodell von Lewin[415] vollzieht sich die Verhaltensänderung von Gruppen in drei Phasen: Unfreezing, Moving und Freezing. Wird dieser Prozess systematisch durch Prozessberater unterstützt und partizipativ gestaltet, ist eine von vielen Formen des Change Managements gegeben. Zunächst muss die alte Routine gewissermaßen „aufgetaut" werden und die Bereitschaft zur Veränderung muss entstehen (Unfreezing). Die bisherige Praxis wird dabei infrage gestellt und neue Ideen werden diskutiert. In der zweiten Phase (Moving) wird die Veränderung vollzogen. Das System gerät dabei zwangsläufig aus dem bisherigen Gleichgewichtszustand. Damit der neue Zustand erhalten bleibt und das System wieder ins Gleichgewicht kommt, muss dieser neue Zustand stabilisiert werden (Freezing). Nur so können Rückfälle in alte kollektive Verhaltensmuster verhindert werden. Ausmaß und Intensität des organisationalen Wandels variieren in Abhängigkeit von der Art der Erneuerung, der Bewertung und dem Zeitdruck, unter dem dieser stattfindet. Zentrale Fragen sind zum Beispiel: Wie komplex ist die Veränderung? Wie sehr baut sie auf bisherige Erfahrungen auf? Wie können neue Fähigkeiten erworben werden? Wie vereinbar ist die Veränderung mit eigenen Werten und Überzeugungen?[416]

682 In Bezug auf Innovationsfondsprojekte und ihren Transfer leiten sich daraus folgende Schlussfolgerungen ab: Jede Organisation, in der eine Innovation neu startet, durchläuft die drei Phasen Auftauen → Ändern/Bewegen → Stabilisieren. Modelleinrichtungen, in denen Projekte initiiert werden, haben den Unfreezing-Prozess bereits durchlaufen, und zwar in der Projektphase. Je nach Ausreifungsgrad der Innovation und dem Umsetzungsgrad ist am Ende der Projektphase die Organisation bereits re-stabilisiert. Bis zum Abschluss dieser Stabilisierungsphase besteht die Gefahr in alte kollektive Verhaltensmuster zurückzufallen. Ungünstige Rahmenbedingungen, wie Finanzierungslücken nach dem Projektende[417] oder öffentliche Kritik an dem Projekt oder den Evaluationsergebnissen erhöhen das Risiko eines Rückfalls in die alte Routine. Die Verstetigung einer Innovation in einer Modelleinrichtung bedeutet ihre nachhaltige Verankerung, die eine Wiederherstellung des Gleichgewichts (Re-Stabilisierung) der Organisation voraussetzt. Inwieweit Organisationen für die Umsetzung und Verstetigung von Innovationen Unterstützung benötigen, hängt von der Form der Innovation und der Organisation ab. Mittels Change Management kann der Prozess aktiv unterstützt werden.

7.1.2.5 Transfer-Erfolgsfaktor 4: „Innovation-Kontext-Prozess-Fit" herstellen

683 Der wichtigste Erfolgsfaktor für den Transfer in die Regelversorgung ist letztlich die Herstellung eines „Fit" zwischen Innovation, Kontext und Prozess. Die voran-

---
415 Lewin: Frontiers in Group Dynamics. In: Human Relations. ;1/1947, S. 5–41.
416 Vahs: Organisation. Ein Lehr- und Managementbuch. 2019.
417 Berger u. a.: Übertragbarkeit neuer Versorgungsformen in die Regelversorgung. In: G&S Gesundheits- und Sozialpolitik 74, 1/2020, S. 64–70.

gegangenen Ausführungen unterstreichen den Einfluss, den alle drei Komponenten auf den Implementierungserfolg haben. Gelingt es, einen Fit herzustellen (vgl. Abb. 47), können soziale Spannungen und Unwuchten, die entweder zu einem suboptimalen Transfer oder zu einem Scheitern des Transfers führen, vermieden und gute Voraussetzungen für die erfolgreiche Umsetzung einer Innovation geschaffen werden.

684 Die Implementierung einer Innovation ist nachhaltig erfolgreich, wenn die Innovation, der organisationale und systemische Kontext und der Implementierungsprozess aufeinander abgestimmt sind („Innovation-Kontext-Prozess-Fit").

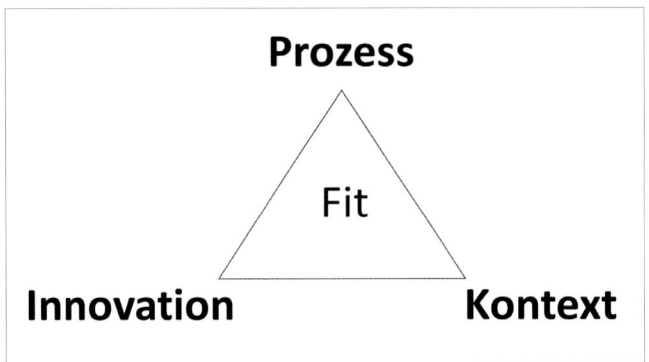

Abb. 47: Der Innovation-Kontext-Prozess-Fit als Basis für den Implementierungserfolg

Quelle: Eigene Darstellung.

685 Um diesen Fit herzustellen, gibt es Ansatzpunkte auf Seiten der Innovation, des Prozesses und des organisationalen sowie des gesundheitssystemischen Kontextes, die im Folgenden skizziert werden.

Strategie 1: Anpassung der Innovation an den Kontext (Tailoring)

686 Die Anpassung der Innovation an den Kontext wird in der Implementierungsforschung als „Tailoring" bezeichnet.[418] Aus Sicht der Implementierungsforschung ergibt sich bei dem Transfer einer als wirksam evaluierten Intervention in ein neues Setting in der Regel immer der Bedarf nach einer Anpassung an die lokalen, personellen, strukturellen, materiellen und/oder finanziellen Rahmenbedingungen.[419] Dieses Tailoring birgt jedoch die Gefahr, dass ein für die Wirkung zentrales Kernelement oder Modul (bei einer komplexen multimodularen Intervention) entfernt wird, um die Akzeptanz in der Zielorganisation zu erhöhen. In diesem

---

[418] Wirtz u. a.: DNVF-Memorandum III – Methoden für die Versorgungsforschung. In: Das Gesundheitswesen 81, 3/2019, e82–e91.
[419] Wirtz u. a.: DNVF-Memorandum III – Methoden für die Versorgungsforschung. In: Das Gesundheitswesen 81, 3/2019, e82–e91.

Falle ist die auf die Versorgungsorganisation zugeschnittene Lösung eventuell wirkungslos, da eine wichtige Wirkungskomponente der Innovation dem Tailoring „geopfert" werden musste. Daher gilt: Je mehr Informationen über die wirklich wirksamen Bestandteile einer Innovation vorliegen, umso besser können diese vor einem dysfunktionalen Tailoring geschützt werden. Ein dysfunktionales Tailoring liegt vor, wenn aus Gründen der Anpassung der Innovation an den Kontext auf wirksame Bestandteile der positiv evaluierten Innovation verzichtet wird. Wichtige Informationen zu den wirksamen Bestandteilen einer Innovation können bereits bei der Evaluation des Modellprojektes gewonnen werden.

Strategie 2: Optimierung des organisationalen Kontexts

Für die Implementierung einer Innovation bedarf es einer hinreichenden Veränderungsbereitschaft der Organisation und einer Minimierung autopoietischer Abstoßungsreaktionen. Ein Ziel von Versorgungsorganisation könnte darin bestehen, organisationale Rahmenbedingungen zu schaffen, die dies ermöglichen. Abstoßungsreaktionen können insbesondere auftreten, wenn Innovationen den Einstellungen und Wertevorstellungen der Mitarbeitenden widerstreben, organisationale Zielkonflikte auslösen, zu Ressourcenknappheit führen und/oder mit Einschränkungen einhergehen. Die Bereitstellung ausreichender Ressourcen, die Anwendung angemessener Kommunikationsstrategien und/oder die aktive Einbindung der Akteure können in diesem Falle zum Beispiel Maßnahmen zur Optimierung der organisationalen Rahmenbedingungen darstellen.

Der Sozialpsychologe Kurt Lewin leitete aus seinen Untersuchungen zu Verhaltensänderungen von Gruppen Regeln ab, die noch heute die Eckpfeiler für die Organisationsentwicklung darstellen. So stellte er fest, dass die Veränderungsbereitschaft steigt, wenn über die Notwendigkeit des Wandels Einverständnis besteht, wenn Betroffene an dem Veränderungskonzept selbst mitgewirkt haben, wenn Veränderungen in Kooperation erfolgen und gemeinsam beschlossen werden und/oder wenn die Veränderung begreifbar gemacht wurde. Die frühzeitige Information über den anstehenden Wandel sowie die aktive Beteiligung der Betroffenen an Veränderungsentscheidungen und -prozessen wirken sich somit positiv aus.[420]

Strategie 3: Optimierung des gesundheitssystemischen Kontexts

Die Rahmenbedingungen, die das Gesundheitssystem setzt, haben häufig das Potenzial, Implementierungsprozesse zu behindern oder zu fördern. Die Implementierung einer Innovation, bei der wegen mangelnder gesetzlicher Absicherung große Rechtsunsicherheit herrscht, erfährt zum Beispiel oft wenig Unterstützung in der Praxis. Innovationen, die weitreichende positive berufspolitische Auswirkungen haben, profitieren von der Unterstützung berufspolitischer Verbände und können – im negativen Fall – ebenso an deren Widerstand scheitern. Durch die

---

420 Schreyögg/Geiger (Hrsg.): Organisation. Grundlagen moderner Organisationsgestaltung. 2016.

Festlegung angemessener Vergütungspauschalen können wichtige gesundheitssystemische Rahmenbedingungen gesetzt werden

Strategie 4: Abstimmung des Prozesses auf die Innovation und den Kontext

690 Der Implementierungsprozess hat eine Sonderstellung bei der Herstellung eines Innovation-Kontext-Prozess-Fits. Er ist das verbindende Element zwischen Innovation und Kontext.

691 Um eine optimale Übereinstimmung und Abstimmung zwischen den drei Elementen zu erreichen (Innovation-Kontext-Prozess-Fit), bedarf es vor Beginn der Implementierung einer entsprechenden Situationsanalyse. Dabei stellen sich zum Beispiel folgende Fragen: Welche Eigenschaften, welche Vorteile und welche Komplexität hat die Innovation? Verspricht die Innovation, Prozesse zu vereinfachen oder wachsen die Anforderungen und damit die Komplexität? Welche Bedingungen herrschen auf Seiten der Einrichtung, in der die Innovation eingeführt werden soll? Wie steht es um das Implementierungsklima, die Veränderungsbereitschaft („Readiness to Change") und die Change-Kultur in dieser Organisation? Befindet sich die Organisation im Gleichgewicht oder herrscht Unruhe? Welches Know-how, welche Einstellungen und Selbstwirksamkeitserwartungen offenbaren die Mitarbeiter*innen, die diese Innovation umsetzen sollen? Wie sind deren Erwartungen bzgl. Nutzen, Aufwand und Effizienz der Innovation? Welche sozialen Konflikte sind vorhanden oder drohen mit der Einführung zu entstehen? Welcher Implementierungsansatz, welche Strategie empfiehlt sich bei dieser Personengruppe und/oder in dieser Organisation? Bedarf es noch eines internen Marketings oder wird die Innnovation mit offenen Armen empfangen? Welcher Managementansatz (z. B. „top-down" oder „bottom-up") herrscht in der Organisation vor?

692 In die Situationsanalyse sind ebenfalls die gesundheitssystemischen Kontextfaktoren einzubeziehen. Es stellen sich dabei Fragen wie: Unterstützen die Kostenträger die Innovation? Haben die Patient*innen Interesse an der Einführung der Innovation? Welche gesundheitsökonomischen Anreizbedingungen fördern die Implementierung und welche behindern sie?

693 Der Implementierungsprozess sollte auf diese Aspekte eingehen und entsprechend gestaltet werden. Eine Einbindung der beteiligten Akteure bei der Analyse, Planung, Umsetzung und Evaluation des Implementierungs- und Veränderungsprozesses wird empfohlen.

7.1.3 Schlussfolgerungen für den Innovationsfonds

694 Im Rahmen des Innovationsfonds rückt die Frage immer mehr in den Fokus, wie erfolgreiche Projekte in die Regelversorgung übernommen und transferiert werden können. Die Diskussionen dazu sind kontrovers. Während einige Experten

davon überzeugt sind, dass sich erfolgreiche Projekte „natürlich" durchsetzen werden[421], werden Forderungen laut, einen Transferfonds einzurichten, damit die positiv evaluierten Projekte tatsächlich in der Praxis und bei den Patient*innen ankommen.[422]

Die dargelegten Erkenntnisse widersprechen der Annahme, dass sich erfolgreiche Projekte quasi automatisch durchsetzen. Sie verdeutlichen vielmehr die Komplexität von Implementierungs- und Transferprozessen und die Vielzahl von Einflussfaktoren. Die Eigenschaften der Innovation zählen dazu, sind aber nicht alleine ausschlaggebend. Neben organisationalen Faktoren (z. B. Implementierungsklima, Einstellung der Anwender*innen) sind auch gesundheitssystemische Faktoren, die sich positiv (z. B. finanzielle Anreize) wie negativ (z. B. berufspolitische Gegenkräfte) auf den Implementierungserfolg auswirken können, bedeutsam. Der auf Innovationseigenschaften und Kontextbedingungen zugeschnittene Implementierungsprozess (vgl. Strategie 4) kann einen starken Anteil am Transfererfolg haben. Dies beinhaltet eine Optimierung der organisationalen (vgl. Strategie 2) und systemischen Rahmenbedingungen (vgl. Strategie 3) sowie die Anpassung der Innovation an den Kontext durch Tailoring (vgl. Strategie 1). 695

Folgende sechs Empfehlungen erhöhen die Chance für einen erfolgreichen Transfer von Innovationsfondsprojekten in die Fläche: 696

1. Innovation, Kontext und Prozess sollten aufeinander abgestimmt sein (Innovation-Kontext-Prozess-Fit).
2. Eine Analyse der organisationalen und gesundheitssystemischen Kontextbedingungen ist Voraussetzung für das Zustandekommen des Innovation-Kontext-Prozess-Fits.
3. Bereits bei der Pilotierung und der Evaluation des Modellprojektes sollten die relevanten Kontextfaktoren erfasst werden.
4. Die Einbindung aller Stakeholder empfiehlt sich (auch bereits bei der Planung der Evaluation des Modellprojekts).
5. Die Implementierung einer Innovation ist ein Prozess, der organisationalen Wandel impliziert und autopoietische Abstoßungsreaktionen hervorrufen kann.
6. Die Implementierung einer Innovation ist erst abgeschlossen, wenn die durch die Innovation aus dem Gleichgewicht geratene Organisation sich re-stabilisiert hat und sich wieder im Gleichgewicht befindet.

Diese sechs Aspekte müssen bereits in der Evaluationsphase eines Innovationsfondsprojekts berücksichtigt werden. Die Erfassung der potenziellen Kontextfaktoren sollte in Zukunft fester Bestandteil der Evaluation von Innovations(fonds)projekten werden. Dabei sollte die Regel „Implementierung beginnt bereits bei der 697

---

421 Krack u. a.: Ausschuss Krankenversicherung der dggö – Der Innovationsfonds an der Schwelle zur Regelversorgung (?). In: Gesundheitsökonomie & Qualitätsmanagement 24, 4/2019, S. 175–178.
422 Pfaff: 7 Thesen zum Innovationsfonds. In: Betriebskrankenkassen, 3/2018, S. 55–63.

Evaluation" gelten. Der Transfer in die Regelversorgung ist ein Prozess, bei dem alle Beteiligten, Entscheider, Leistungserbringer, Betroffenen wie auch die im Modellprojekt beteiligten Evaluator*innen gemeinschaftlich Verantwortung übernehmen müssen.

Literatur

Berger, E. u. a.: Übertragbarkeit neuer Versorgungsformen in die Regelversorgung. In: G&S Gesundheits- und Sozialpolitik 74, 1/2020, S. 64–70.

Damschroder, L. J. u. a.: Fostering implementation of health services research findings into practice: a consolidated framework for advancing implementation science. In: Implementation Science 4/2009, S. 50.

Kliche, T.: Wie bekomme ich neue Ansätze in die Praxis? Erfolgsfaktoren für die Verbreitung, Einführung und Verstetigung von Innovationen. In: Möbius, Thomas und Sibylle Friedrich (Hrsg.): Ressourcenorientiert Arbeiten. Anleitung zu einem gelingenden Praxistransfer im Sozialbereich. Wiesbaden 2010, S. 127–140.

Krack, G. u. a.: Ausschuss Krankenversicherung der dggö – Der Innovationsfonds an der Schwelle zur Regelversorgung (?). In: Gesundheitsökonomie & Qualitätsmanagement 24, 4/2019, S. 175–178.

Lewin, K.: Frontiers in Group Dynamics: Concept, Method and Reality in Social Science; Social Equilibria and Social Change. In: Human Relations 1/1947, S. 5–41.

Lomas, J.: Diffusion, dissemination, and implementation: who should do what? In: Annals of the New York Academy of Sciences 703, 1/1993, S. 226–237:

Luhmann, N.: Soziale Systeme: Grundriß einer allgemeinen Theorie. Frankfurt am Main 1984

Mohr, H.-W.: Bestimmungsgründe für die Verbreitung von neuen Technologien. Berlin 1977.

Pfaff, H. u. a.: Methoden für die organisationsbezogene Versorgungsforschung. In: Das Gesundheitswesen 71, 11/2009, S. 777–790.

Pfaff, H.: Versorgungsforschung – Begriffsbestimmung, Gegenstand und Aufgaben. In: Pfaff, Holger u. a. (Hrsg.): Gesundheitsversorgung und Disease Management. Grundlagen und Anwendungen der Versorgungsforschung. Bern 2003, S. 13–23.

Pfaff, H.: 7 Thesen zum Innovationsfonds. In: Betriebskrankenkassen, 3/2018, S. 55–63.

Pfaff, H. und G. Nellessen-Martens: Interventions- und Transferforschung. In: Razum, Oliver und Petra Kolip (Hrsg.): Handbuch Gesundheitswissenschaften. Weinheim Basel 2020, S. 450–466.

Rogers, E. M.: Diffusion of innovations. New York 2003.

Schrappe, M. und H. Pfaff: Versorgungsforschung: Grundlagen und Konzept. In: Pfaff u. a. (Hrsg.): Lehrbuch Versorgungsforschung. Systematik – Methodik – Anwendung. Stuttgart 2017, S. 2–10.

Schreyögg, G. und D. Geiger: Organisation. Grundlagen moderner Organisationsgestaltung. Mit Fallstudien. Wiesbaden 2016.

Stockmann, R.: Einführung in die Evaluation. In: Stockmann, Reinhard (Hrsg.): Handbuch zur Evaluation. Eine praktische Handlungsanleitung. Münster 2007, S. 24–70.

Vahs, D.: Organisation. Ein Lehr- und Managementbuch. Stuttgart 2019.

Wensing, M., H. Pfaff und R. Grol: Health system strategies for implementation. In: Wensing, Michel., Richard Grol und Jeremy Grimshaw (Hrsg.): Improving patient care. The implementation of change in health care. Hoboken, NJ 2020

Wensing, M./Grol, R./Grimshaw, J. (Hrsg.): Improving patient care. The implementation of change in health care. Hoboken, NJ 2020.

Wirtz, M. A. u. a.: DNVF-Memorandum III – Methoden für die Versorgungsforschung, Teil 4 – Konzept und Methoden der organisationsbezogenen Versorgungsforschung. Kapitel 3 – Methodische Ansätze zur Evaluation und Implementierung komplexer Interventionen in Versorgungsorganisationen. In: Das Gesundheitswesen 81, 3/2019, e82–e91.

7.2 Rahmenbedingungen für eine erfolgreiche Überführung aus der GKV-Perspektive

Stefanie Stoff-Ahnis/Laura Nölke

Abstract: Der Innovationsfonds hat eine entscheidende Phase erreicht, die geförderten Projekte laufen nach und nach aus. Erfolgreich erprobte Interventionen können über verschiedene Wege in die Regelversorgung gelangen, wobei die Komplexität vieler Neuer Versorgungsformen eine Herausforderung darstellt. Es sollte auf eine gebündelte Auswertung themenverwandter Projekte sowie auch regionale Multiplikationsmöglichkeiten gesetzt werden. Erkenntnisse aus nicht erfolgreichen Projekten sowie aus dem Förderbereich Versorgungsforschung sind ebenfalls nicht zu vernachlässigen.

Um die Frage nach Erfolgsfaktoren der Überführung von Ansätzen aus dem Innovationsfonds in die Regelversorgung beantworten zu können, muss zunächst betrachtet werden, um welche Art von Innovationen es sich handelt. Die Mehrheit der geförderten Neuen Versorgungsformen stellt Struktur- und Prozessinnovationen dar. Eingebettet in strukturelle und prozessuale Veränderungen der Versorgung werden aber auch viele technische bzw. digitale Innovationen erprobt. Ebenso relevant für die Beantwortung der Fragestellung eines erfolgreichen Transfers ist jedoch, dass es sich i. d. R. um komplexe Interventionen handelt. Dies bedeutet, dass sich eine Intervention aus vielen verschiedenen interagierenden Wirkelementen zusammensetzt. Dadurch ist auch die Zahl der adressierten Zielgruppen, Leistungserbringer, Outcomes und Wechselwirkungen zwischen diesen sehr hoch. Je nach Flexibilität der Intervention erhöht sich der Komplexitätsgrad weiter[423]. Eine Intervention kann sich beispielsweise aus edukativen Elementen (Schulungen für Leistungserbringer, Apps für Patienten), organisatorischen Elementen (Fallmanagement und Koordination, fachübergreifende Abstimmung, Netzwerke, Kooperationen, Delegation), medizinischen Elementen (Screening, Assessment) sowie technisch-infrastrukturellen Elementen (elektronische Entscheidungsunterstüt-

---

[423] Blettner u. a.: Überlegungen des Expertenbeirats zu Anträgen im Rahmen des Innovationsfonds. In: Zeitschrift für Evidenz, Fortbildung und Qualität im Gesundheitswesen 130/2018: S. 42–48.

zung, Risikomanagement, Kommunikation) zusammensetzen[424]. Bei komplexen Interventionen ist daher auch besonderes Augenmerk auf die Prozessevaluation sowie Subgruppenanalysen und die Analyse von Interaktionseffekten zu legen[425].

699 Vor der Entscheidung, ob eine Innovation oder Teilelemente dieser in die Regelversorgung überführt werden sollen, steht die Bewertung der Projektergebnisse. Hier sind ähnliche Kriterien wie schon bei der Bewertung des ursprünglichen Projektantrags anzuwenden: Hat sich ein klinisch relevanter Nutzen in Bezug auf patientenrelevante Endpunkte gezeigt? Gab es signifikante Struktur- und Prozessverbesserungen? Sind technische Lösungen interoperabel? Ist die Übertragbarkeit in die breite Fläche gegeben? Ist die neue Versorgungsform wirtschaftlich? Welche Probleme bei der Umsetzung wurden nicht hinreichend adressiert, welche Limitationen der Evaluation bestehen?

700 Aufgrund der Vielfältigkeit der Ansätze wird eine Eins-zu-eins-Übertragung eines erprobten Gesamtkonzepts in die Regelversorgung wahrscheinlich i. d. R. nicht möglich sein. Die Umsetzungswege und für die Umsetzung verantwortlichen Institutionen sind ebenso zahlreich. Ein Transfer ist beispielsweise über Anpassungen von Richtlinien des G-BA und medizinischen Leitlinien sowie Berufsordnungen verschiedener Leistungserbringer, über Änderungen der Gesamtverträge und des Einheitlichen Bewertungsmaßstabs, über Anpassungen des Präventionsleitfadens sowie über Selektivverträge und Satzungsleistungen der Krankenkassen denkbar. Hierbei ist jedoch zu bedenken, dass alleine durch die Schaffung der rechtlichen und technischen Voraussetzungen bzw. Abrechnungsfähigkeit einer Innovation gegenüber den gesetzlichen Krankenkassen diese nicht zwingend in der Versorgungspraxis genutzt bzw. wie intendiert genutzt wird. Es sollten daher Erkenntnisse aus der Organisationsentwicklung, aus dem Change Management sowie der noch jungen Disziplin der Implementierungsforschung genutzt werden, um auch weiche Faktoren einer nachhaltigen (sozialen und psychologischen) Implementierung zu adressieren.[426,427]

701 Im Folgenden sollen Rahmenbedingungen aufgezeigt werden, die eine Überführung positiv evaluierter innovativer Versorgungsansätze unterstützen können.

---

424 Bohm/Dudey.: Zur Transmission von Ergebnissen erfolgreicher Innovationsfonds-Projekte in die GKV-Versorgung. In: G+G Wissenschaft Jg. 19, Heft 3/2019: S. 22–30.
425 Craig u. a.: Developing and evaluating complex interventions: the new Medical Research Council guidance. In: BMJ 337/2008: a1655.
426 Greenhalgh u. a.: Innovations in Health Service Organisations. A systematic literature review. BMJ Books. Blackwell Publishing 2005, Oxford.
427 Müller u. a.: Innovative Versorgungsmodelle in Deutschland – Erfolgsfaktoren, Barrieren und Übertragbarkeit. In: Zeitschrift für Evidenz, Fortbildung und Qualität im Gesundheitswesen 115-116/2016, S. 49–55.

7.2.1 Ergebnisse thematisch verwandter Projekte gemeinsam bewerten

Der mit dem Digitale-Versorgung-Gesetz geschaffene § 92b Absatz 3 SGB V sieht vor, dass der Innovationsausschuss projektspezifische Empfehlungen zur Überführung in die Regelversorgung spätestens drei Monate nach Vorlage der Abschlussberichte eines Projektes abgibt. Wenngleich eine zügige Empfehlung und Überführung in die Regelversorgung zu begrüßen ist, erlaubt diese Regelung nur eine ansatzweise gemeinsame Auswertung ähnlicher Projekte, wenn diese ungefähr gleichzeitig enden. Anstatt sich nur die Ergebnisse einer Studie anzuschauen, ist es nach den Standards der evidenzbasierten Medizin jedoch vielmehr angezeigt, die gesamte verfügbare Evidenz zu einem Sachverhalt zu sichten. Projekte, die verschiedene Ansätze zur gleichen Indikation erproben oder gleiche Ansätze bei verschiedenen Indikationen oder in verschiedenen Versorgungssettings oder Zielgruppen untersuchen, sollten jeweils gebündelt ausgewertet werden. Dies hat auch die Prognos AG in ihrem Bericht zur Zwischenevaluation des Innovationsfonds empfohlen[428].

Letztlich sollen über den Innovationsfonds generische Lösungen gefunden werden, was eine gewisse Verallgemeinerung der Ergebnisse der einzelnen Projekte voraussetzt. Ausschließlich indikationsspezifische Insellösungen sind zu vermeiden. Auch in Bezug auf die umsetzenden Institutionen ist eine gesammelte Auswertung in einem bestimmten Zeitfenster vorteilhafter und erhöht die Chancen der tatsächlichen Umsetzung. Nehmen wir das Beispiel-Thema der spezialisierten ambulanten Palliativversorgung (SAPV). Der Innovationsausschuss hat 2016 die Evaluation und Weiterentwicklung der SAPV-Richtlinie als Förderbekanntmachung ausgeschrieben. Gefördert wurden letztlich drei Forschungsprojekte: APVEL, SAVOIR und ELSAH. Sie untersuchen die regionale Umsetzung sowie Struktur-, Prozess- und Ergebnisqualität der SAPV. Zwei der Projekte untersuchen die Umsetzung der SAPV in Nordrhein und Hessen, ein Projekt betrachtet ganz Deutschland. Die Projekte haben unterschiedlich lange Laufzeiten, sodass die Ergebnisse des letzten Projekts voraussichtlich erst zehn Monate nach dem ersten vorliegen werden. Aufgrund der gesetzlich vorgegebenen Drei-Monats-Regel für die IA-Empfehlungen ist eine gebündelte Auswertung der drei Projekte mit einer gemeinsamen Empfehlung an den Unterausschuss veranlasste Leistungen im G-BA nicht möglich sein. In der im Frühjahr 2020 veröffentlichten Empfehlung des Innovationsausschusses zum Projekt APVEL wird jedoch zumindest darauf hingewiesen, dass die Ergebnisse aller drei Projekte bei der Prüfung der SAPV-RL berücksichtigt werden sollen. Der Unterausschuss Veranlasste Leistungen des G-BA hat daraufhin die Einleitung eines Beratungsverfahrens zur Über-

---

428 Astor u. a.: Wissenschaftliche Auswertung der Förderung aus dem Innovationsfonds gem. § 92a Abs. 5 SGB V: Gesamtevaluation des Innovationsfonds. Teilbericht über die erste Evaluationsphase. Berlin 2019. Prognos AG, im Auftrag des Bundesministeriums für Gesundheit.

Rahmenbedingungen für eine erfolgreiche Überführung aus der GKV-Perspektive

prüfung der SAPV-Richtlinie mit einem Zeitplan beschlossen, der einen Einbezug der Ergebnisse aller drei Projekte ermöglicht."

7.2.2 Breite regionale Umsetzung unterstützen

704 Eine entscheidende Frage bei der Überführung in die Regelversorgung ist auch die nach der Übertragbarkeit. Letztere kann sich auf Regionen, Indikationen, Zielgruppen, Institutionen oder auch Versorgungssektoren beziehen. Zeigt sich in einem Projekt ein klinisch relevanter Nutzen, so ist dies zunächst als Erfolg zu werten. Dennoch kann es Konstellationen geben, die eine Übertragung eines regional positiv erprobten Ansatzes auf ganz Deutschland (Kollektivvertragsrecht) als nicht sinnvoll erscheinen lassen. In diesen Fällen bietet es sich an, die Neuen Versorgungsformen über die Selektivverträge, über die sie bereits während der Projektlaufzeit erprobt wurden, weiterlaufen zu lassen. Andere Krankenkassen aus der adressierten Region sollten aber die Möglichkeit erhalten, den Verträgen beizutreten, damit möglichst viele gesetzlich Versicherte der Region daran teilnehmen und von der verbesserten Versorgung profitieren können. Auch sollten der Aufbau und Ablauf der neuen Versorgungsform so detailliert z. B. in Form eines Handbuches veröffentlicht werden, dass vergleichbare Regionen diese ebenfalls implementieren können. Laut dem Bericht zur Zwischenevaluation des Innovationsfonds ist eine Weiterführung der Selektivverträge für 55 % der befragten Fördernehmer eine Option, 34 % planen dies fest.[429]

705 Die für die Erprobung im Rahmen des Innovationsfonds abgeschlossenen Selektivverträge sollten ggf. auch weiterlaufen, wenn eine Überführung der Intervention in die kollektivvertragliche Versorgung geplant ist. Denn die Umsetzung wird einige Zeit in Anspruch nehmen, in der auf regionaler Ebene ggf. weitere Follow-up-Untersuchungen zu längerfristigen Wirkungen durchgeführt werden könnten. Der Bundesrat hatte in seiner Stellungnahme zum Digitale-Versorgung-Gesetz eine Zwischenfinanzierung nach Projektende bis zur dauerhaften Aufnahme in die Regelversorgung aus Mitteln des Innovationsfonds gefordert. Die Bundesregierung hatte dies in ihrer Gegenäußerung abgelehnt, da die Aufrechterhaltung (regionaler) Projektstrukturen nicht dem Förderziel des Innovationsfonds entspreche. Eine Überbrückung könne insbesondere über die Fortführung der im Projekt geschlossenen Selektivverträge erfolgen.[430]

---

429 Astor u. a.: Wissenschaftliche Auswertung der Förderung aus dem Innovationsfonds gem. § 92a Abs. 5 SGB V: Gesamtevaluation des Innovationsfonds. Teilbericht über die erste Evaluationsphase. Berlin 2019. Prognos AG, im Auftrag des Bundesministeriums für Gesundheit.

430 Deutscher Bundestag: Entwurf eines Gesetzes für eine bessere Versorgung durch Digitalisierung und Innovation. Gegenäußerung der Bundesregierung zu der Stellungnahme des Bundesrates. Drucksache 19/13548 (zur Drucksache 19/13438) 25.9.2020. Online: https://dip21.bundestag.de/dip21/btd/19/135/1913548.pdf [abgerufen am 14.10.2020].

Zudem werden bei der kollektivvertraglichen Umsetzung ggf. auch nur Teilelemente der Intervention überführt. Ist bei einer komplexen Intervention von einer Gesamtwirkung der einzelnen Elemente ohne genaue Kenntnis der Einzelwirkungen der Einzelelemente auszugehen, bietet sich ebenfalls eine selektivvertragliche Umsetzung an. Um sicherzustellen, dass die einzelnen Elemente gemeinsam zum Einsatz kommen, wäre in der kollektivvertraglichen Versorgung beispielsweise eine teambasierte Vergütung oder ein Disease-Management-Programm notwendig.

Ein weiterer Vorteil der selektivvertraglichen Umsetzung ist auch die Möglichkeit der qualitätsorientierten Vergütung. Mit dem Versorgungsverbesserungsgesetz (GPVG) sind zudem ab 2021 aufsichtsrechtliche Erleichterungen für die Weiterführung von über den Innovationsfonds geförderten Selektivverträgen nach § 140a SGB V geplant.

7.2.3 Aus nicht erfolgreichen Projekten lernen

Nicht jedes über den Innovationsfonds geförderte Projekt wird einen positiven Wirksamkeitsnachweis vorlegen und sich als im Versorgungsalltag umsetzbar erweisen. Auch, wenn sich bei einem Projekt keine signifikanten patientenrelevanten Verbesserungen zeigen, sollten die Erkenntnisse des Projektes nicht vernachlässigt werden. Insbesondere die Prozessevaluation gibt ggf. Aufschluss darüber, warum sich eine Intervention als nicht wirksam oder praktikabel erwiesen hat. Gleiches gilt für Projekte, die gar nicht erst die notwendigen Fallzahlen für eine belastbare Evaluation erreichen konnten und daher vorzeitig beendet wurden. Hier sind die möglichen Ursachen der fehlenden Teilnahmebereitschaft auf Patienten- und/oder Leistungserbringerseite sowie weitere Hürden im Ergebnisbericht ausführlich darzustellen. Auch diese grundsätzlichen Erkenntnisse können bei systematischer Auswertung für die nachhaltige Implementierung von Innovationen von Nutzen sein.

Denn gerade sektorenübergreifende Ansätze zur Verbesserung der Versorgungskontinuität und -qualität, die grundlegende Veränderungen erfordern, haben sich in der Vergangenheit oft als schwer durchsetzbar erwiesen. Ein Scheitern beispielsweise an der Akzeptanz verschiedener Interessengruppen sollte nicht dazu führen, dass die adressierten Inhalte/Ansätze nicht mehr aufgegriffen werden.

7.2.4 Ergebnisse aus der Versorgungsforschung nutzen

Wenn über die Überführung in die Regelversorgung gesprochen wird, beschränkt sich die Diskussion meist auf die neuen Versorgungsformen. Dies liegt natürlich nahe, vernachlässigt aber den Beitrag, den auch Versorgungsforschungsprojekte zur Verbesserung der Versorgung leisten können. In der Regel lassen sich keine neuen Leistungstatbestände aus Versorgungsforschungsprojekten ableiten, da keine neuen Versorgungsansätze erprobt werden. Bei einigen Forschungsprojekten handelt es sich jedoch um Outcome-Forschung[431], wodurch die Grenze zu den neuen Versorgungsformen verschwimmt. Die Feststellung „further research is needed" und die Dissemination von Erkenntnissen über Publikationen und Fachtagungen sollten nicht die einzigen Verwertungswege für Versorgungsforschungsprojekte aus dem Innovationsfonds sein. Unter den geförderten Projekten aus dem Bereich der Versorgungsforschung sind einige, welche die bestehende Versorgung kritisch analysieren. Diesbezüglich besteht insbesondere das Potenzial, Erkenntnisse zum Abbau von Über- und Fehlversorgung zu gewinnen. Hier sollten – wenn angezeigt – auch Maßnahmen zur Versorgungsgestaltung auf Kollektivvertragsebene angestoßen werden.

711 Als Beispiele können die Projekte MIDAS und INDIQ genannt werden. Die MIDAS-Studie beschäftigt sich mit dem Einfluss eines clinical decision support Systems auf Quantität und Qualität indizierter medizinischer Bildgebung im klinischen Alltag. Das Projekt zielt darauf ab, den Einsatz von diagnostischer Bildgebung im Krankenhaus leitlinienkonform umzusetzen und insbesondere nicht notwendige Bildgebung zu vermeiden. Im Projekt INDIQ wird ein Instrument zur systematischen Erfassung von Indikationsqualität in Routinedaten entwickelt. Damit könnten im besten Fall regelhaft Versorgungsbereiche oder Regionen identifiziert werden, in denen die Indikationsqualität nicht angemessen ist und Maßnahmen zur Qualitätssicherung und -verbesserung angestoßen werden.

712 Das primäre Ziel des Innovationsfonds, Ansätze der sektorenübergreifenden bzw. sektorenunabhängigen Versorgung zu verankern, ist auch nicht alleine über Neue Versorgungsformen möglich. Damit die Überwindung der Sektorengrenzen in der Versorgungspraxis funktionieren kann, sind insbesondere im ambulanten und stationären Sektor zunächst einheitliche Rahmenbedingungen zu schaffen. Dies betrifft verschiedene Bereiche wie z. B. das Vergütungssystem, Dokumentationsanforderungen, Kodierung, Qualitätssicherung, Bedarfsplanung, Zulassung oder Zugang zur Versorgung.

713 Zwei beispielhafte Forschungsprojekte, die die Vereinheitlichung der Rahmenbedingungen angehen, sind die Projekte ESV (einheitliche sektorengleiche Vergütung) und RemugVplan (regionale multisektorale geriatrische Versorgungsplanung). Das Projekt ESV widmet sich der Identifizierung von Leistungen, die sowohl ambulant als auch stationär erbringbar sind, und der Entwicklung eines einheitlichen Vergütungssystems für diese Leistungsbereiche inklusive einer

---

431 Die Outcome-Forschung untersucht als ein Forschungsbereich der Versorgungsforschung das Erreichen eines gesundheitlichen Zieles (z. B. Lebensqualität) durch eine Versorgungsleistung/Prozess/Gesetz o.Ä. Die Einteilung der Forschungsbereiche basiert auf dem „input – throughput – output – outcome – Modell". (Pfaff u. a.: Definition und Abgrenzung der Versorgungsforschung. Arbeitskreis Versorgungsforschung beim Wissenschaftlichen Beirat der Bundesärztekammer. 2004. Online: https://www.bundesaerztekammer.de/aerzte/medizin-ethik/versorgungsforschung [abgerufen am 14.10.2020].

Akzeptanzanalyse unter den relevanten Stakeholdern in der Gemeinsamen Selbstverwaltung. Im Projekt RemugVplan geht es um die Entwicklung und Validierung eines Prognosemodells zur sektorenübergreifenden Bedarfsplanung für die Zielgruppe geriatrischer Patienten. Basierend auf GKV-Routinedaten wird ein Kapazitäten- und Verteilungsmodell entwickelt, das unter Berücksichtigung regionaler Erreichbarkeiten und Übergangswahrscheinlichkeiten zwischen verschiedenen Zuständen Versorgungsbedarfe simuliert. Einbezogen in das Modell werden u. a. Fach- und Hausarztpraxen, Pflegeheime und -dienste, geriatrische Zentren an Krankenhäusern, Hospize und Rehabilitationseinrichtungen.

7.2.5 Zwischenfazit und Ausblick

Der Prozess der Überführung erfolgreicher Ansätze aus dem Innovationsfonds befindet sich derzeit noch am Anfang (siehe Abb. 48), sodass noch nicht viele Erfahrungswerte vorliegen. Im Jahr 2020 werden nach aktuellem Stand sechs der bislang 150 geförderten Projekte aus dem Bereich Neue Versorgungsformen ihre Abschlussberichte vorgelegt haben und der Innovationsausschuss entsprechende Überführungs-Empfehlungen formulieren. Erst in den Jahren 2021 und 2022 nimmt die Zahl der abgeschlossenen Projekte im Bereich Neue Versorgungsformen zu, während aus dem Bereich Versorgungsforschung schon in 2020 eine etwas höhere Anzahl an Projekten abgeschlossen sein wird (siehe Abb. 48).

714

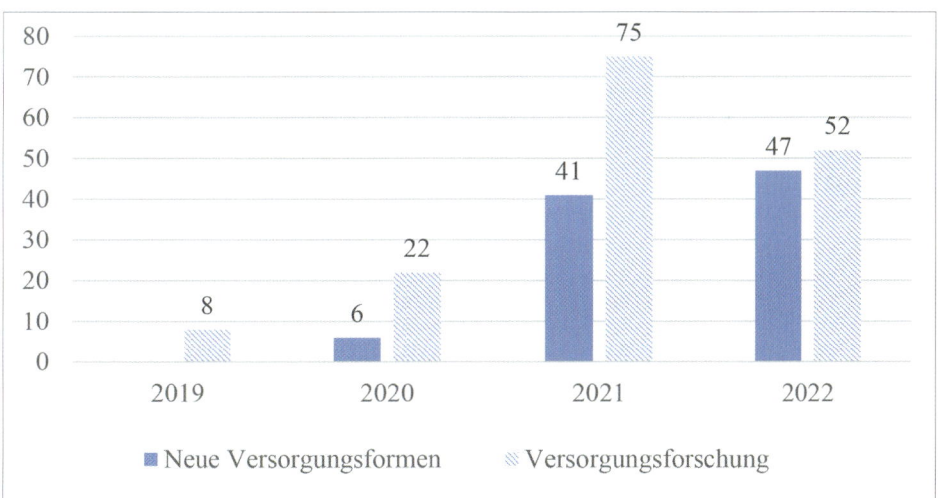

Abb. 48: Eingehende Abschlussberichte aus dem Innovationsfonds in den Jahren 2019 bis 2022

Quelle: Eigene Darstellung GKV-Spitzenverband, Stand: 9.10.2020.

715 Die Erkenntnisse, die aus der Sicht der Abschlussberichte gewonnen werden, sollten genutzt werden, um Anforderungen an bereits laufende und zukünftige Projekte aus dem Innovationsfonds zu formulieren. Es könnte beispielsweise die gesetzlich vorgegebene Laufzeit von 48 Monaten angepasst werden, damit die Projektbeteiligten eine eigene Projektphase zur Ableitung von Überführungsvorschlägen und Erstellung von Manuals durchführen können.

716 Einer der herausforderndsten Bereiche bei der Überführung wird der der sozialleistungsträgerübergreifenden Ansätze sein, da hier übergreifende gesetzliche Grundlagen inklusive Anpassungen für das SGB V, IX und XI notwendig sein werden.

Literatur

Astor, M. u. a.: Wissenschaftliche Auswertung der Förderung aus dem Innovationsfonds gem. § 92a Abs. 5 SGB V: Gesamtevaluation des Innovationsfonds. Teilbericht über die erste Evaluationsphase. Berlin 2019. Prognos AG, im Auftrag des Bundesministeriums für Gesundheit.

Blettner, M. u. a.: Überlegungen des Expertenbeirats zu Anträgen im Rahmen des Innovationsfonds. In: Zeitschrift für Evidenz, Fortbildung und Qualität im Gesundheitswesen 130/2018: S. 42–48.

Bohm, S./ Dudey, S.: Zur Transmission von Ergebnissen erfolgreicher Innovationsfonds-Projekte in die GKV-Versorgung. In: G+G Wissenschaft Jg. 19, Heft 3/2019: S. 22–30.

Craig, P. u. a.: Developing and evaluating complex interventions: the new Medical Research Council guidance. In: BMJ 337/2008: a1655.

Deutscher Bundestag: Entwurf eines Gesetzes für eine bessere Versorgung durch Digitalisierung und Innovation. Gegenäußerung der Bundesregierung zu der Stellungnahme des Bundesrates. Drucksache 19/13548 (zur Drucksache 19/13438) 25.9.2020. Online: https://dip21.bundestag.de/dip21/btd/19/135/1913548.pdf [abgerufen am 14.10.2020].

Greenhalgh, T. u. a.: Innovations in Health Service Organisations. A systematic literature review. BMJ Books. Blackwell Publishing 2005, Oxford.

Müller, B.S. u. a.: Innovative Versorgungsmodelle in Deutschland – Erfolgsfaktoren, Barrieren und Übertragbarkeit. In: Zeitschrift für Evidenz, Fortbildung und Qualität im Gesundheitswesen 115–116/2016, S. 49–55.

Pfaff, H. u. a.: Definition und Abgrenzung der Versorgungsforschung. Arbeitskreis Versorgungsforschung beim Wissenschaftlichen Beirat der Bundesärztekammer. 2004. Online: https://www.bundesaerztekammer.de/aerzte/medizin-ethik/versorgungsforschung [abgerufen am 29.9.2020].

7.3 Ambulante Versorgung braucht Innovation – Erfolgsfaktoren und Hindernisse

Lutz Hager/Nikolai Henn

Abstract: Der ambulante Bereich mit über 1 Mrd. Patientenkontakten im Jahr ist das Rückgrat der Gesundheitsversorgung in Deutschland – und ein Innovationsfeld von vorrangiger Bedeutung. Arztpraxen arbeiten aber nicht nach der Logik großer Einheiten, die Investitionen, u. a. durch Skaleneffekte amortisieren können. Hinzu kommt, dass unternehmerische Anreize durch Wettbewerbsbarrieren, starre Vergütungssysteme und die Schwierigkeit, Qualitätsverbesserungen darzustellen, gemindert werden. Gerade hier setzt der Innovationsfonds an, perpetuiert in seiner Anlage jedoch das System der Regelversorgung. Eine Chance bietet vielmehr die Herausbildung größerer Einheiten auch im ambulanten Bereich, sowohl entlang horizontaler Integration (Praxisverbünde) als auch vertikaler Integration entlang von Patientenpfaden.

7.3.1 Dienstleistungsinnovationen im Gesundheitswesen

717 Ausgangspunkt dieser Überlegungen ist der unübersehbare Veränderungsbedarf im Gesundheitswesen. Die Finanzierungsmodelle des Systems, getragen von einer demographisch schrumpfenden Erwerbstätigenbasis, stehen in einem Widerspruch zu dem steigenden Versorgungsbedarf und den Kosten des medizinischen Fortschritts im Verbund mit Erwartungen der Patienten. Unser Gesundheitssystem beansprucht heute bereits über 11 % des BIPs und gerät durch den demographischen Wandel und lebensstilbedingte Probleme wie die Zunahme der Herz-Kreislauf-Erkrankungen weiter unter Druck. Personal- und Fachkräftemangel kommen als weitere limitierende Faktoren hinzu. In der Summe benötigen wir eine Steigerung der Produktivität und Innovationen, die dahin führen.[432]

718 Diese Vorgabe ist nicht abwegig: Howaldt/Jacobsen beschreiben das Gesundheitswesen im Allgemeinen als innovativen, wachstumsträchtigen Wirtschaftsbereich, vor allem die medizinische, pharmazeutische und medizintechnische Industrie. Diese Sektoren sind in Deutschland traditionell stark. Mindestens ebenso maßgeblich für die Produktivität unseres Gesundheitswesens ist jedoch der Dienstleistungsbereich, in dem der größte Teil der Wertschöpfung von jährlich über 375 Mrd. EUR (im Jahr 2017) verortet ist. Dieser Bereich wird in

---

[432] Der Begriff Produktivität ist passend, aber im Gesundheitskontext komplexer da Produktivität dort nicht nur den output abhängig vom input, sondern vor allem den outcome berücksichtigen sollte. Siehe dazu unten zu Triple Aim als Zielgröße sowie weiterführende Diskussion in Schneider et al.: Messung der Produktivitätsentwicklung der Gesundheitswirtschaft. 2013.

seiner Innovationskraft, aber auch den begrenzenden Faktoren, häufig außen vor gelassen.[433]

719 Innovationen im Dienstleistungsbereich haben besondere Voraussetzungen. Aufgrund ihrer Immaterialität sind sie, ähnlich wie Software, schnelllebiger als physische Produkte. Da sie in ihrem Kern auf die Veränderung von Abläufen zielen, spielen Kommunikation und Einübung eine große Rolle. In der Software- und Dienstleistungsbranche haben sich daher sogenannte agile Methoden zur Entwicklung und Einführung von Innovationen als besonders effektiv erwiesen.[434] Demgegenüber ist die Gesundheitsversorgung engmaschig in Vorgaben eingebunden, u. a. seitens Krankenkassen (Vergütung), Gesetzgeber (Regulatorik), Leistungserbringer (Betriebsorganisation). Historisch hat sich daraus eine hohe Interdependenz zwischen den Akteuren ergeben, was die Komplexität von Innovationsansätzen in einer solchen Struktur erhöht und Innovationsanreize reduziert.

720 Damit verbunden sind hohe Markteintrittsbarrieren und in weiten Teilen eine vorgegebene Vergütungsstruktur. Im Ergebnis bleiben auch Einrichtungen mit vergleichsweise niedriger Produktivität am Markt und begrenzen damit die Expansionsmöglichkeiten innovativer Einrichtungen mit höherer Produktivität.

721 Drittens ist Innovation anspruchsvoll: 40 % aller Innovationen scheitern langfristig.[435] Aufgrund hoher Entwicklungs- und Einführungskosten und dem damit verbundenen Risiko ist ein effektives Innovationsmanagement ein zusätzliches Erfordernis.[436]

722 In der Summe: Dienstleistungs-Innovationen in der Gesundheitsversorgung sind dringend erforderlich, treffen aber auf besondere, sogar erschwerte Bedingungen. Daran schließen sich unmittelbar Fragen an: Welche Bedarfe folgen daraus, wo finden wir (dennoch) positive Beispiele und welchen Beitrag leistet der Innovationsfonds in diesem Kontext? Diese Überlegungen sind nicht nur „praktisch", sondern auch wissenschaftlich relevant, da für den Dienstleistungssektor der Gesundheitsbranche kaum Erkenntnisse zu diesen Thematiken vorliegen.

723 Sie sind besonders relevant für den Bereich ambulant tätiger Arztpraxen, die – der Zahl der Einheiten nach – den weitaus größten Teil unseres Gesundheitssystems darstellen und, die im Rahmen der Ambulantisierung der Medizin eine wachsende Bedeutung erfahren. Schlagworte einer „Arztpraxis der Zukunft", „Telemedizin" oder dem Bild einer umgekehrten Inanspruchnahme („The Patient will see you now"[437]) geben die Richtung vor, die mit konkreten Innovationen zu füllen sind.

---

[433] Vgl. Köhler/Goldmann: Soziale Innovation in der Pflege. Vernetzung und Transfer im Fokus einer Zukunftsbranche. In: Soziale Innovation. 2010, S. 253.
[434] Vgl. Boss: Innovationserfolg im Dienstleistungssektor. 2011, S. 239.
[435] Vgl. Crawford/Di Benedetto: New Products Management. 2006, S. 95.
[436] Vgl. Montoya-Weiss/Calantone: Determinants of New Product Performance: A Review and Meta-Analysis. In: Journal of Product Innovation Management.1994, S. 397–417.
[437] Topol: The Patient Will See You Now: The Future of Medicine Is in Your Hands. 2016.

7.3.2 Erfolgsfaktoren für Innovationen im ambulanten Sektor

Die Fachliteratur beschreibt Innovationsmanagement entweder im engeren Sinne als Organisation zur Steuerung effizienter Innovationsprozesse oder im weiteren Sinne als Gestaltung von Rahmenbedingungen zur erfolgreichen Einführung und Umsetzung von Innovationen. So interessant es wäre, auch die „Anfertigung" von Innovationen näher zu beleuchten, konzentriert sich dieser Beitrag auf die Rahmenbedingungen für Dienstleistungs-Innovationen im Gesundheitswesen, also strategische, kulturelle, organisatorische und Umweltfaktoren

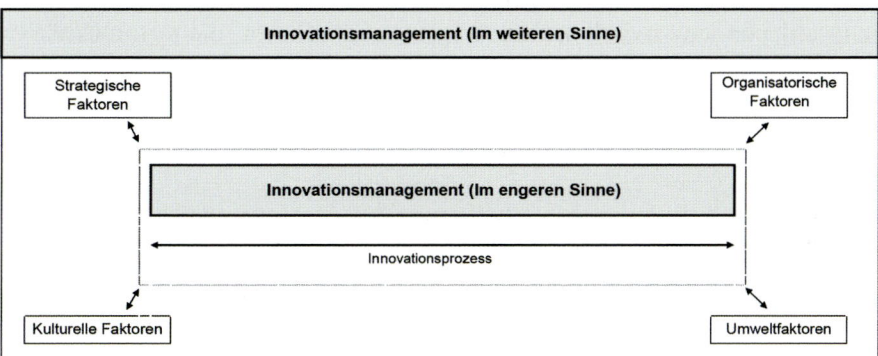

Abb. 49: Funktionale Perspektive des Innovationmanagements
Quelle: Eigene Darstellung in Anlehnung an Macharzina/Wolf: Unternehmensführung: Das Internationale Managementwissen; Konzepte, Methoden, Praxis. S. 752.

7.3.2.1 Strategische Faktoren und Unternehmensziele

Eine Arztpraxis muss sich wie jede andere Organisation der Gesundheitsbranche gegenüber den Krankenkassen, der Politik, den Patienten und der Gesellschaft legitimieren. Das Leitbild und die Zielsetzung können am besten mit dem von Berwick, Nolan und Whittington entwickelten Triple-Aim-Ansatz aus dem Jahre 2008 beschrieben werden.[438] Dieser Ansatz strebt die Balance dreier voneinander abhängigen Zieldimensionen für ein verantwortliches und nachhaltiges Versorgungssystem an: Verbesserung der individuellen Erfahrungen bei der Versorgung, Verbesserung der Gesundheit der Bevölkerung und Senkung der Pro-Kopf-Kosten in der Versorgung.

Innovationen, die in den Regelbetrieb der ambulanten Arztpraxis übertragen werden, sollten mit diesen Zielen konform sein. Dies ist jedoch schwer einzulösen:

---

[438] Vgl. Berwick/ Nolan/Whittington: The Triple Aim: Care, Health, And Cost. In: Health Affairs. 2008, S. 759–769.

Die Problematik liegt in der qualitativen Natur der ersten beiden Zieldimensionen. Qualität wird in der ambulanten Versorgung nicht oder nur sporadisch erhoben und ist somit für eine Arztpraxis nicht als Wettbewerbsvorteil darstellbar. Auch der Patient selbst kann die Qualität aufgrund seines mangelnden Fachwissens und der eingeschränkten Vergleichsbasis nur schwer beurteilen. Aus diesem Grund bleibt der Anreiz beschränkt, Innovationen einzuführen und zu verbreiten, die eine qualitative, jedoch keine direkte quantitative Verbesserung erzielen.

7.3.2.2 Kulturelle Faktoren

727 Mitarbeiter sind nur dann innovativ und offen für Neuerungen, wenn sie über hinreichende Freiräume verfügen. Das ist eine Frage der Unternehmenskultur, oder anders gesagt, des Betriebsklimas.[439] Disselkamp beschreibt die Informationstransparenz als wichtigsten Aspekt zur Förderung eines positiven Betriebsklimas, denn Transparenz schafft Vertrauen und Verständnis.[440] Für den erfolgreichen Transport von Innovationen in die Breite der ambulanten Versorgung bedeutet dies, dass Vorteile und Auswirkungen dem bzw. den Praxisinhabern transparent und offen kommuniziert werden müssen. Bestenfalls erkennen diese den Mehrwert, auch wenn er nicht direkt quantitativ messbar ist und identifizieren sich mit der Innovation. Die Kommunikation sollte allerdings nicht beim Praxisinhaber enden, sondern sowohl an die ausführenden Mitarbeiter, als auch an die Patienten weitergetragen werden.

7.3.2.3 Organisatorische Faktoren

728 Die an der Umsetzung bzw. Einführung einer Innovation Beteiligten kann man als Projektteam bezeichnen. Nach Katzenbach und Smith zeichnet sich ein Team dadurch aus, dass seine Mitglieder gemeinsam und einander verantwortlich sind. Der Projektleiter nimmt eher die Rolle eines Moderators ein,[441] sollte über Führungs- und Motivationsstärke, eine hohe Akzeptanz und konzeptionelle Stärke verfügen.[442] Der Erfolg des Teams ist maßgeblich von der Zusammensetzung und Zusammenarbeit des Teams abhängig. In der Praxis haben sich fünf sogenannte Team Basics als leistungssteigernd erwiesen.[443]

---

439 Vgl. Krulis-Randa: Reflexionen über die Unternehmungskultur. In: Die Unternehmung. 1984, S. 360.
440 Vgl. Disselkamp: Innovationsmanagement. 2012, S. 76 ff.
441 Vgl. Katzenbach/ Smith: Teams. 2003, S. 69.
442 Völker u. a.: Innovationsmanagement: Bestandteile – Theorien – Methoden. 2012, S. 108 und Wentz: Die Innovationsmaschine. 2007, S. 207.
443 Vgl. Stern/Jaberg: Erfolgreiches Innovationsmanagement. 2007, S. 261 und Wentz: Die Innovationsmaschine. 2007, 201 ff.

- Eine geringe Anzahl an Mitgliedern, etwa 4 bis 8. Zu viele Teammitglieder führen zu überproportional erhöhtem Kommunikations- und Koordinationsbedarf.
- Ergänzende Fähigkeiten und Typenmix: Die Mitglieder ergänzen sich mit ihren unterschiedlichen Fachkompetenzen und idealerweise auch mit ihrer Kultur und Herkunft. Ein möglichst heterogenes Team führt zu ganzheitlichen Lösungen.
- Gleiche Mission und Leistungsziele: Das Team muss die vom Management gesteckten Ziele ausdiskutieren, damit sich alle Mitglieder mit dem Ziel identifizieren können.
- Einheitliches Vorgehen und Werte: Die Prozesse und Verantwortlichkeiten müssen transparent sein. Es werden explizite Verhaltensregeln in Bezug auf Offenheit, Respekt, Kritik und Konfliktlösung aufgestellt.
- Gemeinsame und gegenseitige Verantwortung: Jeder hat das Recht den individuellen Leistungsbeitrag der anderen einzufordern und den Fortschritt des Projektes am Leistungsziel zu messen.

729 Eine typische Arztpraxis kann diesen Anforderungen durchaus entsprechen. Am ehesten muss man wohl Abstriche bei der Rolle des Projektleiters machen. Der Betrieb einer Arztpraxis folgt im Regelfall hierarchischen Regeln und Vorgehensweisen, die im Gegensatz zu der Moderatorenrolle des optimalen Projektleiters stehen. Das Hauptproblem ist jedoch der Mangel an Zeit, um sich intensiv mit der Einführung einer Innovation auseinanderzusetzen. Es bräuchte also zusätzliche Impulse, um die Innovationsstärke einer Praxis zu erhöhen.

7.3.2.4 Umweltfaktoren

730 Neben den allgemeinen Erfolgsfaktoren existieren auch branchenspezifische oder unternehmensabhängige Erfolgsfaktoren. Im Bereich der ambulanten Gesundheitsversorgung sind Regulierung, Fragmentierung und Segmentierung hervorzuheben.

731 Die Kostenübernahme durch die gesetzliche Krankenversicherung (GKV) ist das Nadelöhr für eine breite Anwendung. Die ambulante Versorgung ist dabei durch den Grundsatz des Erlaubnisvorbehaltes eingeschränkt[444] – erst mit dem TSVG wurden Fristen für die Beschlussfassung im Gemeinsamen Bundesausschuss eingeführt. Darüber hinaus bieten zwar Selektivverträge, Projekte im Rahmen des Innovationsfonds oder anderer Förderungen Möglichkeiten zusätzlicher Vergütung, jedoch zumeist mit zeitlich oder anderweitig begrenztem Horizont und daher geschmälertem Anreiz.

732 Fragmentierung spielt auf das Modell der inhabergeführten Einzel- oder Gemeinschaftspraxis an. Diese bewegt sich in dem oben angerissenen regulatorischen und

---

444 § 135 Absatz 1 SGB V, lediglich sogenannte „faktische Erstattungen" der Ausweitung bestehender Ziffern erfordern keine Intervention des G-BA, sondern können von den Vertragsparteien direkt in den EBM übernommen werden. Vgl. Busse/ Riesberg: Gesundheitssysteme im Wandel – Deutschland. 2005, S. 48 ff.

Vergütungsrahmen, ist des Weiteren jedoch sich selbst genug und bewegt sich häufig im Modus des „muddling through". Sie hat geringe Investitionsmöglichkeiten und ist andererseits durch Zulassungsbeschränkungen im GKV-Bereich vor Wettbewerb geschützt. Aufgrund der umfangreichen Beschränkung von Zulassung und Übernahme von Praxen spielen andere Organisationstrukturen bislang nur eine untergeordnete Rolle.

733 Segmentierung wiederum speist sich sowohl aus der Fragmentierung der Einheiten im ambulanten Bereich als auch der Trennung von weiteren Bereichen der Leistungserbringung, sei es im ambulanten nicht-ärztlichen oder stationären Bereich. Ein besonders hoher Innovationsbedarf besteht daher gerade im Bereich der Koordination von Leistungen und Organisation von Versorgungsketten.[445] In diesem Bereich fehlt es allerdings auch seit jeher an Vergütungs- oder Integrationsmöglichkeiten.

7.3.3 Der Innovationsfonds – Chance oder Hindernis?

734 Als Zwischenergebnis wird sichtbar, dass trotz hohem Innovationsbedarf in der ambulanten Versorgung keine günstigen Rahmenbedingungen gegeben sind. Um nicht missverstanden zu werden: sehr viele Ärzte sind in hohem Maße innovativ, kreativ und motiviert und leben das Modell „Arzt als Unternehmer". Diese Innovationskraft bleibt in ihrer „Systemwirkung" jedoch begrenzt.

735 Vor diesem Hintergrund erstaunt es nicht, dass staatliche Innovationsförderung eine wiederkehrende Forderung ist. Die Einrichtung des Innovationfonds im Jahr 2015 ist daher auch als Zeichen zu werten, dass der Bedarf und das Potenzial im ambulanten Bereich seitens der Politik erkannt worden sind.

736 Auf einem anderen Blatt steht die Ausgestaltung. Der Innovationsfonds ist geradezu als Gegenstück zur häufig als Analogie herangezogenen IV-Anschubfinanzierung von 2004 bis 2008 angelegt. Er soll gerade nicht eine Vielzahl kleinerer Projekte ermöglichen,[446] sondern Evidenz für die Erweiterung der Regelversorgung in gezielt ausgewählten Bereichen schaffen und ist demzufolge als ein zentralisierter Konzeptwettbewerb angelegt. Dabei unterliegt er jedoch einem Zirkelschluss: Mit der Zielsetzung zur uniformen Regelversorgung perpetuiert er gerade die (oben beschriebenen) Mechanismen, die den Innovationsbedarf hervorgerufen haben.

737 Es kommt ein weiteres hinzu: als Initiator oder Antragsteller sind Akteure aus dem ambulanten Sektor nicht angesprochen. Misstrauen gegenüber „ungeplanten" Inno-

---

445 Vgl. Brandhorst/Hildebrandt/Luthe (Hrsg.): Kooperation und Integration – das unvollendete Projekt des Gesundheitssystems (2017).
446 So dann auch früh die – vergebliche – Forderung der KV, auch „kleinere Projekte zu unterstützen". Online: https://www.aerzteblatt.de/archiv/173187/Innovationsfonds-Nicht-nur-Grossprojekte-foerdern [abgerufen am 10.7.2020].

vationen kommt sowohl in der Entscheidungsstruktur als auch den Projekterfordernissen zum Ausdruck. Über die Anträge entscheiden die korporierten Akteure im Gesundheitswesen. Die Formulierung eines Antrags und der Aufbau von Kooperationen erfordern erhebliche Vorarbeit, die am ehesten in größeren Organisationen geleistet werden kann. Um statistisch relevante Ergebnisse zu erhalten, müssen Fallzahlen erreicht werden, die eher auf großräumige Implementierungen abzielen – tatsächlich bewegen sich die Projektförderungen (fast) ausschließlich im siebenstelligen Bereich. Die Begleitung eines Projekts ist aufwendig, sowohl in der Abrechnung als auch besonders bei Änderungen am im Antrag dargelegten Vorgehen (die eigentlich gar nicht vorgesehen sind). Der Innovationen aus dem ambulanten Bereich am stärksten limitierende Faktor dürfte aber sein, dass Förderungen nur für vollständig „neue" Projekte möglich sind. Damit wird gerade das Potenzial, im kleinteilig fragmentierten ambulanten Bereich entstehende Innovationen zu skalieren, vom Innovationsfonds ausgeschlossen. In diesem Sinne äußert sich auch das Zwischengutachten des Bundestags:

„Der Innovationsbegriff des Innovationsfonds stützt sich im Gegensatz zur gängigen Praxis im Kern nicht in erster Linie auf den Neuigkeitswert der untersuchten Fragen, sondern konzentriert sich auf die Prüfung der Übertragbarkeit neuer Lösungen in unterschiedlichen Kontextbedingungen."[447]

Die Beteiligung von Akteuren aus dem ambulanten Bereich spiegelt sich auch in den geförderten Projekten. Dort sind Arztpraxen häufig als Vertragsteilnehmer für Selektivverträge und bei der Anwerbung von Patienten angefordert. In vielen Projekten scheint gerade dies ein schwacher Punkt: (zu) niedrige Teilnehmerzahlen (wie in einigen Projekten beklagt) deuten auf die Schwierigkeit auch der Gewinnung von teilnehmenden Arztpraxen hin. Da kaum zu erwarten ist, dass sich einzelne Arztpraxen als Antragsteller betätigen (auch wenn dieses möglich wäre), ist als eine Näherung für das Engagement ambulanter Akteure bei der Konzeption von Projekten eine Beteiligung bei der Antragstellung zu sehen. Von 150 geförderten Projekten im Bereich neue Versorgungsformen, weisen lediglich fünf eine Beteiligung eines Arzt- oder Praxisnetzes auf.[448]

738

Die Perspektive der ambulanten Versorgung ist in den meisten Projekten also nur mittelbar vertreten. Niedergelassene Ärzte oder Praxisnetze sind in den wenigsten geförderten Projekten als Teil der initialen Konstellation beteiligt oder geistige Miteigentümer. Vielmehr sind sie später in der Rolle der „innovation takers" und werden lediglich mit der Umsetzung beauftragt. Diese Zuordnung ist in der Struktur des Innovationsfonds angelegt; er wendet sich an organisierte Akteure

739

---

447 Zwischenbericht über die wissenschaftliche Auswertung der Förderung durch den Innovationsfonds im Hinblick auf deren Eignung zur Weiterentwicklung der Versorgung, zitiert nach Gilbers: Innovationsfonds: Problemfall bleibt die Translation. In: Monitor Versorgungsforschung. 2019, S. 28–33.
448 Diese sind: Mambo, RubiN, sekTOR-HF, Telnet@NRW, TIGER, https://innovationsfonds.g-ba.de/projekte/neue-versorgungsformen/ [abgerufen 22.5.2020].

und verlangt „fertige" Projekte. Das eingangs geschilderte Verständnis von Innovation als agilem Prozess wird nicht bedient.

7.3.4 Die Logik größerer Einheiten in der ambulanten Versorgung

740 Der Innovationsfonds richtet sich also nur in geringem Maße an Akteure im ambulanten Sektor. Er ist aber ohnehin ein begrenzter Stimulus, mutmaßlich größer in ihrer Wirkung sind Innovationen, die aus den Wirtschaftseinheiten, in unserer Perspektive Arztpraxen und medizinischen Versorgungszentren, selbst entstehen. Es lohnt sich daher zur Ausgangsfrage zurückzukommen: Wie können wir das Potenzial für Innovation in über 100.000 Arztpraxen in Deutschland heben?

741 Aus der Perspektive der einzelnen Arztpraxis stehen Aufwand und Ertrag möglicher Innovationen in keinem günstigen Verhältnis. Anders stellt es sich bei größeren Einheiten dar, die zunehmend entstehen. Dort gelten identische Rahmenbedingungen, das Schwungrad einer betriebswirtschaftlichen Optimierung innerhalb der vorgegebenen Parameter ist jedoch ungleich größer und somit stehen auch größeren Ressourcen für die Entwicklung und Implementierung von Betriebsverbesserungen zur Verfügung. Gleichzeitig verfügen diese Einheiten qua ihrer Historie über das Know-how, zusätzliche Praxen und/oder Sitze zu übernehmen, sodass ihre Kosten einer weiteren Vergrößerung relativ geringer sind. Damit steigt wiederum die Bereitschaft, in Innovationen zu investieren. Und drittens können größere Einheiten sich auch stärker intern differenzieren und Fähigkeiten wie Projektmanagement, agile Methoden etc. entwickeln.

742 Mit größeren Einheiten sind Praxisverbünde und -gruppen gemeint, vor allem in der Form von Medizinischen Versorgungszentren. Die aktuelle Statistik der KBV zählt für Ende 2018 über 3.100 MVZ bundesweit, davon über 1.700, die nicht von Krankenhäusern ausgehen.[449] Das ist weiterhin nur ein kleiner Teil der ambulanten Versorgungslandschaft. Hinter diesen Zahlen verbirgt sich jedoch ein dynamisches Marktgeschehen, das sowohl von ärztlichem Gründergeist als auch Kapitalinteressen getrieben wird. Kapitalinvestoren bewegen sich vor allem in kapitalintensiven und renditestarken fachärztlichen Bereichen wie Radiologie, Nuklearmedizin und Augenheilkunde. Der hausärztliche Bereich ist noch weitgehend unerschlossen, hier sind bislang ärztliche Unternehmer die Pioniere. Die ze:roPRAXEN in der Region Rhein-Neckar beispielsweise umfassen mittlerweile 25 haus- und fachärztliche Praxis-Standorte, die Kielstein-Praxen in Thüringen 16 hausärztliche Standorte, MEDI in Baden-Württemberg umfasst 6 hausärztliche MVZ. Damit entstehen auch Innovationen und Impulse für die ambulante Versorgung. So unterstützen MEDI und die ze:roPRAXEN die Einführung von

---

449 Kassenärztliche Bundesvereinigung: Medizinische Versorgungszentren aktuell. Statistische Informationen zum Stichtag 31.12.2018, 2019.

Physician Assistants/Arztassistenten als neuen akademischen Abschluss und beteiligen sich an der Entwicklung von Studien-Curricula für haus- und fachärztliche Disziplinen. Die ze:roPRAXEN haben ein „Innovation Lab" eingerichtet, das Standards und Prozesse bereitstellt, um die Praxen des Verbunds systematisch als Erprobungsraum für Innovationen zu nutzen. Dabei sind sowohl interne Verbesserungen als auch Produkt-, Prozess, und Digitalinnovationen Dritter angesprochen.[450] In diese Reihe sollten auch Praxisnetze und regionale Verbünde gestellt werden sobald sie ausreichend Verbindlichkeit herstellen können, um ihre Mitglieder, in der Regel unabhängige Praxen, zu gemeinsamen Handeln zu bewegen.

Größere Einheiten im Sinne einer horizontalen Integration haben zwar mehr Möglichkeiten der Optimierung ihrer eigenen Wertschöpfungsketten, sie arbeiten damit aber noch nicht notwendigerweise im Zielsystem des triple aim. Um den Trend zu größeren Einheiten in diesem Sinne fruchtbar zu machen, ist ein weiteres erforderlich, die (vertikale) Integration von Einzelleistungen oder -disziplinen zu Versorgungspfaden bzw. -ketten. Damit sind erneut die Rahmenbedingungen der Gesundheitsversorgung in Deutschland angesprochen. Mit der spezialisierten ambulanten Palliativbehandlung (SAPV) existiert bereits ein Vergütungsinstrument, das eine inhaltliche und wirtschaftliche Kooperation verschiedener Leistungserbringer voraussetzt. Je umfasser und präziser in ihren Leistungs- und Qualitätsvoraussetzungen solche Instrumente sind, desto mehr stimulieren sie Innovationen entlang von Patientenpfaden.

Größere Einheiten und „längere" Wertschöpfungsketten der Versorgung sind erforderlich, um Entwürfe einer ambulanten Versorgung der Zukunft mit Leben zu füllen. Solche „längeren" Ketten können vereinzelt sogar aus geförderten Innovationsfonds-Projekten entstehen. Weitaus erfolgversprechender ist es, allgemeine Erfolgsfaktoren für Innovationen im Dienstleistungsbereich auch im ambulanten Bereich zu stärken.

Literatur

Berwick, D. M./Nolan, Th. W./Whittington, J.: The Triple Aim: Care, Health, And Cost. In: Health Affairs. 3/2008, S. 759–769.
Boss, J.: Innovationserfolg im Dienstleistungssektor – Eine empirische Analyse unter Berücksichtigung des Dienstleistungsgrades. Wiesbaden. 2011.
Brandhorst, A./Hildebrandt, H./Luthe, E. (Hrsg.): Kooperation und Integration – das unvollendete Projekt des Gesundheitssystems. Wiesbaden. 2017.
Busse, R./Riesberg, A.: Gesundheitssysteme im Wandel – Deutschland. Kopenhagen.2005.
Crawford M./Di Benedetto, A.: New Products Management. New York. 2006.

---

450 ze:roPRAXEN: o. J. Online: https://www.zero-praxen.de/wer-wir-sind/innovation/innovation-lab [abgerufen am 10.7.2020].

Disselkamp, M.: Innovationsmanagement: Instrumente und Methoden zur Umsetzung im Unternehmen (2. Aufl. 2012 Aufl.). Wiesbaden. 2012.

Gilbers, O.: Innovationsfonds: Problemfall bleibt die Translation. In: Monitor Versorgungsforschung 3/2019, S. 28–33.

Howaldt, J./Jacobsen, H. (Hrsg.): Soziale Innovation: Auf dem Weg zu einem postindustriellen Innovationsparadigma, Wiesbaden. 2010.

Kassenärztliche Bundesvereinigung: Medizinische Versorgungszentren aktuell. Statistische Informationen zum Stichtag 31.12.2018. Online: https://kbv.de/media/sp/mvz_aktuell.pdf, [abgerufen am 12.7.2020].

Katzenbach, J. R./ Smith, D. K.: Teams. Der Schlüssel zur Hochleistungsorganisation. Frankfurt. 2003.

Köhler, K./Goldmann, M.: Soziale Innovation in der Pflege – Vernetzung und Transfer im Fokus einer Zukunftsbranche. In: Soziale Innovation. Hrsg.: J. Howald & H. Jacobsen. Weinheim. 2010, S. 253–270.

Krulis-Randa, J.: Reflexionen über die Unternehmungskultur: Und über ihre Bedeutung für den Erfolg schweizerischer Unternehmungen. In: Die Unternehmung (1984) 38(4), S. 358–372.

Montoya-Weiss, M. M./Calantone, R.: Determinants of New Product Perform- ance: A Review and Meta-Analysis. In: Journal of Product Innovation Management (1994) 11(5), S. 397–417.

Topol, E.: The Patient Will See You Now. The Future of Medicine Is in Your Hands. New York. 2016.

Schneider, M. et al.: Messung der Produktivitätsentwicklung der Gesundheitswirtschaft, Studie im Auftrag des Bundesministeriums für Wirtschaft und Technologie. 2013. Online: https://www.bmwi.de/Redaktion/DE/Publikationen/Studien/messung-der-produktivitaetsentwicklung-der-gesundheitswirtschaft.pdf?__blob=publicationFile&v=3 [abgerufen am 15.5.2020].

Stern, T./Jaberg, H.: Erfolgreiches Innovationsmanagement. Wiesbaden. 2007.

Völker, R./Thome, C./ Schaaf, H.: Innovationsmanagement: Bestandteile – Theorien – Methoden. Stuttgart. 2012.

Wentz, R.: Die Innovationsmaschine. Wie die weltbesten Unternehmen Innovationen managen. Berlin, Heidelberg. 2007.

8 Fazit

Stefanie Scholz/Roland Engehausen

Abstract: Das deutsche Gesundheitswesen braucht Innovationen auf mehreren Ebenen: Es benötigt zum einen eine verstärkte innere Innovationskraft in der kollektiven Regelversorgung und zum anderen wettbewerbliche Innovationen durch Selektivverträge und Innovations-Ausschreibungen wie über Digital-Hubs als zusätzliche Treiber der Innovationsdynamik. Der Gesetzgeber sollte zukunftsweisende Strukturen entwickeln und darin auch mit Steuermitteln investieren, aber den Akteuren auch ausreichend Luft zum Atmen für eigene Innovationen lassen. Dabei gibt es kein „One fits All"-Modell, wie ein Blick auf internationale Erfahrungen zeigt. In diesem Herausgeberband wurde insbesondere beleuchtet, wie der Innovationsfonds im Innovations-Ökosystem des Gesundheitswesens aktuell und zukünftig einzuordnen ist. Dabei hat sich gezeigt, dass der Innovationsfonds viele Prozess-Innovationspotenziale heben und erproben kann sowie eine Einbindung der Wissenschaft ermöglicht. Hierbei ist jedoch in Zukunft auf eine höhere Transparenz in der Struktur der verfügbaren Daten der geförderten und beantragen Projekte zu achten. Zudem sollte der Innovationstransfer in die Regelversorgung verbindlicher erfolgen sowie bürokratische Hürden im Innovationsfonds reduziert werden. Sofern dies gelingt, gibt es zum Innovationsfonds keine bessere Alternative.

8.1 Hoher Innovationsbedarf

Für diesen Herausgeberband ist jetzt der richtige Zeitpunkt. Der Innovationsfonds hat nun eine entscheidende Phase erreicht, weil die geförderten Projekte aus den ersten Förderwellen gerade sukzessive auslaufen (Scholz/Winkler – Kapitel 2.2; Stoff-Ahnis/Nölke – Kapitel 7.2). Die Koinzidenz der Autorenanfragen für dieses Werk und der COVID-19-Pandemie erhöhte zwar die Komplexität der Bucherstellung, zeigte aber auch die Bedeutung eines zukunftsfesten deutschen Gesundheitswesens. Dies ist umso bedeutender vor dem Hintergrund zu erwartender Finanzierungsherausforderungen durch ein sinkendes Bruttoinlandsprodukt und einen entsprechend steigendenden prozentualen Anteil der Gesundheitsausgaben (Münch/Augurzky – Geleitwort; Engehausen – Kapitel 1.1) [745]

Auch wenn die Auswirkungen der Corona-Pandemie in mehreren Autorenbeiträgen zur Sprache kommen, ist dieses Werk nicht der COVID-19-Pandemie gewidmet. Dieser Sammelband zum Innovationsbedarf gewinnt jedoch vor diesem Hintergrund deutlich an Relevanz – insbesondere mit den vielschichtigen Innovationsperspektiven der einzelnen Akteure, die für einen gelungenen Transfer gut abgestimmt sein müssen. Die Abstimmung zwischen den unterschiedlichen Akteuren ist im Versorgungsalltag schon kompliziert, die erfolgreiche Überführung von Innovationsprojekten in die Regelversorgung bedarf jedoch einer besonders guten Abstimmung dieser einzelnen Akteure. [746]

Fazit

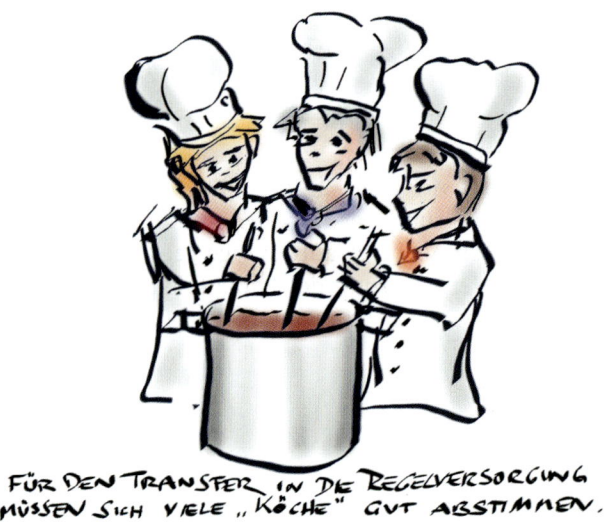

FÜR DEN TRANSFER IN DIE REGELVERSORGUNG MÜSSEN SICH VIELE „KÖCHE" GUT ABSTIMMEN.

747 Dabei lassen sich alle Autorenbeiträge bei aller Differenziertheit auf einen gemeinsamen Nenner bringen: Das deutsche Gesundheitswesen braucht Innovationen! Und die Chancen – gerade durch die Digitalisierung und mit den Erfahrungen der Corona-Pandemie – waren für große Innovationssprünge noch nie so hoch wie jetzt. Die Bereitschaft zu Veränderungen wächst, wobei innovative Entwicklungen für die umsetzenden Akteure möglichst einfach handzuhaben sein sollen (Langner – Kapitel 1.2). Aber es sollte nicht nur um die Perspektive der professionellen Akteure gehen, sondern als Hauptfokus um die Mehrwerte für Patientinnen und Patienten. Darauf weist die Patientenbeauftragte der Bundesregierung, Frau Prof. Schmidtke, in ihrem Geleitwort zum Buch deutlich hin.

748 Aus Sicht der Akteure liegt die größte Hoffnung bei Innovationen auf einer besseren Wirtschaftlichkeit – mit der jeweils institutionell unterschiedlichen Perspektive von Leistungsanbietern und Krankenkassen. Zunehmend rückt aber auch die Schaffung besserer Beschäftigungsbedingungen für die im Gesundheitswesen tätigen Menschen in den Innovationsfokus. Bei Pflegekräften ist dieser Fachkräftemangel schon heute eines der am intensivsten politisch diskutierten Probleme im Gesundheitswesen und auch direkt für Patientinnen und Patienten spürbar. Aber auch ein Mangel ärztlicher Ressourcen nimmt stetig zu. Verlorene Zeit für die Arzt-Patienten-Kommunikation durch Bürokratie und noch nicht genutzte Chancen der Digitalisierung und Telemedizin tragen dazu negativ bei (Gurr – Kapitel 1.3). Eine wirkungsvolle Bekämpfung des Fachkräftemangels im Gesundheitswesen muss mit einem attraktiveren Arbeitsalltag verbunden werden,

der das Hamsterrad von immer mehr abzurechnenden Leistungen je Zeiteinheit abbremst (Engehausen – Kapitel 1.1). Dazu haben die Autoren in diesem Band unterschiedliche Vorschläge gemacht, von der stärkeren Delegation und Substitution ärztlicher Leistungen auf Assistenzen (Hager/Henn – Kapitel 7.3), einen verstärkten Einsatz von Lotsen (Brandt/Laag – Kapitel 4.4 sowie Galle/Brinkmeier – Kapitel 4.2), denen derzeit oftmals noch eine digitale Komponente fehlt (Tomaschko – Kapitel 4.3).

Nicht zuletzt gilt es aber auch, den hohen Innovationsbedarf im deutschen Gesundheitswesen nicht aufgrund der hohen Regulierungsdichte auszubremsen. Sowohl die Sektorengrenzen als auch aufwendige regulative Vorgaben hemmen Prozessinnovationen zur Verbesserung der Patientenversorgung. Aber auch Partikularinteressen stehen der Innovationskraft im deutschen Gesundheitswesen häufig im Weg (Münch/Augurzky – Geleitwort).

8.2 Strukturen bestimmen den Innovationskontext – internationale Vergleiche

Die finanziellen und planerischen Vorgaben bestimmen den Rahmen, in dem sich Innovationen bewegen müssen und eine entsprechende Ergebnis- und Interessenfokussierung ist unvermeidbar. Vor diesem Hintergrund wurde in diesem Herausgeberband auch ein Blick über den Tellerrand in andere Länder und deren Innovationsmodelle geworfen. Vorschläge zu Finanzierungsformen am Beispiel der Feuerwehr (im Falle eines Einsatzes sofort in ausreichender Zahl ohne Ansehen der betroffenen Personen ausrücken zu können) werden nach der Corona-Pandemie beispielsweise mit Blick auf Vorhaltekosten von Intensivkapazitäten diskutiert werden und den Innovationskontext beeinflussen. Capitation-Modelle mit Pro-Einwohner-Pauschalen könnten zumindest theoretisch Innovationen – auch in der Prävention – erleichtern und mit jeweils starken regionalen Krankenhäusern als Zentren regionaler Versorgung auch zu Strukturverbesserungen führen. Allerdings stellen die umgesetzten Lösungen in den USA und in machen europäischen Ländern wie Spanien und in der Schweiz noch keinen Königsweg dar (Eichinger/Burkhart – Kapitel 5.2).

In den nordischen Ländern hat sich ein Health Technology Assessment als Treiber für Innovationen etabliert, um technologische, pharmazeutische sowie medizinische Behandlungs- und Versorgungs-Innovationen möglichst schnell und zuverlässig auf ihren Nutzen und die Kosteneffektivität zu überprüfen und in die Regelversorgung zu bringen. Strukturell sind die Gesundheitssysteme der nordeuropäischen Länder stärker dezentral organisiert und es besteht die Sorge einer Verlangsamung von Innovationen bei zu starker Zentralisierung. Die Bündelung von Fachärzten meist an Krankenhäusern, sowohl für die stationäre als auch ambulante Versorgung, die Ergänzung von Fallpauschalen durch Budgets und weitere Zuweisungen, prägen ebenso den innovationsfreundlichen Kontext in den nordeuropäischen Ländern (Preusker – Kapitel 5.1).

752 Patientenzentrierte Managed Care-Konzepte im internationalen Vergleich zeigen zudem deutliche Effizienzpotenziale auf. Fallbeispiele aus der Schweiz, Frankreich, Spanien, aber auch den USA sowie den VAE machen hierbei deutlich, dass eine Entkopplung der Innovationstransferprozesse von (interessens-) politischen Einflussnahmen und eines zielführenden regulatorischen Rahmens notwendig ist (Benstetter/Erdmann/Kottmair/Negele – Kapitel 5.3). Diese Diskussionen dürften auch für das deutsche Gesundheitswesen der Zukunft eine Rolle spielen.

8.3 Innovations-Engagement aller Akteure

8.3.1 Innere Innovationskraft in der Regelversorgung

753 Die Gesundheits-Regelversorgung in Deutschland ist stabil, aber bekannte Strukturprobleme werden seit Jahrzenten nicht nachhaltig gelöst. Dazu gehört die starre sektorale Trennung trotz mehrfacher gesetzlicher Interventionen. Trotz der Bekenntnisse aller Akteure zur Überwindung der sektoralen Trennung und der damit erhofften Struktur- und Prozessinnovationen gab es praktisch keine Veränderung der Regelversorgung (Hohnl/Seidel – Kapitel 2.1).

754 Der ambulante Bereich mit über 1 Mrd. Patientenkontakten im Jahr kann als Rückgrat der gesundheitlichen Grundversorgung bezeichnet werden. Entsprechend hoch ist dort der Innovationsbedarf, auch weil aus der ambulanten Versorgung heraus die Verordnungen zu weitergehenden Gesundheitsleistungen erfolgen. Arztpraxen arbeiten jedoch in starker Abhängigkeit der Abrechnungs-, Zulassungs- und Richtgrößen-Regelungen der Kassenärztlichen Vereinigungen und haben von sich – bis auf wenige Ausnahmen – kaum Möglichkeiten zu eigenen Innovationsleistungen, die sich durch Skaleneffekte oder im Wettbewerb honorierte Qualitätsverbesserungen amortisieren lassen könnten. Dies spiegelt sich auch deutlich in der schwachen Vertretung ambulanter Akteure innerhalb der Innovationsfonds-Konsortien wider (Scholz/Winkler – Kapitel 2.2). Eine Arztpraxis hat durch mehr Qualität kaum Wettbewerbsvorteile. Und bei Innovationsfonds-Projekten sind Arztpraxen bisher eher in der Umsetzer- statt Treiberrolle, da solche Projekte für Einzelpraxen und oftmals auch Praxisnetze zu komplex erscheinen (Hager/Henn).

755 Allerdings gibt es auch positive Entwicklungen der Regelversorgung, die weiter zu fördern sind. Gerade durch den Aufbau der Telematik-Infrastruktur werden für die Breite der Versorgung neue Möglichkeiten geschaffen, die über Selektiv- oder Innovationsfonds-Projekte überhaupt nicht nötig wären. Auch aus dem § 92 SGB V ergeben sich weitreichende Möglichkeiten für die gemeinsame Selbstver-

waltung, innovative Versorgungsmodelle außerhalb des Innovationsfonds gezielt zu ermöglichen.

Die verstärkte Nutzung der Digitalisierung während der Corona-Pandemie könnte den „Gordischen Knoten" durchschlagen haben, diese verbesserten Infrastrukturmöglichkeiten in der Fläche zu nutzen und mit dem breiten Praxis-Knowhow auch zielgerichtet weiter zu entwickeln. Zwei Erfolgsbeispiele, bei denen die Regelversorgung gewissermaßen Innovationsfonds-Projekte überholt, können dazu als Belege dienen. Im DEMAND-Projekt des Innovationsfonds wird ein Ersteinschätzungsverfahren zur Patientensteuerung in der Akut- und Notfallversorgung erprobt (SmED), welches zwischenzeitlich von nahezu allen Kassenärztlichen Vereinigungen für die Steuerung der 116117-Anrufe übernommen wurde (Willms/Herrmann – Kapitel 4.1). Und im Projekt VESPEERA in Baden-Württemberg wurde die beantragte Projektstruktur von der Einführung des digitalen Entlassmanagements in der Regelversorgung überholt (Tomaschko – Kapitel 4.3). So ärgerlich dies für das jeweilige Projektmanagement auch sein mag, ist dies gleichzeitig ein gutes Zeichen dafür, dass auch innerhalb der Regelversorgung ohne vorherige Projektevaluationen Innovationen möglich sind.

8.3.2 Wettbewerbliche Innovationen durch Selektivverträge

Die Frage, inwiefern der Krankenkassen-Wettbewerb einen wesentlichen Impuls zur Generierung von Versorgungsinnovationen beiträgt, ist seit Jahrzenten in der Diskussion. Such- und Entdeckungsprozesse sind notwendig für Innovationen. Ob dies alleine über eine zentrale Stelle für den Innovationstransfer in die Regelversorgung gelingen könnte, kann bezweifelt werden. Es würde auch nicht zum Wettbewerbsrahmen passen (Zerth – Kapitel 3.1). Andererseits müssen vorteilhafte Innovationen für Patientinnen und Patienten allen Menschen zugänglich sein, egal bei welcher Krankenkasse diese versichert sind (Schmidtke – Geleitwort). Eine Lösung, die mehrere Autoren im Buch empfehlen, könnte darin liegen, dass selektiv einzelne Akteure als Vorreiter zunächst Innovationsvorteile erzielen dürfen, aber dann der Beitritt zu bestehenden Selektivverträgen oder die Zulassung von Imitatoren möglich sein soll. So kann die klassische Regelversorgung um eine ergänzte oder alternative Regelversorgung erweitert werden und auch der Handlungsrahmen der gemeinsamen Selbstverwaltung etwas weniger starr und komplex gestaltet werden (Deh – Kapitel 3.2).

Fazit

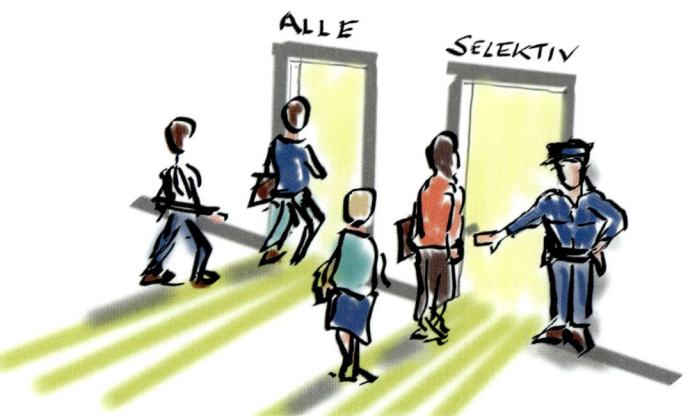

758 Neben der Nutzung der Telematik-Infrastruktur und der Zulassung von Digitalen Gesundheitsangeboten für die Regelversorgung wird auch weiterhin für digitale Innovationen ein selektiver Gestaltungsrahmen bleiben. Dies macht beispielsweise der Healthy Hub von fünf gesetzlichen Krankenkassen deutlich, die unter dem Motto „Wir bringen Euch in die GKV." bereits mehreren Start-Ups den konkreten Zugang in den GKV-Markt ermöglicht haben (Waldschmitt – Kapitel 6.2).

759 Bei aller strukturell im System verankerten Innovationsförderung – vor allem im Kontext digitaler Gesundheitsanwendungen – gilt es, diese so zu gestalten, dass sie mit der unternehmerischen Innovationsentwicklung vereinbar ist, um hierdurch keine Vorselektion durch zu bürokratische Prozesse herbeizuführen. Grundsätzlich stellt sich aus marktwirtschaftlicher Sicht die Frage, unter welchen Voraussetzungen und in welchem Rahmen der Staat in das Innovationsgeschehen im Markt eingreifen sollte (Schinköthe/Fink – Kapitel 6.1).

760 Mit dem DVG wird es zwar über das BfARM reguläre Zulassungen von Gesundheits-Apps geben. Aber ohne Kenntnis und Vermarktung bei Ärzten, Patienten und Krankenkassen wird so eine neue digitale Gesundheits-Anwendung nicht vom Arzt verordnet werden. Dazu werden auch weiterhin Selektivverträge mit entsprechender Bewerbung durch die Vertragspartner die tatsächliche Inanspruchnahme solch innovativer Lösungen deutlich erhöhen können.

8.3.3 Rolle des Gesetzgebers bei der Innovationsförderung

Der Gesetzgeber hat in den letzten zwei Jahren gezielt Strukturprobleme im Gesundheitswesen – gerade bezüglich des mangelhaften Digitalisierungsgrades – in den Fokus politischer Aktivitäten gestellt. Bundesgesundheitsminister Jens Spahn hat dies in einer Bundestagsrede am 28.11.2019 mit den Worten unterstrichen:

„Mit den 20 Gesetzen, die wir in 20 Monaten auf den Weg gebracht haben, wollen wir das Vertrauen der Menschen zurückgewinnen".

Ersatzvornahmen für den Fall, dass die gemeinsame Selbstverwaltung Prüf- und Umsetzungsfristen verpasst, wurden exemplarisch durchgeführt. Und die Einführung digitaler Innovationen wie die elektronische Patientenakte ist mit Fristen belegt, deren Nichterfüllung zu harten Strafen für die Akteure führen würde. Vor dem Hintergrund der Probleme bei der Umsetzung der digitalen Roadmap und der geringen Zahl an Methodenbewertungen im Gemeinsamen Bundesausschuss (Deh – Kapitel 3.2) scheint dies nicht ganz unbegründet zu sein. Gleichwohl sind die damit verbundenen Gefahren vermutlich höher als die Chancen, sofern sich diese staatliche Eingriffshäufigkeit und -tiefe weiter verstetigt.

Eine gemeinsame Selbstverwaltung ist eine wichtige Voraussetzung dafür, dass Innovationen von den Involvierten, ob nun Leistungsanbieter oder Versicherte einer Krankenkasse, aktiviert und vor allem genutzt werden. Gerade die für die Akzeptanz so wichtige Vermittlungsleistung an die einzelnen Akteure kann ein zentraler Gesetzgeber nicht leisten. Insbesondere in einem nicht primär steuerfinanzierten, sondern überwiegend beitragsfinanzierten Gesundheitswesen ist dies ein ausschlaggebender Faktor. Und dabei wirkt ein zunehmendes Misstrauen der Politik gegenüber für Vertragspartner eher innovationshemmend (Hohnl/Seidel – Kapitel 2.1). Eine Politik mit 20 Gesetzen in 20 Monaten nimmt den Akteuren schließlich auch die Luft, sich selbst um Innovationen zu kümmern zu können und führt zu einer Fremdbestimmung. Denn ein schnell verabschiedetes Gesetz im politischen Berlin zieht für die Umsetzer vor Ort und deren Selbstverwaltungsstrukturen häufig eine Vielzahl an operativen Aufgaben nach sich, die Ressourcen binden und die eigene Innovationskraft so nahezu komplett lähmen.

So richtig es ist, dass der Gesetzgeber beim Aufbau der Telematik-Infrastruktur Tempo gemacht hat und auch große Zukunftsfragen, wie die Neuordnung der Notfallversorgung oder der Krankenhaus-Finanzierung anpackt, so falsch wäre es aber auch, wenn der Bundesgesetzgeber immer mehr Detail-Regelungen bestimmen würde, die besser der gemeinsamen Selbstverwaltung und oft auch den Umsetzungsverantwortlichen in den Ländern überlassen sein sollte.

Mit zwei derzeit aktuellen Gesetzen, die im Frühherbst 2020 parlamentarisch beraten werden, geht der Gesetzgeber in die richtige Richtung, indem er zwar Rahmen und Mittel für Fortschritt und Innovation schafft, dennoch aber genügend Spielraum für eine gute Umsetzung in der Selbstverwaltung mit regionaler Fokussierung ermög-

Fazit

licht. Mit dem Referentenentwurf zum „Versorgungsverbesserungsgesetz" möchte der Gesetzgeber die Möglichkeiten im Bereich der Selektivverträge und sog. „besonderen Versorgung" erweitern. So sollen Krankenkassen besondere Versorgungsaufträge künftig mit allen, also auch nichtärztlichen Leistungserbringen, abschließen dürfen. Dadurch werden beispielsweise gemeinsame Versorgungsverträge mit kommunalen Sozialleistungsträgern und privaten Krankenversicherungen oder die Einführung integrierter Gesundheitszentren möglich und es würde sich auch eine weitergehende Vertragsgestaltung für besondere Versorgungsangebote im Krankenhausbereich ergeben. Außerdem sieht der Gesetzentwurf vor, Versorgungsinnovationen zu fördern, indem die Krankenkassen die Möglichkeit erhalten, durch den Innovationsfonds geförderte Projekte auf freiwilliger Basis weiterzuführen.

766 Und mit dem Kabinettsentwurf zum „Krankenhauszukunftsgesetz", das sich im September 2020 in der parlamentarischen Beratung befindet, baut der Bund die finanzielle Förderung für eine modernere und bessere investive Ausstattung der Krankenhäuser mit einem zusätzlichen Finanzvolumen von 3 Mrd. EUR aus Bundesmitteln aus – erweitert um 30 % Kofinanzierung durch die Länder und Krankenhaus-Träger. Hierfür gelten Rahmenvorgaben zur Verbesserung der technischen und informationstechnischen Ausstattung der Notaufnahmen, dem Ausbau digitaler Infrastruktur zur besseren internen und sektorenübergreifenden Versorgung, der IT-Sicherheit (mindestens 15 % der Fördersumme) und einer gezielten Entwicklung und Stärkung regionaler Versorgungsstrukturen. Dabei soll die konkrete Umsetzung über die Länderebene mit Entscheidungshoheit der Träger und Einbeziehung der regionalen Selbstverwaltungspartner erfolgen. Beide Gesetze stellen daher auf der zentralen Bundesebene richtige Weichen und überlassen der Selbstverwaltung und den konkreten Akteuren die inhaltliche Ausgestaltung, die für innovative und machbare Konzepte hilfreich ist.

8.4 Innovationsfonds 4.0
8.4.1 Veränderungsbedarf in der Antrags- und Förderphase

767 Der derzeitige Innovationsfonds beinhaltet einige konzeptionelle Schwachstellen, die eine transparente Einschätzung von außen, aber auch die realitätsnahe Umsetzung von geförderten Vorhaben sowie deren Fortführung und Skalierung nach Ablauf der Förderphase erschweren. Bereits bei der Verfügbarkeit und Struktur der Informationen zu beantragten und geförderten Projekten gibt es Defizite bezüglich der Transparenz. Weder das Antragsgeschehen im Hinblick auf die Höhe der beantragten Mittel noch deren Verteilung auf bestimmte Themen ist transparent nachvollziehbar – dies spiegelt jedoch Entwicklungen bezüglich innovativer Versorgungsmodelle bzw. Forschungsschwerpunkte wider. Darüber hinaus ist durch die Zuordnung der einzelnen geförderten Projekte zu jeweils nur einem Themenbereich eine gezielte Suche nach relevanten Projekten zu einem bestimmten Themenfeld (z. B. E-Health) nicht systematisch möglich.

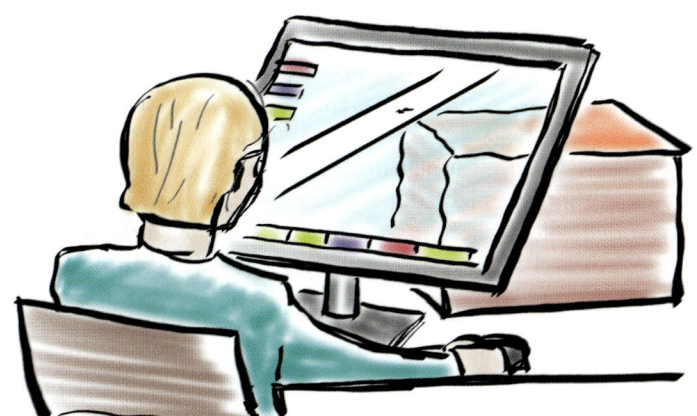

DATENTRANSPARENZ DER FÖRDERPROJEKTE

Auf Ebene der involvierten Akteure fällt auf, dass ein starkes Ungleichgewicht nicht nur bei den unterschiedlichen Sektoren und Regionen vorliegt, sondern auch hinsichtlich der geschlechterspezifischen Beteiligung an der Projektleitung. Nicht zuletzt gibt es konkrete Empfehlungen im Hinblick auf die Datensicherheit (Scholz/Winkler – Kapitel 2.2).

768

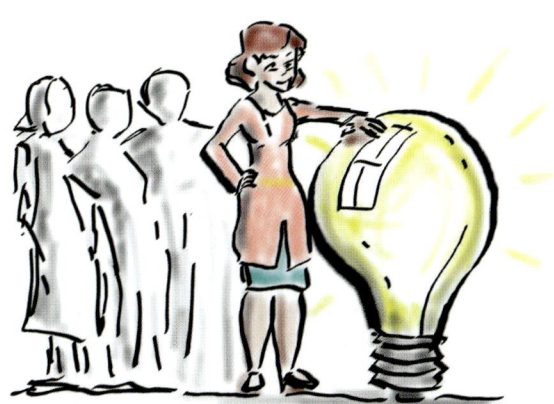

MEHR FRAUEN IN VERANTWORTUNG IN INNOVATIONSPROJEKTEN.

769 Des Weiteren zählen zu den konzeptionellen Schwachstellen beispielsweise auch die Evaluation der Vorhaben unter Laborbedingungen, womit sich weder technische Fortschritte im Projektzeitraum gut berücksichtigen lassen, noch bei Projekten im Bereich der neuen Versorgungsformen mit dem Behandlungsversprechen gegenüber Patientinnen und Patienten einhergehen. Die Problematik der Berücksichtigung des technischen Fortschritts beim Projekt-Design und der Evaluation könnte sich im neuen zweistufigen Verfahren sogar noch verstärken, da diese grundsätzlich gute Überlegung das Gesamtprojekt für die Antragsstellung noch komplexer und länger in der Vorbereitungsphase werden lässt (Tomaschko – Kapitel 4.3).

770 Eine nachhaltige Projektdurchführung mit Blick auf eine Fortführung nach Abschluss des Förderzeitraumes setzt voraus, dass die beteiligten Projektpartner von Anfang an transferorientiert handeln. Dabei muss nicht zwangsläufig angestrebt werden, dass alle Projektinhalte in die Regelversorgung übertragen werden. Stattdessen wäre ein Fokus auf die Teile sinnvoll, die einen Mehrwert für die Versorgung nachgewiesen haben – auch wenn dies nicht einfach zu ermitteln sein dürfte (Brandt/Laag – Kapitel 4.4). Dazu sind einige Tipps (Willms/Herrmann – Kapitel 4.1; Galle/Brinkmeier – Kapitel 4.2; Nellessen-Martens/Pfaff – Kapitel 7.1) empfehlenswert:

1. Ressourcen und Zeitpläne im Projekt realistisch planen bis zum Transferzeitpunkt
2. Versorgungsinteressen der jeweiligen Akteure im Projekt und der Regelversorgung beachten
3. Auf gesundheitspolitisch relevante Themen bei Projektanträgen achten.
4. GKV-Routinedaten nutzen
5. Die Herausforderungen, die mit dem Transfer positiv evaluierter Innovationsprojekte in die Regelversorgung verbunden sind, nicht unterschätzen
6. Kontextabhängigkeit der Innovations-Wirkung beachten, ob dies überhaupt in der Regelversorgung möglich ist oder eine dauerhafte Projektstruktur benötigt würde
7. Eine Change-Kultur schaffen

771 Die Tendenz, insbesondere große Projekte zu fördern, wird sich zudem verschärfen, da durch das DVG eine Beschränkung auf maximal 20 zu fördernde Projekte pro Jahr vorgenommen wurde. Hierdurch verschiebt sich der Fokus zunehmend auf komplexe Sachverhalte, was wiederum die Differenzierung der in den Projekten gewonnenen Erkenntnisse erschwert (Kerkemeyer/Lägel/Amelung – Kapitel 4.5).

8.4.2 Verbindlicherer Transfer in die Regelversorgung

772 Wie das Neue praktisch in die Versorgungswelt kommen kann, muss vom Ende her beantwortet werden (Deh – Kapitel 3.2). Kontrovers wird dabei diskutiert, ob sich Projekte natürlich durchsetzen müssen oder ob dazu ein Transfer-Prozess bzw. Transfer-Fonds sinnvoll wäre (Nellessen-Martens/Pfaff – Kapitel 7.1). Aus

praktischer Sicht überwiegt dabei der Wunsch nach einem systematischen Transfer-Prozess, weil die Projektverantwortlichen ihre Entwicklung verständlicherweise in der Regelversorgung sehen wollen und in der derzeitigen Struktur eine Projektfortsetzung derzeit nur in hoher Unsicherheit über Selektivverträge möglich wäre (Tomaschko – Kapitel 4.3) und eine Projekteinstellung nach Förderende sofort die Chancen für einen vielleicht irgendwann möglichen Übertrag in den Regelversorgung reduzieren würde. Daher schlagen Praktiker einen Transfer-Fonds vor, der aus nicht abgerufenen Mitteln des Innovationsfonds für Projekte gespeist werden könnte (Brandt/Laag – Kapitel 4.4).

773 Noch spielt der Innovationsfonds in der Regelversorgung keine Rolle und die bisherigen Transfer-Empfehlungen sind zu vage. Eine der größten Herausforderungen dabei stellt die Verankerung von Versorgungskonzepten bzw. generischen Versorgungsbausteinen in bestehende vertragliche Rahmenbedingungen dar (Kerkemeyer/Lägel/Amelung – Kapitel 4.5).

774 Hilfreich könnte die Einordung von Transferempfehlungen in Kategorien sein, die einerseits den Umfang (vollständig/teilweise) und andererseits die Relevanz (exzellent/gut/unzureichend) bewerten und an die jeweilgen umsetzungsverantwortlichen Institutionen adressieren (Deh – Kapitel 3.2). Bei der Übertragung der Innovationsfondsprojekte in die Regelversorgung besteht die größte Herausforderung darin, die Versorgungskonzepte bzw. die generischen Versorgungsbausteine in den bestehenden vertraglichen Rahmenbedingungen und den damit verbundenen Vergütungssystematiken zu verankern.

775 Allerdings macht es nur wenig Sinn, jedes Projekt für sich bezüglich der Transferrelevanz zu bewerten. Es sollte vielmehr auf eine gebündelte Auswertung themenverwandter Projekte mit einer generischen Bewertung sowie auch regionale Multiplikationsmöglichkeiten gesetzt werden, wobei auch aus nicht erfolgreichen (oder geförderten) Projekten gelernt werden kann. Dabei sollte sich der Transferfokus nicht nur auf Projekte der neuen Versorgungsformen richten, sondern auch auf den Förderbereich der Versorgungsforschung, die über Outcome-Forschung auch Über-, Unter- und Fehlversorgung betrachtet. Die Grenzen der unterschiedlichen Sozialgesetzbücher SGB V, IX und XI sollten dabei ebenso verzahnt betrachtet werden (Stoff-Ahnis/Nölke – Kapitel 7.2).

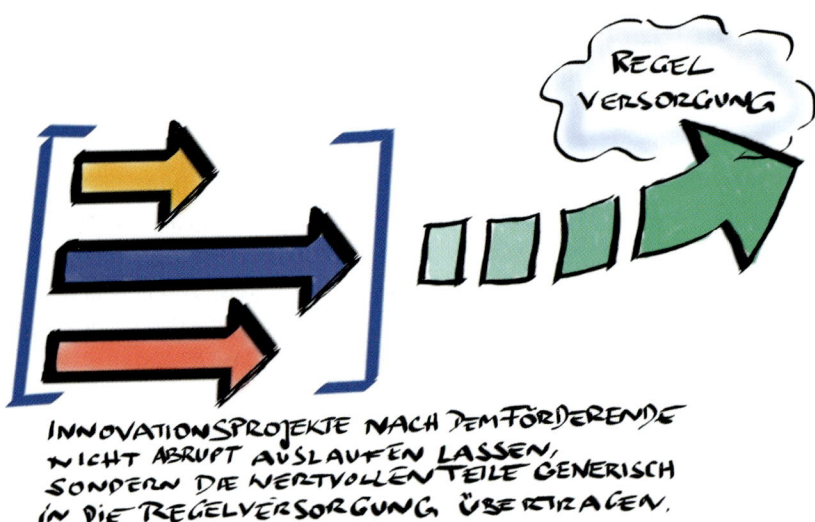

776 Für den praktischen Übertrag in die Regelversorgung kommen diverse Optionen in Betracht: Richtlinien des Gemeinsamen Bundesauschusses über den § 92 SGB V, die Gesamtverträge, der Einheitliche Bewertungsmaßstab in der ambulanten ärztlichen Versorgung, neue Abrechnungsmöglichkeiten in den DRGs für die stationäre Versorgung, aber auch zum Beispiel der Präventionsleitfaden oder der Gesetzgeber selbst.

777 Ob aber immer die Regelversorgung der selektiven Fortführung mit Beitrittsmöglichkeit aller Kassen überlegen ist, sollte vor dem Hintergrund der Komplexität und des Prinzips „einheitlich und gemeinsam" kritisch hinterfragt werden. Alternativ wäre auch ein Versuch denkbar, Innovationen über Selektivverträge fortzuführen und diese höchstmöglich bezüglich der Akteure und Regionen und ggf. auch der Indikationen zu skalieren. Dazu könnten sich auch verpflichtende Musterhandbücher für fortgeführte Projekte in Regionen anbieten, um diese auf andere Regionen einfach übertragen zu können (Stoff-Ahnis/Nölke – Kapitel 7.2).

778 Insbesondere der Regelversorgung nahestehende Selektivverträge können gute Träger für Innovationen darstellen. Dazu gehören die Hausarztzentrierten Versorgungsverträge, aber auch die spezialisierte ambulante Palliativversorgung (SAPV), die zwar in der Implementierung zeitaufwändig und strukturell herausfordernd war, zwischenzeitlich aber als interessantes Modell mit einer Teamvergütung gelten kann, die im Sinne der Sektorenüberwindung auch in anderen Feldern ein Vorbild sein könnte (Hager/Henn – Kapitel 7.3). Dies gilt beispielsweise auch für Lotsen-Programme, für die ansonsten Vergütungsmodelle schwieriger zu realisieren wären. Auch strukturell stellen diese Lotsenprogramme, so

sinnvoll sie aus Patientensicht auch sind, eine Herausforderung dar, weil ein weiterer Sektor neuer Leistungsanbieter die Strukturen noch komplexer machen würde. Denkbar wäre daher, dass die Durchführung von Lotsen-Angeboten in der Regelversorgung ein regionaler Akteur gebündelt übernehmen könnte (Galle/Brinkmeier – Kapitel 4.2). Unter Umständen wäre dies ein neues, interessantes Betätigungsfeld für den neuen von der GKV losgelösten Medizinischen Dienst (MD) in den jeweiligen Bundesländern.

In den nordischen Ländern Europas erscheinen grundlegende Reformen und Innovationen mit hoher Tragweite einfacher als in Deutschland möglich (Preusker – Kapitel 5.1). Aber auch im deutschen Gesundheitswesen ist viel in Bewegung gekommen und der Innovationsfonds beinhaltet einen praktisch erprobten Knowhow-Schatz, den es zu heben gilt. Die Chancen dafür waren vielleicht noch nie so gut wie jetzt. Erleichtert wird dies, wenn die Innovationskultur nicht vom Gesetzgeber mit Strafandrohungen aufgezwungen, sondern durch einen begleitenden Change-Management-Prozess unterstützt wird (Langner – Kapitel 1.2). Der Innovationsfonds ermöglicht einen Zutritt in ein innovationsfreundliches Klima für die Projekt-Akteure (Deh – Kapitel 3.2). Daher sollte diese systematische Förderstruktur auch über den jetzt geltenden Zeitraum bis 2024 hinaus weiter gedacht werden, beispielsweise eingebettet in einen „Zukunftsplan 2030". Der Fokus sollte dabei immer stärker auf die Transferbemühungen für die Regelversorgung und die der Regelversorgung nahe stehenden Selektivstrukturen gelegt werden. Dies gilt sowohl für neue Projektanträge, die diesen Fokus von Anfang an in ihrer grundlegenden Projektkonzeption haben müssen, als auch die nun auslaufenden Projekte, deren Kerninhalte bei Erfolg für die breite Gesundheitsversorgung zugänglich gemacht werden.

Die Akteure im Gesundheitswesen – auch die ursprünglichen Kritiker des Innovationsfonds – kommen mit diesem Fördersystem immer besser zurecht. Dies gilt es zu nutzen, statt 2024 auf ein völlig neues System zu setzen. Denn ganz ohne institutionelle Innovationsförderung wird das Gesundheitswesen aufgrund oben beschriebener Aspekte kaum auskommen. Daher wäre es innovationsförderlicher, die bestehenden Förderstrukturen zu optimieren und transparenter zu gestalten, statt völlig zu ändern.

Fazit

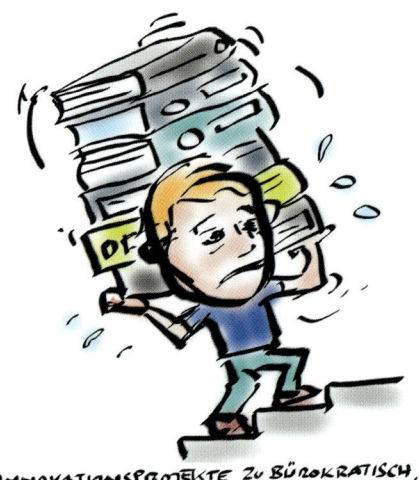

INNOVATIONSPROJEKTE ZU BÜROKRATISCH, ABER ETABLIERT DAHER ANPASSEN UND FORTFÜHREN.

781 Mit diesem Herausgeberband und den daraus konkret abgeleiteten Handlungsempfehlungen für die unterschiedlichen Akteure und Strukturen hat dieser Herausgeberband durch unterschiedliche Perspektiven der Einzelautoren einen Beitrag geleistet.

782 Abschließend wurden für einen Überblick über die unterschiedlichen Themen der Buchbeiträge aus den Texten der einzelnen Artikel mithilfe von Methoden des Machine Learnings sog. Topic Modelle[451] berechnet. Die folgende Abbildung 50 zeigt klar voneinander abzugrenzende Topics mit zentralen Themen, die von den einzelnen Autoren immer wieder aufgegriffen werden. Die Größe des Topics spiegelt dabei den Anteil derjenigen Inhalte wider, die dem jeweiligen Topic zugeordnet werden können. Es lassen sich im Wesentlichen sieben Themenschwerpunkte identifizieren (das achte Topic „Intervention" ist nur bei 6 % der Inhalte zu finden und bezieht sich auf konkrete Projektevaluationen).

---

451 Hierbei wurde die NMF-Methode („Non-negative Matrix Factorization") auf die Absatztexte unter Berücksichtigung von Bigrammen (Zweiwortkombinationen) angewandt. Diese erzeugt einen neutralen Blick auf die Beiträge und zeigt im Gegensatz zu einer reinen Wort-Häufigkeitsanalyse auch Nischenthemen.

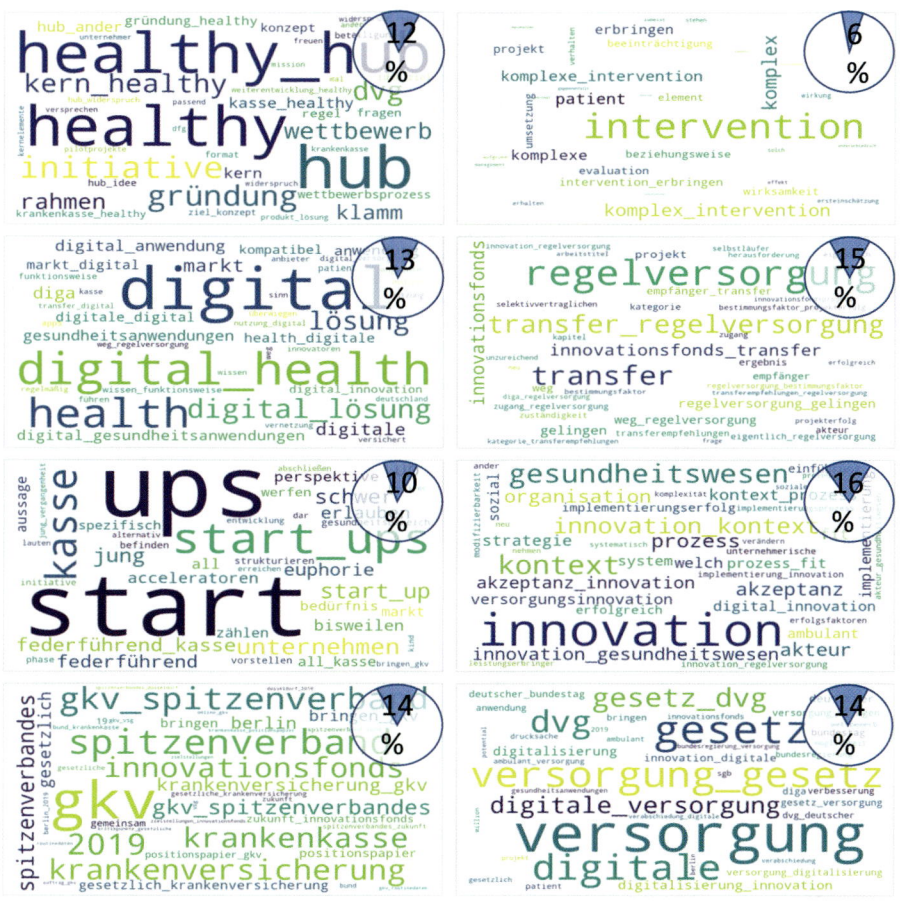

Abb. 50: Topics über alle Autorenbeiträge des Herausgeberbands Innovationsfonds – Transfer in die Regelversorgung

Quelle: Eigene Darstellung.

16 % der Inhalte können dem größten Topic „Innovation" zugeordnet werden – interessanterweise im engen Zusammenhang mit der „Akzeptanz", dem „Prozess", der „Organisation" sowie dem Innovationskontext. Offensichtlich werden die Rahmenbedingungen und die damit einhergehende Akzeptanz über alle Autoren hinweg im Zusammenhang mit Innovationen im Gesundheitswesen häufig erwähnt.

Das zweitgrößte Topic enthält als wichtigstes Wort „Regelversorgung", die in den Texten der unterschiedlichen Autoren häufig zusammen mit „Transfer" erwähnt wird. Aber auch der „Projekterfolg" und das „Gelingen" stehen dabei im Mittelpunkt.

Fazit

785 Wie zentral das noch recht junge Digitale-Versorgung-Gesetz („DVG") für diesen Herausgeberband ist, wird bei dem drittgrößten Topic deutlich. Die Rolle der Kostenträger erscheint als gleichgroßes „GKV"-Topic interessanterweise als Pendant zum Gesetzgeber. Beide Akteure bilden die Basis für die zuvor als relevant identifizierten Rahmenbedingungen für Innovationen.

786 Schließlich finden sich im Kontext der Digitalisierung noch zwei weitere Topics, die etwa 13 % der Inhalte zuzuordnen sind: „Digital Health" in engem Zusammenhang mit digitalen Gesundheitsanwendungen und „Healthy Hub" als Gründungs-Plattform für einen erfolgreichen Markteintritt von „Start-Ups". Auch letztere finden sich in einem eigenen Topic wieder.

787 Damit ist auch mittels einer KI-gestützten, wertfrei zusammenfassenden Analyse der Buchbeiträge die Notwendigkeit Innovationsfördernder Rahmenbedingungen (seitens Gesetzgeber sowie Kostenträger) für eine stark digitalisierte Gesundheitsversorgung deutlich geworden.

Stichwortverzeichnis

Ablehnungsgründe 63
Agile Entwicklung 240
Akteursdreieck 91
Akzeptanz 167
Analyseverfahren
– automatisierte 87
aQua-Institut 115 f., 123 f., 131
ARGE Digitale Innovation 256
Arztpraxis der Zukunft 288
Aus- und Verbreitung 264
Ausschreibungsverfahren 254
Äußere Anlässe 239
autopoietische Abstoßungsreaktion 272

Beteiligung mehrerer Bundesländer 81
Boxplot-Analyse 65

CANKADO 246
Capitation 200, 205 f., 208 ff., 211, 233
Case Management 162
Change Management 273, 280
Corona 1, 14, 16, 22
Corona-Pandemie 27, 39, 41

Datenpublikation
– strukturierte 64
Datensicherheit 88
Datenveröffentlichung
– transparente 59
Delegation 184
Digital-Health 125
Digitale Gesundheitsanwendungen 243, 248
Digitale-Versorgung-Gesetz 248

Digitalisierung 243
Digitalisierungsgrad 6, 15
Disease Management 216

E-Health 38 f.
E-Health- und M-Health-Lösungen 185
Einheitliche Rahmenbedingungen 284
Einweisungsmanagement 138
Entlassmanagement 139
Ergebnisqualität 2, 5
Ersteinschätzung 118, 120, 124, 126 f., 130 f.
Exploitation 98

Fachkräftemangel 2, 6
Finanzierung 184, 198 f., 201, 204
Finanzierungslücke 168 f.
Finanzlage 3, 5
Förderbekanntmachung 244
Förderquote 62
Förderung 56
Forschungs- und Entwicklungsinstrument 186

Ganzheitliches Versorgungskonzept 178
Gemeindeschwester 163
Generische Lösungen 281
Generische Themenfelder 179
Gesammelte Auswertung 281
Gesamtwirkung 283
Gesundheitslotsen 149

Hamsterrad 6 f., 14, 21

Stichwortverzeichnis

Health Technology Assessment
  191 ff., 194, 197
Healthy Hub   249

Imitation   98
Imitationsschwelle   101
Implementierung   118, 263
Implementierungsforschung   280
Implementierungsprozess   264, 266
Innovation   97, 106, 111 f., 239, 265
Innovation-Kontext-Prozess-Fit   274, 276
Innovationen   25, 29, 34
Innovationsausschuss   18, 55
Innovationsbedarf   2, 5, 13, 20
Innovationsfonds   25
Innovationsförderung   194
Innovationssteuerung   193
Internetmedizin   38
Interventionen
– komplexe   142
Intrinsische Innovationskultur   241
Invention   98
IV-Verträge   49

Klassische Abhängigkeit   239
Koalitionsvertrag   52 f.
Kommunikation
– zeitversetzte   41, 43
Kommunikationsdefizit   9 f.
Komplexe Intervention   178
Komplexe Interventionen   279
Konsortialführer   123
Konsortialführung   121 f.
Kontext-Faktoren   133
Kontextfaktoren   131
Kooperationsaktivitäten   81
Krankenhaus   204 f.
Künstliche Intelligenz   15, 30

Lotsen   10, 15, 18, 145 f.
Lotsenkonzept   166, 170, 173
Lotsenmodell   185
Lotsenprojekt   170, 174

Managed Care   214
Micro-level innovation   196
Millennials   27

Notfallversorgung   117, 119 f.

Ökosysteme   31, 34
Open-Data-Initiative   85
Opportunistische Innovationskultur   242
Organisationsentwicklung   272

Patient Journeys   161
Patientenlotse   170 f., 173
Patientennutzen   106, 113
Patientenorientierung   167, 171
Patientensteuerung   118, 124
Pay for Perfomance   216
Prävention   198 f., 206, 211
Praxistauglichkeit   167
Problem der öffentlichen Innovationsförderung   241
Prozessevaluation   283
Prozessinnovationen   50, 137
Pseudo-Innovationen   242 f.

Rahmensteuerung   272
Reformversuche   48
Regelversorgung   25, 32, 57, 106, 108 f., 111 ff., 113
– alternative   105
Regionales Gesundheitsbudget   216, 231

Selbstverwaltung   106, 112
Selbstverwaltungsprinzip   55
Selektivverträge   47, 51, 94, 136
SmED   124, 126 f., 130 f.
Soziale Systeme   269
Spezifische Patientengruppen   185
Stratifizierung   180
STROKE OWL   156
Strukturinnovationen   56

Systematisierung der Daten   68
Systeminnovationen   190

Tailoring   274
TeleDerm   138
Telekonsile   144
Telematikinfrastruktur   8, 16 f., 22
Telemedizin   27, 38 ff., 42, 288
Themen-Clusterung   185
Themenfelder   64
Themenkategorien
– mehrwertige   87
Transfer   108, 110, 112 f.
Transferempfehlung   107 ff., 109, 113
Translation   51, 98

Übertragbarkeit in die Regelversorgung   81
Übertragung   57
Überversorgung   8 f.
Unabhängig   239
Unterfinanzierung   2, 9
Unternehmerische Innovation   242
Unterversorgung   9 ff., 11
Usability   87
Utilization Management   216 f.

Vergütungssystematiken   184
Versorgung
– hausarztzentrierte   136
Versorgungsformen
– sektorenübergreifende   52, 55
Versorgungsforschung   116 f., 121, 133
Versorgungsgestaltung   136
Versorgungsinnovation   95, 106, 111
Versorgungsinnovationen   165 ff., 167, 190, 197
Versorgungsmanagement   214
Versorgungsvertrag   90
Verstetigung   264
Verteilung der Projektanträge   86
VESPEERA   139
Vollfinanzierung   137

Wasserfall-Methode   240
Weiterentwicklung
– agile   138
Wettbewerb   111
Wettbewerbsordnung
– solidarische   47, 95
Wirk- und Kontextmodell   268

Zwischenfazit   59

Herausgeber- und Autorenverzeichnis

Die Herausgeber

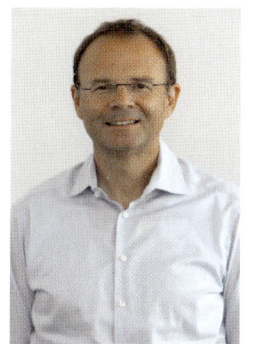

Bild: © privat

Roland Engehausen

Roland Engehausen ist seit 1.10.2020 Geschäftsführer der bayerischen Krankenhausgesellschaft. Vorher war er langjährig Vorstandsvorsitzender der IKK Südwest. Er hat u. a. einen ökonomischen Master-Abschluss an der FU Berlin und beschäftigt sich insbesondere mit Versorgungsmanagement, Digitalisierung und Finanzierung im Gesundheitswesen. Ehrenamtlich ist er Vorstand der Alzheimer Angehörigen Initiative e. V. in Berlin.

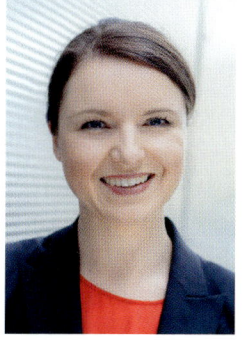

Bild: © privat

Prof. Dr. Stefanie Scholz

Prof. Dr. Stefanie Scholz ist Professorin für Sozialwirtschaft an der Wilhelm Löhe Hochschule in Fürth. Nach ihrer Tätigkeit als Bereichsleiterin für Marketing, Vertrieb und Therapiemanagement in der Gesundheitsbranche widmet sie sich neben Patienten Empowerment und Möglichkeiten zur Förderung der Adhärenz verschiedenen Ansätzen zur Optimierung der intersektoralen Versorgung. Methodisch liegt ihr Schwerpunkt auf KI-basierter Data Science und Datenvisualisierungen.

Die Autoren

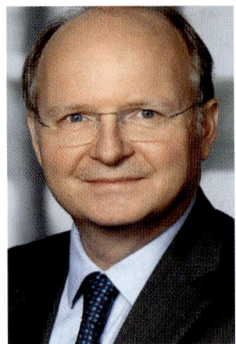

Bild: © privat

Prof. Dr. Volker Amelung

Univ.-Prof. Dr. oec. Volker E. Amelung studierte an der Hochschule St. Gallen und an der Universität Paris-Dauphine Betriebswirtschaftslehre. Nach der Promotion arbeitete er an der Hochschule für Wirtschaft und Politik in Hamburg und war über mehrere Jahre Gastwissenschaftler an der Columbia University in New York. Volker Amelung wurde 2001 zum Universitäts-Professor für Gesundheitsmanagement und Gesundheitssystemforschung an der Medizinischen Hochschule Hannover berufen. Diverse Lehraufträge führten ihn seitdem unter anderem nach Wien (Medizinische Universität und Wirtschaftsuniversität), an die Columbia University (New York/NY), die TiasNimbas Business School (NL), die Fachhochschule Kärnten, die European Business School (EBS) sowie die TU Braunschweig. Er ist Gründer und Geschäftsführer des privaten Instituts für angewandte Versorgungsforschung GmbH (inav) sowie Vorstandsvorsitzender des Bundesverbandes Managed Care e. V. (BMC).

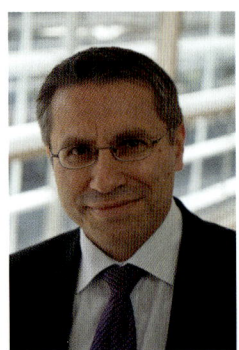

Bild: © Technische Hochschule Rosenheim

Prof. Dr. Franz Benstetter

Prof. Dr. Franz Benstetter ist Professor für Sozialversicherungen und Gesundheitsökonomie an der Technischen Hochschule Rosenheim. Davor war er von 2001 bis 2015 als Head of Managed Care und Head of Operational Services bei der Munich Re in der Erst- und Rückversicherung in internationalen Gesundheitsmärkten tätig. Zu seinen Forschungsthemen gehören u. a. die Konzeptionierung und Evaluation neuer Versorgungsformen, die Entwicklung von Bezahlungs- und Finanzierungssystemen sowie die digitale Transformation in Gesundheitsmärkten. Er ist in verschiedenen Funktionen im deutschen und internationalen Gesundheitswesen aktiv.

Herausgeber- und Autorenverzeichnis

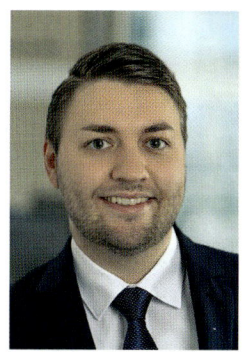

Bild: © privat

Florian Brandt

Florian Brandt betreut bei der IKK Südwest den Bereich Versorgungsinnovation. In diesem Rahmen beschäftigt er sich sowohl mit der Umsetzung von Versorgungsprojekten im Rahmen des Innovationsfonds, aber auch mit der innovativen Weiterentwicklung der Gesundheitsversorgung außerhalb des Innovationsfonds. Neben seiner beruflichen Tätigkeit ist der studierte Ökonom (Universität des Saarlandes, M.Sc.) in der Wissenschaft aktiv. Er ist Doktorand an der Medizinischen Fakultät der Universität des Saarlandes (Frauenklinik) und forscht und publiziert zu verschiedenen Fragen des Gesundheitswesens.

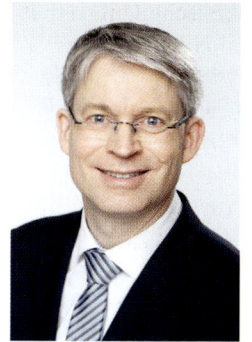

Bild: © Stiftung Deutsche Schlaganfanfall-Hilfe

Dr. Michael Brinkmeier

Nach seinem Studium der Physik in Paderborn, Göttingen und Los Angeles promovierte Michael Brinkmeier 1996 zum Dr.rer. nat. am MPI für biophysikalische Chemie in Göttingen. Im Anschluss arbeitete er bis 2000 als Unternehmensberater bei McKinsey & Co., Inc. Von 2000 bis 2012 war er Mitglied des Landtags in NRW und verantwortete u. a. die Wissenschafts- und Hochschulpolitik für die CDU-Fraktion. Danach war er Unternehmensberater bei der Accenture GmbH.

Seit 2013 leitet er die Stiftung Deutsche Schlaganfall-Hilfe in Gütersloh.

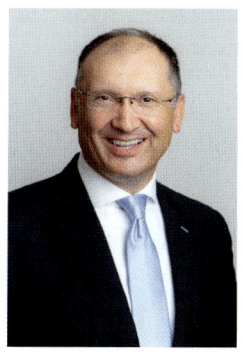

Bild: © Pricewaterhouse-Coopers GmbH WPG

Michael Burkhart

Michael Burkhart ist seit dem 1. Juli 2018 Standortleiter der PwC Niederlassung in Frankfurt am Main und verantwortet als Regionalleiter Mitte die Standorte Erfurt, Kassel, Mannheim und Saarbrücken. Herr Burkhart leitet zusätzlich den Bereich Gesundheitswirtschaft in Deutschland und verantwortet das Geschäft mit Krankenhausbetreibern, Gesetzlichen Krankenkassen und Pharma- sowie Medtechunternehmen.

Seine Laufbahn bei PwC hat Michael Burkhart im Jahr 1994 begonnen. Er besitzt mehr als 25 Jahre Prüfungs- und Beratungserfahrung im Gesundheitswesen, davon 16 Jahre als Partner. Während dieser Zeit sammelte er internationale Erfahrungen und äußert sich in aktuellen Publikationen auch zu aktuellen Initiativen sowie strukturellen Fragen im Gesundheitswesen.

Die Autoren

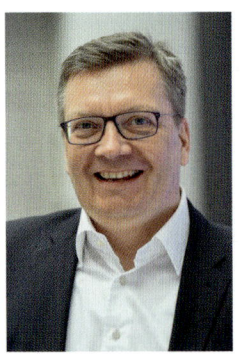

Bild: © DEHsign

Uwe Deh

Uwe Deh steht ausgewählten Mandanten mit seiner langjährigen Erfahrung im Gesundheitswesen als Top-Management-Berater zur Verfügung. Außerdem engagiert er sich für junge Unternehmen.

Sein Hintergrund ist medizinisch und wirtschaftlich geprägt, er war u. a. als Vorstand des AOK Bundesverbandes und der AOK Sachsen-Anhalt tätig.

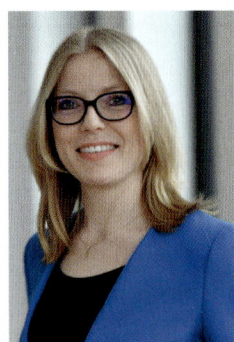

Bild: © Pricewaterhouse-Coopers GmbH WPG

Natalie Marita Eichinger

Natalie Eichinger hat Publizistik, Politikwissenschaften und angewandte Medienforschung an der Johannes Gutenberg-Universität in Mainz und an der Technischen Universität in Dresden studiert. Bei PwC Deutschland ist sie im Business Development für den Bereich Gesundheitswirtschaft tätig. Dort ist sie vor allem für industriespezifische Vermarktungsinitiativen zuständig, verantwortet die Erstellung von Studien und Insights und beschäftigt sich mit Themen wie Finanzierung, Telemedizin, Regulatorik sowie weiteren Trends und Innovationen, welche die Branche bewegen. Darüber hinaus ist sie Koordinatorin von women&healthcare – das branchenspezifische Netzwerk weiblicher Führungskräfte mit dem Ziel, Frauen den Weg an die Spitze zu ebnen und den Frauenanteil in Führungspositionen in der Gesundheitswirtschaft zu erhöhen.

Herausgeber- und Autorenverzeichnis

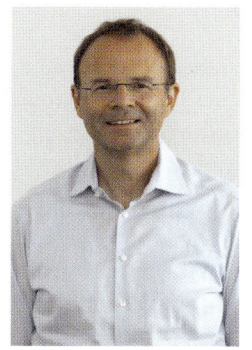

Bild: © privat

Roland Engehausen

Roland Engehausen ist seit 1.10.2020 Geschäftsführer der bayerischen Krankenhausgesellschaft. Vorher war er langjährig Vorstandsvorsitzender der IKK Südwest. Er hat u. a. einen ökonomischen Master-Abschluss an der FU Berlin und beschäftigt sich insbesondere mit Versorgungsmanagement, Digitalisierung und Finanzierung im Gesundheitswesen. Ehrenamtlich ist er Vorstand der Alzheimer Angehörigen Initiative e. V. in Berlin.

Lars Erdmann

Bild: privat ©

Lars Erdmann ist langjähriger Partner bei der Business- und IT-Beratung Q_PERIOR und für den Bereich „Business Design" verantwortlich. Nach seinem Studium an der TU Braunschweig (Dipl. Ing. Maschinenbau) absolvierte er einen MBA (in MIS) an der State University of New York, USA bevor er bei Andersen Consulting (heute Accenture) seine berufliche Karriere begann. 1996 wechselte er als erster Mitarbeiter zu ESPRiT Consulting (heute Q_PERIOR), wo er die Sparte der Technologieberatung international aufbaute. Seit einigen Jahren verantwortet er den Bereich „Business Design", welcher sich mit Innovations-Management und der Entwicklung neuer Geschäftsmodelle beschäftigt. Dazu gehört auch die enge Zusammenarbeit mit Startups sowie deren Gründung und der Aufbau von Kollaborationen besonders im Gesundheitswesen.

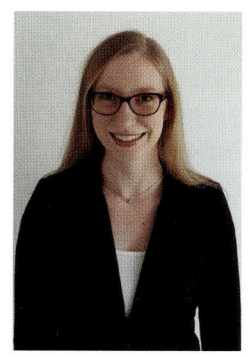

Bild: © privat

Lena-Sophie Fink

Lena-Sophie Fink studierte Angewandte Biologie und Biomedizin an der Hochschule Bonn-Rhein-Sieg. Sie arbeitet aktuell bei der CANKADO Service GmbH. Neben der Erstellung von wissenschaftlichen Veröffentlichungen ist sie am Management von neuen Projekten und Innovationsprozessen innerhalb CANKADOs beteiligt. Ihre Expertise liegt im Bereich eHealth und Telemedizin.

Die Autoren

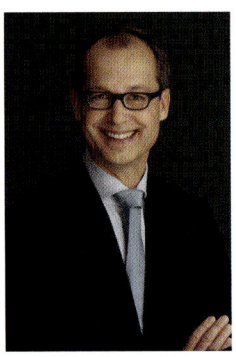

Bild: © Stiftung Deutsche Schlaganfanfall-Hilfe

Dr. Georg Galle

Dr. Georg Galle, M.A. hat an den Universitäten Münster und Duisburg-Essen an der Fakultät für Geisteswissenschaften studiert und promoviert. Nach dem Studium volontierte er beim Harenberg Verlag, Dortmund und war dort als Lektor tätig. 1995 wechselte er zum Medienkonzern Bertelsmann und übernahm im Bertelsmann Lexikon Verlag, Gütersloh die Verantwortung für den Bereich „Großprojekte und Multimedia" sowie die Leitung von „Bertelsmann Electronic Publishing", München. Später gründete er als Mitglied der Geschäftsleitung das Bertelsmann Bildungsportal „wissen.de" in München und entwickelte in der Direct Group Bertelsmann, Gütersloh neue digitale Geschäftsmodelle. Seit 2017 leitet er in der Stiftung Deutsche Schlaganfall-Hilfe, Gütersloh das Innovationsfonds-Projekt „STROKE OWL – Schlaganfall-Lotsen für Ostwestfalen-Lippe". Er ist stellvertretender Vorsitzender des Verwaltungsrats der Krankenhausgesellschaft „Katholische Hospitalvereinigung Ostwestfalen".

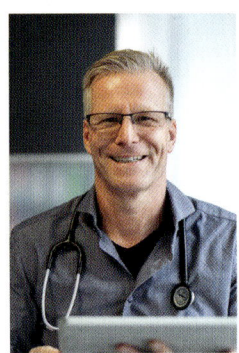

Bild: © Angelika Stehle

Dr. med. Michael Gurr

Jahrgang 1965. Promovierter Facharzt für Allgemeinmedizin mit den Zusatzbezeichnungen Diabetologie und Notfallmedizin.
Michael Gurr hat als Arzt der Inneren Abteilung im St.-Vinzentius-Krankenhaus in Speyer gearbeitet und im Kreiskrankenhaus Grünstadt, Innere Medizin. Ferner arbeitete er als Arzt in der Stadtklinik Frankenthal, Abteilung für Chirurgie. Seine Weiterbildungszeit zum Facharzt für Allgemeinmedizin vollendete er in einer Hausarztpraxis in Bobenheim-Roxheim.
Seit 2003 ist er als Hausarzt in einer ländlichen Einzelpraxis niedergelassen.
Er gründete zusammen mit einem befreundeten Informatiker 2015 die meinarztdirekt GmbH, deren Geschäftsführer er ist.

Herausgeber- und Autorenverzeichnis

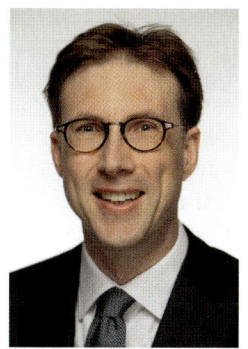

Bild: © privat

Dr. Lutz Hager

Stv. Geschäftsführer der ze:roPRAXEN seit 2019, zuvor Geschäftsführer der IKK Südwest und Unternehmensberater bei McKinsey&Co. Mitglied im Vorstand des Bundesverbandes Managed Care und der Gesundheitsplattform Rhein-Neckar sowie Mitglied von Sciana – the health leaders network und im Expertenpool des Innovationsfonds.

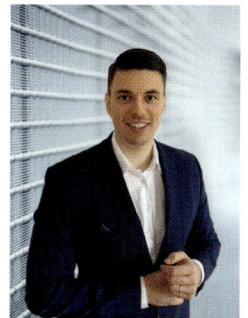

Bild: © privat

Nikolai Henn

Jahrgang 1992, hat Marketing und Innovation Management an der Hochschule in Ludwigshafen studiert. Er lebt mit seiner Frau und Tochter in Mannheim und hat die letzten eineinhalb Jahre für die ze:roPRAXEN gearbeitet. Während dieser Zeit untersuchte er im Rahmen seiner Masterthesis die Erfolgsfaktoren für Innovationen im haus- und fachärztlichen Bereich.

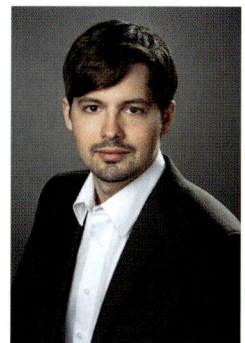

Bild: © privat

Tobias Herrmann

Jahrgang 1988. Bachelor of Arts „Politik und Wirtschaft" an der Westfälischen-Wilhelms-Universität Münster und Master of Arts „Medizinmanagement" an der Universität Duisburg Essen.

Tobias Herrmann ist seit 2015 als Wissenschaftlicher Mitarbeiter beim aQua-Institut für angewandte Qualitätsförderung und Forschung im Gesundheitswesen in Göttingen tätig. Sein Forschungsschwerpunkt liegt in den letzten vier Jahren im Bereich der Notfallversorgung. Seit 2018 ist er für die operative Durchführung des DEMAND-Projekts verantwortlich und kümmert sich schwerpunktmäßig um die Forschungskoordination.

Die Autoren

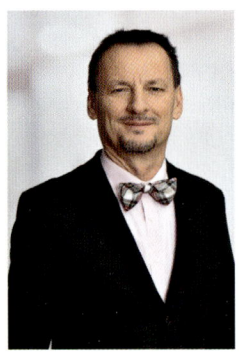

Bild: © privat

Jürgen Hohnl

Der Germanist (M.A.) leitet seit 2009 als Geschäftsführer die Geschicke des IKK e. V., der Interessenvertretung der Innungskrankenkassen auf Bundesebene. Der Verein, der 2008 gegründet wurde, vertritt die Interessen aller Innungskrankenkassen und deren 5,1 Millionen Versicherten und Arbeitgebern gegenüber den wesentlichen Beteiligten des Gesundheitswesens.

Bevor Jürgen Hohnl, Jahrgang 1962, als Geschäftsführer des IKK e. V. berufen wurde, war er in verschiedenen Positionen beim IKK-Bundesverband tätig. Von 2003 bis 2008 leitete er die Abteilung Marketing des IKK-Bundesverbandes. Von 1996 bis 2003 war er Leiter des Stabs Verwaltungsrat des IKK-Bundesverbandes. In der Zeit von 2000 bis 2003 war Herr Hohnl zusätzlich verantwortlich für die Koordination der Geschäftsprozesse im Vorstand des IKK-Bundesverbandes.

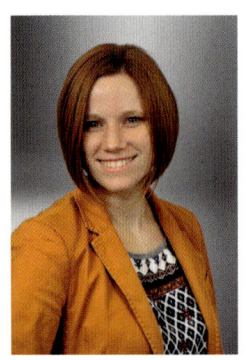

Bild: © privat

Dr. rer. pol. Linda Kerkemeyer

Dr. rer. pol. Linda Kerkemeyer ist Teamleiterin und Senior Gesundheitsökonomin am privaten Institut für angewandte Versorgungsforschung GmbH (inav). Zuvor war sie als wissenschaftliche Mitarbeiterin am Lehrstuhl für Medizinmanagement an der Universität Duisburg-Essen und am Essener Forschungsinstitut für Medizinmanagement GmbH tätig. Sie absolvierte den Bachelor in Health Communication an der Universität Bielefeld, gefolgt von dem Master in Medizinmanagement an der Universität Duisburg-Essen. Anschließend promovierte sie an der Fakultät für Wirtschaftswissenschaften der Universität Duisburg-Essen. Ihre Forschungsinteressen umfassen die (gesundheitsökonomische) Evaluation von komplexen Interventionen, die Versorgungsforschung im Bereich psychischer und neurologischer Erkrankungen sowie die wissenschaftliche Begleitung von innovativen Versorgungskonzepten, Netzwerken und digitalen Gesundheitsanwendungen.

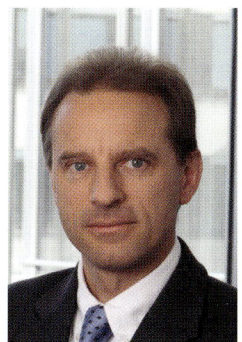

Bild: © privat

Dr. med. Dipl. Phys. Stefan Kottmair

Stefan Kottmair ist Arzt und Physiker. Er verfügt über mehr als zwanzig Jahre Berufserfahrung in den Bereichen Population Health Management, Telemedizin und E-Health.

Als selbständiger Berater entwickelt er zusammen mit einem Partnernetzwerk Gesundheitsmanagement Projekte für Telemedizin-Anbieter, nationale und internationale Krankenversicherungen und Unternehmen der Gesundheitsindustrie.

Von 2002 bis 2012 war er bei der almeda GmbH (heute SHL Telemedizin), einem Telemedizinanbieter im Konzernverbund der Münchener Rück, für die Entwicklung und Implementierung von Telemedizinprogrammen zuständig, seit 2006 als Mitglied der Geschäftsleitung, ab 2009 Sprecher der Geschäftsführung.

Dr. Kottmair studierte Physik und Medizin in München, Göttingen, und St. Gallen. Er trägt die Zusatzbezeichnung „Ärztliches Qualitätsmanagement" der Bundesärztekammer.

Sonja Laag

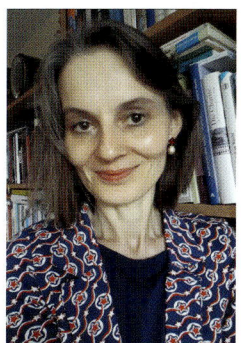

Bild: © privat

Sonja Laag ist Arzthelferin, Redakteurin und Diplom-Gesundheitswirtin. Sie hat 1995–1996 in London in einem Residential Care Home gearbeitet und 2000–2001 in Estland (Zentrum des estnischen Sozialministeriums für Health Promotion Programme). Seit 2002 ist Sonja Laag bei der BARMER, dort von 2002–2004 in der Abteilung für gesundheitspolitische Grundsatzfragen, 2004–2009 in der Integrierten Versorgung, seit 2010 ist sie Leiterin von Versorgungsprogrammen (Regionale Netzwerke, Geriatrie & Pflege, Entbürokratisierung, Integrierte Versorgung, Innovationsfonds).

Die Autoren

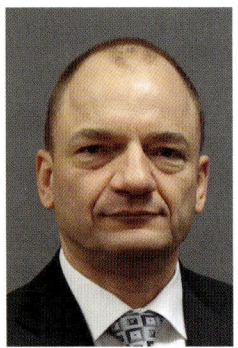

Bild: © privat

Ralph Lägel, MBA

Ralph Lägel, MBA, studierte Medizin und Psychologie an der Universität Leipzig. Den Executive Master of Business Administration in Healthcare Management absolvierte er an den Universitäten Salzburg, Marburg und Trier. Er war in Führungs- und Strategiefunktionen in Universitätskliniken, Ärztenetzen, pharmazeutischen Unternehmen und der privaten Gesundheitswirtschaft tätig. Besondere Schwerpunkte waren dabei Therapiemanagement, IT, Gesundheitspolitik, Market Access und die Entwicklung innovativer Versorgungsmodelle. Zuletzt arbeitete er schwerpunktmäßig mit Start-ups und war für den Aufbau eines Incubators für ein internationales Großunternehmen verantwortlich. Heute ist er Mitinhaber und Prokurist des privaten Instituts für angewandte Versorgungsforschung GmbH (inav) und betätigt sich mit der Cap4Health GmbH & Co. KG als Business Angel. Zudem ist er seit vielen Jahren Vorstandsmitglied des Bundesverbandes Managed Care e. V. (BMC) sowie Mitautor und Mitherausgeber zahlreicher Publikationen.

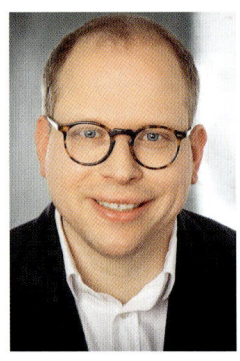

Bild: © Bain & Company

Dr. Benedikt Langner

Jahrgang 1982. Wirtschaftswissenschaftler, der in Manchester und St. Gallen studiert und in Innovationsmanagement an der Universität Oxford promoviert hat, ist Partner bei der internationalen Unternehmensberatung Bain & Company, die mit ihren 59 Büros in 37 Ländern Entscheider weltweit bei der Zukunftsgestaltung unterstützt. Herr Dr. Langner arbeitet vom Berliner Bain-Standort aus. Er berät Kunden aus der Versicherungswirtschaft bei der strategischen Neuausrichtung von Unternehmen sowie Steuerungs- und Kostenprogrammen. Zudem hat er in den letzten Jahren Krankenkassen im Hinblick auf die Veränderungen der Krankenkassenlandschaft und des Gesundheitswesens und den daraus abzuleitenden strategischen Implikationen beraten.

Herausgeber- und Autorenverzeichnis

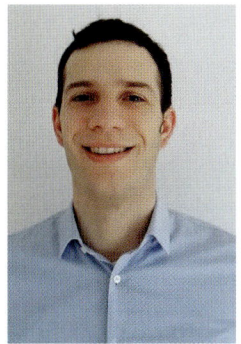

Bild: © privat

Daniel Negele

Jahrgang 1989. Gesundheitsökonom und Sozialwirt. Externer Promovend am Lehrstuhl für Volkswirtschaftslehre III der Universität Bayreuth.

Daniel Negele ist darüber hinaus bei der BMW BKK beschäftigt. Dort arbeitet er insbesondere an der Implementierung und Umsetzung innovativer Versorgungsformen, digitalen Versorgungsangeboten sowie strategischen Fragestellungen. Daneben verfügt er über mehrjährige berufliche Erfahrungen sowohl zu strategischen Fragestellungen der ambulanten Versorgung als auch der Versorgungplanung im internationalen Kontext.

Seine Forschungsschwerpunkte sind der Qualitätswettbewerb im Gesundheitssystem, qualitätsorientierte Bezahlungsschemata und deren Anreizwirkungen sowie komparative Gesundheitssystemanalysen.

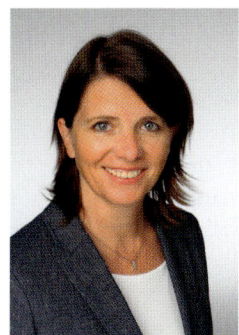

Bild: © Michael Wodak

Dr. Gisela Nellessen-Martens

Stabsstelle Wissens- und Transfermanagement und Lehrkoordinatorin im Institut für Medizinsoziologie, Versorgungsforschung und Rehabilitationswissenschaften (IMVR) der Universität zu Köln. Innovations- und Wissenstransfer an der Schnittstelle Praxis und Forschung sowie organisationaler Wandel stehen im Fokus ihrer Arbeit. In diese fließen ihre Erfahrungen als langjährige Geschäftsführerin des Deutschen Netzwerks Versorgungsforschung e. V. (2008–2018), als Koordinatorin der Clearingstelle Versorgungsforschung NRW (2004–2008), als systemischer Coach sowie aus verschiedenen Projekten im Gesundheitssektor von der Prävention bis zur Rehabilitation ein.

Die Autoren

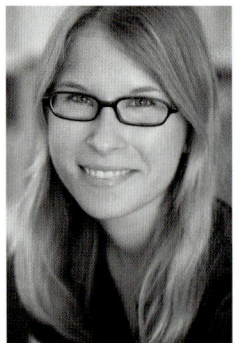

Bild: © privat

Laura Nölke

Jahrgang 1988. Gesundheitswissenschaftlerin mit Master of Public Health-Abschluss von der Universität Bielefeld.

Laura Nölke arbeitete als Junior Consultant bei der AGENON Gesellschaft für Forschung und Entwicklung im Gesundheitswesen mbH in Berlin. Sie war anschließend als wissenschaftliche Mitarbeiterin beim Institut für Qualitätssicherung und Transparenz im Gesundheitswesen (IQTIG) tätig.

Seit 2018 arbeitet Laura Nölke im Stabsbereich Politik des GKV-Spitzenverbands als Fachreferentin für den Innovationsfonds.

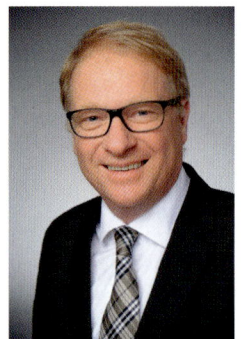

Bild: © Michael Wodak

Prof. Dr. Holger Pfaff

Jahrgang 1956, ist Universitätsprofessor für das Fach „Qualitätsentwicklung und Evaluation in der Rehabilitation", Direktor des Instituts für Medizinsoziologie, Versorgungsforschung und Rehabilitationswissenschaft (IMVR) und leitet das Zentrum für Versorgungsforschung Köln an der Universität zu Köln. Außerdem ist er Honorarprofessor an der Macquarie University, Sydney. Er hat Verwaltungswissenschaften und Soziologie an den Universitäten Erlangen-Nürnberg und Konstanz studiert. Von 2012–2019 war er DFG-Mitglied im Fachkollegium „Medizin" und von 2016–2019 Vorsitzender des Expertenbeirats des Deutschen Innovationsfonds, berufen durch das Gesundheitsministerium.

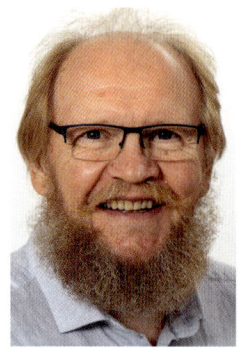

Bild: © privat

Dr. Uwe K. Preusker

Dr. rer. pol. Dipl.-Volkswirt Uwe K. Preusker ist heute vor allem als Publizist im Gesundheitswesen tätig. Im Rahmen seiner publizistischen Tätigkeit gibt er seit Herbst 2003 den Hintergrund-Informationsdienst „Klinik Markt inside" heraus. Weiter ist er unter anderem Herausgeber und Hauptautor des "Lexikon des deutschen Gesundheitssystems" und Autor des Buches „Das deutsche Gesundheitssystem verstehen". Sein Spezialthema in Forschung und Lehre sind die deutschsprachigen und nordeuropäischen Gesundheitssysteme.
Von 2012 bis Ende 2016 war er Mitglied des Kuratoriums der St. Franziskus-Stiftung Münster.

Prof. Dr. Timo Schinköthe

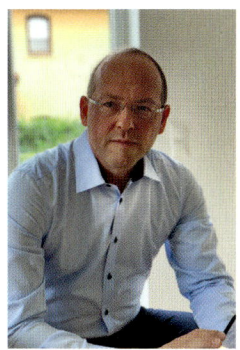

Bild: © privat

Timo Schinköthe studierte Biologie und Informatik an der Universität zu Köln und promovierte in Medizin. Er lehrte und forschte an verschiedenen Universitäten im In- und Ausland. Die eigenen Forschungsschwerpunkte lagen im Bereich der Tumorgenetik und Tumorimmunologie sowie in der Entwicklung neuartiger In-Vitro Diagnostika und Digitaler Gesundheitsanwendungen. Für seine Entwicklungen wurde er mit einer Vielzahl von Innovationspreisen ausgezeichnet.
Er ist Gründer und geschäftsführender Gesellschafter der CANKADO Service GmbH, einem der weltweit führenden Herstellern von digitalen Medizinprodukten zur Therapieunterstützung von Patienten mit chronischen Krankheiten in der Routineversorgung sowie in klinischen Studien mit eigenen Niederlassungen in Deutschland, USA, Indien und Argentinien.

Prof. Dr. Stefanie Scholz

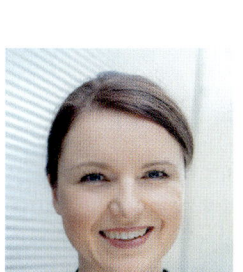

Bild: © privat

Prof. Dr. Stefanie Scholz ist Professorin für Sozialwirtschaft an der Wilhelm Löhe Hochschule in Fürth. Nach ihrer Tätigkeit als Bereichsleiterin für Marketing, Vertrieb und Therapiemanagement in der Gesundheitsbranche, widmet sie sich neben Patienten Empowerment und Möglichkeiten zur Förderung der Adhärenz verschiedenen Ansätzen zur Optimierung der intersektoralen Versorgung. Methodisch liegt ihr Schwerpunkt auf KI-basierter Data Science und Datenvisualisierungen.

Die Autoren

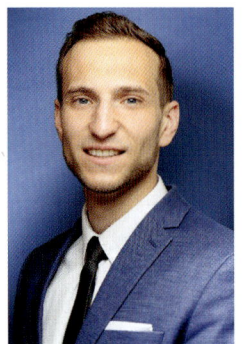

Bild: © privat

André Seidel

Jahrgang 1990. Master of Science Medical Life Sciences der Universität zu Kiel, Master of Science (cand.) Psychologie (Schwerpunkt Arbeits- und Organisationspsychologie) der Universität Potsdam.

André Seidel war als wissenschaftlicher Mitarbeiter in den Universitätskliniken Dresden und Erlangen in der medizinischen Grundlagenforschung tätig. Seit 2020 ist er als wissenschaftlicher Mitarbeiter bei der politischen Interessenvertretung der Innungskrankenkassen IKK e. V. angestellt. Seine Arbeitsschwerpunkte liegen in den Bereichen Gesundheitspolitik und Innovationsfonds. Dabei zählen zu seinen Aufgaben die Analyse gesundheitspolitischer Entwicklungen und deren Kommunikation.

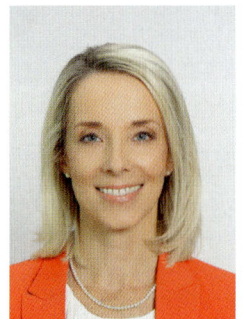

Bild: © privat

Stefanie Stoff-Ahnis

Jahrgang 1976. Juristin mit Abschluss von der Humboldt-Universität zu Berlin.

Stefanie Stoff-Ahnis arbeitete u. a. im Kammergerichtsbezirk Berlin und Budapest sowie im Bereich häuslicher Intensivpflege.

Ab 2006 war sie in leitender Position bei der AOK Nordost in Berlin tätig, von 2016 bis 2019 als verantwortliches Mitglied der Geschäftsleitung für das Ressort Versorgung.

Seit 1. Juli 2019 ist sie Vorstandsmitglied im GKV-Spitzenverband.

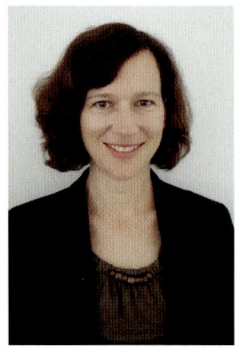

Bild: © privat

Katrin Tomaschko

Katrin Tomaschko leitet seit 2017 das Referat Versorgungsprojekte eHealth bei der AOK Baden-Württemberg. Neben zahlreichen Innovationsfondsvorhaben kümmert sich ihr Team um digitale Versorgungsvorhaben. Katrin Tomaschko studierte Internationale Volkswirtschaftslehre an der Universität Tübingen und arbeitete als Referentin im Bundesamt für Soziale Sicherung, bevor sie 2011 zur AOK Baden-Württemberg wechselte.

Herausgeber- und Autorenverzeichnis

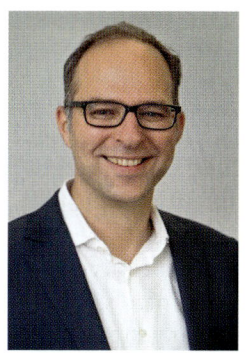

Bild: © Dieter Menne

Dr. Elmar Waldschmitt

Jahrgang 1969. Nach Wehrdienst und Ausbildung zum Industriekaufmann Studium der Volkswirtschaftslehre an der Philipps-Universität in Marburg/Lahn und Wilfrid Laurier University in Waterloo/Kanada. Promotion bei Prof. Dr. Alfred Schüller zum Thema „Sozialunion in Europa".

Nach Stationen als Referent im Deutschen Bundestag (Enquete Kommission Globalisierung, MdB-Büro Andreas Storm) Übernahme der Ressortleitung „Wirtschaft und Politik" der Interessenvertretung „Die Familienunternehmer – ASU". Seit 2007 in verschiedenen Positionen bei der BIG direkt gesund, Berlin, zuletzt als Vorstandsbeauftragter für Strategie, digitale Innovation, Politik. Geschäftsführer der ARGE Digitale Innovation (Healthy Hub) sowie Dozent für Versorgungsmanagement an der Leibniz FH Hannover.

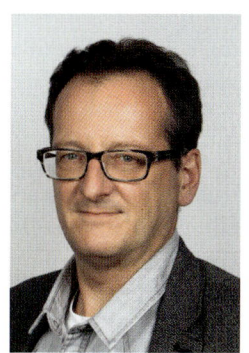

Bild: © privat

Dr. Gerald Willms

Jahrgang 1965, promovierter Sozialwissenschaftler der Georg-August-Universität Göttingen. Gerald Willms arbeitet seit 2009 am Göttinger aQua-Institut und leitet dort derzeit die Abteilung Gesundheitssystemanalyse und Gesundheitsökonomie. Als Seniorprojektentwickler liegt ein Schwerpunkt seiner Tätigkeit in der Konzeption und methodischen Begleitung von (insbesondere) Innovationsfondsprojekten. Seine aktuell bearbeiteten Themen liegen in den Bereichen der (ambulanten) Notfallversorgung und der Pflege, wo er sich überwiegend mit implementierungswissenschaftlichen Fragestellungen beschäftigt. Gerald Willms ist antragsverantwortlicher Projektleiter des DEMAND-Projekts.

Die Autoren

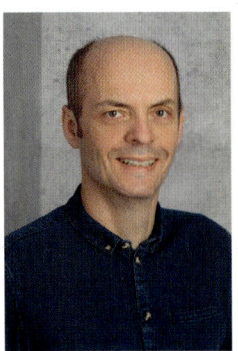

Bild: © privat

Dr. Christian Winkler

Dr. Christian Winkler ist ein Gründer der datanizing GmbH. Er arbeitet seit 20 Jahren im Bereich der intelligenten Algorithmen zur Datenverarbeitung sowie des maschinellen Lernens, der Geodatenverarbeitung und Statistik. Dabei setzt er Mining, Netzwerkanalyse, Forum Analytics und Sentiment Analyse ein. Er ist Speaker auf Konferenzen und Autor von Artikeln zu Big Data und KI.

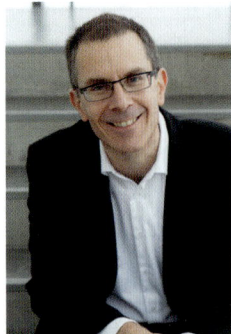

Bild: © Karen Köhler

Prof. Dr. Jürgen Zerth

Jürgen Zerth ist seit 2012 Professor für Wirtschaftswissenschaften, insbesondere Gesundheitsökonomie, an der Wilhelm Löhe Hochschule in Fürth. Gleichzeitig leitet er dort das Forschungsinstitut IDC, das sich schwerpunktmäßig mit Aspekten der Implementierungsforschung von soziotechnischen Innovationen in Gesundheit und Pflege auseinandersetzt. Zerth war von 2000 bis 2010 Geschäftsführer der Forschungsstelle für Sozialrecht und Gesundheitsökonomie an der Universität Bayreuth sowie Lehrbeauftragter an den Universitäten Jena (2007 und 2017), Bern (2010, 2012, 2015 und 2020) sowie im WS 2009/2020 Lehrstuhlvertretung an der FAU Erlangen-Nürnberg. Im Jahre 2015 wurde er in die damalige Bioethikkommission der Bayerischen Staatsregierung berufen. Forschungsschwerpunkte liegen in Fragen angewandter Gesundheitsökonomik, Aspekten der Evaluation, insbesondere in der Langzeitpflege sowie gesundheitspolitischer, institutionenökonomisch-basierter Analyse.